国家职业技能培训教程

# 员工援助师

## 编审委员会

主　任　陈宇

委　员　常　凯　　时　勘　　樊富珉　　张西超　　王　詠　　潘　军

　　　　朱晓平　　武国城　　孙健敏　　刘　力　　马剑虹　　蒋　杰

　　　　张立刚　　宋　建　　许　远　　王汝强　　周欣悦　　马红宇

　　　　赵世明　　王新超　　樊　华　　凌　翔　　狄永华

## 编写人员

主　编　时　勘

副主编　樊富珉　　张西超　　王　詠

编　者　赵　然　　李献云　　韩智力　　史厚今　　樊　琪　　梁社红

　　　　江　南　　龚　会　　时　雨　　陆佳芳　　甘怡群　　刘晓倩

　　　　姚　翔　　王雁飞　　郑　蕊　　李旭培　　高利苹　　石　密

　　　　王大伟　　于鉴夫　　王　林　　刘　晔　　罗　时　　邢　雷

中国劳动社会保障出版社

**图书在版编目(CIP)数据**

员工援助师/时勘主编. —北京：中国劳动社会保障出版社，2012
国家职业技能培训教程
ISBN 978-7-5045-9787-8

Ⅰ.①员…　Ⅱ.①时…　Ⅲ.①心理咨询-咨询服务-技术培训-教材　Ⅳ.①R395.6

中国版本图书馆 CIP 数据核字(2012)第 162012 号

**中国劳动社会保障出版社出版发行**
(北京市惠新东街 1 号　邮政编码:100029)
出 版 人:张梦欣

＊

北京市白帆印务有限公司印刷装订　新华书店经销
787 毫米×1092 毫米　16 开本　31.5 印张　688 千字
2012 年 7 月第 1 版　2021 年 3 月第 7 次印刷
定价: **70.00** 元

读者服务部电话:(010)64929211/84209101/64921644
营销中心电话:(010)64962347
出版社网址: http://www.class.com.cn

# 编者的话

世界发展历史表明，在国家或地区的人均 GDP 处于 1000 美元至 3000 美元的发展阶段，是"经济容易失调、社会容易失序、心理容易失衡、社会伦理需要调整重建"的关键时期。我国目前正是处于这种瓶颈约束较为严重的时期。中国共产党基于科学发展观的理念，提出了建设社会主义和谐社会的构想。这一重大决策必然会带动全社会更加关注与社会稳定有关的员工身心健康、劳动关系、经济发展与环境保护等和谐发展的问题。

近年来，职工的心理疏导问题越来越引起政府和企事业单位的高度重视，建立和谐的劳动关系，实施人本管理，已经成为保持社会稳定、促进组织发展的紧迫需求。员工援助计划（EAP，Employee Assistance Program）是 20 世纪末从发达国家引进的员工心理关爱的职业服务领域。经过在我国的多年实践，员工援助计划已经从"帮助员工解除心理问题"拓展到"帮助、促进个体及其组织的适应、发展"的全方位服务，它远远地超越了传统 EAP 强调的"为员工个体负性问题提供矫正"的心理咨询服务，而是更多地从提升个人幸福感、促进组织发展和维护社会稳定的高度来考虑问题。因此，员工援助计划不仅帮助员工个体发现和解决影响其工作绩效的情绪困扰、人际冲突、工作—家庭冲突等问题；更强调依据组织长远发展的需要，从积极主义心理学的角度，通过增强员工的主观幸福感、加强领导干部的能力提升和基层合作型团队建设，把我国的企事业单位建设成为一个个具有积极的心理状态、胜任的职业能力和创新的组织文化的健康型组织（Healthy Organization）。

在全国总工会和国家人力资源和社会保障部的大力支持下，2010 年 12 月 13 日，中国就业技术培训中心批准"员工援助师课程发展中心"依托中国科学院研究生院社会与组织行为研究中心来开展我国员工援助师新职业资格鉴定体系的建设工作。一年多来，课程发展中心联合中国科学院心理研究所、清华大学、北京师范大学、中国人民大学等高等学校的多学科专家和员工关系管理行业的实践管理者，在深入分析我国社会经济转型时期组织发展需求的基础上，充分吸收发达国家 EAP 员工援助计划的成熟经验，完成了我国员工援助师的职业标准、培训教材与培训方法等职业资格培训的基础工作。目前，在国内一些地区建立了教学基地，培养了一批获得课程发展中心资格认证的师资队伍，这为"员工援助师"的职业资格鉴定体系的发展和推广工作打下了良好的基础。

本教程在内容设计方面，针对个人、家庭、工作场所和环境变化中存在的健康、情绪、压力等问题，在对员工援助师的职业领域进行分析的基础上，提出了该职业从业人员必须具备的 10 项职业能力的胜任特征模型。在本书的结构中，除了首尾两章分别介绍员工援助计划概述（第一章）和员工援助计划的管理（第十二章）之外，其他十章就是胜任特征模型所包括的职业能力要求。它们分别是：心理诊断能力（第二章）、监控干预能力（第三章）、心理疏导能力（第四章）、职业辅导能力（第五章）、团队建设能力（第六章）、冲突管理能力（第七章）、协商谈判能力（第八章）、法律援助能力（第九章）、社区关爱能力（第十章）和危机应对能力（第十一章）。

本次出版的《员工援助师》教程，是在原试用本的使用和内容修订的基础上完成的。新教程在编写模式上体现了职业能力导向、密切联系实际和注重案例分析等三大特点：第一，通过本课程的学习，将帮助学习者达到国家员工援助师职业的任职资格要求，以便更有效地参与员工援助计划工作。为了帮助各地教学基地实施分等级培训和学员参加资格考试的复习准备，在本书附录中提供了教程分级学习要素细目表（附录1）。在分级学习细目表中，对于初、中、高三级员工援助师需要掌握的鉴定点都做了明确的说明，这也是职业技能鉴定命题的依据。第二，在编写和修改本教程的过程中，特别考虑到我国员工援助计划的需求，在阐述理论问题时，更注意联系我国企事业单位、社区服务的实际情况，更注重培养学习者解决实际问题的职业能力。第三，在教材编写模式上，通过"阅读材料"的形式，结合讲述的具体章节的内容，采用"问题背景""案例分析"和"专家建议"的表述模式，帮助学员逐步掌握所学的关键概念，并将之转化为管理技能。此外，本教程还根据相关职业能力要求，提供了一些心理学测试和评估问卷，以帮助学习者在组织与员工促进工作中运用心理学的评估技术，发现问题，形成合理的解决方案，促进问题的解决。在本教材的最后一章中，还在阅读材料中专门提供了健康型组织评估问卷，这是经过各教学基地反复完善的员工援助计划有效性的追踪评估工具，各地区教学基地完全可以根据实际需要来选用该评估工具的相关内容，并在实践中不断地完善。最后，为了帮助读者查阅相关资料，除了在全书最后附有参考文献外，我们还在书末附录中增加了专用名词表和人名检索表。

本教程的编写集中了国内员工援助计划研究方面最有代表性的心理学、人力资源管理、劳动法、社会工作的学者和企业的管理专家。由中国科学院研究生院社会与组织行为研究中心主任时勘教授担任主编,清华大学心理学系樊富珉教授、北京师范大学心理学院张西超副教授、中国科学院心理研究所王詠副研究员担任副主编。本教程编写得到了教育部人文社会科学重点研究基地重大项目(2009JJD630006)、国家社科基金(10AGL003)、国家自然科学基金委重大培育项目(90924007)和国家科技部 973 重大项目(2010CB731406)的资助。

我们在此要感谢被引用文献的作者们此前付出的辛勤劳动,感谢专家委员会的指导,特别要感谢员工援助师课程发展中心所属全国各教学基地的讲师、学员们在使用本教程(试用版)后反馈的意见,感谢时勘博士课题组同学们对于编写付出的辛勤劳动。本教程编写虽然经过近两年的努力,但不足之处在所难免,欢迎广大读者提出宝贵意见。来电请致国家员工援助师课程发展中心办公室 010-82885383,也可以登录国家员工援助网 http://www.eap.nvq.net.cn 留言,以便我们再版时改进。

员工援助师课程发展中心
2012 年 7 月 1 日,北京

# 目录

## CONTENTS 国家职业技能培训教程

# 第一章　员工援助计划概述

## 第一节　员工援助计划的历史沿革

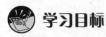 **学习目标**

➢ 理解员工援助计划的含义、特点和作用。

➢ 熟悉员工援助计划发展的五个阶段的不同特点。

➢ 熟悉为什么企业主管不能简单凭经验判断员工的酗酒行为。

➢ 掌握我国开展员工援助师职业资格培训的社会意义。

从 20 世纪 20 年代开始兴起的员工援助计划（Employee Assistance Program，EAP），是一项由组织为员工提供的一套系统的、促进劳资和谐、提升企业绩效的服务。该计划是在工作场所中为个人、组织提供咨询服务的工作，它能够帮助管理者发现员工个体的心理健康、家庭生活、职业发展等问题，并提出一系列辅导措施来帮助员工解决这些问题。通过专业人员对组织和员工及其直系亲属提供的专业咨询、指导和培训，来改善组织的环境和氛围，解决员工及其家庭成员的各种心理行为问题，进而提高员工在组织中的工作绩效。了解员工援助计划的概念及历史沿革，有助于把握员工援助计划的服务对象、服务方式、服务范围和服务内容，更好地开展员工援助计划的各项工作。

### 一、国外员工援助计划的发展历程

员工援助计划的概念最早可以追溯到 19 世纪后期，在北美和欧洲的一些气候较为寒冷的地区，企业员工在工作场所内外饮酒是一种普遍现象，多数雇主历来也接受这种习俗。随着工业化的进程，企业规模不断扩大，岗位技术要求也不断提高。管理者逐渐发现，酗酒习俗对于工作绩效的消极影响日显突出，员工的酗酒行为，包括与之相伴的吸毒和药物滥用等问题，已经严重影响到企业的效益。因此，一些企业主试图通过管理手段来避免酒精滥用对生产效率的影响。在解决问题的方式上，企业管理者采用了一些更为温和、人性化的方法，即员工援助计划。依据国内外相关文献研究可以发现，员工援助计划的发展历程大致经历了五个阶段。

#### 1. 治疗阶段

最早期的员工援助计划可以称为职业酗酒治疗阶段（Occupational Alcohol Programs，

OAP），大致在1917年至1940年之间。企业主职业酒精预防计划代表了员工援助计划最早的帮助形式。当管理者发现酗酒对于企业运行的消极影响时，也意识到不能简单地采用解聘方式来解决这一问题。于是，企业主开始花钱聘请外部专家来帮助有酗酒习惯的员工戒酒，员工援助计划就是在这种背景下产生的。从1917年起，一些企业就开始为因酗酒习惯而导致工作绩效低的员工提供支持和帮助。美国R. M. Macy公司和国家北方电力公司是最早认识到这种需求，并开始实施员工援助计划的企业。

但是，真正意义上的员工援助计划是在1935年之后才得以广泛开展的。当时，一些从员工援助计划获益的酗酒康复者主张用自己的亲身经历来说服、帮助酗酒者纠正酗酒习惯，最终取得了良好的效果。较大规模的员工援助计划开始于20世纪40年代早期，在这个时期，一些美国公司开始建立了较为规范的员工援助服务系统，如美国R. M. Macy公司为了解决员工的酗酒问题，专门聘请专业人员为具有酗酒习惯的员工提供咨询服务，当时称这种服务为职业戒酒计划（Occupational Alcoholism Programs，OAPs），这就是员工援助计划的发端。

### 2. 预防阶段

预防阶段对于酗酒预防计划阶段（Alcoholism Programs，AP）的简称。从20世纪40年代中期到50年代末，美国国会关于预防酗酒的劳动管理委员会和许多公司、联合会以及政府机构一起启动了酗酒预防计划。在这一阶段，继续沿用原来的职业酒精预防和管理的方法已经不能满足企业管理的需要了。其原因在于，首先，安排基层主管来甄别员工是否具有酗酒行为是困难的，一般的基层主管、甚至企业主由于没有经过专业的培训，其判断常常会引发一些争议和冲突。尽管大量事实证明酗酒对每一个职业和专业都存在影响，但不同的行业采用同样的甄别模式时，其应对和辅导方式是完全不同的。其次，对于员工的酗酒行为应该采用温和、友善的帮助行为，甄别方式使用不当，会使员工留下"被审查""被搜寻、迫害"的印象，这就给企业期待的积极的、善意的、合作的心理援助带来了消极的影响，使员工援助行动的合作尝试难以奏效。再次，企业管理者往往容易根据自己对酗酒的认识和饮酒习惯来进行判断，一旦管理者自己有酗酒的习惯，就很可能甄别不出其他有类似情况的人。最后，对于那些经常编造谎言为失职找借口的酗酒者，基层主管根本不是他们的对手，还有一些主管甚至会不自觉地帮助酗酒员工掩盖错误。因此，在这一阶段，人们已经开始考虑如何以科学的方法来鉴别酗酒行为，如何以更人性化、更为专业的服务方式来帮助有酗酒行为的员工。

### 3. 转化阶段

这个时期的员工援助计划处于转化阶段（Transformation of EAP），时间是20世纪60年代初到70年代，这是员工援助计划逐渐完善和拓展的时期。管理者们发现，酗酒预防计划存在着不少缺陷：首先，工作绩效问题带来的损害要比酗酒带来的损害大；其次，员工的某些行为，如难以与他人相处、过多的缺勤等，其原因并非完全是酗酒带来的；再次，一些管理者感觉到，掌握甄别酗酒行为的技能很难，但衡量工作绩效在工作场所是容易把握的，而且有更为实际意义。因此，员工援助的关注焦点很自然地从鉴别是否存在酗酒行为转移到更系统地探求员工绩效低的原因上来，这种转化对于从个体心理咨询演变为探索工作有效性的因素具有重要的意义。

### 4. 拓展阶段

员工援助计划的拓展阶段（Applications of EAP）出现在 20 世纪 70 年代之后，当时美国社会发生了剧烈的变革，家庭暴力、离婚、抑郁等问题对员工的工作行为造成的影响越来越大，OAP 职业健康心理的服务范围逐步扩展，给员工提供更多的帮助和服务以解决更广泛的个人问题，并且开始把服务的对象扩展到员工的家属，已成为员工援助计划的雏形。美国政府 1970 年出台了《全面预防酒精滥用以及酗酒预防、治疗和康复法案》，该法案认为，酗酒是一种身体和心理疾病，并有效地促进了酗酒非刑事化，1971 年成立了独立的联邦机构——国家预防酒精滥用和酗酒研究院（NIAAA），并发表了支持 EAP 综合方案的意见书。还有一个事件值得提及，1973 年美国政府通过的职业康复法案，禁止承包商或转包商对残疾工人的不平等待遇，1977 年对该法案又进行了修订，确保有酒精和药物滥用史的雇员与其他残疾工人享有同等权利。

在这种背景下，企业的员工援助计划的内容已远远超出了原有的 OAP 模式（职业戒酒计划），服务内容包含工作压力、心理健康、灾难事件、职业生涯困扰、健康生活方式、法律纠纷、理财问题、减肥和饮食紊乱等，以便能全方位帮助员工解决个人问题。很多企业开始关注员工所产生问题的深层次原因，开始运用一些系统干预的方法来了解、诊断问题员工的行为并探讨问题产生的原因，员工援助计划明显地拓展为：积极主动地提供多方面咨询辅导，不仅仅帮助员工解决负面的、个体的心理问题，还逐渐考虑正面的适应、促进和发展问题。常见的干预方法主要包括诊断、评估、咨询、辅导和培训等，这使得员工援助计划得以全面地拓展。

### 5. 整合阶段

从 20 世纪 80 年代至今，员工援助计划进入全面整合和系统化阶段，称之为员工援助计划的整合阶段（Integrations of EAP）。随着员工援助计划的发展，企业家在实践中不断发现，过于简单、非系统化的内容已经难以满足现实的需要。在这些整合工作中，首先是把员工援助计划纳入员工福利系统。在 80 年代中期，有几个重大事件促进了员工援助计划的内容整合：首先，更多的公共医疗机构和咨询公司从业者加入了 EAP 服务，他们看到了行业合作的良好经济前景；其次，1992 年 7 月颁布实施了《美国残疾人法》，要求雇主理性地对待雇员的一些非法行为，如在工作场所禁止使用或滥用非法药物。这些法律的出台使得员工的福利得以完善和细化。特别应该关注的是，员工援助计划逐步演变为企业的福利性方案。1970 年，美国联邦酗酒机构（National Institute on Alcoholism and Alcohol Abuse）和劳工与管理者酗酒咨询机构（Association of Labor and Management Consultants，ALMACA）正式成立，负责全美员工帮助计划的研究与推广。当时较为盛行的一种认识是，企业家每投入 1 美金，就可以避免 8 美金的损失。于是，为了保证员工援助计划实施具有更加稳定、长远的效果，一些企业管理者提出，将员工援助计划转化为一种福利性方案。也就是企业为员工设置一套系统的、长期的福利与支持项目，来帮助员工解决那些影响工作绩效的心理行为问题，支持对象也从员工拓展到其直系家属（包括配偶和子女）。到了这一阶段，员工援助计划的实施者不仅仅是心理治疗专家，也包括了企业内部的各级管理者或工会社会团体、心理健康服务机构等多方面的综合性服务，这些服务总称为员工援助计划服务。

美国劳工统计局 1995 年的调查发现，拥有 50 人以上员工的私人公司购买 EAP 的比例已经达到了 39%，EAP 正在成为西方现代工作场所一种常规化的服务实践。据统计，美国有将近四分之一企业的员工享受 EAP 服务。在美国《财富》杂志评选的世界 500 强公司中，有 90% 以上的公司建立了 EAP 服务制度，80% 的公司都聘请了专门的 EAP 服务公司，为企业的管理者和员工提供服务，这种服务也广泛运用在政府、社区和其他公共服务部门中。这不仅给企业带来收益，也促进了社会稳定；因此，在政府部门、军队得到了广泛的应用。各国政府通过立法来加强对员工援助计划的监管，这也促进了员工援助计划的规范化和普及化。

随着跨国公司的发展和在世界各地的扩张，军队外驻、学术交流和留学生计划的发展，员工援助计划很快地被这些跨国公司介绍到欧洲及其他地区的国家，使得员工援助计划在英国、加拿大和澳大利亚等发达国家有了长足发展和广泛应用，由此也产生了具有一定规模的从事员工援助计划的跨国服务公司。

## 二、员工援助计划在我国的发展

### 1. 员工援助计划的引入

我国港台地区员工援助计划的发展要领先于内地，20 世纪 90 年代初，香港一些非营利机构开始在社区、企业和政府机关提供"社会工作"（Social Work）服务。而台湾企业员工援助计划则是从台湾松下电器公司的大姊姊组织（Big Sister，简称 BS）的实践服务开始的。随着全球经济一体化的发展，近 10 年来，大陆地区首先在大型外资企业开始导入员工援助计划，国外的 EAP 服务机构也因此开始进入中国市场。由于在中国境内接受员工援助计划服务的对象绝大多数是大陆本地的员工，一些主要为本地员工提供服务的员工援助咨询机构也相继出现，一些大型的国有企业、政府机关也开始使用员工援助计划服务。

我国引入员工援助计划服务，除了受到跨国公司和港台地区的影响之外，主要是由于改革开放以来，组织自身变革发展的需要，员工援助计划在企业、事业单位得到越来越多的开展。服务内容包含个人家庭、婚姻、突发事件、工作压力、职业心理健康、生涯发展困扰、职场人际关系、健康生活方式、法律纠纷、理财问题等。从事这项服务工作的专家主要来自咨询公司、企事业内部的专职人员，服务模式多是内外结合。实践表明，员工援助计划能用较少的投入换取更多的回报，而且企业也具备经济实力来投入这种社会保障。

### 2. 我国员工援助计划的发展

（1）企业咨询。进入 21 世纪以来，国内员工援助计划的社会需求日益增大，西方的 EAP 是由对酒精成瘾人员的帮助发展而来的，而我国的员工援助计划则是从心理健康的相关培训开始的。一些心理学、管理学专业人员深入企业进行调查和咨询。2001 年 3 月，国内学者在联想集团客户服务部进行了第一个较完整的员工援助计划咨询服务。后来，研究者们在企业开展了大量的宣传活动，采用卡片、海报、网络等各种形式向员工宣传心理健康知识，增强他们对心理问题的关注和认识。同时，也为管理者提供了各式各样的培训，使管理者认识到了心理辅导在企业管理中不可或缺的作用，企业管理者也从中看到了员工援助计划为企业所带来的收益。

（2）学术交流。员工援助计划在中国的推广过程中，一些从海外归来的学者发挥了重要的作用。本世纪以来，多次大规模的员工援助计划论坛的召开，对于员工援助计划在我国的发展起到了不可或缺的推动作用。2003年，第一届EAP年会在上海召开，国际EAP协会主席Donald G. Jorgensen向国内的同仁们介绍了国际上的一些成功经验，来自香港、台湾地区和国内学者也对EAP在中国内地的发展提出了自己的看法。此次会议也吸引了众多的国内外知名管理者参加，员工援助计划在国内企业中的推广又向前迈进了一步。会议的成功举办也使越来越多的媒体开始关注员工援助计划，关注企业员工的心理健康。

2004年8月16日，由中国科学院心理研究所联合中智德慧、清华大学、北京师范大学以及美国、香港学者，在北京召开了"心的力量、新的成长：建设健康型组织论坛暨第二届中国EAP年会"（见图1—1），代表们总结了EAP员工援助计划引入我国企业后的经验，特别探讨了由于我国传统文化、管理制度与来源国的差异，需要探索适合我国需求的员工援助计划的模式的必要性。经过会议讨论，成立了由学术界、EAP专业服务机构、政府机构及企业界代表共同组成的"员工援助与健康型组织协会"筹备委员会，以便协调学术研究和规范咨询服务，加强与国际EAP

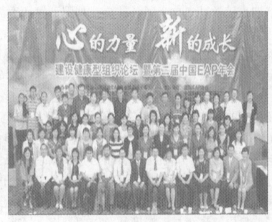

图1—1 健康型组织论坛暨EAP年会代表合影

员工援助计划组织的学术联系，联合申请员工援助师的国家职业资格。会议特别强调，员工援助计划工作要与健康型组织建设结合起来，建设一个让员工"身心健康、胜任高效、创新发展"的健康型组织，不仅要引导员工更加健康和谐，家庭幸福美满，而且要推动组织适应变革，不断适应、创新和发展。

（3）教材建设。把握好员工援助师这一新兴职业的准入标准，加强员工援助师的职业规范、培训教材建设至关重要。目前，在国内员工援助师培训方面，已经陆续出版一系列的教材，如《员工帮助计划——中国EAP理论与实践》（张西超，2006），《员工帮助计划：EAP咨询师手册》（赵然，2010）。此外，国家职业资格培训教程《企业人力资源管理师（一级）》也专门安排章节介绍员工援助计划（时勘，2006）。这些教程的编写工作为后期员工援助师职业培训的标准化奠定了基础。2010年12月，经过广大学者和实践管理专家的共同努力，国家人力资源和社会保障部中国就业培训技术指导中心将员工援助师正式列入全国1＋N复合型人才培训项目，在北京正式成立"员工援助师课程发展中心"来统筹全国员工援助师的教材建设、师资培训等工作，这使我国员工援助师这一新职业的职业培训和未来的职业技能鉴定走向了职业化、正规化和标准化的道路。课程发展中心联合中国科学院心理研究所、清华大学、北京师范大学、中国人民大学等高等学校的多学科专家，在深入分析我国社会经济转型时期和谐企业建设和人本管理的需要，以及充分吸收发达国家员工援助计划的成熟经验的基础上，通过对于员工援助师职业的工作分析，提出了该职业从业人员必须具备的10项职业能力，完成了我国员工援助师的职业标准、培训教材与培训方法的建设工作。此后，课程发展中心还先后在中央各部委、全国各地，通过专题培训、论坛、讲座等形式，广泛征求社会各界专家、管理干部和企业职工的意见。经过半年多的努力，基本上完成了职业资格培训教材的修改工作，本书将是我国第一部正式出版的有关员工援助师的职业资格培训教材。

（4）培训发展。在引进国外培训模式方面，国家外国专家局培训中心邀请国际EAP专家主持了较大规模的专业培训。如2007年11月中国国际人才交流中心举办的国际EAP培训班，学员来自全国各省市，其中不发达地区都有咨询公司参加，华夏心理网、中智德慧、中国EAP服务中心、易普斯、盛兴阳光等咨询公司也在这方面作出了重要的贡献。不过，这些培训工作还远远满足不了和谐—健康型企业建设的需求。2010年以来，国际金融危机之后，处于复苏阶段的我国企业进入全面调整和发展阶段，劳资冲突、八零九零后员工事件、"用工荒"等给企业家管理带来全新的问题。全国总工会2010年5月29日发出了《关于进一步做好职工队伍和社会稳定工作的意见》特别强调，要加强对青年职工、特别是新生代农民工的心理疏导，进一步呈现出员工心理援助工作的重要性。2011年7月10日至16日国家员工援助师课程发展中心在中国科学院心理研究所成功举办了《国家高级员工援助师暨师资研修班》，来自全国各省市高等学校、科研单位、企事业单位和咨询公司员工援助计划的专业人员参加了师资培训，并且经过严格的笔试、面试获得我国首批国家高级员工援助师及讲师资格。目前，全国各省市已初步建立了员工援助师培训的师资队伍和教学基地，这为建设未来开展员工援助师职业资格培训与鉴定打下了基础。

**3. 规范员工援助专项职业能力标准及考核要求的社会意义**

第一，有助于规范我国员工援助行业，保障该职业健康发展。

目前，员工援助计划已经在西方政府、军队得到广泛应用，一些国家的政府还在立法方面加强了对EAP的监管，这大大地促进了员工援助行业的规范和传播。EAP行业在我国有着巨大的社会需求，从业人员队伍也日趋庞大，只有规范了员工援助专项职业能力标准及考核要求，才能培养大批的、专业的EAP服务人员，把我国员工援助行业的发展纳入规范化发展渠道，提升员工援助从业人员的专业能力和素质，以保障我国广大企事业单位员工的身心健康。

第二，有助于促进我国工会工作改革，保障广大职工的合法权益。

规范员工援助专项职业能力标准及考核要求，并据此培养大批、专业的员工援助人才，将工会、党委、团委、妇联、社区及街道办事处等社会组织的相关人员纳入员工援助专项职业能力的培训体系中，有助于我国工会建立一支专业化的职工援助队伍，进而推进我国工会工作的全面、深入开展，保障我国广大职工的合法权益。开展员工援助师的职业资格鉴定工作，正好能满足这一新兴的社会需求。

第三，有助于促进就业，保护社会弱势群体，促进我国和谐社会的建设。

　　规范员工援助专项职业能力标准及考核要求，开辟了一条新型的职业发展道路，有助于为我国下岗职工、离退休职工、社区失业人员及有志于从事员工援助工作的社会人员提供更多的就业机会，增加就业岗位，促进社会就业。同时，也能够扩大员工援助的社会专业力量，以保护、帮助到更多的社会弱势群体，维护社会稳定、和谐发展。

　　第四，有助于促进我国社会救援工作的科学化和规范化。

　　规范员工援助专项职业能力标准及考核要求，并据此培养大批的、专业的员工援助人才，也有助于促进地震、雪灾等重大灾难事件的社会救援工作的科学化、规范化。

**【阅读材料 1.1】美国员工援助师（专业人员）行业协会（EAPA）章程**

（Employee Assistance Professionals Association，Inc）

地址：4350 North Fairfax Drive，Suite410，Arlington，Virginia，22203

电话：（703）3871000　　　　　　　传真：（703）5224585

电子邮件：mbrmgr@eap-association. org　　网址：www. eap-association. org

成立于 1971 年的 EAPA 已经成为全球员工援助师的重要力量，EAPA 向其会员提供大量的资源，使他们在职业成长的同时，提升员工援助专业知识。

一、成为 EAPA 会员的好处

个人、组织和退休会员都可以获得：

1. 在线的《EAPA 交流》（EAPA 的在线电子季刊）。

2.《员工援助杂志》，EAPA 的季刊。

3. 参加 EAPA 的项目、会议、活动或购买 EAPA 的出版物，均享受一定比率的折扣。

4. CEAP 考试和续费均享受一定折扣。

5. 在 EAPA 的特别通讯录上刊登信息可享受一定折扣。

6. 会员的信息可以作为 EAPA 在线可搜索通讯录（会员可以无限使用）的一个条目。

二、EAPA 会员的类别

1. 美国 EAPA 和国际 EAPA 的会员资格：面向在多于 50％的工作时间（每周大于 20 个小时）内使用员工援助核心技术的人。个体会员有资格在协会的本地、本国以及国际组织中投票，也有资格被选举为本地分会的主席或者官员、区域负责人、特别负责人或者协会的官员。

2. 美国 EAPA 和国际 EAPA 的预备会员资格：面向在少于 50％的工作时间（每周少于 20 小时）内使用员工援助核心技术的人。预备会员同样面对那些非员工援助专家，不会使用员工援助核心技术，但是，对员工援助感兴趣的人。选举权限仅限于本地分会。

3. 美国 EAPA 和国际 EAPA 的会员资格：面向对员工援助感兴趣的公司、办事处、协会和团体。组织中仅有 1 名联系人能够享受每次注册时的权益。若此联系人符合个体会员的标准时，他会享受同样的投票权益。

4. 美国 EAPA 和国际 EAPA 的预备会员资格：组织成员的名字可以在 EAPA 通讯录上出现两次，一次在联系人的名字下面，一次在组织的名字下面。

5. 国际 EAPA 分会会员资格：面向居住在美国以外的、对员工援助计划感兴趣的人。分会会员在分会投票，也可以出任除了分会主席之外的分会官员。条件是，在其所居住的国家必须有 EAPA 的分会，这是一种受限制的会员，不能转让其会员资格。

6. 美国 EAPA 和国际 EAPA 的学生会员资格：这是一种没有投票资格，且权益受到限制的会员。学生必须参加了本国或者当地教育机构认可、学位允许的相关项目，这些项目要包括员工援助计划的开发和实施、职员管理、咨询或者人力资源开发，并且在最初或者续会申请中，必须提供每学期修读了 7 个以上学分以及全日制学生的资格证明。

7. 退休会员资格：面向最近退休的、仍然在员工援助领域担任义工的 EAPA 会员。退休会员在协会的本地、本国以及国际组织中有投票资格，并能被选举为主席或者官员。

三、EAPA 的核心技术

1. 对组织领导（经理、督查、干事）的咨询、训练和协助。这些领导想要应对存在问题的员工，改善工作环境，并提高员工的工作业绩，扩大员工援助服务的范围。

2. 对因个人问题而可能影响工作表现的员工提供保密的、及时的问题确认和评估。

3. 对因个人问题而有可能影响到工作的员工提供建设性的对策、激励和短期干预。

4. 为员工进一步的诊断、治疗和帮助提供建议，并提供个案监控和后续服务。

5. 帮助组织履行管理合同，管理医疗护理、保险等方面的支付状况。

6. 维护员工在健康、行为方面的权益，包括获得针对酗酒、滥用药品、情绪障碍的治疗。

7. 确认员工援助计划在组织、个体层面上的效果。

四、EAPA 的会员章程

1. 协会任何会员不得因性别、年龄、民族、残障、种族和性取向而被拒绝。协会欢迎不同背景的人，并且致力于促进他们的融合和对协会活动的参与。

2. 会费不能因以规避个人所得税为目的而进行的慈善捐款而减免，但可能因正常而必需的运营花销而减免。

3. 会员费用是不退回的。

4. EAPA 在期满 60 天前给重新申请的会员开发票。

5. 公司付费的会员可以进行会籍的转让。会员每两年期可以进行一次会籍转让，但需要在会员期满 90 天前进行转让。

6. 会费中的 20 美元将被用于《员工援助师》杂志。

7. 会员资格编号和会员有效期将写在杂志的邮寄标签上。

8. EAPA 的联邦税号是 23-736-4481。

9. EAPA 要求其会员加入当地的 EAPA 组织。

# 第二节　员工援助计划的标准和操作要求

## 学习目标

➤ 了解员工援助计划的核心技术和服务标准。

➤ 熟悉员工援助师的基本定义、工作内容和服务范围。

➤ 熟悉员工援助计划的实施条件。

➤ 掌握员工服务保密需要避免的问题。

在本节中，将结合国外行业组织的相关规定和国内一些企业的成熟经验，介绍我国员工援助计划的标准、服务要求和操作程序，以便为规范员工援助计划提供依据。制定员工援助计划标准的主要目的，首先是界定员工援助师这一新兴职业的定义，这将利于提供员工援助师的鉴定、认证的基础，确定员工援助计划的服务范围；其次，在实施过程中，具备了实施员工援助计划的标准、方针和准则之后，利于进行对规范的解读；最后，在为从事员工援助计划的专业人员、接受服务的单位或个人提供服务的时候，要做到有章可循、有据可查，以保障设定的服务内容的质量和效果。下面，分别就员工援助师的定义、服务对象，以及员工援助计划的工作内容、核心技术、服务标准和实施条件予以讨论。

### 一、员工援助师的定义和服务对象

#### 1. 定义

员工援助师是根据组织的要求，对工作场所中员工个体出现的健康、情绪、压力等问题，运用临床医学、心理学、人力资源管理和劳动经济学的知识，为员工提供诊断、咨询、帮助，并促进个体、团体及其组织的适应、发展的专业人员。

#### 2. 服务对象

员工援助师的服务对象是各类企业事业单位、政府机关、学校和社区的职工及其直系亲属、工作场所中的管理者和一般行政人员、应急管理人员和救援人员、非政府组织的志愿者等。

### 二、员工援助计划的核心技术

美国EAPA员工援助师协会发布的《美国员工援助计划的技术与标准》（参见阅读材料1.2：美国员工援助计划的技术与标准），从EAP的核心技术与职能、EAP的服务标准（包括管理标准，设计和实施标准，项目运作标准，记录标准和保密要求，员工监督，从业人员训练，对酗酒、药物滥用和心理健康的管理、评估和研究）等方面进行了较为系统的阐述。这对于制定我国员工援助计划的核心技术和服务标准有重要的参考价值。我国员工援助师应该具备的核心技术主要包括如下几个方面。

1. **管理咨询技术**

员工援助师应具备丰富的经营理论知识和实践经验，与企业相关人员密切配合，应用科学的方法对企业进行调研、诊断，为管理人员提供咨询、训练、帮助等服务；使其能够发现员工问题，有效管理，改善工作环境，提升员工工作表现，达成企业的经营目标，推动企业健康稳健发展，并将 EAP 服务延伸到员工的家庭成员。

2. **协助处置技术**

员工援助师应具备及时协助并处理影响员工工作表现的各种问题的能力，如暴力、自杀倾向、心情低落以及工作安全等问题，并制定严格科学的保密制度规范，以保护员工的隐私。

3. **短期介入技术**

员工援助师应具备采用短期技术处理暂时性现象与问题的能力，在员工援助计划项目中，可以采用面谈、激励等短期介入技术，协助员工处理影响工作表现的各种问题。

4. **咨询协调技术**

员工援助师应具备针对员工可能出现的各种影响工作表现的问题，提供工作组织咨询服务，并且具有与相关医疗机构及其他服务提供者建立良好关系的技术。

5. **心理咨询技术**

员工援助师应具备针对影响员工心理稳定的各种问题，为工作组织中的个体提供如药物成瘾戒除、心理与情绪咨询服务的技术。

6. **转介监督技术**

当员工援助计划人员认识到自身部门或管理者无法就员工出现的各种影响工作表现的问题进行有效解决时，就需要将员工转介至其他相关心理治疗部门，并能配合治疗单位进行监督和追踪等后续服务。

7. **评估效果技术**

员工援助计划并不是一个封闭的系统，而是一个循环递进的开放系统。通过不断收集信息、反馈情况，对援助效果进行有效评估以推动所使用技术的不断完善，从而能客观准确地评估员工援助计划对组织和员工的促进作用。

## 三、员工援助计划的服务标准

做好员工援助计划的服务工作，应具有明确的服务标准，具体体现在如下几个方面。

1. **服务场所**

要求在进行咨询服务的场所有足够的空间，办公室应该设置无障碍通道，以保障残障人员顺利通行。在工作时间方面，原则上应该具备全天候服务的能力，非工作时间应该具有紧急问题应对和处理能力。此外，应该有明确的政策规定，以阻止从业人员通过不正当渠道获得个人收益。

2. **文本管理**

员工援助计划的设计和实施是以基于组织和员工的需求为出发点的，具体的要求是：

（1）要求保持一份文本形式的政策方针和项目描述。

（2）需要有一个专家/顾问委员会来负责员工援助计划的指导和反馈。

（3）有专门的行动大纲来指导员工援助计划的运行。

（4）在文本记录方面，要求保持对每一位员工的个案记录。

（5）企业的员工援助计划需要有数据统计系统，能够保留和处理员工信息。

（6）个案记录必须单独存放，对这些资料要有保密规定，使用数据要有正规的程序，以保证员工的隐私记录不扩散。

### 3. 项目运作

在组织中运作员工援助计划项目，企业内的员工和主管都应该很容易获得各种服务。服务者和被服务者如果进入服务过程，都应有完善的政策和程序的文本规定。在项目运行过程中，作为专业人员的员工援助师必须能够指导评估工作，具有项目运行过程中出现紧急突发的、非常规事件的预案和反应程序，还应该备有服务跟踪和工作—家庭平衡的计划。

### 4. 人员督导

员工援助计划专业人员不得参与任何不人道的活动，所有从业人员必须来自于得到认可的专业性组织，并获得中国就业培训技术指导中心认可的员工援助师的培训合格证书。组织必须有专业人员监督制度，对于具有社会学、管理学、心理学硕士学位的从业人员，每月最少接受 1 个小时的个人督导；或者在每接触 30 小时个案后，至少接受 1 小时的个人督导。而学士学位的从业人员必须在每接触 40 小时个案后至少接受 2 小时的个人督导。从业人员接受督导可选择不同的方式。从业人员可以就某一特定个案，与获得高级别资格的员工援助师进行一对一的交流、辅导。当然，督导工作对于高水平的咨询服务人员也是一个自我改进的过程，他们会因为对他人的督导而得到持续的提高。

### 5. 专业培训

组织应有专门的文件规定，以保证从业人员在员工援助计划项目上得到持续的发展。为此，需要每年都进行一次内部需求的评估，确认从业人员在职业能力方面的欠缺之处。比如，是否具有诊断某些特殊的心理疾病的专业知识和技能，能否界定精神疾病、情感问题和上瘾导致的紊乱等问题。此外，对于这些界定工作必须有明确的界定标准和后续的关爱行动，比如企业职工中的住院病人、门诊病人、急诊病人的治疗进展，他们在返回工作岗位后的过渡时期，是否得到了特别的关照，等等。此外，每两年需要进行一次有关员工援助计划的伦理道德方面的培训，时间不得少于 4 小时。

### 6. 质量评估

对于任何一个员工援助项目的实施、指导，其主题、程序都必须被记录下来，以保证对每一项目实施程序的效果评估。由于对员工援助信息的保密，信息的使用有一个限度，因此，在提供高质量的咨询服务时，就需要在对员工个人信息保密的情况下，对项目的实施质量进行评估。此外，企业内员工使用员工援助服务的比率也需要进行评估。目前，一般报告的使用率为 1%～5%。由于不同公司计算方法不一致。导致不同公司之间的比较难以具有客观性。此外，对于一位员工究竟需要咨询多少次才符合质量要求，评估标准也难以确定。这是因为，咨询者的经验水平不同，仅凭次数也难以做出合理的判断。然而，具备专业培训资格的员工援助师通过 5～7 次的咨询，一般是能够解决问题的。当然，员工援助计划最可靠的质量评估标准是实施前后的绩效的比较。但是，由于各种原因，有些部门的绩效数据往往难以获取。目前，也有一些企业把员工的病假数作为衡量标准，也就是说，请病假数有所回落或者保持不变，也可以视为员工援助计划实施有效的证据。如摩托罗拉在日本分公司内部实行了 EAP 员工援助项目之后，请病假的次数降低了 40％。

### 四、员工援助计划的实施条件

实施员工援助计划的组织会因为行业、员工素质的不同在效果上存在较大的差异，面对的外部环境和发展要求也不同，预期目标也存在差异。一项有效的、成功的员工援助计划的实施，必须具备如下前提条件。

#### 1. 高层管理者的引导与参与

管理者最大限度的认可与积极支持，对员工援助计划的顺利实施非常必要。在项目的前期论证、方案设定、组织实施和效果评估的各个环节，都需要与企业高层管理者充分沟通，以求获取最大限度的支持，并与该群体保持良好的关系与接触。事实证明，来自高层管理者的深度认同、密切关注和积极支持，是推进和实施员工援助计划的关键要素之一。

#### 2. 工会和职能部门的支持

企业工会与人力资源管理部门之间的协作对于员工援助计划的成功实施也是必不可少的。一般情况下，工会部门是实施员工援助计划的主要推动力量和参与者，人力资源部门也会对于推行员工援助计划给予大力支持。在发达国家，EAP 计划会被视为职工医疗保险的一部分，是员工的一项福利。有了工会部门和人力资源等职能部门的支持，将能够吸引更多的管理者和员工参与其中。

#### 3. 明确的政策与程序说明

向员工提供员工援助计划的企业都必须事先颁布相关制度、政策与程序，让员工相信公司推动员工援助计划的诚意与决心，需要做到如下几个方面：

首先，让员工认识到，每个人在工作、生活中都有遇到问题或困扰的可能；回避问题不是最佳选择，而应该有勇气面对并解决这些问题。

其次，要充分支持员工为解决问题所做的努力。其实，个人问题或困扰对组织和员工都会产生负面影响，只要员工本人愿意去面对这些问题，付出努力来解决问题，同事和公司应该给予协助和支持，组织还可以聘请专业机构向面临困扰的员工提供保密的、专业的帮助。

再次，要确保接受服务的员工的安全感。让他们知道，接受员工援助计划所提供的服务是安全的，不会因为曾寻求帮助而影响到业绩甚至个人的升迁；员工的个人资料受保密条款约束，不记入档案；员工援助计划只是为了帮助员工及其家人，不会成为管理控制的工具。

最后，要有执行程序的相关说明，让员工了解这些政策是如何执行的。一些公司不仅将此印成手册发给员工本人，还邮寄给员工家属，以示尊重，由此来强化员工参与的信心。

#### 4. 员工服务的保密工作

所有员工都有权利为自己的问题寻求帮助并获得保密的承诺。在员工被管理者推荐来接受员工援助计划服务时，他们均有权获知——在任何情况下，自己的个人信息都不会被记入档案。记录这些个人资料只是帮助专业人员更好地了解问题的症结，以寻求最佳的解决途径。这些资料获取的各个环节都能做到严格的保密，这是员工援助计划在组织取得成功的关键。只有员工本人才可以公开自己的咨询信息，其他人不具备这样的权利（参见阅读材料1.3：员工服务保密需要避免的问题）。

#### 5. 完善的教育促进系统

员工援助计划的推动与实施必须在广大员工参与的基础上才能取得成功，并非只依靠一些专业人员和职能部门就能达成目标。因此，必须让公司上下对于员工援助计划有较为全面的了解，知道这是实现个人与组织共同利益的有效途径，是建设和谐、健康型组织的长远举措。所以，企业必须具备完善的教育促进系统，通过培训来推进员工援助计划在企业的实施。这种教育促进系统不仅包括对于组织的高层管理者的开拓性、启发性的培训，而且更关注与员工直接接触的基层主管，要特别为他们举办专题培训活动，提升他们的主观意识与应对能力，帮助他们发现并及时面对员工生活与工作中的各种问题；充分了解员工援助计划的作用和方法，使他们认识到这是提高部门管理效能的新途径。此外，还要通过企业的教育促进系统，让员工及其家属了解员工援助计划相关的人事政策、程序和服务内容。例如，向新进员工提供一份员工援助计划的说明书，举办员工援助计划说明会，利用各种机会、场合、渠道进行宣传与促进，始终秉承"全员参与"的理念进行经常性、多形式的宣介。

#### 6. 财务支持和福利保险

在美国的大多数 EAP 项目中，公司往往会为雇员支付前三次的咨询费用。五年之内的费用保持不变，以便鼓励更多的员工参与此项计划。一般情况下，有问题的员工也害怕做心理咨询，并担心付不起费用，但当他们知道不用付出什么时，就会更倾向于接受服务以及让家属参与。同时，公司会考虑把 EAP 项目与劳工保险相结合，这样可以通过保险金的方式支付部分与 EAP 相关联的费用，比如转介过程中的治疗费等，相对可以降低 EAP 项目的实施成本。通常情况下，保险公司只对于心理治疗师和心理咨询师提供的服务项目支付保险金。然而，企业员工的很多问题由其他专业人员治疗的效果更好，这些专业人员包括家庭治疗师、戒酒咨询师、药物滥用问题专家、社会工作者、性问题专家、康复治疗家或营养专家，等等。EAP 协调人员应该备一份这些不同专家的名单，进行有效的转介，组织则应敦促保险公司接受这些专家。

#### 7. 确切的记录、追踪和评估

每项员工援助计划的服务都要保留及时、准确、完整的记录，以保存完备的资料，作为后期诊断、评估、追踪、督导及研究的依据；其次，要有适当的追踪服务，包括向服务对象了解成效、关注转介员工的后续情况等；同时，对整体 EAP 项目的执行情况及相关人员的表现也要进行定期评估，并将结果呈报管理层。EAP 项目的整体评估对于一个有效的 EAP 来说非常关键，组织和员工关系管理机构都需要知道计划进行得如何，是否取得了预期的成效。

### 8. 对文化差异的关注与应对

EAP员工援助计划来源于西方发达国家,要在中国获得成功,需要特别关注我们与西方国家在文化和管理制度方面的差异,使得EAP自身不断中国化、本地化,才能保证EAP项目的顺利实施。比如,国外员工援助计划一般由人力资源部主持,在我国,工会则更多地发挥主导作用,特别是国有企业会接受党的领导。因此,开展员工援助计划,一方面要更多发挥工会的作用,同时还要处理好与企业思想政治工作的关系,从创新思想政治工作的角度去推进,效果会更好一些。此外,还要特别避免我国员工对于心理咨询和心理帮助的负面感受,更要从积极心理学的角度来推动项目开展。最后,我国的员工援助计划还必须与企业自身制度的不断优化相结合,员工援助计划也不是包治百病的"灵丹妙药",有些问题是企业管理制度的问题,不改变制度,效果也不理想。

### 【阅读材料1.2】美国员工援助计划的技术与标准

#### 1. EAP的核心技术与职能

##### 1.1 EAP核心技术

EAP核心技术由Paul Roman博士和Terry Blum博士开发,是基于EAP独有的关键过程和"技术"的研究。尽管许多EAP活动使用的技术是与其他专业共享的,如人力资源专业,但是还有一些技术被认定为EAP所独有的。这些核心技术是:

(1)以工作业绩事项为基础,识别员工的行为问题。

(2)向主管、经理及工会干事提供专家咨询,使其了解在利用EAP政策和过程时应采取的适当步骤。

(3)正确使用建设性对策(confrontation)。

(4)与咨询、治疗及其他社区资源的微观联结。

(5)在工作组织和咨询、治疗及其他社区资源之间建立和保持宏观联结。

(6)关注员工酒精和其他药物滥用问题。

(7)在改善未来业绩和减少福利开支方面,对于企业有效节约成本具有重大作用。

##### 1.2 EAP核心技术职能

EAP核心技术职能由EAPA开发,用于帮助定义所有员工援助师应掌握的关键或核心元素。核心技术职能包括:

(1)向工作组织的领导层提供咨询、培训和帮助,以便其更好地管理问题员工、改进工作环境、提高员工工作绩效,同时接触并教育员工及家属,了解EAP服务的益处。

(2)当员工出现可能影响工作业绩的问题时,提供保密和及时的问题识别与诊断。

(3)采用建设性对策、激励及短程干预,帮助员工处理影响业绩的问题。

(4)转介员工客户去诊断、治疗和求助,并提供个案监控和跟踪服务。

(5)向工作组织提供咨询,帮助其建立和维持与治疗和其他服务提供商的有效关系,管理服务供应合同。

(6)向工作组织提供咨询,鼓励其建立并让员工得到员工健康福利以应对医疗和行为问题，包括但不限于酒精及药物滥用、智力及情绪紊乱等问题。

（7）分析 EAP 服务对工作组织及员工工作业绩的影响。

以上都只是技术的框架，还要从心理咨询和培训中提炼具体的技术。

2. EAP 的服务标准

为了定义 EAP 员工援助计划的行业服务标准，成立了专门的员工援助师的专业协会（EAPA），作为一个 EAP 行业的国际组织，提出了对 EAP 服务机构的评估标准，以下是有关这些标准或条件的简要说明。

2.1　管理标准

（1）有足够的工作空间和时间。

（2）办公室应该设置无障碍通道。

（3）非工作时间内应该具备紧急问题处理能力。

（4）有书面的政策禁止 EAP 从业人员通过转介而获得个人收益。

（5）管理者应具有可信任性。

2.2　设计和实施标准

（1）EAP 的设计是基于组织和员工的需求的。

（2）EAP 必须建立和保持一份文本形式的政策方针和项目描述。

（3）有一顾问委员会或协调人负责 EAP 所有的指导和反馈。

（4）建立行动大纲以完全指导 EAP。

2.3　项目运作标准

（1）员工和主管能够容易获得 EAP 服务。

（2）对有关的进入过程，有文本形式的政策方针和手续。

（3）EAP 人员必须能够指导心理—社会评估。

（4）面对紧急、突发和常规事件有不同的反应程序。

（5）建立客户跟踪和工作或家庭的重整计划。

2.4　记录标准

（1）保持对每一位员工的个案记录。

（2）拥有数字统计系统，能够确认每一条记录。

（3）对员工确认信息和个案记录单独存放。

2.5　保密要求

有书面的政策和手续，以保证个案记录和员工的信息是受到保密防护的。

3. 员工监督

3.1　EAP 从业人员不能参与任何不人道的活动。

3.2　所有从业人员必须来自于专业组织，并遵守职业道德。

3.3　组织必须有专门的政策，指出对诊所员工和合同雇员的监督频率。

3.4　必须对合同（财务）经理进行每月最少 2 小时的个人督导。

3.5　具有博士、社会工作者硕士学位和其他相关专业硕士等从业人员，必须在每 30 小时接触个案后至少接受 1 小时的个人督导。

3.6　学士学位的从业人员必须在每40小时接触个案后至少接受2小时个人监导。

注：从业人员接受督导是一个过程。咨询人员可以在某一特定个案上，与更高水平的咨询师进行一对一的管理。它是一个自我改进的过程，甚至一位高水平的咨询师，其技能也会因为对第三个人的督导而得到持续的提高。

4. 从业人员训练

4.1　组织需要一个有备用证明文件的程序，以保证EAP从业人员在EAP项目上能够得到持续的发展。

4.2　组织需要每年都进行一次内部需求的评估，确认从业人员的弱势，并且根据这些需求开展培训项目。

4.3　每两年需要进行一次有关EAP伦理主题的、最短时间为4小时的培训。

5. 对酗酒、药物滥用和心理健康的管理

管理所关心的问题包括精神病学、情感问题和上瘾导致的紊乱。这些问题必须都有一个书面的定义标准和合适的照顾水平，包括：住院病人、门诊病人、急诊病人以及在过渡期得到的精心照顾。

6. 评估和研究

6.1　组织必须对评估有书面计划，该计划是组织书面陈述的基础。

6.2　当EAP项目指导或参与研究有关人本的主题、政策和程序，必须记录下来，以保证对每一研究项目的优点和每一研究程序的效果进行回顾。

（资料来源：www.eap-association.org 美国EAPA员工援助师协会网站）


**【阅读材料1.3】员工服务保密需要避免的问题**

为了将员工援助计划获得的信息保密工作落实到日常实际工作中，需要重点避免的问题如下。

1. 预约时间安排不周密

为了保护员工的个人隐私，应该将咨询室设立在远离企业的地方，以利于保密。如果同一公司员工约见的时间离得太近，他们碰面的概率就会增大。即使有些员工不介意被别人获知自己接受了心理帮助，一旦传到公司内部，保密的信用指数也会大大降低。因此，负责预约的人员在安排时，要尽量避免同一单位、部门的员工在接受复诊时相遇。

2. 咨询时间被严格限制

不能将咨询时间简单限制为"朝九晚五"，这意味着，很多员工不得不请假来接受咨询。由于大多数人（80%～85%）都是自愿来接受该计划帮助的，他们就必须将咨询时间安排在下班之后。如果是24小时倒班制的员工，情况就更复杂了。因此，员工帮助活动在员工空闲时间或者方便的时候进行比较合适，如果能够保证24小时对员工开放将会更加合理，更能体现以人为本。

3. 来访者被随机分组

用随机分配方式分配组员，很容易泄露组中来自相同公司员工的隐私。如果有相识的同事加入同一个组，必须从一开始就告知主持人。

#### 4. 员工所在单位介入咨询

医院和治疗中心非常乐意接受转介过来的员工，但是，这些被转介的员工会经常被要求打电话给单位，以便单位了解自己接受咨询的情况，这显然会使被转介员工在面对电话转接员、相关人员和管理者时感到难堪。对于协调人员来说，与相关机构进行充分沟通，为员工清除一切障碍，以便其能接受到安全有效的帮助，这是员工援助机构最基本的任务。

#### 5. 回访中不恰当的行为表现

对员工援助计划执行情况进行回访是一项重要的工作。然而，如果员工援助师遇到了以前接受过帮助的员工，并与之打招呼，也会引起一些非议，这使得今后再也没人敢寻求帮助，或者导致曾经接受过心理帮助的员工被同事们孤立。所以，回访过程中要尽量避免此类事情的发生。

#### 6. 在工作时间联系来访者

若需要告知来访者变更预约时间，应该尽量在下班的时间里联系来访者。如果时间不允许而必须在上班时间通知的话，就一定要谨慎。

#### 7. 向转介人员透露不必要的信息

根据员工援助计划的有关规定，只有以下三类信息可以向转介人员透露：（1）员工是否接受转介；（2）员工是否需要治疗；（3）员工是否接受推荐的治疗，而其他信息都应该被保密。任何关于员工问题实质的信息被泄露，都是不道德或违法的。一般来说，实施保密的过程非常复杂，甚至有些冗长。在力争传达更为清楚的信息的同时，一定要关注如何尽全力为员工保密，如何取得来访者的信任。

---

# 第三节 员工援助师的胜任特征要求

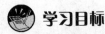 **学习目标**

➢ 熟悉员工援助师的基本从业要求。

➢ 掌握员工援助师的十大职业能力。

20世纪70年代以来，员工援助师已经在全球、特别是发达国家被广泛接受，成为有巨大影响的新职业。为了加强员工援助行业管理和交流，美国于1971年成立了员工援助师行业协会（EAPA）。目前，该协会已经成为全球员工援助师的重要旗舰，EAPA向其会员提供大量的资源，使他们在职业成长的同时，提升员工援助计划的价值。目前，随着我国员工援助事业的发展，规范该职业的准入要求也是一项迫在眉睫的任务。在人力资源管理中，为了提高人员选拔和培训的效果，把那些能对于将某项工作（或组织、文化）中卓越成就者和表现平平者区分开来的个体的深层次特征，称为胜任特征（Competency

Model），它可以是动机、特质、自我形象、态度或价值观、某领域知识、认知和行为技能，即任何可以被可靠测量或计数的，并且能将绩效优秀者和绩效一般者显著区分的个体特征。本节将系统介绍员工援助师应该具备的从业要求、职业能力等胜任特征要求。

## 一、准入标准

作为职业准入标准，从事员工援助计划的从业人员，可以从职能要求和基础素质要求等两个方面来讨论。

### 1. 职能要求

根据运用工作分析方法获得的调查结果，员工援助师的职能要求包括如下 7 个方面。

（1）向组织领导者宣传员工援助计划的内容、方法和服务模式。通过交流、诊断和调查等方式，确定员工援助计划应采用的服务模式、服务对象和工作内容。

（2）通过心理测验、个案咨询和访谈调查，了解和识别员工个体及其家庭成员、所在团体和组织在工作绩效、劳动关系和法律等方面存在的心理健康及其他相关问题。

（3）对心理有困扰的员工提供个别或小组辅导；对心理异常的员工进行鉴别、监控和超前预防，当问题发生时及时采取应对措施。

（4）根据对员工在工作场所的职责、能力要求、行为风险和工作绩效的评估结果，确定针对性的咨询、培训和职业发展方案，并实施之，追踪促进计划的进展。

（5）根据组织发展或变革要求，预测员工在工作、生活方面存在的生理、心理和法律问题，为个体和组织提供适应和促进发展的解决方案；当个体及其所在团体、组织面对自然灾害、危机事件时，提供心理援助、应对辅导和灾后干预服务。

（6）及时评估员工援助计划实施的有效性，通过员工心理测评和组织诊断调查，向个体和组织机构提供调查反馈报告，不断改进和提高服务质量。

（7）对于组织内员工援助计划不能解决的员工心理疾病问题，将员工及时转介给专业医疗机构，并积极为临床心理医生提供信息，配合治疗。

### 2. 基础素质要求

根据上述工作任务分析的结果，员工援助师应该具备以下基础素质。

（1）体能、文化程度方面。身体健康、耐力强、情绪稳定，大学本科以上学历。

（2）专业知识、技能方面。具备临床心理、心理咨询、测量调查、人力资源管理、劳动经济学、医疗保险学理论知识，特别是相关法规的知识，具备 EAP 的运作模式、职业健康与预防、讲解示范、态度改变、绩效反馈、裁员面谈方面的专业技能。

（3）管理技能方面。具备分析预测、自我觉察、理解他人、影响激励、沟通交往、灵活应变、解决问题、谈判协商的能力。

（4）人格态度方面。热爱员工关系管理咨询、专业精深、主动服务、耐心坚毅、诚信可靠、胸怀博大、自信乐观、积极向上、协作配合、创新意识、尊重咨询者、保守秘密。

需要指出，员工援助计划分为内部咨询模式和外部咨询模式两种，前者完全由大型组织内部的专业员工关系管理人员来进行，后者采用内外结合方式，由咨询公司派出专业员工援助师来执行服务计划。当然，在服务模式方面要探索内外结合、理论和实践结合的模式，把握我国员工援助计划成功实施的规律，以保障我国员工援助计划的成功实施。

一般根据员工的预约，以室内一对一面谈咨询服务为主，也可根据需要进行团体咨询服务，包括在一定的培训场所、工作场所的咨询服务和专题授课。必要时外出，如组织的社会环境发生变化，需要应对突发的公共卫生事件、群体冲突事件，或者自然灾害、公共卫生事件、职业安全事件，要求进行现场救助、心理疏导等。该职业需要较高的服务者和被服务者之间的人际协作关系的建立。该职业环境一般是安全的，除了本职业人员参与特殊的危机事件干预活动之外，造成的身体危害的可能性较小。

## 二、职业能力要求

基于员工援助师的从业要求的系统分析，员工援助师的胜任特征模型要求包括 10 项基本职业能力，即心理诊断能力、监控干预能力、心理疏导能力、职业辅导能力、团队建设能力、冲突管理能力、协商谈判能力、法律援助能力、社区关爱能力和危机应对能力。

### 1. 心理诊断能力

心理诊断能力包括对员工的心理状态、行为障碍的测量与描述，熟练应用各种心理、行为测量工具和社会统计分析技术的能力。需要具备心理测评相关知识、社会统计分析知识，以及心理咨询与辅导相关技术与知识。在操作能力上，能够进行心理诊断的具体实施，并且熟练应用绘画法等投射技术和短程评估法技术。

### 2. 监控干预能力

监控干预能力主要是指能诊断情绪障碍的临床特征，掌握常见情绪障碍的心理治疗的方法，能够根据心理危机规律形成干预措施。需要具备诊断常见情绪障碍，针对常见情绪障碍开展心理疏导的能力，以及熟练应用认知行为家庭治疗和现实疗法的能力；能熟悉心理危机干预的基本流程，具备针对异常行为与心理进行监控的能力；能对异常行为进行监控，能诊断异常行为与心理特征。为了具备排查具有自杀倾向者的能力，需要有心理咨询与辅导、积极心理学和危机管理的相关知识。此外，要能分析自杀的原因及预防方法，具备诊断自杀倾向者和分析自杀原因的能力，以及能针对自杀进行干预和预防的能力。

### 3. 心理疏导能力

心理疏导能力指能够进行压力及压力源评估，具备熟练应用社会统计分析工具的能力，对统计分析结果进行解释的能力和准确评估不同等级压力源的能力。开展工作环境设计，具有工作—家庭平衡辅导、压力管理技巧与心理疏导训练的能力。这需要具备心理咨询与辅导、压力管理、人力资源管理、企业管理和婚姻家庭等社会学相关知识。能够掌握工作场所物理环境设计的相关知识和方法，熟练应用工作环境设计原则以疏导工作压力的技巧，掌握平衡工作—家庭冲突的相关流程和方法；熟练实施工作—家庭平衡计划，并且能熟练掌握个体工作心理疏导相关方法和团体工作心理疏导相关技能。

### 4. 职业辅导能力

职业辅导能力需要具备职业生涯规划、社会统计分析、心理咨询与辅导相关知识。能进行新员工的入职辅导技能，包括开展新员工入职辅导需求调查、针对调查结果确定辅导内容及方法，具备开展新员工入职辅导、中后期职业辅导的能力，针对不同特征和常见问题开展职业辅导的能力。此外，需要具备员工转岗适应辅导、再就业咨询和指导、转岗适应辅导的能力。

### 5. 团队建设能力

团队建设能力是指能进行基层班组的日常管理，熟悉班组日常管理的基本内容和熟练开展团队建设的基本技能。为此，需要具备管理学、社会心理学、心理咨询与辅导、班组建设和合作型团队建设的相关知识；能在协调同事关系与朋辈关系方面进行辅导，熟悉同事关系常见的处理技巧和建立朋辈辅导关系的技巧，具备开展朋辈辅导的能力和技术。此外，熟悉心理宿舍建设的基本途径，具备在组织开展心理宿舍建设的能力。此外，能开展合作型团队建设，熟悉合作型团队建设的基本途径和方法，具备开展团队建设的能力。

### 6. 冲突管理能力

冲突管理能力是指对于冲突原因进行分析，准确判断冲突的类型，并能进行冲突管理的能力。包括能很好地倾听冲突双方对冲突的描述，形成解决问题的对策；能够进行员工沉默与纳谏的行为管理；熟悉工作场所冲突的不同类型及其基本特征，能够针对不同冲突类型选用辅导方法；能够识别工作场所欺负与暴力行为的不同类型及其特征，选用特定的方法进行管理。此外，在实施冲突协调辅导中，具有冲突管理、心理咨询与辅导、谈判、沟通与协调相关知识，具备熟练运用冲突协调技巧和方法的能力，并具备针对不同群体和个体实施有效冲突管理辅导的能力。

### 7. 协商谈判能力

为了创建和谐劳动关系，应该具备在企业和职工中深入开展宣传教育，动员、引导企业和员工积极参与创建和谐劳动关系活动的能力；需要懂得劳动人事相关法律、法规和政策，掌握《中华人民共和国劳动法》（以下简称《劳动法》）、《中华人民共和国劳动合同法》（以下简称《劳动合同法》）及相关实施细则；把握咨询服务流程和沟通协调的相关知识。另一方面，能把握劳动合同的管理程序和方法，具备指导员工与单位依法签订劳动合同、保护员工合法权益的能力。此外，能够为企事业单位提供劳动合同管理的咨询和指导能力，以及辅导集体合同与工资集体协商、与企业依法签订集体合同和进行工资集体协商的能力；并且具备为员工提供相关集体劳动法规咨询服务的能力。在执法检查与劳动监督方面，熟悉相关法律法规和政策，具备监督相关企事业单位落实贯彻相关法律法规和政策的能力。最后，在权益代表的沟通谈判方面，熟悉和了解权益代表工作的基本内容，具备处理劳资矛盾的沟通、谈判能力。

### 8. 法律援助能力

法律援助能力是指能给员工提供劳动争议法律援助。这要求熟悉相关法律、法规和政策；具备开展普法宣传教育工作的技能、技巧，有开展法律服务、法律援助和劳动争议调解等工作的业务咨询和指导能力。了解《中华人民共和国劳动争议调解仲裁法》、其他劳动争议相关法律法规和政策，以及心理咨询与辅导、医疗康复相关知识。此外，在企业裁员与离职管理方面，具备为企业裁员与离职进行咨询和指导的能力；能为被裁员工和离职员工提供咨询指导。在伤残人员的心理辅导与康复方面，具备为工伤人员提供心理辅导的能力；能为工伤人员提供康复治疗咨询的帮助。最后，在常见法律援助问题的咨询方面，具备理财规划及指导咨询的能力。

### 9. 社区关爱能力

首先，对社区人员的就业帮扶，需要了解社区人员的就业需求，具备为社区人员的就业提供咨询和指导的能力。其次，要求掌握社会调查的方法和相关知识，以及社区工作和国家相关法律法规和政策知识。需要进行困难人员的医疗救助，这要求了解困难人员的特殊医疗需求，具备为困难人员的医疗提供必要救助的能力。再次，进行困难职工的助学帮扶，这需要了解困难职工的助学需求，以便为困难职工提供必要的帮扶。最后，是对于农民工的咨询救助，需要了解农民工（包括失地农民）的特殊需求，为他们提供必要的咨询救助。以上工作更多地由街道总工会的专业员工援助师来进行，一些社区的关爱活动还包括社区的文体活动，利用网络等新技术，与企业配合的员工关爱活动等。

### 10. 危机应对能力

危机应对能力是指能识别、熟悉常见危机事件的表现特征，区分各类常见危机事件。这就需要具备安全心理学、心理咨询与辅导和灾难心理学相关知识；在安全事故的预防与应对方面，要具备排查潜在安全隐患，及时上报或处理突发安全事故的能力。在群体事件的应对管理方面，具备对群体事件进行预测和干预、应急管理，以及良好的群体沟通及协调能力。在重大突发事件的危机应对方面，应该具备良好的突发事件灵活处理、危机沟通的能力。最后，在灾难后的心理应激障碍及治疗方面，熟悉心理应激障碍的常见表现及特征，能熟练应用创伤后心理与行为治疗方法，还能够为民众的避险自救提供咨询辅导方面的帮助。

# 第四节　员工援助师的职业道德要求

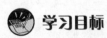 **学习目标**

> 理解员工援助师的职业伦理守则。

> 熟悉员工援助师的职业道德要求。

目前，国内还没有正式颁布有关员工援助计划的法律法规和职业伦理规范，员工援助服务需要符合心理咨询、医疗专业、社会工作及个人隐私等相关规范。我们在认真学习了相关职业有关文件（参见阅读材料 1.4：中国心理学会临床与咨询心理学工作伦理守则）和国外员工援助师相关的职业道德要求之后，就员工援助师的职业伦理守则、职业道德要求和服务原则三方面做初步的介绍。

## 一、职业伦理守则

### 1. 总则

仁善：员工援助师的服务目的是使寻求帮助的员工从其提供的专业服务中获益。员工援助师应保障寻求专业服务者的权利，努力使其得到适当的服务并避免受到伤害。

责任：员工援助师在工作中应保持其专业服务的最高水准，对自己的行为承担责任。认清自己专业的、伦理的及法律的责任，维护专业信誉。

诚信：员工援助师在临床实践活动、研究和教学工作中，应努力保持其行为的诚实性和真实性。

公正：员工援助师应公平、公正地对待自己的专业工作及其他人员，采取谨慎的态度，防止出现由于自己潜在的偏见、能力局限、技术的限制等导致的不适当行为。

尊重：员工援助师应尊重每一个人，尊重个人的隐私权、保密性和自我决定的权力。

### 2. 职业伦理

首先，热爱本职工作，遵守国家法律法规，与求助者建立平等友好的咨询关系。

其次，具备为社会奉献的信念，相信做好员工援助工作有利于化解社会和家庭矛盾。

再次，刻苦钻研专业知识、增强技能，是做好员工援助工作的基本手段。要掌握员工援助工作所具有的社会功能及其专业特点。

最后，要提高自身道德素质，这是员工援助师为社会奉献的基本要求。

## 二、职业道德要求

在借鉴国外员工援助计划伦理要求的基础上，结合我国社会发展实际情况，特别提出如下职业道德要求。

### 1. 职业态度

（1）能根据帮助对象的最大利益作决定。

（2）承认自己的能力限制，提供的服务仅限于自身所具有的专业训练和经验。

（3）持续学习和不断接受技能训练，以维持和增强专业能力。

（4）需要接受自我辅导教育及同辈支持方案，或者其他督导方面的辅导。

### 2. 约束行为

有以下行为不得从事员工援助工作。

（1）专业品行不端。

（2）违反国家法律法规或者有犯罪行为。

（3）曾被其他专业组织除名。

（4）从业执业执照被没收。

（5）身心受创，或者有酗酒、吸毒行为或药物滥用等行为。

### 3. 利益冲突

不得有任何会引起利益冲突的个人报酬、金钱财物和任何形式的利益交换的事情发生，以保障大众的最佳利益。

**4. 消费者保护**

（1）不得以种族、信仰、国籍、政党、身心障碍、性别或性倾向，来歧视员工及从事会引发利益冲突的专业行为。

（2）尊重及保护研究参与者的利益，应完全告知其员工援助计划的目的和相关组织。

（3）当求助者被转介到特别治疗或其他处理方案时，不得接受任何馈赠。

（4）与求助者之间不得产生和建立咨询以外的任何关系。尽量避免双重关系（尽量不与熟人、亲友、同事建立咨询关系），更不得利用求助者对咨询师的信任获取私利，尤其不得对异性有非礼的言行。

**5. 商业规定**

（1）员工援助计划的商业和专业行为都需要有符合伦理的记录，包括销售、竞争、广告、业务操作等方面的记录。

（2）员工援助师的雇佣不得有种族、信仰、国籍、政党、身心障碍、性别或性倾向等方面的歧视，并符合雇佣政策、程序和法律规定。

（3）所有记录必须依据标准格式。

（4）商业行为不可伤害或干扰专业人员对援助对象和组织专业责任的地位。

（5）员工援助师与供应商之间不能有影响决定商业授权的私下、实质或隐含的约定。

（6）提供所有服务时需公平和一视同仁。

（7）提出改善建议时，对方的匿名和秘密需受保护。

**6. 社会责任**

（1）不断维持和提高专业服务的最高标准，并积极倡导员工援助计划。

（2）通过教育和训练，促进在此领域的专业发展。

（3）与其他专业组织合作时，避免为个人利益而破坏其他组织利益，换言之，员工援助计划服务的专业质量必须是正确与值得信任的。

**7. 信息传送**

（1）透过任何方式传送员工关系管理的数据时，应确保身份信息的隐私、安全及保密。

（2）遵守所有适用法律和状况的承诺，以及尊重员工隐私、安全与保密。

（3）未经员工的同意时，员工个人数据及会谈内容不得提供给雇主。这样，才能使员工放心接受服务，不必担心因求助而导致其工作权益受到影响。这也是专业员工援助机构在提供服务时极为重要的伦理守则。

**8. 法律法规**

为了做好员工援助师的工作，需要掌握的法律法规如下：

（1）《中华人民共和国婚姻法》（以下简称《婚姻法》）。

（2）《中华人民共和国未成年人保护法》《中华人民共和国妇女儿童保护法》。

（3）《中华人民共和国消费者权益保护法》。

（4）《中华人民共和国劳动法》。

### 三、服务原则

不管组织提供什么内容的员工援助计划，都必须遵守一定的原则，这些原则使得员工援助计划明显区别于其他的咨询服务或员工福利计划。

**1. 自愿性原则**

事实上，员工援助计划是组织为员工提供的一种产品服务，员工作为消费者，愿不愿意消费这种产品，完全是从员工本身的意愿出发，员工可以选择员工援助计划，也可以不选择员工援助计划。

**2. 免费性原则**

员工援助计划是组织为员工提供的一种福利，已经纳入了组织的成本。只要是在组织提供的员工援助计划范围之内的服务，员工本人是不需要承担任何费用的。当然由于各种约束条件，组织不可能无限制地提供 EAP，如果员工的需求超出了组织提供的员工援助计划的范畴，员工也需要自己支付一部分相关费用。

**3. 知晓性原则**

一般情况下，组织提供的员工援助计划应该让全体员工知晓。国外的政府、大学和企业为其员工提供员工援助计划时，都把相关的员工援助计划的内容通过网站等形式予以公布，有的还印发宣传册、广告等。这些内容包括员工援助计划的介绍，能够帮助员工解决什么问题，是如何运作的，以及联系方式等，便于员工查询、选择和联络。

**4. 针对性原则**

在一个竞争日趋激烈的社会，员工的心理问题是多种多样的，所需解决的问题也不可能完全相同。因此，组织在设计员工援助计划时，必须充分调查分析员工的需求，有针对性地为员工提供员工援助计划，这样才能真正发挥员工援助计划的作用。

**5. 保密性原则**

由于员工援助计划主要是为了解决员工心理问题，而这些问题基本上都属于员工的隐私，因此，保密原则是员工援助计划的重要原则之一。员工援助计划之所以能够在西方国家产生并流行，关键就是这些国家非常重视个人隐私权的保护，同时也普遍建立了诚信制度，这也是员工援助计划产生并推广的社会基础。为了执行保密原则，应该关注的是：

（1）除非法庭程序、传票、案主的书面允许和同意，否则对援助对象的资料一律保密。

（2）在诊断、转介和追踪期间，适时告知援助对象关于保密限制范围的权益。

（3）除非是在若不披露援助对象信息，将对本人或他人立即有严重身体伤害的威胁及法律允许的情况下，否则未经本人同意不得随意披露被援助对象的任何信息。

（4）上述援助对象包括员工个体、雇用公司或组织，除非有公司或组织的书面同意，否则有关组织的咨询活动也必须保密。

**【阅读材料 1.4】中国心理学会临床与咨询心理学工作伦理守则**

（临床与咨询心理学专业机构与专业人员伦理守则制定工作组，2007 年第 1 版）

中国心理学会（以下简称"本学会"）制定的临床与咨询工作伦理守则（以下简称"本守则"），是本学会根据中华人民共和国民政部《社会团体登记管理条例》和其他国家相关法律、法规，授权中国心理学会临床与咨询心理学专业机构与专业人员注册标准制定工作组（以下简称"制定工作组"）在广泛征集有关专业人士的意见后制定的。制定本守则的目的是让心理师、寻求专业服务者以及广大民众了解心理治疗与心理咨询工作专业伦理的核心理念和专业责任，并借此保证和提升心理治疗与心理咨询专业服务的水准，保障寻求专业服务者和心理师的权益，增进民众的心理健康、幸福和安宁，促进和谐社会的发展。本守则亦作为本学会临床与咨询心理学注册心理师的专业伦理规范以及本学会处理有关临床与咨询心理学专业伦理申诉的主要依据和工作基础。

总　则

善行：心理师工作目的是使寻求专业服务者从其提供的专业服务中获益。心理师应保障寻求专业服务者的权利，努力使其得到适当的服务并避免伤害。

责任：心理师在工作中应保持其专业服务的最高水准，对自己的行为承担责任。认清自己专业的、伦理及法律的责任，维护专业信誉。

诚信：心理师在临床实践活动、研究和教学工作中，应努力保持其行为的诚实性和真实性。

公正：心理师应公平、公正地对待自己的专业工作及其他人员。心理师应采取谨慎的态度防止自己潜在的偏见、能力局限、技术的限制等导致的不适当行为。

尊重：心理师应尊重每一个人，尊重个人的隐私权、保密性和自我决定的权利。

1. 专业关系

心理师应尊重寻求专业服务者，按照专业的伦理规范与寻求专业服务者建立良好的专业工作关系，这种工作关系应以促进寻求服务者的成长和发展，从而增进其自身的利益和福祉为目的的。

1.1　心理师不得因寻求专业服务者的年龄、性别、种族、性取向、宗教和政治信仰、文化、身体状况、社会经济状况等任何方面的因素歧视对方。

1.2　心理师应尊重寻求专业服务者的知情同意权。在临床服务工作开始时和工作过程中，心理师应首先让对方了解专业服务工作的目的、专业关系、相关技术、工作过程、专业工作可能的局限性、工作中可能涉及的第三方的权益、隐私权、可能的危害以及专业服务可能带来的利益等相关信息。

1.3　心理师应依照当地政府要求或本单位的规定恰当收取专业服务的费用。心理师在进入专业性工作关系之前，要对寻求专业服务者清楚地介绍和解释其服务收费的情况。不允许心理师以收受实物、获得劳务服务或其他方式作为其专业服务的回报，因为它们有引起冲突、剥削、破坏专业关系等潜在的危险。

1.4　心理师要明了自己对寻求专业服务者的影响力，尽可能防止损害信任和引起依赖的情况发生。

1.5　心理师应尊重寻求专业服务者的价值观，不代替对方做出重要决定，或强制其接受自己的价值观。

1.6 心理师应清楚地认识自身所处位置对寻求专业服务者的潜在影响,不得利用对方对自己的信任或依赖利用对方,或者借此为自己或第三方谋取利益。

1.7 心理师要清楚地了解双重关系(例如与寻求专业帮助者发展家庭的、社交的、经济的、商业的或者亲密的个人关系)对专业判断力的不利影响及其伤害寻求专业服务者的潜在危险性,避免与寻求专业服务者发生双重关系。在双重关系不可避免时,应采取一些专业上的预防措施,例如签署正式的知情同意书、寻求专业督导、做好相关文件的记录,以确保双重关系不会损害自己的判断并且不会对寻求专业帮助者造成危害。

1.8 心理师不得与当前寻求专业服务者发生任何形式的性和亲密关系,也不得给有过性和亲密关系的人做心理咨询或治疗。一旦业已建立的专业关系超越了专业界限(例如发展了性关系或恋爱关系),应立即终止专业关系并采取适当措施(例如寻求督导或同行的建议)。

1.9 心理师在与某个寻求专业服务者结束心理咨询或治疗关系后,至少三年内不得与该寻求专业服务者发生任何亲密或性关系。在三年后如果发生此类关系,要仔细考察关系的性质,确保此关系不存在任何剥削的可能性,同时要有合法的书面记录备案。

1.10 心理师在进行心理咨询与治疗工作中不得随意中断工作。在心理师出差、休假或临时离开工作地点外出时,要对已经开始的心理咨询或治疗工作进行适当的安排。

1.11 心理师认为自己已不适合对某个寻求专业服务者进行工作时,应向对方明确说明,并本着为对方负责的态度将其转介给另一位合适的心理师或医师。

1.12 在专业工作中,心理师应相互了解和相互尊重,应与同行建立一种积极合作的工作关系,以提高对寻求专业服务者的服务水平。

1.13 心理师应尊重其他专业人员,应与相关专业人员建立一种积极合作的工作关系,以提高对寻求专业服务者的服务水平。

2. 隐私权与保密性

心理师有责任保护寻求专业服务者的隐私权,同时认识到隐私权在内容和范围上受到国家法律和专业伦理规范的保护和约束。

2.1 心理师在心理咨询与治疗工作中,有责任向寻求专业服务者说明工作的保密原则,以及这一原则应用的限度。在家庭治疗、团体咨询或治疗开始时,应首先在咨询或治疗团体中确立保密原则。

2.2 心理师应清楚地了解保密原则的应用有其限度,下列情况为保密原则的例外:(1)心理师发现寻求专业服务者有伤害自身或伤害他人的严重危险时。(2)寻求专业服务者有致命的传染性疾病等且可能危及他人时。(3)未成年人在受到性侵犯或虐待时。(4)法律规定需要披露时。

2.3 在遇到2.2中的(1)(2)和(3)的情况时,心理师有向对方合法监护人或可确认的第三者预警的责任;在遇到2.2中(4)的情况时,心理师有遵循法律规定的义务,但须要求法庭及相关人员出示合法的书面要求,并要求法庭及相关人员确保此种披露不会对临床专业关系带来直接损害或潜在危害。

2.4 心理师只有在得到寻求专业服务者书面同意的情况下,才能对心理咨询或治疗过程进行录音、录像或演示。

2.5　心理师专业服务工作的有关信息包括个案记录、测验资料、信件、录音、录像和其他资料，均属于专业信息，应在严格保密的情况下进行保存，仅经过授权的心理师可以接触这类资料。

2.6　心理师因专业工作需要对心理咨询或治疗的案例进行讨论，或采用案例进行教学、科研、写作等工作时，应隐去那些可能会据此辨认出寻求专业服务者的有关信息（得到寻求专业服务者书面许可的情况例外）。

2.7　心理师在演示寻求专业服务者的录音或录像、或发表其完整的案例前，需得到对方的书面同意。

3. 职业责任

心理师应遵守国家的法律法规，遵守专业伦理规范。同时，努力以开放、诚实和准确的沟通方式进行工作。心理师所从事的专业工作应基于科学的研究和发现，在专业界限和个人能力范围之内，以负责任的态度进行工作。心理师应不断更新并发展专业知识，积极参与自我保健的活动，促进个人在生理上、社会适应上和心理上的健康，以更好地满足专业责任的需要。

3.1　心理师应在自己专业能力范围内，根据自己所接受的教育、培训和督导的经历和工作经验，为不同人群提供适宜而有效的专业服务。

3.2　心理师应充分认识到继续教育的意义，在专业工作领域内保持对当前学科和专业信息的了解，保持对所用技能的掌握和对新知识的开放态度。

3.3　心理师应保持对于自身职业能力的关注，在必要时采取适当步骤寻求专业督导的帮助。在缺乏专业督导时，应尽量寻求同行的专业帮助。

3.4　心理师应关注自我保健，当意识到个人的生理或心理问题可能会对寻求专业服务者造成伤害时，应寻求督导或其他专业人员的帮助。心理师应警惕自己的问题对服务对象造成伤害的可能性，必要时应限制、中断或终止临床专业服务。

3.5　心理师在工作中需要介绍自己情况时，应实事求是地说明自己的专业资历、学位、专业资格证书等情况，在需要进行广告宣传或描述其服务内容时，应以确切的方式表述其专业资格。心理师不得贬低其他专业人员，不得以虚假、误导、欺瞒的方式对自己或自己的工作部门进行宣传，更不能进行诈骗。

3.6　心理师不得利用专业地位获取私利，如个人或所属家庭成员的利益、性利益、不平等交易财物和服务等。也不得利用心理咨询与治疗、教学、培训、督导的关系为自己获取合理报酬之外的私利。

3.7　当心理师需要向第三方（例如法庭、保险公司等）报告自己的专业工作时，应采取诚实、客观的态度准确地描述自己的工作。

3.8　当心理师通过公众媒体（如讲座、演示、电台、电视、报纸、印刷物品、网络等）从事专业活动，或以专业身份提供劝导和评论时，应注意自己的言论要基于恰当的专业文献和实践，尊重事实，注意自己的言行应遵循专业伦理规范。

4. 心理测量与评估

心理师应正确理解心理测量与评估手段在临床服务工作中的意义和作用，并恰当使用。心理师在使心理测量与评估过程中应考虑被测量者或被评估者的个人和文化背景。心理师应通过发展和使用恰当的教育、心理和职业测量工具来促进寻求专业服务者的福祉。

4.1　心理测量与评估的目的在于促进寻求专业服务者的福祉，心理师不得滥用测量或评估手段以牟利。

4.2　心理师应在接受过心理测量的相关培训，对某特定测量和评估方法有适当的专业知识和技能之后，方可实施该测量或评估工作。

4.3　心理师应尊重寻求专业服务者对测量与评估结果进行了解和获得解释的权利，在实施测量或评估之后，应对测量或评估结果给予准确、客观、可以被对方理解的解释，努力避免其对测量或评估结果的误解。

4.4　心理师在利用某测验或使用测量工具进行记分、解释时，或使用评估技术、访谈或其他测量工具时，须采用已经建立并证实了信度、效度的测量工具，如果没有可靠的信度、效度数据，需要对测验结果及解释的说服力和局限性做出说明。心理师不能仅仅依据心理测量的结果做出心理诊断。

4.5　心理师有责任维护心理测验材料（指测验手册、测量工具、协议和测验项目）和其他测量工具的完整性和安全性，不得向非专业人员泄露相关测验的内容。

4.6　心理师应运用科学程序与专业知识进行测验的编制、标准化、信度和效度检验，力求避免偏差，并提供完善的使用说明。

5. 教学、培训和督导

心理师应努力发展有意义的和值得尊重的专业关系，对教学、培训和督导持真诚、认真、负责的态度。

5.1　心理师从事教学、培训和督导工作的目的是：促进学生、被培训者或被督导者的个人及专业的成长和发展，以增进其福祉。

5.2　从事教学、培训和督导工作的心理师应熟悉本专业的伦理规范，并提醒学生及被督导者注意自己应负的专业伦理责任。

5.3　负责教学及培训的心理师应在课程设置和计划上采取适当的措施，确保教学及培训能够提供适当的知识和实践训练，满足教学目标的要求或颁发合格证书等的要求。

5.4　担任督导师的心理师应向被督导者说明督导的目的、过程、评估方式及标准。告知督导过程中出现紧急情况，中断、终止督导关系等情况的处理方法。注意在督导过程中给予被督导者定期的反馈，避免因督导疏忽而出现被督导者伤害寻求专业服务者的情况。

5.5　任培训师、督导师的心理师对其培训的学生、被督导者进行专业能力评估时，应采取实事求是的态度，诚实、公平而公正地给出评估意见。

5.6　担任培训师、督导师的心理师应清楚地界定与自己的学生及被督导者的专业及伦理关系，不得与学生或被督导者卷入心理咨询或治疗关系，不得与其发生亲密关系或性关系。不得与有亲属关系或亲密关系的专业人员建立督导关系或心理咨询及治疗关系。

5.7　担任培训师、督导师的心理师应对自己与被督导者（或学生）的关系中存在的优势有清楚的认识，不得以工作之便利用对方为自己或第三方牟取私利。

6. 研究和发表

提倡心理师进行专业研究以便对专业学科领域有所贡献，并促进对专业领域中相关现象的了解和改善。心理师在实施研究时应尊重参与者的尊严，并且关注参与者的福祉。遵守以人类为研究对象的科学研究规范和伦理准则。

6.1 心理师在从事研究工作时若以人作为研究对象，应尊重人的基本权益。遵守伦理、法律、服务机构的相关规定以及人类科学研究的标准。应对研究对象的安全负责，特别注意防范研究对象的权益受到损害。

6.2 心理师在从事研究工作时，应事先告知或征求研究对象的知情同意。应向研究对象（或其监护人）说明研究的性质、目的、过程、方法与技术的运用、可能遇到的困扰、保密原则及限制，以及研究者和研究对象双方的权利和义务等。

6.3 研究对象有拒绝或退出研究的权利，心理师不得以任何方式强制对方参与研究。只有当确信研究对参与者无害而又必须进行该项研究时，才能使用非自愿参与者。

6.4 心理师不得用隐瞒或欺骗手段对待研究对象，除非这种方法对预期的研究结果是必要的，且无其他方法可以代替，但事后必须向研究对象做出适当的说明。

6.5 当干预或实验研究需要控制组或对照组时，在研究结束后，应对控制组或对照组成员给予适当的处理。

6.6 心理师在撰写研究报告时，应将研究设计、研究过程、研究结果及研究的局限性等做客观和准确的说明和讨论，不得采用虚假不实的信息或资料，不得隐瞒与自己研究预期或理论观点不一致的结果，对研究结果的讨论应避免偏见或成见。

6.7 心理师在撰写研究报告时，应注意为研究对象的身份保密（除非得到研究对象的书面授权），同时注意对相关研究资料予以保密并妥善保管。

6.8 心理师在发表论文或著作时不能剽窃他人的成果。心理师在发表论文或著作中引用其他研究者或作者的言论或资料时，应注明原著者及资料的来源。

6.9 当研究工作由心理师与其他同事或同行一起完成时，发表论文或著作应以适当的方式注明其他作者，不得以自己个人的名义发表或出版。对所发表的研究论文或著作有特殊贡献者，应以适当的方式给予郑重而明确的声明。若所发表的文章或著作的主要内容来自于学生的研究报告或论文，该学生应列为主要作者之一。

7. 伦理问题处理

心理师在专业工作中应遵守有关法律和伦理。心理师应努力解决伦理困境，和相关人员进行直接而开放的沟通，在必要时向同行及督导寻求建议或帮助。心理师应将伦理规范整合到他们的日常专业工作之中。

7.1 心理师可以从本学会、有关认证或注册机构获得本学会的伦理规范，缺乏相关知识或对伦理条款有误解都不能成为违反伦理规范的辩解理由。

7.2 心理师一旦觉察到自己在工作中有失职行为或对职责存在着误解，应采取合理的措施加以改正。

7.3 如果本学会的专业伦理规范与法律法规之间存在冲突，心理师必须让他人了解自己的行为是符合专业伦理的，并努力解决冲突。如果这种冲突无法解决，心理师应该以法律和法规作为其行动指南。

7.4  如果心理师所在机构的要求与本学会的伦理规范有矛盾之处，心理师需要澄清矛盾的实质，表明自己具有按照专业伦理规范行事的责任。应在坚持伦理规范的前提下，合理地解决伦理规范与机构要求的冲突。

7.5  心理师若发现同行或同事违反了伦理规范，应予以规劝。若规劝无效，应通过适当渠道反映其问题。如果对方违反伦理的行为非常明显，而且已经造成严重危害，或违反伦理的行为无合适的非正式的途径解决，或根本无法解决，心理师应当向本学会的伦理工作组或其他适合的权威机构举报，以维护行业声誉，保护寻求专业服务者的权益。如果心理师不能确定某种特定情形或特定的行为是否违反伦理规范，可向本学会的伦理工作组或其他合适的权威机构寻求建议。

7.6  心理师有责任配合本学会的伦理工作组对可能违反伦理规范的行为进行调查和采取行动。心理师应熟悉对违反伦理规范的处理进行申诉的相关程序和规定。

7.7  本伦理规范反对以不公正的态度或报复的方式提出有关伦理问题的申诉。

7.8  本学会设有伦理工作组，以贯彻执行伦理守则，接受伦理问题的申诉，提供与本伦理守则有关的解释，并处理违反专业伦理守则的案例，伦理投诉信箱：lunlitousu@gmail.com。

（资料来源：中国心理学会官方网站 http：//www.chinacpb.org 中国心理学会临床与咨询心理学专业机构与专业人员注册系统）

+·+·+·+·+·+·+·+·+·+·+·+·+·+·+·+·+·+·+·+·+·+·+·+·+·+·+·+·+·+·+·+·+·+·+·+·+·+·+·+·+·+·+

（本章作者：时勘  赵然  张西超）

# 第二章　心理诊断能力

## 第一节　心理诊断与心理测验

 **学习目标**

➢理解心理诊断和心理测验的基本概念。

➢熟悉心理诊断和心理测验的特点。

➢掌握常用的心理测验工具及注意事项。

## 一、心理诊断

### 1. 心理诊断的定义

心理诊断是员工援助工作的首要环节。一般意义上的心理诊断是以心理学的方法和工具为主，对个体或群体的心理状态、行为偏差或障碍进行描述、分类、鉴别与评估的过程。在员工援助工作中，心理诊断作为对员工和组织的一般评估方法，指员工援助师通过访谈、测验、观察、调查、资料整理等方法来收集个体和组织信息，并运用分析和推论等手段对个体心理和组织现状进行描述、定性、归类、鉴别并确定的过程。

### 2. 心理诊断的特点

（1）功能广泛。心理诊断的对象既包括正常的个体，也包括了可能存有心理问题的个体，还包括了对团队、组织的诊断。也就是说，心理诊断除了要进行常规性的筛查和评估，还要根据组织变革、发展的特殊要求，对组织中某些员工进行分类鉴别，评估员工的心理健康现状和心理服务要求。同时还要对组织的现状，如团队效能、组织文化等进行一定的评估。

（2）综合评判。由于个体的生活经历不同，心理状态和行为方式千差万别；即使同一个人，在不同的时期的心理过程也有所差别。所以，应根据被诊断者的实际情况和需求，选择诊断工具和评价标准，进行多方面、多角度的综合推断，以获取较全面的诊断结果。团队、组织的诊断也是如此。总之，要把多方面诊断结果结合实际情况做一个综合的判断，为组织与员工促进计划的实施提供依据。

（3）定量定性。心理诊断除了采用标准化的心理评估和心理测验工具，还可以采用一些半结构化和其他质化方法进行，如历史分析法、迹象分析法、个案法、观察法、会谈法、活动产品分析法等。这些方法对获取信息都有一定价值。在员工援助工作中，可以根据要求，采用定量、定性相结合的方法来完成心理诊断工作。

## 二、心理测验

### 1. 心理测验的定义

心理测验是心理诊断的主要方式之一。在员工援助工作中，常常会使用心理测验工具对其进行诊断，所以，需要对心理测量进行了解。

心理测验是根据一定的心理学理论，使用一定的操作程序，给人的行为确定出一种量化价值的方法。广义的心理测验包括两部分内容：以心理测验为工具的测量和用观察法、访谈法、问卷法、实验法、心理物理法等方法进行的测量。

### 2. 心理测验的特征

心理测验有以下三种特征。

（1）心理测验的客观性。心理测验工具是在测验的基础上完成的，而测验是由有关领域的专家、学者经过长期的编制、试用、修订、完善而逐渐形成的标准化测量工具。心理测验的应用领域很多，在教育、心理咨询和人力资源管理工作中有着重要的作用。

（2）心理测验的间接性。心理测验是通过一个人对问题情境的行为反应来推论他的内在的心理特质的，因此，具有一定的间接性。在员工援助工作中的心理测验既采用常见的人格测验、能力测验，同时，也要使用职业心理测验、压力测验等诊断工具。

（3）心理测验的相对性。心理测验可以评价个体在学习或能力上的差异、人格的特点以及相对长处和弱点，也可以为客观、全面、科学、定量化地选拔人才提供依据。心理测验可以了解个体的能力、人格和心理健康等心理特征，从而为因材施教或人尽其才提供依据，为组织的管理工作提供建议。需要强调的是，心理测验在对人的心理特性和行为进行比较时，没有绝对参照点，亦即没有绝对零点，有的只是一个连续的序列，因此，心理测验的度量结果是相对的。

## 三、心理诊断与心理测验的关系

心理诊断和心理测验是密不可分的两个领域。心理测验对心理诊断具有重要的意义，但要处理好两者的关系。当心理诊断需要使用测量量表帮助诊断者了解信息，做出判断时，需要注意的是：

第一，心理测验是间接推测求助者的心理特质。

在理论上并没有绝对的标准，其测量所能达到的客观程度也有一定的局限。所以，在采用心理测验工具过程中，要保持慎重态度，既不盲目排斥测量的作用，也不随意夸大测量的功能，而是实事求是地借助于这一工具，作为心理诊断的参考。

第二，根据需要来交替使用不同的方法。

在员工援助的前期阶段，可以先采用一些心理测验工具对员工进行判断。然后，根据初次评估的结果再进行完整的心理诊断，确定个体或者组织的现状。最后，根据诊断结果选择合适的心理干预方法。例如，当员工援助师发现员工不良的工作表现是由个人心理问题导致时，干预之前的首要任务是确定影响员工业绩的是哪方面的心理问题，需要什么样的帮助，然后再确定对员工进行辅导、帮助的方案。

第三，理清心理诊断的重点与非重点之间的关系。

只有如此，获得的诊断结果才更加合理、可信，并能为员工援助师随后的指导、干预、治疗提供依据。在采用谈话法、观察法等非标准化方法进行心理诊断时，应有两个以上的员工援助师共同讨论协商，以免由于资料收集的主观因素所造成的误差干扰诊断结果。

第四，考虑内部和外部等多种影响因素来分析调查结果。

进行组织诊断时，既要对员工个体心理健康状况进行诊断，也要找出影响组织整体健康水平的各种因素，对组织的总体现状进行深度分析，如组织的环境、战略、文化等影响组织业绩的因素，综合评定组织的现状。这样，既能增加个人诊断的信息，帮助员工解决个人的心理问题，也能针对组织问题提出应对方案，从而改善组织绩效。

# 第二节　心理诊断的流程和方法

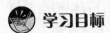 **学习目标**

➢理解心理诊断的基本流程。

➢熟悉心理诊断的常用方法。

➢熟悉使用心理测验应注意的问题。

➢掌握访谈法的使用要求和技巧。

## 一、心理诊断的基本流程

心理诊断的过程根据不同的诊断目的，可以从不同的角度来进行。根据员工援助师的执业要求，一般将心理诊断分为六个阶段。

### 1. 确定目的

这是心理诊断过程的开端。一般而言，员工援助师在进行心理诊断时，首先，必须明确心理诊断的目的，如是心理辅导还是职业规划、是鉴别人才还是为培训提供依据、是组织变革指导还是组织发展指导。只有明确心理诊断的目的，才能据此制定切实可行的心理诊断方案、有针对性地搜集资料，选择有效的诊断方法，进而确定心理诊断的目的。

### 2. 收集资料

在诊断目的明确之后，就要根据诊断目的去收集各种有用信息和资料。主要包括：

（1）个人背景。包括个人的人口统计学数据，如年龄、性别等；相关的政治、文化、经济、职业、宗教、种族背景以及所处社区情况等。

（2）个人的成长过程。包括出生在什么样的家庭、父母的教养态度、家庭的环境、教育背景、经历的重大事件及其影响等。

（3）个人心理过程。包括认知能力、思维能力、意志、注意力、情感、想象、记忆、创造性等。

（4）个性心理特征。包括性格、能力、兴趣、信念、价值观以及心理应激与应付方式等。

（5）组织环境。包括工作场所氛围、工作压力、工作量、人际关系、工作和组织结构设计、工作时间、工作—家庭的冲突与平衡、组织文化等。

### 3. 观察现象

观察现象是对诊断对象当前状态所进行的直接感知。诊断过程中的观察应着重注意以下两点：

（1）初步的行为判断。对诊断对象当前的心理特点进行初步的行为判断，注意从面部表情、神色气态、反应速度和言语表达等方面特征，例如，与员工的初次接触中，观察到员工与正常情况不同，如出现垂头丧气、神情不安、手脚紧张的情况，可以考虑员工的情绪方面问题，据此可选择合适的工具进行评估。

（2）独特或反常表现。注意在特定情境下诊断对象的反常表现或独特行为。沃里和奎伊（Werry & Quay）认为，在观察课堂行为时，可以将以下行为作为观察重点。

1）偏差行为。主要包括：是否未经许可便离开自己的座位，或虽经许可但离座时间过长；是否对他人动手动脚或直接扰乱他人；是否有意制造课堂噪声；是否未经提问即自行发言；是否受到隔离处罚；是否有其他偏差行为。

2）听课行为。主要包括：在 20 秒钟内是否有 15 秒同教师或与所做的工作有目光接触；是否做与听讲无关的事情或非指定的作业；在 20 秒钟内是否有 5 秒钟呈"白日梦"状态。

3）接触行为。主要包括：是否呈现由教师引发的师生间的消极接触，是否呈现由学生引发的同辈间的消极接触。在对员工工作场所行为的观察中，福克斯（Fox）通过对前人研究中出现的所有反生产行为进行收集和整理，并对行为出现频次进行因素分析，得到了反生产行为的 5 种表现形式：欺侮他人（侮辱和厌恶性评论等）、恐吓（伤害威胁等）、逃避工作（拖拉等）、破坏工作（故意出错等）和过激行为（偷窃等）。如果在工作场所中，出现了上述行为之一，可以被认为出现了反生产行为，考虑到员工面临的工作环境，可以查询原因，解决问题。

4）在关注特定情境下特殊行为的同时，员工援助师也应关注诊断对象在平时是否有面部表情和情绪表现等方面的异常行为。例如，员工工作效率的突然降低、情绪低落、对同事或者上司变得比较疏远和冷漠等，考虑员工是否存在工作压力；员工神色疲倦，胃口不好，要排除员工是否存在身体器质性的问题。

### 4. 查询原因

查询原因是在资料收集、直觉观察的基础上，运用交谈、询问等方式对心理诊断过程中的疑问、难点、成因等进行详细探查。因为仅凭搜集的资料和观察结果是无法对员工和组织进行准确的判断的。一般说来，从搜集的资料和观察中得出的初步判断多数情况下是模糊的、不全面的、不深入的。因此，需要针对其中的疑问和难点等进行详细探寻。要针对对象当前的表现方式，对行为或者事件的形成机制和疑点进行进一步的分析和查询，挖掘问题形成的深层次原因。例如，发现员工出现反生产行为后，通过推论，初步认为工作压力是其发生的心理因素之一，包括组织不公正、虐式管理、不愿意为组织工作等因素。同时，也需要与员工进行谈话，对其家庭生活、人际交往、个体现状进行综合评估。查询工作对于理清诊断头绪，把握关键要害，形成理性准确的判断具有重要作用。

### 5. 实施测量

心理测验是以诊断者形成的初步理性判断为根据，对诊断对象进行更加精确的量化描述和科学鉴定。员工援助师可以根据以上阶段的判断选择合适的测验量表和工具，如智力测验、人格测验、职业心理测验等。例如，某员工出现反生产行为可能是由于工作压力引发的，可以采用压力源问卷对员工进行科学的鉴定，确定压力源或压力程度，为解决问题提供有效的依据。

### 6. 综合评估

综合评估是运用之前获得的诊断信息，在已有判断和测量鉴别的基础上进行整合加工，并且依据一定的判别标准（常模）或理论模式获得书面（口头）的诊断结果或评价意见。在心理诊断过程中，根据所搜集的资料，在观察和原因分析的基础上，进行评估和鉴别，提出诊断意见和建议。

## 二、心理诊断的基本方法

### 1. 观察法

观察法就是有计划地利用自己的感官或者借助科学的仪器和装置，对对象进行系统的观察和考察，并通过对外在行为分析去推测援助对象内在心理状态的方法，运用自己的感官进行观察叫直接观察，运用科学仪器进行观察叫间接观察。

（1）观察法的分类。在心理诊断中，常用的观察法有两种：

1）自然观察法。即通过与员工进行直接或间接接触，观察员工在工作或者生活中的原本状态，以推断其心理行为特征。自然观察法还可以结合面谈来进行，如在初次谈话的过程中，对求助者观察其行为表现，看是否在回答和叙述某些问题时出现紧张或窘迫的表情和动作等。虽然由观察到的行为表现可以推测员工人格特征及问题，但是当时的情境也十分重要，人的行为反应实际上离不开对情境的确认和判断，即有什么样的情境就会有相应的反应。所以，要结合观察的结果和情境进行综合考虑。

2）特定观察法。即在特定的情境下的观察。主要是针对平时难以遇到的情境，如重大事件、危机事件或者安全事故发生的情境下，员工可能会表现出比较典型而特殊的行为反应，这对于考察其心理品质很有意义，但这种情境很难控制。还有一种情况是在人为设置并控制的情境下观察员工的反应，这种情况在心理诊断中使用较广泛的是"单向玻璃室"：员工在一间房间内进行各种活动，员工援助师在另外一间房间里观察其行为表现，员工并不知道观察者的存在，但员工援助师能观察到员工的行为。此外，摄像内容也可作为观察对象的方式，但涉及道德和法律问题时，采用此方法要谨慎。

（2）观察的内容

1）外表。外表是否整洁、干净，衣着是否符合其当前的状态和情境，是否有缺陷。

2）行为。观察对象如何表现自己，表情、姿势是否协调，动作和态度是否友好，在会谈中表现如何。

3）语言特点。语言的表达方式如何，交谈的兴趣如何，有没有避免交谈的话题，有无语言缺陷等。

4）心理特点。思维方式是否正常，是否有冲动表现，表现出哪些情绪，有无献媚、冷淡、友好、反感等表现，认知特点是否正常。

（3）使用观察法的注意事项

第一，在活动中对员工行为进行观察，并按等级量表给予评定，这是心理诊断常用的方法。观察法由于其目的明确，方便易行，所得的材料又比较系统，故应用较广。但这种方法只能了解一般现象，不易重复，难以观察到预定的内容，对观察者的要求也较高。

第二，把观察与传闻、描述和解释区分开，要尽可能地使用先进的工具进行辅助观察。

第三，观察必须沿主线进行，可随机应变。观察法还应该与其他方法配合进行，结果才会更加准确。

## 2. 谈话法

谈话法是心理诊断和治疗中最常用和最基本的方法之一。员工援助师通过面对面的谈话，以口头沟通的形式直接了解员工的心理状态和行为特征，所以又称访谈法。谈话法能够通过以问题为中心的会谈，获得员工的各种背景资料、当前存在的问题，并通过与员工的商讨，制定合理的解决方案。各种背景资料对确定员工的问题、解决问题具有重要的作用。谈话法一般分为自由式会谈、结构式会谈和两者结合的会谈三种方式。

（1）自由式会谈。自由式会谈属于一种开放式的谈话，谈话对象比较自由，能够有更多的机会表达自己，但是，自由式会谈容易导致偏见和主观印象。在与员工的初次接触中，一般采用开放式访谈，这有助于建立信任感，收集多种信息。在接下来的辅导和治疗中，根据每次辅导和治疗的目的，对员工的问题进行有针对性的访谈。

（2）结构式会谈。结构式会谈是根据特定的目的，按照预先设定的结构、程序和问题进行会谈，根据会谈表进行逐项提问，并对其回答进行评定和诊断。这种方法节省时间，效率高。但是容易让被访谈者产生拘谨感，不愿意表达真实的情感。

（3）两者结合的会谈。在员工援助工作中多采用两种方式结合的谈话方式，并根据话题内容和目标灵活掌握，可以选择的会谈法主要有摄入性谈话、鉴别性谈话、咨询性谈话、治疗性谈话和危机性谈话：

1）摄入性谈话主要是收集资料，了解员工的健康状态、工作状况和家庭情况，根据问题进行诊断。这种谈话采用自由式会谈比较合适。

2）鉴别性谈话是通过交谈和观察，确定问题的类型和使用什么样的测量工具。这种谈话采用结构式会谈比较合适。

3）咨询性谈话主要是针对员工的某方面问题，如职业规划、工作与家庭平衡、子女教育、工作压力问题等进行会谈，目的是为解决员工某方面的困惑提供一定的咨询建议。

这种谈话采用两者结合的会谈方式比较合适。

4）治疗性谈话主要是针对问题和行为异常进行的谈话。这种谈话采用自由式会谈比较合适。

5）危机性谈话是在个体遭受到危机事件后，进行心理危机干预性质的谈话，采用两者结合的会谈方式比较合适。

（4）谈话法的注意事项

第一，员工援助师态度必须保持中性。在接待、提问、倾听过程中，员工援助师的态度必须保持中性，要控制面部表情、提问的语调、动作，不可表达出对谈话的哪类内容感兴趣。

第二，提问中避免失误。在摄入性谈话中，除提问和引导性语言之外，不能讲任何题外话。

第三，不能用指责、批判性语言阻止或扭转求寻者的谈话内容。在摄入性谈话后不应给出绝对性的结论。结束语要诚恳、客气，不能用生硬的话语做结束语，以免引发误解。

### 3. 实验法

实验法是有目的地在严格控制的环境中，或在创造一定条件的环境中，诱发员工产生某种心理现象，从而进行分析研究的方法。实验法可分为实验室实验和现场实验两种。

（1）实验室实验。指在实验室封闭状态下进行的实验，条件是有计划、有目的地制造的，可借助仪器设备取得数据。实验室实验具有控制条件严格、可以反复验证等特点。例如关于组织中的学习行为、组织中信息沟通的问题，就是借助实验室的条件来完成的。

（2）现场实验。指在实际工作现场进行的实验。一般都对环境条件进行适当控制，员工援助师可以积极干预员工的行为。例如，要考察哪一种领导方式对员工的工作效率影响大，可将员工分为三组，三组员工从事同一类工作，劳动熟练程度也是大体一致，这样就可以客观地观察出工作效率方面的差异。

### 4. 作品分析法

作品分析法是指通过对个人的作品，如手稿、日记、书信、笔记、产品等进行分析，了解其心理状态的一种方法。作品分析法认为，在个体的作品中，最能表现出其感知水平和特征。人们常在作品中表现出其情绪情感，甚至是无意识的压抑等。

（1）作品分析法的分类。作品分析法是对劳动产品的分析。根据作品的形成，可以分为自然作品分析和控制作品分析：

1）自然作品分析。是个体按照自己的需要和动机进行制作的作品的分析。

2）控制作品分析。主要是按照专业人员的要求制作出一些作品，如在九分割表格下绘画或填加文字说明、树木画图分析、风景画图分析和沙盘分析等。

（2）作品分析的要求。在进行作品分析时，应考虑作品制作的多种因素：

1）应考虑个人成长史、个体经验系统与产品之间联系，考虑员工在怎样的具体环境和条件下制作了此作品，作品是否隐含着知、情、意的内容，所隐含的知、情、意的性质是怎样的，隐性的人格特征是怎样的。

2）对收集到的多种作品进行相互比较、相互印证，发现有相互矛盾之处列出来另作解释，依据共同点给出结论。

3）在作品分析中，着眼点应在知、情、意和人格的特征上；作为一般心理评估，着眼点在一般心理特征上。使用作品分析法时要征得当事人的同意，结论不能使用无法确定其意义的概念，简捷为好。做结论时必须小心，没有足够的把握，不能轻易做出判断。

4）作品分析法有其局限性，作品本身间接地表达内心世界，产品在表达人的内心世界时也不完整，而且还要受具体环境的影响和自身表达能力的制约。因此，在分析作品时一定要反复验证，确保分析的结果具有客观性。

**5. 心理测验法**

（1）心理测验的定义。心理测验是心理诊断中最常用的方法之一。心理测验就是依据一定法则，用数量化手段对对象的心理现象或行为加以确定和测定的方法。在心理测验中，把几种测验有机地联合施行，能够帮助员工援助师迅速、准确诊断员工的心理状态或问题。此外，心理测验有较高的可信度，测验可以对心理现象的某些特定方面进行系统评定，一般遵循标准化、数量化的原则，所得到的结果可以参照常模进行比较，避免一些主观因素的影响，使结果更为客观。在一般情况下，心理测验主要采取心理量表的形式进行，量表是由经过精心选择的、一般由反映某些心理行为特点的问题或操作任务组成。测量时让受试者对测量内容做出回答或反应，然后根据一定标准计算得分，从而得出结论。

（2）心理测验的分类

1）根据测验的功能，可以将心理测验分为智力测验、人格测验、神经心理学测验以及一些心理精神状态的评定量表等（在第三节将详细介绍常用的心理测验及其应用）。

2）根据测验的方法，可以将心理测验分为问卷法、作业法和投射法。问卷法采用结构问题的方式，以"是"或"否"作答，或者在限定的选项上作答。这种方法结果容易评分和统一处理，很多人格测验和评定量表都采用问卷的方式。作业法则以非文字的方式让被试者进行操作，如游戏等。投射法是通过一些无意义的材料，如图片、墨迹或者不完整的句子，要求被试者根据自己的感觉或者理解进行回答，借以发现被试者内心的情绪和内心冲突的方法。

3）根据参加测验的人数，可以分为个人测验和团体测验。根据沟通方式，可以分为言语测验和操作测验。

（3）心理测验的注意事项。心理测验力求从更客观、科学的角度来揭示人的心理特征。虽然它还需要不断完善，但作为一种更为科学的工具，应当让它在员工援助工作中发挥作用，并在实践中不断地完善。那么，使用心理测验应当注意哪些问题呢？

第一，要对使用心理测验的人进行专门的训练。由于心理测验的内容涉及个人隐私和发展的问题，因此，在如何施测、如何解释和在什么范围内使用心理测验结果等方面都有着严格的规定。如果使用这一手段的人自己都不懂得心理测验的科学程序和道德规范，就会出现滥用心理测验及其结果的情况。要保证这种测验手段的科学使用，就应当有相应的客观要求。

第二，要将心理测验与实践经验相结合。我国著名心理学家潘菽教授曾经指出"心理测验是可信的，但不能全信；是可用的，但不能完全依靠它"。那么，这就需要既有实践经验、又经过专业训练的人力资源管理者的参与。例如，在评价中心方法中，要安排更多企业家参与评价。此外，要注意到，一次心理测验的结果只能反映现有的水平，而人的能力、兴趣和人格品质是会在社会实践中不断发展和变化的。

第三，要妥善保管好心理测验结果。心理测验结果主要供员工援助师、人力资源管理者和员工本人交流时使用，一般不能张榜公布，更不能分类和排名次。根据职业管理工作的需要，有关的测验情况、测验结果可以存档，但不对外公开。这是对被测验者的尊重。

第四，要做好使用心理测验方法的宣传。近年来，随着我国劳动力市场与职业介绍机构的发展，一些招聘单位在录用人员时已采用了心理测验方法。某些求职者为了谋取较好的职业，在测验中试图弄虚作假。这样做不仅表明求职者职业道德水准低下，而且这种努力也是徒劳的。因为心理测验的内容总是根据用人单位的特殊要求灵活组合的，正如考卷题目组合一样。此外，心理测验中还有一些专门的题目来评价答卷者是否认真和诚实。一旦答卷在测谎得分超过规定所允许的范围时，整份问卷就会被作为废卷处理。

**【阅读材料2.1】如何进行心理诊断**

**背景问题**

孙某，男，38岁，某企业中层领导，未婚，与父母同住，父母（继母）均为工薪阶层，家庭和睦，家族无精神疾病历史。在同事及父母眼里，他是一个阳光好动，爱好广泛的人，除了婚姻之外，其他方面都很正常、健康。他是一个孝顺父母，工作努力，热爱生活，热爱生命的人。此次因为个人婚姻问题，前来寻求心理援助。

**案例分析**

在案例中，孙某前来求助。员工援助师首先要对孙某的问题和当前状态进行心理评估和诊断，收集当事人的信息，明确其心理问题的程度，以便确立心理辅导的目的和方法。辅导流程如下：

第一步，确立本次诊断的目的是评估当事人的心理、行为和社会功能状态，确定其心理特征，为心理辅导提供依据。

第二步，收集孙某的资料，包括人口统计学资料和个人成长史，当前的身体、精神和社会功能状态等。通过谈话法，鼓励孙某个人陈述，了解当事人当前的状态。通过个人陈述，主要了解到孙某的社会文化背景和成长历程。

（1）精神状态：焦虑不安，烦躁，易激惹。意识清楚，自知力完整，有明确求助要求。

（2）身体状态：睡眠差，食欲下降。经检查，无躯体疾病。

（3）社会功能：工作效率下降。

第三步，通过观察，该求助者自己前来，仪表堂堂，衣着整洁，面容略显憔悴，神情凝重，焦虑不安，叙述情况条理清楚，回答切题，思维反应适度。他希望改善自己目前的心境状况。

第四步，通过谈话，经过询问、交谈等方式，寻找孙某的问题成因。如过去的创伤性事件：母亲因第三者插足轻生，导致他害怕婚姻，不想用婚姻约束自己；当前有一个已交往三年的女友，但因为对方想结婚，自己逃避，女友提出分手，他觉得自己很爱她，处于极度的矛盾之中，导致心理恐慌，紧张不安，上班也心神不定，被领导批评了几次，严重影响了自己的工作。希望员工援助师能够帮助其走出当前的困境。

第五步，介于孙某当前的紧张和恐慌情绪，为进一步确立问题，应采用焦虑自评量表（Self-rating Anxiety Scale，SAS）进行心理测验。孙某在该测验中标准分为62分，属于轻度焦虑状态。这结果也与其自诉情况相互印证。

通过以上的步骤和方法，对孙某进行综合的评估和诊断，根据求助者主诉、员工援助师观察了解的情况和心理测评的结果，三者相互印证，可以证明本案例材料来源真实可靠。根据对临床资料的搜集，该求助者智力水平正常，思维清晰；性格偏内向，爱好广泛，有摄影及体育运动。人格相对稳定，没有躯体疾病。根据心理健康评估的十项指标，该求助者整体心理健康状态属于正常范围，但健康水平较差。心理问题主要表现为：认知上存在错误的观念，情绪焦虑、烦躁、易激惹，注意力不集中。心理问题引发的躯体症状表现为：心慌，食欲下降，入睡困难。对该求助者诊断为一般心理问题。

以上案例的诊断依据为以下三点。

（1）根据病与非病的三原则，该求助者知、情、意协调一致，主、客观世界统一，个性相对稳定，自知力完整，主动就医，并且没有幻觉、妄想等典型精神病症状，因此可以排除精神病。

（2）该求助者的症状表现（如焦虑、烦躁、易激惹等）时间有一个半月，不足两个月，精神痛苦程度不是很强烈，没有影响逻辑思维，对社会功能造成了损害但不严重。可见，该求助者的心理问题并不是很严重，时间也不长，可以排除神经症和严重心理问题。

（3）该求助者的心理问题是由明显的现实问题（女朋友逼婚，否则要分手）激发的，表现出焦虑，烦躁，易激惹等症状。从严重程度标准看，该求助者的反应强度不甚强烈，没有对社会功能造成很严重的影响。可以对该求助者诊断为一般心理问题。

**专家建议**

该案例的病因分析包括以下几个方面的因素：

（1）生物学因素：求助者虽然已经过了适婚年龄，但是性取向正常，珍惜和女朋友的感情，但是害怕承担责任，对不确定的婚姻生活感到恐慌。

（2）社会性因素：求助者生活中存在负性生活事件，如母亲由于与父亲的感情问题早早离世，前女友由于性格等问题逼婚，否则分手，周围两个曾经最亲的女人对他内心造成了极大的伤害，让其对感情及婚姻生活产生怀疑的态度。

（3）心理因素：求助者对婚姻存在不良认知，如"认为婚姻生活对自己是一种束缚""害怕婚姻生活的平淡乏味造成感情破裂""害怕自己的婚姻像父母的婚姻一样失败"等，性格内向，不善于沟通，渴望自由的生活，对婚姻有一种消极认识。

总之，求助者早年的生活经历造成了其对感情及婚姻的消极认识，又加上求助者生性偏内向，不善言辞，不善沟通。求助者一个人生活惯了，满足于目前的状态而不愿改变，或者说害怕改变。但是，求助者性取向正常，有正常的感情需求，感觉到女朋友要离开自己的时候非常痛苦，内心还是希望对方能够留下来。但是又害怕承诺，害怕步入婚姻。因此内心产生了比较强烈的冲突，引发了焦虑、烦躁、易激惹情绪。

# 第三节 心理测验的方法

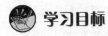 **学习目标**

➤ 理解心理测验的衡量标准。

➤ 理解在 EAP 中如何应用心理测验工具。

➤ 熟悉常用问卷测验和投射测验的原理。

➤ 掌握常见心理测验工具的应用方法及注意事项。

## 一、心理测验的衡量标准

并非任何一个心理测验均可以用来作为人员评价和人事决策的依据。只有那些经过检验的"好"测验才能被运用。什么是好的心理测验呢？一个好的心理测验应该经过严格的标准化，具有较高的信度和效度，具备有代表性的常模。

### 1. 标准化

标准化是指测验编制、施测、评分和测验分数解释必须遵循严格的统一的科学程序，以保证对所有受测者来说都是公平的。要达到测验的标准化，应做到以下几点。

（1）题目的标准化。标准化的首要条件，就是对所有受测者施测的测验内容相同或等值。测验的内容不同，将使得不同受测者的测验结果无法比较。

（2）施测的标准化。标准化的心理测验必须保证所有受测者在相同的测验条件下接受测验。相同的测验条件包括：相同的测验环境、时间限制和指导语等。只有这样，才能确保测验结果不受其他无关因素的干扰。

（3）评分的标准化。标准化的心理测验必须保证评分的客观性，这体现在不同评分者对同一受测者的应答进行评分时采取的方法和获得的结果是一致的；也体现在同一评分者对不同受测者的应答所采取的方法和宽严趋向是一致的。

（4）解释的标准化。必须保证分数解释的标准化。评价者们对于同一个测验分数做出的推论和解释是一致的，多数心理测验均依据常模做出解释，以保证解释的客观性。

### 2. 信度

信度是衡量测验结果是否稳定、可靠的指标，即测验结果是否反映了受测者的稳定的、可靠的真实特征。测验结果如果稳定、可靠，将会有如下体现：

（1）重测信度高：即受测者在不同时间所测的结果一致。

（2）同质性信度高：同一测验内部各题目所测的是同一种行为或行为特征。

（3）评分者信度高：不同评分者对同一测验结果的评分一致。

一个成熟的心理测验应该具有比较理想的信度。信度较低的测验其测验分数稳定性差，往往不能反映受测者的真实水平。心理测量的理论研究表明，要确保测验的效度，就必须首先确保测验的信度。因此，在选用测验时，应该关注测验的信度。

### 3. 效度

测验效度是衡量测验有效性的指标。证明测验效度的方法主要有结构效度、内容效度和效标关联效度。其依次对应于以下三个问题的回答：测验测量到了所要测的心理属性吗？测验对相应的心理属性的测量达到了何等准确程度？测验对活动内容的反映程度如何？通过测验能够在多大程度上提高决策的准确率？一个好的、应用于人员选拔和配置的心理测验无疑应该能够准确地测量到所要测量的心理属性，确切地反映具体的工作内容，应该能够很好地为提高录用决策的准确率提供有价值的信息。可以这么说，确保测验的效度是测验选用的头等大事。

### 4. 常模

常模是一组具有代表性的被试样本的测验成绩的分布结构，包括它的集中趋势（通常用平均数表示）和离散趋势（通常用标准差表示）。常模是用以比较不同受测者测验分数的标准，它能够说明某一测验结果分数相对于同类被测者所处的水平。由于心理测验结果的解释和评价往往基于相对比较做出（例如，某人在韦克斯勒量表上的标准得分为120，心理测量专家将其智商水平评定为比较聪明，就是相对于与该人具有某些相同特征的参照群体的一般水平做出的），因此，一个好的心理测验应具备有代表性的常模。

## 二、心理测验的选用

不同的测验有不同的特点、测验目的、适用范围和对象，任何一个测验都不是万能的，都无法普遍适用于所有的情况。因此，在心理测验的具体实践中，在能够确保测验结果稳定、有效的前提下，必须根据特定的测验目的、测验对象的特点、时间和所预期的成本收益率等，来选择测验工具和手段。

### 1. 时间

测验的时间过长，容易引起受测者的疲劳和反感，影响测验结果的稳定性和有效性。而且测验时间过长，容易给测验的具体实施带来困难，因此，要重视受测者的时间安排问题、场地的安排问题等。如果时间有限而又希望获得相当充分的数据，可以考虑以几个短测验来取代一个长测验，这样做既能使操作更方便，也更能获得真实的数据。当然，如果受测者"士气"很高，乐意配合，时间安排又不冲突，则可以选用较精确、且耗时较长的测验。

### 2. 费用

以最低的投入取得最好的效果，当然是测验选用应该追求的目标。在不损害测验准确性和有效性的前提下，应该尽可能选用那些质优价廉、耗费较少的测验，并根据不同的测验目的和测验对象灵活选用。

### 3. 实施

有些测验实施烦琐，从测验环境的布置、施测、记分到结果的解释与评价均必须有受过专门训练的人员参加，才能有效地应用。有些测验则简单明快，除了结果的解释与评价需要专门人员参加外，其他步骤可以交由一般人员完成。很显然，除非专业人员足够，否则还是采用简单并易于执行的测验为宜。

### 4. 表面效度

所谓表面效度并不是指测验实际所测量的是什么，而是指测验看起来是什么。如果测验内容看起来与测验的实际测量目的无关，或所显示的内容太浅显或太深奥，受测者则不会诚心合作。如果在招聘中因使用测验使求职者未被录用，一些接受过测验而落榜者，可能会归罪于测验本身不公正。要注意这些情况可能给公司的声誉和形象带来的消极影响。当然，测验内容有趣，也可以提高受测者作答的动机，这样不但使结果较可靠，而且有助于建立人力资源管理人员和受测者之间的良好关系。在不影响测验效度的前提下，应该充分考虑表面效度因素。

### 5. 测验结果

一些测验结果必须由专家来解释或应用，另一些测验结果所提供的各项事实，可能任何人都能了解；还有一些测验结果因资料有限，仅能应用一次；而另一些精密的测验结果，提供的资料可解答许多问题，并具有永久性。测验结果的这些不同的特点，都值得选用测验时注意。

## 三、职业心理测验的种类

职业心理测验是企事业单位在招聘中判定求职者个体差异的有效工具。这里，介绍几种主要的测验手段。主要包括学业成就测验、职业兴趣测验、职业能力测验和职业人格测验等。

### 1. 学业成就测验

学业成就测验测的是一种经过训练所获得的知识、技能和成就，是比较明确的、相对限定的范围内的学习结果。学业成就测验通常适用于选拔专业技术人员、科研人员，以确定这些求职者是否具备特定招聘岗位需要的专业理论知识和专业技能，如使用水电专业成就测验替公司选择水电技工。在实际工作中，各公司可根据工作分析的结果，编制适合具体岗位要求的学业成就测验，选聘合格的人员；或借用外部较通用的学业成就测验，如大学的英语四级、六级考试成绩，计算机等级考试成绩等来选聘求职人员。

### 2. 职业兴趣测验

职业兴趣测验主要测查人在职业选择时的价值取向，目前大量应用于职业咨询、职业指导中。吉赛利在 1973 年的研究中指出，在人事选拔实践中，兴趣测验对预测销售人员的可培训程度及职业潜力有较高的效度，而对于管理人员、工艺师、驾驶员的预测有中等水平的效度。目前应用得较为广泛的职业兴趣测验是"斯特朗——坎贝尔兴趣调查"（Strong Campell Interest Inventory，SCII）、"加利福尼亚职业爱好系统问卷"（California Occupational Preference System，COPS）和"库德职业爱好调查表"（Kuder Preference Record Vocational）（张厚粲、时勘等修订，1985）。这些问卷或量表经多年的使用和完善，已经成为了解个人职业兴趣的可靠工具。

### 3. 职业能力测验

职业能力测验是通过对人的非生活经验积累而形成的能力来预测被测验者在某一职业

领域的发展潜能。职业能力测验也可以划分为一般能力（智力）测验和特殊能力（能力倾向）测验。

（1）一般能力测验。其目的在于提供对个体一般能力水平的鉴定结果，为更好地预测个体在各职业领域的成就高低提供依据。目前，国内外最有影响也最具有权威性的智力测验主要有比奈—西蒙智力量表、韦克斯勒智力量表、瑞文推理测验等。其中，韦克斯勒成人智力量表和瑞文推理测验在人事选拔和配置中应用较多。

（2）特殊能力测验。其目的在于评价个体在某方面的发展潜能，用以预测个体在接受适当的训练后，从事某种工作可能获得的成就大小，尤其适用于那些仅具有少许经验或根本缺乏经验的应聘者，如对于计算机或其他技术人员的选拔。目前，在人事选拔和配置中应用较多的能力倾向测验有：一般能力倾向成套测验（General Aptitude Test Battery，GATB）和鉴别能力倾向成套测验（Differential Aptitude Tests，DAT）、机械倾向测验、文书倾向测验等。

### 4. 职业人格测验

人格测验是对于人的稳定态度和习惯化的行为方式的测验。在现实生活中，"人有不同，各如其面"，就像树上的树叶一样，每一片树叶的形状都不一样。了解人的人格（性格）差异，对于合理地安置人员，促进人的和谐发展有着重要的意义。人格测验主要用于测量人的性格、气质等方面的个性心理特征。常用的人格测验方法有两种：自陈量表和投射测试。

（1）自陈量表。自陈量表又称自陈问卷，是测量人格最常用的方法。所谓"自陈"，就是让受测者提供关于自己的人格特征的报告。自陈法多采用客观测验的形式，在量表中包括一系列陈述句或问题，每个句子或问题描述一种行为特征，要求受测者做出是否符合自己情况的回答。

常用的人格测验主要通过填写问卷或者调查表，对被试的人格进行一定的推断。目前，运用比较广泛的主要有艾森克人格问卷（Eysenck Personality Questionnaire，EPQ）、卡特尔16项人格因素问卷（Sixteen Personality Factor Questionnaire，16PF）、迈尔斯—布里格斯性格分类指标（Myers-Briggs Type Indicator，MBTI）、爱德华个性偏好量表（Edwards' Personal Preference Schedule，EPPS）等。在员工援助服务的心理诊断中，主要采用的自陈量表有卡特尔16项人格因素问卷（16PF）、迈尔斯—布里格斯性格分类指标（MBTI）和美国心理学家霍兰德（Holland）的"教育和职业计划的自我指导探索"（The Self Directed Search of Educational and Vocational Planning，SDS）。

1）卡特尔16项人格因素问卷（16PF）。卡特尔16项人格因素问卷主要是测量和描述个体16项人格因素，适用于16岁以上的青年和成人，可对团体实施，是目前应用最为广泛的人格量表之一。该问卷共有187道题目，分配于16种人格因素中，并可以根据人格因素组合公式对个体的总体人格做出评价。项目回答按照A（是的）、B（不一定）、C（不是的）三个选项，让员工根据自己的实际情况进行回答。16PF主要根据被试在各因素上的高分特征和低分特征，并结合生活事件进行解释，对个体的人格特点进行描述。

2）爱德华个性偏好量表（EPPS）。爱德华个性偏好量表由美国心理学家于1953年编制，主要测量个体在不同的心理需求上的反应倾向，既可以作为心理诊断和咨询的工具，同时也在职业指导和人事选拔中应用广泛。EPPS 测量 15 种需要，如成就、顺从、秩序、表现等。EPPS 由 15 个分量表和 1 个稳定性量表组成，共计 225 道题目，平均分配到 15 个量表中。每个句子由一对第一人称的句子组成，让被试者根据自己的个性偏好二选一。最后，通过特殊的记分方法得到被试者在 15 个分量表上的分数，并绘制成剖析图，以了解被试者的个性偏好。在了解被试者的个性偏好后，在职业选择中，根据其实际情况进行合理的评估和选择。

3）艾森克人格问卷（EPQ）。艾森克人格问卷由 4 个分量表组成，主要测量情绪稳定性（N）、精神质（P）、外倾性（E）等三个维度特征，L 量表为测谎量表。EPQ 成人中国版由龚耀先先生修订，共有 88 道题目，每个题项有"是"或"否"两个选项，可用于团体施测。计分根据操作手册，计为 1 分或者 0 分。4 个量表分别计分，并计算出各量表的总分，然后根据被试的性别和年龄将原始分数转化为 t 分数，并在剖面图上找到各维度的 t 分数点，形成被试者人格的特征曲线图。测量结果的解释主要根据操作手册，根据被试的高分数特征和低分数特征进行解释，并将情绪稳定性（N）和开放性（E）做垂直交叉分析，形成 4 种典型的人格特征：外向稳定型、外向易变型、内向易变型和内向稳定型。该问卷在进行人格描述和评定的时候，具有一定的参考作用。在心理诊断和咨询中应用也比较广泛。

4）迈尔斯—布里格斯性格分类指标（MBTI）。本指标是性格分类模型的一种，以著名心理学家荣格（Carl Jung）的《人格分类》理论为基础。美国的心理学家 Katherine Cook Briggs 和她的心理学家女儿伊莎贝尔·布里格斯·迈尔斯（Isabel Briggs Myers）根据她们对于人类性格差异的长期观察和研究，提出了影响大脑做出决定的第四因素：生活方式，综合荣格的人格分类学说便形成了 MBTI。经过 70 多年的实践和发展，MBTI 现在已经广泛应用到心理学测量、企业招聘选聘、内部人才盘点及规划、职业测验等众多领域，成为运用最广泛的职业人格测评工具。依据荣格的心理类型理论，一个人的思考方式可以预见他的行为，每个人的天生倾向是不同的，共存在 4 种分类方式：①对世界的倾向：外向型——他人激励型，内向型——自我或记忆激励型；②信息感知：感觉型——运用五官感觉，直觉型——依靠本能；③做决定：思考型——逻辑，问题解决，情感型——依靠他人，同情；④获取信息或做决定：知觉型——获得信息，判断型——组织信息思考情感做决定。

MBTI 是一种自我报告的迫选式量表，用以衡量和描述人们在获取信息、做出决策、对待生活等方面的心理活动规律和性格类型。MBTI 的 G 版和 M 版分别由国内的学者（罗正学，苗丹明等）进行修订。中文版的 MBTI—G 人格量表共 97 道题目，由三个部分组成，每道题目有 A 和 B 两个选项。计分方式主要是根据判断（J）—知觉（P）、思维（T）—情感（F）、感觉（S）—直觉（N）、外倾（E）—内倾（A）等共 4 组 8 种类型相对应的题项选择进行计分。MBTI 应用于职业辅导时，能够通过测验了解个体的个性特征，对个体的决策方式、认知风格进行深入分析，是个体的职业选择和职业发展规划的有力参考，其结果可以为个体的职业发展提供有效的建议。同时，在 MBTI 中列出了每种性格类型的优点和缺点，有利于个体在职业规划中确立职业发展目标，扬长避短。

5）教育和职业计划的自我指导探索（SDS）。在员工职业指导中使用较为广泛。他认为，人们的职业行为表现在很大程度上受制于本人的人格特征与所处环境的交互作用。从这种交互作用的立场出发，他将人格划分成 6 种类型，并提出了相对应的 6 种职业类型（见表 2—1）。中国科学院心理研究所莫文彬、时勘等人于 1991 年根据这一结构编制了中文版本的职业人格量表（参见阅读材料 2.3：职业人格测验问卷）。

表 2—1　　　　　　　　　　　　职业人格类型说明表

| 职业人格类型 | 人格特征 | 职业特征 |
| --- | --- | --- |
| 常规型（C） | 遵循规则的：自我抑制的、顺从的、防卫的、缺乏想象力的、持续稳定的、实际的、有秩序的、回避创造性活动等特征 | 严格按照固定的规则、方法进行重复性、习惯的活动，希望较快地见到自己的劳动成果，有自控能力。相应职业如前台接待、办公室秘书、图书馆员等 |
| 现实型（R） | 喜好与物、技术打交道：非社交的、物质的、遵守规则的、实际的、安定的、缺乏洞察力的、敏感性不丰富的、不善与人交往等特征 | 需要进行明确的、具体的、按一定程序要求的技术性和技能性工作。相应职业如司机、电工等 |
| 研究型（I） | 探究的、专注的：分析的、内省的、独立的、好奇心强烈的、慎重的、敏感的、喜好智力活动和抽象推理等特征 | 通过观察、科学分析而进行的系统性的创造性活动研究，对象侧重于自然科学。相应职业如系统分析员、网络工程师、市场研究人员、管理咨询人员等 |
| 艺术型（A） | 求新的、灵活的：想象力丰富、理想的、直觉的、冲动的、独创的，但秩序性较少的。感情丰富，但缺乏事务性办事能力等特征 | 通过系统化的、自由的活动进行艺术表现，但精细的操作能力较差。相应职业如网页设计、美工编辑等 |
| 管理型（B） | 自信的、控制的：支配的、乐观的、冒险的、冲动的、自我显示的、精力旺盛的、好发表意见和见解的，但有时是不易被人支配的、喜欢管理和控制别人的等特征 | 从事需要胆略、冒风险且承担责任的活动，主要指管理、决策方面的工作。相应职业如中高层管理人员 |
| 社会型（S） | 喜好与人打交道：助人的、易于合作的、社交的、有洞察力的、重友谊的、有说服力的、责任感强的、比较关心社会问题等特征 | 从事更多时间与人交往的说服、教育和治疗工作。相应职业如公关、市场策划、推广、人力资源等 |

(2) 投射测验（Projective Test）。投射测验是指给受测者提供一些意义不明确的刺激图形。让受测者在完全不受限制的情形下，做出自由反应，使其在不知不觉中表露出人格的特质，也就是希望个体内在的动机、需要、态度、愿望、价值观等，能经由无组织的刺激，在无拘无束中投射出来。投射技术只能有限地用于高级管理人员的选拔，而大多数情况下运用于临床心理诊断。

一般来说，投射测验是让员工对一些模棱两可或结构不太明确的刺激进行描述或反应，通过对反应进行分析来推断其内在的心理特点和潜能，主要用于对员工的人格、动机、能力等方面进行测量。通过投射测验可以将员工的人格类型以及平时工作中遇到的问题、不愿意表达的心理困扰、人际冲突、潜在能力等挖掘出来，有助于全面而深刻地分析员工的心理特点及职业发展现状。然而对投射测验结果的解释和分析一般是凭借分析者的主观经验推断，相对缺乏客观标准，人为性较强，因此，在心理咨询、人员选拔或职业辅导的过程中，投射测验只能作为决策的辅助措施，必须综合其他方法的结果一起做决策。投射测验主要有主题统觉测验、句子完成测验、树木投射测验和团体个性投射测验等。

1）主题统觉测验（Thematic Apperception Test，TAT）。TAT 是一种常用的投射测验，采用个别施测的方式。全套测验包括 30 张黑白图片和一张空白卡，图卡的内容为人物和景物，如图 2—1 所示。其中，适用于所有被试者的有 19 张，共分为两个系列。本测验通过要求员工根据每一张图片编一个故事，或者解释一些情境，说明是什么原因导致了图片上的情境，当前发生了什么事情，事情可能的结果以及个人的感想，每张图片测验时间为 5 分钟，从中了解一个人的行为动机及成就需求。在测验过程中，有时候并不采用全部图片，而是根据被试问题的性质选择实施。在评分中，主要根据被试所编故事的内容特

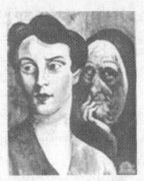

图 2—1　TAT 图片

质和形式特质中表现出来的需求、情感、冲突和压力情况等，然后根据这种倾向性，预测被试将来的行为。同时，被试所感知到的压力也代表着他害怕或者期望的情境等。一般来说，在心理诊断中并不依据投射测验的结果做出决策，而是将投射测验的结果作为参考信息，在监控干预、压力管理和心理治疗中，都具有一定的作用。

2）句子完成测验。句子完成测验分为限制选择式和自由作答式。限制选择式在一句未完成的句子后面有数个短句，由被试选择其中一个能表达其情感的句子作答；自由作答式是将未完成的句子自由补充成一个完成句子。罗特（J. B. Rotter）1950 年编制的完成句子测验在评分和解释方面是比较标准的自由作答测验。该测验包括 40 个未完成的句子，由被试自由联想作答，根据被试的反应，将其情感、态度和观念反射出来。

如：我喜欢 <u>读书</u> 。

我讨厌 <u>爱说大话的人</u> 。

根据被试补充的句子，按照标准计分，分为：C 反应——不健康的反应；P 反应——积极或者健全的反应；N 反应——缺乏情感的中性反应。然后根据各个项目的分数总和来评估其不良适应的程度。

3）树木投射测验。树木投射测验是一种比较简单的投射测验，即通过每个人画的树的不同特点和风格来进行心理判断。相比其他投射测验，画树操作简单、省时省力，并且可团体施测。具体步骤如下：

①给每位员工一张白纸，要求写上自己的单位、部门、性别、文化程度和测验日期等。

②主试使用标准、规范的指导语，例如，请您在白纸上画一棵树，时间为5分钟。并以秒表计时。

③当时间到达4分半钟时，主试给予提示："画树时间到！并请给自己画的树加以简单的文字说明"（时间控制在30秒钟内）。

④即刻收回测验材料。此项测验可与笔迹测验联合进行，互相补充，使分析、评定更具有客观性。

4）团体个性投射测验（The Group Personality Projective Test，GPPT）。其理论依据仍然是Murrey的个性和需要理论。最早的标准化版本由Cassel，R. N. 和T. C. Kahn发展并用于二战和朝鲜战争时期，以测量军人的心理健康状况和某些军官的领导能力。随后，其应用领域得到了很大的扩展，可以有效地应用在三个方面：区分出心理不健康或不适应的人；区分出有过失犯罪倾向的人和未经选择的正常人；确定哪些领导能力薄弱的人。

①材料。通过小图片刺激材料提供一些意义模糊的结构情境，让员工对这些图片做出反应，主要是测量员工当前的需要和紧张状态。GPPT共有90张图片，每个图片配有一道题目，图片中的任务和情境都由简单的线条绘成，每道题目附有5个备选答案，由被试者选择其中之一，作为对改图情况的解释。

②计分说明。GPPT可以人工记分，也可以用测验记分器来记分。人工记分时使用记分模板记录原始分，共有7个记分键。除键1和键2联合记录TRQ（分量表：紧张降低商数）分数外，其余5个键分别用来记录其他5个分量表的原始分。键1和键2（分别代表"快乐"和"沮丧"）的原始分经过计算后合并成TRQ分数。各分量表的原始分经过加权后再简单合成，计算出总分，最后再换算成标准T分。

③分数的解释。GPPT的总分可以作为情绪混乱的一般水平的指标，各个分量表得分的高低代表不同的需要。

## 四、心理测验的实施

### 1. 诊断工具的选择

利用某一个测量工具进行单项评估分析时，必须参考其他因素，以印证结果的合理性；如果采用多个测量工具进行多项评估和综合分析时，应该对不同的工具有所侧重，突出重点，以便使诊断更加明确。与此同时，必须理清评估的重点与非重点之间的逻辑关系，使诊断更加可信，并能为治疗提供操作性依据。

### 2. 测量工具的使用

一般而言，心理测验要遵循严格的程序，通过测验准备、指导语、测验情境、正式施测、评分和解释等几个步骤,保证测验结果的科学性。在利用绘画测验、句子完成测验和情境测验等非标准化方法进行评估诊断时,应该有两个以上的参加者共同讨论协商,以免由于资料收集时的主观因素所造成的误差干扰测量的结果。

### 3. 测验结果的解释

要在对测量工具的性质和功能非常了解的基础上,对测验分数进行解释。在解释过程中要慎重,并尽量采用当事人易于理解的表达方式,并考虑到当事人的实际情况,进行结果解释。

### 4. 测量结果的应用

测量的结果要向无关人员保密,对低分者的解释要根据其他诊断方法进行综合判断。同时,考虑到测验结果对当事人的影响,要注意进行正确的引导。对于已经存在异常心理活动的人,必须请心理学专家或精神病学专家会诊或者转诊,以便尽早实施干预。

- - - + - - - + - - - + - - - + - - - + - - - + - - - + - - - + - - - + - - - + - - - + - - - + - - -

**【阅读材料2.2】如何使用心理测验工具**

**问题背景**

李某,女,36岁,具有某大学中文系本科学历,某市船务公司档案员,身高、体态正常。无重大躯体疾病史;家庭无精神疾病史;自由恋爱,婚前父母不接受其丈夫。自称从小性格要强。从小生活在重男轻女的家庭氛围中,5岁时,妈妈做鱼,让她单独去买酱油,回家路上,摔了一下,打了瓶子,父亲骂她"女孩子就是没有用",她很害怕;上一年级时,有一回她带男同学回家吃饭,父亲很高兴,直夸男孩子吃饭的样子真可爱,大口大口地吃,生龙活虎的,不像女孩子细嚼慢咽,还吃不了多少,李某并不服气;小学里她的成绩都很好,父亲会当面跟人讲,我闺女跟儿子没两样,一定能上大学,将来一定有出息,她心里高兴;中学时成绩不好,产生自卑情绪;高中毕业后,如愿考上大学,大学期间有一次组织爬泰山,两次想加入男同学的活动小组遭拒绝,他们嫌弃她的个子矮,自己难受得哭了;大学毕业找了三回工作,人家都说她的文笔不错,长得也很好,可惜是女的,个子又矮,都不要,气得够呛;后来在一家船务公司办公室做一般的档案管理工作,现在的丈夫是自由恋爱结婚的,当时就觉得只要对她好就行了。因其丈夫长相、工作都一般,父母严厉反对,一直到生育了下一代后才接纳。1996年,李某生了一个男孩子,儿子一年级时,她被儿子一个问题给"问住了",她就瞎蒙了一通,儿子虽然被骗过,可她觉得对不起儿子,真是觉得女人没有用。一年前,刚被提升的丈夫在一次体检时被检查出患有轻度肝硬化,李某无法接受这个事实,经常出现头晕、面色苍白、双手发抖、出汗、心慌、失眠多梦等。六个多月前开始,总是害怕丈夫在她上班的时间会死在家里,而后每天早晨一起床就开始提心吊胆,恐惧不安,在单位什么都干不下去,成天在办公室走来走去,还经常往家里打电话确认。虽然医生说她丈夫的病情没有那么糟糕,只要治疗得当还是可以控制病情的,但李某始终控制不住,结果最近因为弄错了档案被领导找去谈话,心情一直很郁闷。

**案例分析**

初步诊断:严重焦虑症患者。

评估工具的选择：艾森克人格问卷（EPQ）、SCL-90、焦虑自评量表（SAS）。

EPQ测验结果：E为40，N为70，P为60，该员工的人格特点属于内向不稳定型的抑郁质个性类型，精神质分较高，社会适应性差，N值超过正常范围一个标准差。

SCL-90测验结果：总分174阳性。项目数48，躯体化2.1，强迫1.9，人际关系2.2，抑郁2.1，焦虑3.0，敌对1.5，恐怖1.9，偏执1.5，精神病性1.5。焦虑情绪和抑郁情绪明显。

SAS测验结果：标准分75，超过正常值，属于中度焦虑状态。

评估与诊断：（1）该员工的主观体验与客观世界统一性。虽然表现为过度的焦虑和担心，但只是在统一性有些偏离，还未完全丧失，属于正常。人格相对稳定，表现为年幼时性格内向，好强，做事认真，追求完美的性格，其在刚升职的丈夫病后的过分担心焦虑与其好强的性格表现相一致。（2）该员工自知力完好，表现为求助者感到内心十分痛苦，并能够意识到自己的想法和行为超出正常范围，属自知力完整。（3）症状以原发性焦虑症状为主，表现为经常或持续的无明确对象和固定内容的恐惧或提心吊胆，具体表现为成天提心吊胆，恐惧不安，伴随着自主神经症状或运动性不安。

通过心理测验，进一步确认李某的焦虑情绪严重，属于一般心理问题中的焦虑症，并采取针对性方法予以解决。

## 【阅读材料2.3】职业人格测验问卷

### 指导语

人格即个性，它与职业有着密切的关系，不同的职业对从业者的人格特征的要求是有差别的，如果通过科学的测试，可以预知自己的人格特征，这将有助于选择适合于个人发展的职业。您将要阅读的这个《职业人格自测问卷》，可以帮助您作一次简单的人格自评，从而获知自己的人格特征更适合从事哪方面的工作。请根据您对每一题目的第一印象作答，不必仔细推敲，答案没有好坏、对错之分。具体填写方法是，根据自己的情况在答案的"是"或"否"字上划一个"√"号。如果您已经了解自测方法，就可以开始答卷。

1. 我喜欢把一件事情做完后再做另一件事。　　　　　　　　　　是　　否
2. 在工作中我喜欢独自筹划，不愿受别人干涉。　　　　　　　　是　　否
3. 在集体讨论中，我往往保持沉默。　　　　　　　　　　　　　是　　否
4. 我喜欢做戏剧、音乐、歌舞、新闻采访等方面的工作。　　　　是　　否
5. 每次写信我都一挥而就，不再重复。　　　　　　　　　　　　是　　否
6. 我经常不停地思考某一问题，直到想出正确的答案。　　　　　是　　否
7. 对别人借我的和我借别人的东西，我都能记得很清楚。　　　　是　　否
8. 我喜欢抽象思维的工作，不喜欢动手的工作。　　　　　　　　是　　否
9. 我喜欢成为人们注意的焦点。　　　　　　　　　　　　　　　是　　否
10. 我喜欢不时地夸耀一下自己取得的成就。　　　　　　　　　是　　否
11. 我曾经渴望有机会参加探险。　　　　　　　　　　　　　　是　　否
12. 当我一人独处时，会感到更愉快。　　　　　　　　　　　　是　　否

13. 我喜欢在做事情前，对此事做出细致的安排。　　　　　　　是　　　否
14. 我讨厌修理自行车、电器一类的工作。　　　　　　　　　　是　　　否
15. 我喜欢参加各种各样的聚会。　　　　　　　　　　　　　　是　　　否
16. 我愿意从事虽然工资少、但是比较稳定的职业。　　　　　　是　　　否
17. 音乐能使我陶醉。　　　　　　　　　　　　　　　　　　　是　　　否
18. 我办事很少思前想后。　　　　　　　　　　　　　　　　　是　　　否
19. 我喜欢经常请示上级。　　　　　　　　　　　　　　　　　是　　　否
20. 我喜欢需要运用智力的游戏。　　　　　　　　　　　　　　是　　　否
21. 我很难做那种需要持续集中注意力的工作。　　　　　　　　是　　　否
22. 我喜欢亲自动手制作一些东西，从中得到乐趣。　　　　　　是　　　否
23. 我的动手能力很差。　　　　　　　　　　　　　　　　　　是　　　否
24. 和不熟悉的人交谈对我来说毫不困难。　　　　　　　　　　是　　　否
25. 和别人谈判时，我总是很容易放弃自己的观点。　　　　　　是　　　否
26. 我很容易结识同性别朋友。　　　　　　　　　　　　　　　是　　　否
27. 对于社会问题，我通常持中庸的态度。　　　　　　　　　　是　　　否
28. 当我开始做一件事情后，即使碰到再多困难，我也要执著地干下去。　是　　　否
29. 我是一个沉静而不易动感情的人。　　　　　　　　　　　　是　　　否
30. 当我工作时，我喜欢避免干扰。　　　　　　　　　　　　　是　　　否
31. 我的理想是当一名科学家。　　　　　　　　　　　　　　　是　　　否
32. 与言情小说相比，我更喜欢推理小说。　　　　　　　　　　是　　　否
33. 有些人太霸道，有时明明知道他们是对的，也要和他们对着干。　是　　　否
34. 我爱幻想。　　　　　　　　　　　　　　　　　　　　　　是　　　否
35. 我总是主动地向别人提出自己的建议。　　　　　　　　　　是　　　否
36. 我喜欢使用钳子、榔头一类的工具。　　　　　　　　　　　是　　　否
37. 我乐于解除别人的痛苦。　　　　　　　　　　　　　　　　是　　　否
38. 我更喜欢自己下了赌注的比赛或游戏。　　　　　　　　　　是　　　否
39. 我喜欢按部就班地完成要做的工作。　　　　　　　　　　　是　　　否
40. 我希望能经常换不同的工作来做。　　　　　　　　　　　　是　　　否
41. 我总留有充裕的时间去赴约会。　　　　　　　　　　　　　是　　　否
42. 我喜欢阅读自然科学方面的书籍和杂志。　　　　　　　　　是　　　否
43. 如果掌握一门手艺，并能以此为生，我会感到非常满意。　　是　　　否
44. 我曾渴望当一名汽车司机。　　　　　　　　　　　　　　　是　　　否
45. 听到别人谈"家中被盗"一类的事，很难引起我的同情。　　是　　　否
46. 如果待遇相同，我宁愿当商品推销员，而不愿当图书管理员。　是　　　否
47. 我讨厌跟各类机械打交道。　　　　　　　　　　　　　　　是　　　否
48. 我小时候经常把玩具拆开，把里面看个究竟。　　　　　　　是　　　否
49. 当接受一项新任务后，我喜欢以自己独特的方法去完成它。　是　　　否

50. 我有文艺方面的天赋。 是 否

51. 我喜欢把一切安排得整整齐齐、井井有条。 是 否

52. 我喜欢做一名教师。 是 否

53. 和一群人在一起的时候，我总想不出恰当的话来说。 是 否

54. 看情感影片时，我常禁不住眼圈红润。 是 否

55. 我讨厌学数学。 是 否

56. 在实验室里独自做实验会令我寂寞难耐。 是 否

57. 对于那些急躁、爱发脾气的人，我仍能以礼相待。 是 否

58. 遇到难解答的问题时，我常常会放弃。 是 否

59. 大家公认我是一名勤劳踏实的、愿为大家服务的人。 是 否

60. 我喜欢在人事部门工作。 是 否

**计分方法**

职业人格量表采用"0""1"法记分。每一题属于哪类人格特征有专门的对照表来说明，如"1是"表示第1题选择"是"则加1分，若选择"否"则不加分；反之，如"14否"表示第14题若选"否"则加1分，若选择"是"则不加分。可用公式计算出各类人格类型的总分。当获得各类型的总分后，将分数填入总表中。下表是某员工的测验结果。

**职业人格测验结果分析表**

| 受测者 | 常规型 | 现实型 | 研究型 | 管理型 | 社会型 | 艺术型 |
|--------|--------|--------|--------|--------|--------|--------|
| A | 4 | 2 | 2 | 6 | 8 | 7 |
| B | 3 | 5 | 4 | 7 | 5 | 3 |
| C | 8 | 7 | 5 | 3 | 3 | 2 |

**分析建议**

在结果分析时注意如下问题：

第一，看艺术型与常规型、现实型的全距是否较大；若太小，则测验结果不可靠，可以再给被测者做一个人格测验。

第二，将得分最多的三种人格类型依次排列，作为被测者人格类型，并综合来解释。

第三，针对最低得分的人格特征提出问题，最后提出咨询意见。

（编制人：时勘 莫文彬）

# 第四节 心理评估的方法

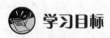 **学习目标**

➤理解心理评估的一般要求、特点和注意事项。

➢熟悉九分割统合绘画法的原理及其应用。
➢掌握短程评估法的操作流程和使用方法。

## 一、心理评估的要求

在员工援助服务中，心理评估是咨询工作的第一步。从事 EAP 咨询工作的员工援助师，每年都会做很多咨询评估工作，怎样让没有接受过心理测验专业训练的员工（即服务对象）来配合这项评估工作，是问题成功解决的第一个步骤。员工援助咨询服务的特殊性在于，针对来访者还没有被发现的"真实"问题进行精确的评估，识别、记录、评估来访者的强项、弱项、问题和需求后，员工援助师才能对来访者做出最佳的转介，并进入 EAP 咨询服务并有效地解决问题。我们把这方面的心理诊断统称为心理评估，可以认为，如何使心理评估准确有效是员工援助师最需要关注和努力的方面。

**1. 准确评估的前提**

（1）熟悉服务领域的行业情况。EAP 员工援助师必须有良好的心理学知识，对心理咨询的各个领域都非常熟悉，如婚姻、家庭和物质依赖等，对各种干预也要有较深入的了解，包括长程的、短程的、门诊治疗、住院治疗和精神科治疗等。对于企业 EAP 常见问题和心理行为干预方法都非常熟悉，与其他临床治疗师不同的是，外部咨询单位的员工援助师，还必须熟悉将要咨询的单位的行业情况，这是准确评估的前提条件。

（2）获得服务单位的准确信息。信息搜集不仅仅是数据的积累，而且是一种对来访者的问题及生活其他相关方面的积极探索，是准确评估的基础。员工援助师最终可以形成一个有意义的诊断，确定来访者真正的问题和最合适的干预措施，需要获得如下心理评估信息：

1）人口统计学因素。包括年龄、婚姻状况、工作岗位、在公司工作的时间、薪酬、是否有孩子、生活和经济状况等。

2）问题的特点。包括问题的发生、发展、所涉及的人员、与此相关的事件或由此导致的后果、来访者为什么现在寻求帮助以及是否还有其他人也认为这是个问题等。

3）其他需要获得的信息。包括当前的家庭状况，家庭结构以及家庭成员的状况，家庭成员的角色以及家庭成员之间关系的质量等。

4）线索和非言语信息。对问题解决有价值的线索以及非言语信息等。

**2. 准确评估的要求**

准确进行 EAP 咨询评估，对员工援助师和来访者都提出了一定的要求。

（1）员工援助师必须让来访者有信心。这是让来访者接受员工援助师的关键。来访者需要在短时间内做出判断，认为接待自己的员工援助师是可靠的、有能力的、可以信任的。众所周知，由于 EAP 项目本身特点决定的服务次数的限制，员工援助师没有很多时间用来与来访者建立治疗关系，在许多的 EAP 案例中，员工援助师都会在 1～2 次会面后即完成咨询方案的设计。因此，员工援助师必须在第一次会面时就与来访者建立良好咨询关系，并通过以下的方式加强与来访者的联系。

1）表达对来访者提出的问题的兴趣和关注，解释自己的角色和评估过程。

2）对来访者所说的问题给予反馈，用热情的回应来传达自己和来访者的同盟关系，询问来访者对员工援助师的反馈。

3）询问来访者，他们对访谈的期望和最终结果是什么。

（2）和来访者一起达成共识。对出现的问题达成共识，目的是为了获得信息，鼓励作为员工的来访者接受转介，而不仅仅是为了鼓励员工接受心理治疗。

（3）不做超越自己能力范围的事。EAP 专业人员做的评估必须和自己的能力范围相适应，不能做超越自己能力范围的事。在需要的时候可以申请精神科专家或者督导的帮助。

### 3. 准确评估的关键

（1）识别隐藏问题。来寻求帮助的来访者的问题涉及的范围非常广泛，他们的问题并不仅仅是工作环境所特有的，像工作压力、物质依赖、婚姻情感和亲子教育问题等，更多的是在多种工作环境和工作领域中普遍存在的职业发展和工作绩效问题。员工援助师需要特别的技巧，这是发现来访者背后隐藏的问题，或者说是基本问题。识别隐藏问题是准确评估的关键，其原因包括以下四个方面：

1）来访者经常不知道或不愿意说什么是他们真正的问题。

2）来访者需要 EAP 的帮助，以识别和理清自己的问题并就问题解决做出优先排序。

3）有时来访者会描述一个在社会层面"可接受"的问题，而他真实的困难在于深层次、更严重的问题。比如，来访者叙述的是自己面临亲子教育的难题，当进行深入沟通时发现，来访者的真正问题是精神方面的问题，例如，严重的强迫症，对每一位尚未与员工援助师建立信任关系的来访者来说，这都是一些难以启齿的问题。

4）当员工援助师以非评判的方式询问一个可能有损形象的问题时，来访者往往会轻易地识别这个问题，并且对其真实态度或想法进行掩饰。

（2）隐藏问题的分类

1）隐藏的问题可能是一个工作问题。例如，无能力做好工作、性骚扰、社会地位丧失、害怕失去工作、被孤立等。

2）有时候隐藏的问题并不严重，但是当事人耻于讨论问题，如婚姻问题、与性相关的问题、子女行为不当等。

3）必须筛选的一些"隐藏"问题，例如，抑郁（包括自杀倾向）、焦虑障碍、惊恐发作、酒精或药物问题、强迫症、赌博问题、饮食障碍、精神疾病（如精神分裂症）等。

（3）如何识别隐藏问题

1）通过建立信任关系，让来访者感觉安全和舒适。

2）向来访者解释，评估过程包括问许多问题，以便能发现问题，真正帮助到来访者。

3）向来访者重申 EAP 员工援助服务的保密性。

4）解释员工援助师有能力帮助来访者解决不同的问题，不管是小的还是大的问题。

5）在询问"隐藏"问题前，获得来访者的许可。如询问："你是否介意我问你一些问题，这些问题可能适合、也可能不适合你的情况？"，通常来访者会表示同意。

6) 首先确认对方对问这些问题是否感觉自在。例如，当婚姻出现问题的来访者前来寻求帮助时，询问夫妻性生活的相关问题是必要的，员工援助师须确认对方是否就询问此类相关问题存在障碍。

7) 员工援助师评估自己对有此类问题的来访者的假设，所问问题不要过于明显或过于含蓄微妙，以防来访者感觉不舒服或者不能很清晰地理解提出的问题。

8) 以平等的方式和态度询问来访者，对来访者的回答不作价值方面的判断，并专注于来访者的表达、身体语言以及所表现的症状。

## 二、九分割统合绘画法

### 1. 来源、意义和作用

（1）来源。九分割统合绘画法（Nine-in-One Drawing Method）是日本心理咨询专家森谷宽之独创的一种艺术治疗方法，其想法产生于 1983 年。森谷宽之对中井的"框格法"产生了很浓的兴趣，觉得通过画格子能对描画空间起到保护的作用，而且因为描画空间更具有层次性，能让缺乏描画意欲的人更容易下笔。同时，森谷从偶然翻到的一本介绍曼陀罗的书中受到启发，曼陀罗特别是密教的金刚界曼陀罗是呈九分割的布局，因此，想到了九分割统合绘画法。

（2）绘画的评估意义。绘画作为情感表达的工具，能够反映出个体内在的、潜意识层面的心理意象，是将潜意识的内容视觉化的过程。以绘画为创新手段的心理工作方式不同于传统谈话交流、书面汇报等表达，是可以在同一个情境中传达出多重人际关系和暴露多种问题的，其中包括一些问题的潜在原因。相对于文字或者语言的了解方式来说，绘画来得更直观，开放式的图像表达更容易发掘隐藏在内心深处的东西，包含的信息量也更大，常常会获得意想不到的收获。其中，九分割统合绘画法是常用的一种方法，也可以作为一种心理评估的方法。

（3）绘画的治疗作用。绘画法是以分析心理学中的心理投射理论为基础，正向、积极并且充分尊重来访者自我感受的一种方法。对于创伤后应激障碍（Post-Traumatic Stress Disorder，PTSD）患者和经历了重大事件后的人们来说，是一种心理表达的重要方式。有些个体很难用语言来描述发生在他们身上的事情，用九分割的方法帮助求助者逐步恢复叙事的能力，绘画九分割的过程本身也具有治疗作用。

### 2. 操作流程

第一，由员工援助师当着求助员工的面，在 A4 的画纸上用水彩笔手画出边框，再把画面分割为 3×3 格（对团体实施时可以用事先印制好 9 个格了的纸，如图 2—2 所示）。

第二，从右下角按逆时针顺序画到中心，或者从中心开始按顺时针顺序画到右下角，即 NOD 法，这两种顺序都可以，依顺序一格一格地把脑海中浮现的事物自由地画出来。实在不能用图表达时，用文字、图形、符号也可以，如图 2—3 所示。

第三，以上的指示方法采用了不命题的自由联想法，依据实际情况，也可以应用于命题画上。例如，可以给出"我""最近的一些想法""我爱的和我厌恶的"一类的命题，要伺机而行。当治疗接近尾声，求助者开始回顾至今为止的整个过程时，就可以指定"印象

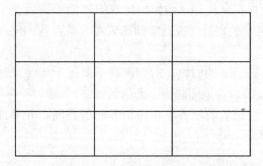
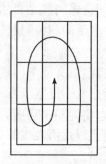
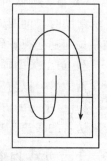

图 2—2　九分割统合绘画法方格图　　　　　图 2—3　NOD 法的描画顺序

深刻的事"这个题目让求助者作画。

第四，在辅导关系还不够稳定的初期，有强烈焦虑的求助者可能由于防备心强、缺乏幻想力，有可能不能画满 9 个格子，这时候可以告诉他们不画满也没关系（在治疗初期，或许有必要先用涂鸦法等唤醒求助者的潜意识，在求助者积累了一定的潜意识的意象后再操作本方法。不过也有潜意识的意象接连不断涌出的求助者，因此不能一概而论）。

第五，在求助者画完 9 个格子之后，请其再给每幅画配上简单的文字说明，最后用彩色铅笔或蜡笔上色。若时间不够时，上色这一步常常省略。

第六，在画好后，根据求助者绘出、写出的画、文字、图形、符号询问求助者联想到什么东西，尽可能地挖掘、拓展求助者脑中的意象。

第七，为了统合这些意象，会询问求助者："从整体能想到什么能概括这些图的主题吗？"有时候即便是命题作画，到最后问求助者定什么标题好时，也往往能得到意想不到的答案。通过以上七个步骤，咨询者就可以大体了解求助者的心理情况。

3. 主要特点

（1）九鼎方圆的角度。九分割统合绘画法的一些构想来源于佛教金刚界曼陀罗，它有包罗宇宙万象的含义。它从九鼎方圆的角度，能比较全面地概括出人的各种各样的错综复杂、难以表述的心理意象。

（2）NOD 描画法。虽名为描画法，实际上是一种临床上的对意象进行信息处理的技法。它能收集整理往来于求助者心中的各种视觉性、语言性的信息，9 个格子就是存储这些信息的盒子。

（3）多方面信息。收集信息的能力远大于以往的方法，而且是多方面信息，因为有多个小格，能同时表达出相互矛盾的信息，从多方面了解求助者。此外，9 方面的信息在量上适于做判断。

（4）整体感。画在 3×3 格里的内容，离开画纸也能在头脑中再现其形象。这是因为，它的信息量是人的短期记忆容量能够容纳的。这样就能一举把握整体的感觉。画 9 幅图有时会有些困难，但并没有想象的那么难。许多求助者对画 9 幅画其实并没有任何抵触，有的求助者唤起的意象特别丰富，9 个格子装不下，还要用到其他画纸。

（5）主题突出。与涂鸦法相比较，NOD 描画法的另一个长处是可以界定题目。当然，它也能和涂鸦法结合起来使用。描画对象的范围比其他描画法扩大了许多。以前很难用"对自己的印象"这样宽泛难以捉摸的题目要求求助者进行描画，如果采用分了九格的纸，就可以把想到的东西一个接一个地画下来，画起来就比较容易了。

（6）时空容纳性。可以表现"我的一天""我的孩提时代""学生时代""我的一生"等包含时间在内的内容。也就是说，可以同时容纳时间和空间。描画顺序反映的是联想过程，该方法使得我们能在瞬间明了这些过程。在实际操作中，并不是很快让来访者进入创伤经历，而是用两张纸的方法，第一张纸让来访者画"今天的我"，用以寻找自己的力量，当有足够的力量时再让来访者画"创伤的我"，这样，使来访者有力量去面对创伤，不至于受到二次创伤。

根据南京大学桑志芹教授介绍，在5.12汶川大地震的心理援助工作中，也有学者根据现场的情况和时间的设定，将九分割改为四分割来应用，这样可以在较少的时间获得当下的感受，在治疗中也能取得较好的效果。

（7）断片的优势。因为描画面积小，不大会画画的人也不会太抵触。心理疗法要求的不是高质量的作品，潜意识的内容最初都往往表现为一些断片，只要能表现这些断片的一部分就很有价值了。

### 4. 适用范围和注意事项

（1）适用的范围。一般认为，九分割统合绘画法特别适合下述人使用。

1）不能说话或不想说话的患者，如孤独症、失聪、迟钝、大脑损伤、妄想等症状者。

2）对言语治疗有阻抗的人或情况，如对谈话疗法有抵触情绪，而其他方法均无疗效的；怀疑自己口语能力的人和害怕治疗师的人。

（2）处理的问题。通过九分割统合绘画法可以处理的心理问题有：饮食障碍（如食欲减退、贪食症、暴饮暴食）、物质滥用（如酗酒、吸毒）、性虐待受害者、分裂性人格障碍、精神分裂症等。当然通过治疗师的不断探索，九分割统合绘画法的对象和范围还会不断扩大。

已有的研究证明，九分割统合绘画法在处理情绪冲突、创伤、丧失时有很好的疗效，还可以促进自我的完善和社会技能的提高。九分割统合绘画法投射出的信息是丰富的、开放的，这是其他治疗技术望尘莫及的。

（3）结果分析要求

1）对员工要熟悉，双方需要建立信任关系。

2）理解绘画作品对充分利用其信息有重要作用。

3）对绘画作品的解释应该谨慎。一是要由专业人员来解释，二是患者本人的解读也很重要，因为绘画带有一定的随意性，只凭书本上的标准解释是一种不专业、不严肃的做法，对员工的帮助也是有限的，有时甚至是无益的。

### 5. 九分割统合绘画法应用示例

九分割统合绘画法也可以应用于企业员工的压力管理，中国科学院与香港岭南大学萧爱铃教授的联合研究组就此进行了成功的尝试。如图2—4所示，事先对于九分格按照"身、心、灵"三个层面进行命名，让被试者依此做出报告，然后，再将各层次的内容细化为九个方面，收到了意想不到的咨询效果。

步骤一：把自己的生活看为一个圆圈，分成三个维度：身体、情绪和精神；让求助者逐一报告出自己在这些方面的所思所想。

步骤二：再让求助者把这三方面细化成九个问题类型来报告：健康、经济状况、居住环境（身）；康乐生活、生活秩序和工作（心）；个人成长、爱情、人际关系（灵）。

当然，这种方法可能会抑制一些人的自由联想，使用时要尽量尊重求助者的个人报告意愿，因人而异。

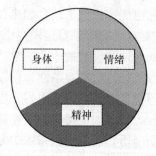

图2—4　九分割联想示例图

## 三、短程评估法及其应用

### 1. 心理治疗短程发展的原因

一直以来，对心理问题的有效干预应该花费多长时间这个问题传统的心理治疗法坚持心理治疗是有益无害的，不存在治疗时间过长问题。然而，随着心理学的发展，过长的治疗周期严重局限了心理咨询的应用价值，因此，有人开始尝试缩短心理治疗的时间。短程心理治疗（Short-term Psychotherapy）是一组心理治疗方法的总称，它作为一个系统的心理治疗方法仅有40年历史，它起初是作为社会心理卫生运动的一部分，其目的是满足社区心理卫生服务的需要。现在短程治疗已成为临床心理学家和心理治疗研究者最常用的方法，是心理治疗中最大的家族。除了各种短程动力治疗外，还包括了原本就比较简短的行为治疗和认知治疗。使心理治疗向短程发展主要有四方面原因：

第一，心理治疗的短程化趋势。20世纪50年代以后发展起来的行为治疗和认知治疗本身就有短程化的特点，这对传统的精神动力治疗是一个大的挑战，它推进了短程动力治疗的发展。

第二，服务大众的政府导向。政府投资的导向及保险公司服务的要求（如保险公司诊疗不得超过20次），这种服务大众的导向，只有短程咨询才可能办到，这也促进了短程咨询的发展。

第三，长程治疗的实际困难。在疗效研究中，长程治疗面临许多实际困难，所以，多数研究者采用短程治疗。

第四，社区心理治疗的需求。社区心理卫生运动发展的客观需求，使得短程治疗成为一种较为普遍的方法。

### 2. 短程心理治疗的意义

需要指出的是，长程治疗一直致力于改变员工的基本人格特征，把员工目前的症状看做是深层心理冲突的表现，治疗的目标在于处理深层心理冲突，基本假设是心理治疗是有益无害的，不存在治疗时间过长问题，有意义的心理改变很少发生在日常生活中。然而，对短程治疗来说，它的现实目标是帮助员工克服其问题或者烦恼，减轻其痛苦、苦恼和不愉快的情绪。短程治疗更容易让员工看到进步，建立对于咨询和治疗的信心，最终目标也是让员工在员工援助师的帮助下自我领悟，学会更好地处理现实生活和未来生活出现的问题。

**3. 短程心理治疗的基本特征**

短程心理治疗的基本思路和原理应该是在有限的时间内发挥最大的功效，达到减轻现实痛苦、学会应对和自我调适的目的，它有五个基本特征：

(1) 干预必须及时。

(2) 治疗师应具有较高水平。

(3) 治疗必须有明确、有限的目标。

(4) 清晰、明确的焦点的确认和保持。

(5) 与病人共同商定治疗时限。

**4. 短程心理治疗的基本要素**

(1) 治疗目标的具体化。员工在生活中遇到某些问题或烦恼前来寻求心理治疗，希望治疗能够减轻自己的痛苦、或者不愉快的情绪。员工援助师要尊重员工的这种期望，不应设立人格转化之类的目标，员工援助师首先要帮助员工克服现有的问题或烦恼。员工援助师和员工的时间、精力有限，如果面对很多问题，双方都有无从下手的感觉，聚焦于某一问题，可以汇聚能量集中突破，双方都容易看到这一问题的进展变化。这一问题的解决有助于员工恢复信心和自尊，对于解决其他问题也有示范作用。总之，短程心理治疗的实质是减轻痛苦、解决问题。

(2) 适应对象较广。短程心理治疗并非对所有心理问题或疾病都有帮助。相反，它对某些特定的心理问题没有效果。短程心理治疗师一般会非常慎重地排除精神障碍、边缘性人格障碍、成瘾障碍这一类的患者。不管治疗的时程长短如何，仅仅凭借心理治疗对这些来访者的帮助很有限。除了上面提到的有严重心理障碍的个体外，短程心理治疗可以适用于大部分人，这些人有良好的现实接触能力，体验到某些不适感，并且尝试为自己的问题寻求帮助。一些员工援助师还进一步强调，短程心理治疗更适用于各种非精神病的心理障碍，如焦虑、抑郁及有关的障碍；员工有要求改变的强烈愿望，有较为成功的人际关系史，心理"成熟"、中上智力水平，能理解现实、体验到痛苦和不适而努力寻求帮助。目前，短程心理治疗被广泛认为适合大多数人，可以使员工在短期内恢复到一种令人满意的功能水平。

(3) 活动水平高。短程心理治疗者是一个积极的参与者。治疗师首先要对短程治疗的效果充满自信，坚信自己的努力是有价值的。治疗师对治疗方法以及对员工本人的看法，员工都能够在交流中捕捉到相关信息，从而对员工的心态产生影响。其次，治疗师的主动性非常重要。由于治疗时间有限，治疗师必须仔细设计自己的活动，指导治疗的进程，以便可以获得必要的目标。治疗师要不断地评估治疗的进程，考虑需要做些什么样的改变，以及设计什么样的家庭作业等。同时，治疗师必须努力让员工尽可能活跃起来，以便使其获得进步。长程心理治疗会花更多的时间与环节让员工修通和领悟，治疗进程较为缓慢，主动性与活动性没有短程心理治疗高。

**5. 短程心理治疗的操作流程**

(1) 准确评估。在短程心理治疗开始时，治疗师需要通过初始访谈来对员工的情况进行准确评估，需要了解员工呈现的问题是什么类型的、问题的严重性程度、员工的配合程度、员工潜在的优势和弱势是什么，更重要的是要了解员工是否适合该疗法、是否需要进行转介等。而对于评估中使用的工具，不要长时间、详细地评估个人的生活史，而是强调员工早期发展阶段的情况。对于心理测验和评估量表，如大五人格测验、卡特尔 16PF 等建议谨慎使用。因为短程治疗评估的依据更多地来源于对员工行为的评估，而不是对内在人格的分析。需要强调的一点是，在短程心理治疗评估过程中，需要治疗师去了解员工的预期，对于过高或过低的预期，需要治疗师马上进行阐明，以防止在治疗过程中出现失望情绪或不配合行为。

（2）快速确认。在准确评估之后，治疗师就可以以此为依据判断员工的问题所在，通过员工的语言和行为迅速判断其行为模式。有些员工过于苛求、有些自我轻视、有些相当不安、有些很有敌意、有些很消极。所以，治疗师需要保持对来访的员工的敏感性，因为只有足够的敏感性，才能在治疗过程中不断调试疗程并调整对来访员工的认知。举个较为明显的问题类型，如果来访的员工在治疗中迟到，那么作为治疗师首先应该参照实际情况，看一看发生的事情的原因，如该员工是否经常迟到、迟到的理由是否都是同种类型、迟到时间的长短如何等。治疗师可以根据这些事实，观测该员工是否在潜意识里有阻抗因素。可以通过提问："你是否在参与会议或在上学期间的时候也是这种状态？"如果这是一个更为一般化的行为模式，治疗师要找出这种行为对员工的意义与影响，以及可能的原因，通过对该员工的过去和现在的行为的分析，准确定位问题之所在。

（3）设置目标。在对问题进行充分了解后，治疗师需要针对问题解决设计干预疗程，干预疗程设计过程中首要的是需要设置问题解决的目标。与长期治疗的目标不同，短程治疗旨在通过对小事件的改变，来不断挖掘来访员工的自身的潜能，让员工通过自身的努力来达到对问题的客观认识，从而树立正确的解决问题的观念。因此，治疗师需要在对焦点问题和焦点事件的分析中，分析特例，通过不断拓展以解决员工的问题。

（4）打破模式。一旦已经做好了接受干预的准备，下一个目标就是促使当事人达成最初希望达到的目标。中断有问题的解决方法，可以促进新的解决方法的产生。改变员工旧有习惯的方式通常有以下几种。

1）混淆。暂时取代员工当前解决问题的惯有方式，同时注意不引起员工的抵触。通过这种中止方式，员工处在一个充满疑惑的位置，所以对合适的建议会更加愿意接受。

2）放松。这是一种内部放松的状态，既可以是员工天生就会的，也可以是后天习得的。通过这种方式，治疗师可以协助员工回想过去的经历，了解自己的情感反应。放松的方式包括腹式呼吸、Benson 的放松反应和 Jacobson 的渐进性放松训练。

3）双重结合。这是一个引起员工抵抗和屈服的过程。使用相反的力量是为了给予员工决策的基本权力，让他接受现实，从而产生建设性结果。

4）预先假设。无论是有意的还是无意的，治疗师与来访员工的每一次谈话都包括一系列事件。对于无意识模式的仔细检查，取代员工受意识控制的言语，可以帮助员工援助师找到正确的干预方法。例如，一个员工有寻求自杀的明显迹象，但是他会漫不经心地讲述将来的情况，就说明他无意识中是不希望自杀的。

5) 停止思考。这是认知、行为疗法中阻止员工强迫性思考的一种方法。在进行干预前，首先要让员工意识到自己的强迫性行为。一种经典的方式就是员工在手腕上套一个橡皮筋，当强迫性思维出现时，就用橡皮筋弹手腕让员工感觉到疼，若干次之后强迫性思维就可以消失。然后员工就可以有意识地思考其他问题。

6) 重构。重构在任何过程中都可以应用，目的在于帮助员工改变对某一问题的看法，形成更加积极的看法。

（5）治疗次数。短程治疗的次数一般为 20～25 次，如果治疗师觉得短程治疗无法满足当前的需要，或使用了过多次数和过多时间，建议结束治疗并及时对来访者进行转介。当员工没有表现出过多的激情或没有积极响应时，应注意结束短程治疗或转介给更专业的治疗师。同时，如果仅仅通过几次的治疗，员工的问题很快就得到解决，在进行适当的评估并与员工交流后，员工援助师可以主动提出结束治疗。

**6. 短程心理治疗的注意事项**

（1）使用合适的方法。为了实现短程治疗的疗效，可以使用任何起作用的技术。使用短程疗法的治疗师自身必须是一个折中主义的支持者，能够了解和使用各个流派和理论的基本技术，能够综合考虑情境因素后使用合适的方法。

（2）正性、积极的治疗态度。在治疗关系上，治疗师对来访的员工的关系和态度必须是正性和积极的。俗话说："没有不积极的来访者，只有不积极的治疗师。"积极关系的建立和维护需要员工援助师投入大量的精力进行管理，如在需要的时候要说得更多，要主导与来访员工的交谈过程，要积极地为员工提供支持和指导，并制定可以实行的计划、家庭作业，鼓励员工建立起积极、乐观、富有建设性的生活哲学。

（3）行为的正面强化。短程心理治疗中很重要的就是需要治疗师帮助来访员工进行情绪的释放，并在必要的时候对员工的行为进行强化。治疗师在治疗过程中合理采用正强化，如赞赏的眼神、鼓励的话语、微笑等促进和鼓励积极行为；而负强化的合理使用则能够对于那些消极行为产生消退影响。

（4）直面现实问题。治疗师在用短程治疗方法帮助员工解决问题时，一定要注意教会来访者直面自己的现实问题，让来访的员工对自己的问题持清晰和不逃避的态度，更加积极和理性地对待问题。同时在治疗师和周围亲朋的帮助下解决问题。

## 四、动机面询

### 1. 动机面询的发展及其含义

（1）动机面询的发展。当改变的动机来自自身，人们才是最容易发生改变的，这远远比他们受到别人强迫改变时要好。从这个思路出发，便有了动机面询。动机面询（Motivation Interview）最早是由 Willam R. Miller 和 Stephen Rollnick 于 1991 年开发出来的，它来自于改变阶段的理论、来访者中心疗法，以及一些关于临床症状与最好的临床结果相关因素的研究。动机面询，也被称为动机加强治疗（Motivation Enhancement Therapy，MET）。

（2）动机面询的含义。动机面询，是员工援助师在处理来访者的心理问题时，通过对来访者的分析，确定了他们所处的改变阶段，通过创造一个最好的环境以帮助来访者实现期待的改变的方法。在每个阶段，员工援助师需要采取特定的咨询技巧和咨询策略，以帮助他们向前进行。实际上，对于动机面询，员工援助师重要的是需要确认来访者在多大程度上做好了改变的准备，通过在每个阶段的支持和教育，使他们能够澄清模糊的观点并处理来访者的阻抗，从而能很好地实现自我改变。

**2. 动机面询的咨询技巧**

在具体的动机面询过程中，最重要的工作是促进来访者的改变。而在实际操作中，来访者来接受咨询的时候，他会处在不同的改变阶段，并且他对改变的准备程度是不同的，而员工援助师需要做的是了解他处在哪个阶段，同时，员工援助师所采取的技巧和策略应该与来访者所处的阶段相匹配。

（1）改变阶段的四个特征。第一个特征，行为改变是个过程，它是随着时间而展开的，是一个阶段发展的过程；第二个特征，发展的阶段可能不是线性的，可能有循环反复，这和来访者自身的情况和他们周围环境有关系；第三个特征，所有的阶段虽然同样重要，但其中有些阶段肯定需要员工援助师更多干预和努力；第四个特征，动机面询的创始人 Miller 和 Rollnick 一直强调一点，改变阶段理论的核心在于员工援助师需要了解来访者处在什么样的阶段，这样以便于治疗师在正确的时机给予正确的干预方式。

（2）改变过程中的六个阶段

第一，前沉思阶段。指的是一个来访者完全没有打算进行改变，或者他完全没有意识到他问题的存在，他完全没有意识到他目前需要为他的问题做些什么。

第二，沉思阶段。一个来访者来到咨询室里，坐在那里对员工援助师说："也许我会改变，我想考虑考虑，你能不能帮帮我。"根据一些研究表明，很多处在沉思阶段的来访者是最难对付的，因为他们之中的一部分人会停留在沉思阶段很长的时间，因为他们可能会觉得改变需要花费太多努力了，改变太困难了，我做不到，因此很多时候需要员工援助师的努力。

第三，准备阶段。一个来访者已经准备好改变，他已经做好改变的最初步骤，但还没有把改变的行动应用到他实际生活中去。

第四，行动阶段。要么这个来访者目前正在生活中实施改变的措施和行动，要么他最近刚刚完成一些改变的措施和行动，这两种情况下，可以将他划归为处在行动阶段。

第五，保持阶段。指这个人在一段时间以前已经做出一些改变，并且把这种改变的效果已经保持了一段时间，目前他还继续朝着目标努力，还在继续做改变。

第六，结束或复发的再循环阶段。这里有两种可能性，对某些人来说他们做出某些改变已经被固化到生活中去，因此他们不必再为这个问题担忧。或者虽然之前改变发展了，但由于外界因素干扰，他又出现了退步和复发，因此需要员工援助师再继续采取其他措施。

**3. 动机面询各阶段的分析**

在动机面询中，员工援助师在确定好了来访者所处的具体阶段后，会根据来访者的情况采取相应的、正确的技巧和策略，帮助来访者实现改变。

（1）前沉思阶段。此阶段来访者往往认为自己没有问题，员工援助师的目标是帮助来访者增加对他们目前所经历问题的理解，帮助他们更多地了解如果改变能带来什么好处。所以，员工援助师要使用的策略就是提高来访者的认知水平。为了达到这样的目标，员工援助师要倾听，体现出共情，和来访者建立起良好的咨询关系。员工援助师不能总是说教、唠叨，不断地尝试说服来访者相信员工援助师的说法。此时有一种很好的方式就是，列出改变的好处和坏处，让来访者将其写在一张纸上，不直接给他建议，但是和他讨论他的想法。员工援助师要帮助来访者建立自我效能，帮助他们意识到自己有责任进行改变，并且对改变之后的前景更为乐观。

（2）沉思阶段。沉思阶段是一个人意识到自己有问题，但是他还不确定是否需要改变。因此，此阶段的目标就是减少他不改变的理由。策略是让来访者重新评估自己所处的现状，以及和来访者讨论什么是其改变的障碍。员工援助师会鼓励来访者做出一些微小的调整或改变，让他们尝试一下改变带来的体验。员工援助师还会帮助来访者进行风险控制以及回馈分析。例如，员工援助师可以问来访者："你想象一下未来一年（或三五年）的情境，如果你不做出改变你未来的生活会是怎么样的？"通过这样的问题，让来访者重新评估他目前所处的现状，来分析一下如果不改变未来会是怎么样。在改变策略中，很多时候，当员工援助师需要帮助来访者检验他们是否需要改变的时候，阻碍他们改变的原因是改变会给他们带来一种恐惧感。这时候作为员工援助师，需要认真帮助来访者处理他们的情绪反应。

（3）准备阶段。准备阶段来访者已经下定决心要做好改变，所以，这个阶段员工援助师的目标就是确定他将改变放在一个优先的位置上。员工援助师会对来访者说既然决定要改变，就要采取一些措施，确定改变是此时的首要目标。因此，员工援助师的策略和技巧是引导来访者不断增加对改变的承诺，员工援助师会给来访者很多正面的强化，也会提醒他改变需要付出很多的时间和精力。员工援助师会帮助来访者设立很多符合实际的目标，帮助来访者讨论如何处理在改变中存在的障碍，会给来访者提供大量的支持以及共情，在他身后做一些支持和鼓舞的工作。员工援助师会帮助来访者设定一些计划，用健康的行为代替有问题的行为。所以，重点是用健康的选择或健康的行为来代替不健康的选择或者行为。

（4）行动阶段。来访者已经做出了一些实际的行动和实施了一些步骤，此时的目标是保持来访者不断改变的动力，常使用的策略有替代、控制环境和奖励。替代是说对有些可能退步的来访者，员工援助师用一些预防措施防止来访者产生退步。控制环境是鼓励来访者观察环境中的人、事、物，看看环境中的因素对他们是不是支持性的。奖励，就是表扬来访者，对他们提出很多嘉奖和强化。员工援助师也会提醒来访者，让他们不要过度自信，并且告诉他们改变是一个长期的过程，而并不是一个简捷的过程，因此它更像是马拉松而不是短跑。员工援助师还会做一些问题解决，在来访者做出行动进行改变过程之中，他们可能要冒一些风险，可能会产生一些问题，因此治疗师也需要帮助他们解决这些问题。

（5）保持阶段。来访者已经产生改变，并且改变行为已经成为日常生活的一部分，因此，此时员工援助师的目标是帮助他们建立持续性的应对策略。这些策略包括：替代，即采取一些措施防止他们退步；问题解决，使来访者能够很好地面对他们可能会遇到的一些问题和挑战；认知应对策略，通过认知行为疗法进行相应的治疗。

（6）结束或复发再循环阶段。就是要确保把某些改变固化下来，如果有复发的情况发生，则需要重复以上阶段，继续进行治疗。

### 4. 动机面询中特殊情况的处理

第一，很少有人能够在决定做出重大改变的第一次就能够成功地结束治疗。

第二，治疗师应该意识到，帮助来访者最高效的方法，是在每个阶段都认真地计划，并且引导来访者学习和了解更多的信息。

第三，改变永远比来访者想象得更难，要付出相当的时间、精力以及努力。

第四，在正确的时机使用正确的干预策略。

第五，准备好面对复杂状况。

第六，改变的阶段不是线性的，员工援助师不能够确保来访者永远是向前进的，有时候也常常出现退步和反复，因此改变过程不是那么顺利，有的人可能在第二阶段和第一阶段之间来回反复；有的人可能已经进展到准备阶段了，但是突然又会退步。

第七，一个小小的失误并不代表全面的退步，在来访者已经做出一些改变的时候，他会对一些小小的失误感到非常的内疚和自责，而如果员工援助师没有对这种内疚自责等负面情绪做出及时处理，可能会对整个改变过程带来毁灭性的影响，因此，要注意在改变过程中不断地鼓励来访者，告诉他们有时候犯一些小错误是正常的。

第八，小的决定导致大的决定，同样小的步骤导致大的步骤，因此，在咨询过程中，不是鼓励来访者从第一步飞跃到第十步，而是每次只要有一点点进步，慢慢积累起来就能够形成最终的改变。

第九，负面情绪都可能导致退步，而这些情绪实际上有时候是正常的反应，但是必须帮助来访者来设计一些应对负面情绪的计划。

第十，学习和知识最终转化为行动，为来访者提供持续性的信息和教育是十分重要的。

### 5. 动机面询的咨询策略

（1）常用策略

1）奖励。强化正面行为，给一些正性的强化，可以是内部的强化或外部的强化。

2）提升意识。增加来访者对某个事物和问题的认识。

3）改变资源。使用一些外部的替代手段来促进改变。例如，对于需要进行饮食控制的，那么，环境控制的措施就是要求他们不要去麦当劳。

4）情感唤醒和重新自我评估。要把来访者认识和跟他的对话提升到一个更深的层次上，不论是讨论他对改变的承诺，还是讨论他与改变相关的恐惧感以及其他情感，这都是帮助他从一个更深的层面上来进行自我调整以及重新评估，帮助他更加确认自己做改变的决定。

5）承诺。鼓励来访者对自己的改变承担责任，并且做出一个承诺，这个承诺开始可以仅仅存在于员工援助师和来访者之间的，但是随后应鼓励来访者把这样的承诺做成一个公开性的承诺。

6）替代。指的是用健康的反应代替不健康的反应。

7）环境控制。改变环境，避免或减少引起问题行为的刺激物。

8）社会支持。列出其他能够帮助来访者做出改变的人或团体。

（2）策略使用的建议。以上策略在以下阶段可以开始使用。

第一，奖励和提升意识，从前沉思阶段就可以一直使用。"改变资源"这个技巧是指替换这个人所处的环境，因此，在前沉思阶段就可以得到应用，如来访者可以尝试如果有几天不去麦当劳结果会怎么样。一开始就使用该策略，而不是希望一个人进行到了行动阶段，还要靠环境改变来改变他的行为，因为在行动阶段的改变都应该是出于他自身的。

第二，情感提升，在沉思阶段就可以和来访者探讨与改变有关的各种情绪。如果到了行动阶段，则不希望来访者还是停留在讨论情感的阶段，因为这时候来访者的经历应该完全集中在需要采取什么措施和行动了，因此，在沉思和准备阶段是可以使用情感提升方法。

第三，重新自我评估可以从沉思阶段开始。因为在前沉思阶段，来访者不认为自己有问题，所以，让他重新评估是没有意义的。但沉思阶段可以让他想想如果改变会不会给其带来什么价值，会使他的状况变成什么样，并且这个过程可以一直进行到行动阶段。在这个过程之中，可以不断地通过自我评估来肯定自己的改变和行动的动机。到了行动阶段之后，重新自我评估这个技巧就很少被用到，因为在行动阶段，他们已经有了具体的行动计划，这时候他们可能已经不那么再需要重新自我评估。

第四，下面四个策略都可以在准备阶段开始实施。承诺，让来访者意识到自己有责任改变，并且需要做出一个承诺；替代，用健康的行为替代不健康的行为；环境控制，确保环境对于来访者是支持性的；助人关系，帮助来访者发现一些其他的正面资源。这些基本上都是在准备阶段开始实施的，因为前沉思阶段的人既然不认为他自己有问题，肯定也不需要去寻找其他的助人关系和一些额外的资源。

### 6. 对动机面询的评价

动机面询作为短程咨询，尤其是员工帮助计划服务中重要的一种技术，有它自身的一些特点和适用的要求。

第一，在咨询过程中，员工援助师使用的对抗性的策略是没有效果的，它经常使个体产生自我防御，而动机面询作为一种来访者导向型的技术，能够更好地推动来访者实现自身的改变。

第二，动机面询所使用的策略能够最大程度地增强个体改变的动机。同时，从员工援助师的角度出发，动机面询减少了员工援助师因为来访者没有进步而产生的停滞的感觉和无力感。

第三，把改变的动机放在来访者身上而非员工援助师身上。员工援助师不需要做大量的工作来"说服"来访者改变，而是起到一种辅助和推动的作用。

**【阅读材料 2.4】九分割统合绘画法的应用**

**问题背景**

陈萍是营销部门的一线员工，每个月都有发展客户的指标，平常还要做一些营销策略规划。可是，由于当地移动市场竞争特别激烈，指标每次都是"结结巴巴"才能完成，给李经理的材料，也总是得不到认可。被李经理批评了几次后，她开始对自己产生强烈的怀疑："我是不是太差了？是不是根本干不了这份工作？"陈萍变得越来越不爱说话，尽管在单位还能勉强和同事聊聊天，可到了家一句话也不想多说。最多一次，她有三天没和丈夫、父母说话，丈夫想和她说两句话，她直接就翻脸、发脾气，家庭气氛降到了冰点。后来，在同事张大姐的指点下，她找到了公司的员工援助中心，寻求心理援助。但是，当她来之后，却依然不爱说话。面对这种情境，该采用什么方法，如何对陈萍当前的问题进行诊断。

**案例分析**

本案例中的陈萍由于面临工作压力，导致情绪冲突，言语减少。同时，对自己的问题和自卑心理有所顾忌，不太愿意说话。所以，可以通过员工援助师与其初步面谈，采用EAP常用的心理评估方法，评估其心理状态和问题。

根据本案例中陈萍的实际情况，为了尊重她的自我感受，可以采用九分割统合绘画法进行评估和治疗。该方法可以发掘隐藏在其内心深处的东西，包含的信息量也更大，常常会获得意想不到的收获。操作流程如下：

第一，在员工援助师的指导下，要求当事人用一张A4纸，先折成九个空格，用水彩笔手画出边框，把画面分割为3×3格。

第二，根据"我的工作"命题，要求当事人一格一格地把脑海中浮现的事物或者场景，根据一天的时间顺序自由地画出来。实在不能用图表达时，用文字、图形、符号也可以。开始回顾至今为止的整个过程时，就可以指定"印象深刻的事"这个题目让求助者作画。

第三，可能当事人不能画满九个格子，这时候可以告诉她不画满也没关系。在画图过程中，一定要鼓励当事人表达出自己真实的想法。

第四，在求助者画完9个格子之后，请其再给每幅画配上简单的文字说明。

第五，在画好后，根据当事人绘出或写出的画、文字、图形、符号询问求助者联想到什么，尽量挖掘出当事人曾经面临的情境，确立问题的根源，如来自于领导的批评和工作压力，导致自我效能感降低，出现自卑和焦虑情绪。

第六，根据陈萍出现的情况，在她讲述了在面对经理的批评，感觉到自己很无用，没有能力去完成这些事情，情绪显得特别低落后，再根据"我的家庭"为题，进行第二次绘画，了解到陈萍对家人和自己在家庭中角色的看法。员工援助师发现，陈萍在家里一直很强势，说一不二，她觉得自己非常能干，自尊心特别强。所以，当在工作中碰到困难后不愿意在家人面前表现出来，也不愿意跟丈夫沟通。

根据以上的步骤，员工援助师基本了解到陈萍目前面临的情境，对其心理状态和心理特征有个综合的评估。同时，通过对工作和家庭场景的描述，陈萍也逐步愿意跟员工援助师打开心扉，讲述自己在工作上受到的委屈和在家庭中承担责任的压力，这使得员工援助师取得了陈萍的信任，并建立了良好的关系，为下一步的心理辅导奠定了良好的基础。

（本章作者：赵然　时勘　龚会　桑志芹　江南）

# 第三章  监控干预能力

## 第一节  常见的情绪障碍

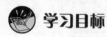 **学习目标**

➢ 理解情绪障碍的类型与表现。

➢ 熟悉情绪障碍与正常的情绪波动有何区别。

➢ 掌握抑郁症临床表现的关键特征及处置要求。

➢ 掌握情绪障碍的常用处理方法。

喜、怒、哀、乐、悲、惊、恐是人遇到不同事件时出现的七种不同情绪反应，即俗称的"七情"。如失去心爱的人，或遭遇失败后，都会感到悲伤；再如，有时会无缘由地出现情绪低落、略有伤感，这些都属于正常的情绪波动。个体情绪反应的表现形式和程度除了受到事件本身的影响外，还受到特定的文化、宗教、习俗、教育程度等背景因素的影响。情绪障碍就是以人们的情绪改变异常为主要临床特征的一组精神障碍。下面介绍几种常见的情绪障碍。

### 一、抑郁症

抑郁症是一种常见的、严重的但可以治疗的精神障碍，可见于任何年龄段。美国的调查数据显示：18 岁及以上人群中抑郁症的年患病率为 9.5%，女性患病率是男性的 2 倍。世界卫生组织（WHO）估计，全球每年有 9.5% 的女性和 5.8% 的男性经历抑郁发作。人群不同，抑郁症患病率亦有很大不同。全球估计有 1.21 亿人患有抑郁症状。国内最新流行病学调查的数据显示，18 岁及以上人群抑郁症的现患率为 2.07%，其中女性为 2.60%，男性为 1.55%。

#### 1. 抑郁症的临床表现

大多数人，包括患者本人及其亲友、综合医院和基层医院的医护人员，均对抑郁症缺乏全面的了解。抑郁症的表现形式各种各样，其主要症状是情绪低落（忧愁、高兴不起来）、兴趣减退或对任何活动无兴趣以及精力减退。为了做好平时的员工关爱工作，员工援助师务必掌握对于抑郁症临床表现的观察和判断技能。抑郁是常见的心理疾病，抑郁时有下述多项表现。

（1）每天大部分的时间感觉到忧郁、郁闷、伤心、压抑或总想落泪，或者在其他人看来总是郁郁寡欢、独自落泪（核心症状之一）。

（2）对日常活动或平时喜欢的活动兴趣减退或失去兴趣（核心症状之一）。

（3）食欲不振、没胃口、需要人督促才吃饭或者体重明显减轻（非节食目的），或者胃口特好、饭量大、体重明显增加（非增肥目的）。

（4）睡眠太多或太少，入睡困难、易醒、多梦或早醒。

（5）整天感到疲乏无力，无精打采或总想躺着。

（6）易激惹，每天坐立不安。

（7）无价值感，感到内疚或无望。

（8）不能集中注意力，犹豫不决或记忆力差。

（9）反复出现死亡或自杀的念头，甚至有具体自杀计划或有过自杀行为。

请注意：如果一个人在每天的大部分时间除了上述两项核心症状之外，至少还有上述的其他的 2～3 项临床表现，且持续存在两周或更长时间，并为此感到痛苦，对于自己的日常生活、工作、学习或社交功能产生了不良影响，则就有可能是得了抑郁症，要尽快与有关医疗单位联系。

**2. 抑郁症与情绪波动的区别**

没有经验的人，可能会将日常的情绪波动想象成抑郁症。实际上，抑郁症作为一种心理疾病，与正常人的情绪波动是有区别的。

（1）情绪波动的程度不同。作为病态的抑郁症，其情绪波动远远超过正常人的情绪波动范围。

（2）情绪波动存在质的差别。正常人抑郁情绪的波动，往往与困难的场合、挫折或事不如意等诱因有关。然而，抑郁症的情绪波动，不一定有上面所述的诱因，也可能在好事不断的情况下发病。请牢记：抑郁症患者的情绪波动和正常人的情绪波动存在质的差别。

（3）时限长短差别大。抑郁症患者情绪波动有一定时限性，通常是短期的，人们通常通过自我调适，充分发挥自我心理防卫功能，就能恢复心理平稳。而抑郁症状常持续存在，甚至不经治疗难以自行缓解，症状还会逐渐加重、恶化。

（4）抑郁症会反复发作。抑郁症会反复发作，而情绪波动不会反复发作。抑郁症每次发作的基本症状大致相似，有既往病史可以印证；典型抑郁症有生物节律性变化的特征，表现为晨重夜轻的变化规律；抑郁症的家族中常有精神病史或类似的情感障碍发作史，这一特点也是抑郁症与一般情绪波动的重要区别。

**3. 抑郁症的病因**

导致抑郁症的确切原因尚不清楚，但公认抑郁症是心理社会因素、遗传和生物学因素共同作用的结果。当一个人同时存在以下多个不良的社会、心理和躯体的问题时，就会发生生化改变，易出现如下抑郁症状：

（1）长期心理压力大。

（2）人际关系紧张或冲突。

（3）经济困难。

（4）突发的、严重的损失或所爱的亲友突然死亡。

（5）悲观厌世。

（6）自尊心低。

（7）处理问题的能力有限或常常采用逃避的策略。

（8）酒精或物质滥用。

（9）慢性躯体疾病。

（10）抑郁症家族史。

### 4. 抑郁症的治疗

抑郁症的一线治疗方法有抗抑郁药物治疗、心理治疗以及药物治疗合并心理治疗。

（1）抗抑郁药物治疗适合各种程度的抑郁症治疗。

（2）病情较轻的抑郁症患者适合接受心理治疗，心理治疗主要有人际关系治疗、问题解决治疗和认知行为治疗。

（3）较重的抑郁症患者适合接受药物治疗或药物治疗合并心理治疗。

## 二、双相障碍

### 1. 双相障碍的概念

双相障碍又称躁狂抑郁性精神病，包括双相Ⅰ型和双相Ⅱ型。双相Ⅰ型障碍的症状更为严重，曾经出现过的心境异常高涨至少有一次为躁狂发作；双相Ⅱ型的症状为，曾经出现过的心境异常高涨仅为轻躁狂发作而从未达到过躁狂发作的程度。国外研究显示，双相障碍的患病率在 1.5%～3.0%。国内最新的调查数据显示，大于（或等于）18 岁人群双相Ⅰ型障碍的现患率为 0.10%，双相Ⅱ障碍的现患率为 0.03%，它的特点既有重性抑郁发作，表现为心境低落，即为前面提及的抑郁症状，又在其他时间段出现躁狂发作或轻躁狂发作，表现为心境异常高涨或兴奋。一些案例不会出现重性抑郁发作，仅表现为反复发作的躁狂或轻躁狂发作。它与抑郁症不同，抑郁症患者一生中仅有重性抑郁发作。

### 2. 躁狂、轻躁狂的临床表现

（1）躁狂的主要表现。持续一周或更长时间的情感明显高涨（如果因此住院则不需要这么长的时间），有时表现为易激惹（因为一点儿小事而雷霆大怒或发脾气），并且至少有下述三种或四种表现（如果为情感高涨，则仅需三种；如果为易激惹，则需要四种）。

1）自我评价过高或夸大。

2）睡眠的需要量减少。

3）言语比平时多或说个不停。

4）意念飘忽或主观体验到思维过于活跃。

5）注意力不集中（很容易被外界无关紧要的事情吸引）。

6）目标指向性的活动（社交、学习、工作或性本能）增多或有精神运动性激越。

7）为一时之快而过度参与可能引起痛苦后果的行为，如狂购乱买、轻率的性行为或愚蠢的商业投资等。

上述这些表现可导致患者的日常生活、工作、学习或职业功能受到显著影响，或者需要住院以免伤害自己或他人，或者出现精神病性症状，如幻听、妄想等。

躁狂患者的自我感觉良好，兴奋、话多、语速快、声音大、难以打断，认为自己很有能力，能做很多别人做不了的事情，精力充沛，甚至感到"从来没有感觉这么好过"。他们不认为自己有病，不会主动去医院就诊或接受治疗，往往由家人、同事甚至警察协助送入医院就诊。

（2）轻躁狂的临床表现。轻躁狂的临床表现是至少持续 4 天的情感高涨、精力旺盛或易激惹，并且表现为上述躁狂症状中的三种或四种，其他人可以意识到患者的上述改变，但这些表现没有给患者的社交或职业功能造成显著影响，不需要住院，也没有精神病性症状。也就是说，轻躁狂不像躁狂那么严重。并且轻躁狂患者一般不会被人发现，往往由专业人员在询问病史或精神科检查中发现。抑郁症发作时的临床表现同前面提到的其他抑郁症的表现类似。

### 3. 双相障碍的原因及治疗

（1）双相障碍的致病因素。双相障碍是心理社会因素、遗传和生物学因素共同作用的结果；与抑郁症相比，双相障碍的遗传因素更为突出，负性生活事件是患病的重要触发因素之一。

（2）双相障碍的治疗。双相障碍的治疗以心境稳定剂治疗为主，如锂盐，抗癫痫药丙戊酸钠、卡马西平和拉莫三嗪。在躁狂期可以使用一些非典型抗精神病药，如氯氮平、利培酮、奥氮平或喹硫平，同时可使用镇静催眠药物等。在抑郁期，可以合并使用氟西汀以外的新型抗抑郁剂治疗。心理治疗以认知行为治疗为主，一般建议与心境稳定剂合并使用。

## 三、心境恶劣障碍

### 1. 心境恶劣障碍的病情

与抑郁症相比，心境恶劣障碍的病情严重程度较轻，即抑郁程度或功能受影响程度低于重性抑郁障碍；但持续时间较长，呈慢性状态。国内最新的调查数据显示，18 岁以上人群心境恶劣障碍的现患率为 2.03％。心境恶劣障碍表现为持久的情绪低落状态，至少持续两年，严重程度和抑郁症状的呈现数量达不到抑郁症的要求，且从未出现躁狂或轻躁狂发作。有时伴有躯体不适或重性抑郁发作。

### 2. 心境恶劣与抑郁症的关系

心境恶劣障碍可能是抑郁症的一种表现形式，心境恶劣障碍的亲属患抑郁症的概率显著高于其他人。

### 3. 心境恶劣障碍的治疗

心境恶劣障碍的治疗以抗抑郁剂治疗为主，特别是新型 SSRI 类药物，也可以合并应用认知行为治疗。单纯心理治疗效果不佳，采用抗抑郁剂治疗心境恶劣障碍有可能诱发轻躁狂发作。

### 四、居丧反应

#### 1. 居丧反应的概念

失去亲人、所爱的人或珍贵的物品、宠物之后，人们常常会出现不愉快的体验，即出现居丧反应或感到悲伤。居丧者会哭泣、失眠、食欲减退，神情比较恍惚，难以做出决定，感到痛苦，希望逝去的亲人能够回来，为独自活着而自责、内疚，甚至出现与死者有关的幻听或幻视。

#### 2. 完成居丧程序的意义

由于时代、文化背景、习俗、宗教信仰的差异，居丧者要求的居丧礼仪也不同。如果按照约定俗成的居丧过程和仪式完成居丧程序，有助于处于痛苦中的居丧者面对现实、正式向死者告别、缓解痛苦和逐步恢复常规生活。鉴于失去所爱的人是人生中的一个重大创伤，它可以诱发许多精神障碍，因此，从心理学角度看，完成传统的居丧程序有助于减少"迟发性"或"病理性"的居丧反应和精神障碍的出现。

#### 3. 病理性居丧反应

如果居丧反应持续时间很长或具备一些不寻常的特征（严重程度超出常规的居丧反应程度），如不吃、不喝、不睡很长时间，认为自己活着是一种罪恶（妄想），认为自己没有用、绝望、有自杀观念等，则属于病理性居丧反应。在此种情况下，需要排除居丧者是否合并其他精神障碍，如重性抑郁障碍、创伤后应激障碍或其他焦虑障碍等。

### 五、焦虑障碍

个体每天都处于一定的焦虑水平，以应对日常生活中出现的应激事件或压力，这属于正常的担忧或焦虑。正常水平的担忧或焦虑使个体恰当地评估出现的危机或问题，并做好准备去有效地采取行动、应对困难或问题。但是，焦虑障碍不属于这种情况。

#### 1. 焦虑障碍的定义

焦虑障碍是指个体出现非正常的担忧或焦虑，又称病理性的焦虑。具体来说，就是指个体出现不准确的或过分的担忧或焦虑，它不但不能使个体有效应对问题，反而妨碍其日常生活、工作、学习或社会交往。焦虑障碍包括惊恐障碍、广泛性焦虑症、特殊恐怖症、社交恐怖症、强迫症和创伤后应激障碍，且常常与抑郁共病。国内的最新流调数据显示，18 岁以上人群焦虑障碍的现患率为 5.63%。焦虑障碍的临床表现是过分的担忧，并且引发个体痛苦或影响个体的日常生活、工作、学习或人际交往等功能。

#### 2. 焦虑障碍的种类

（1）惊恐障碍。表现为反复出现的、不可预期的惊恐带来的障碍。女性患病率是男性的两到三倍。

（2）惊恐发作。指一阵强烈的害怕或焦虑发作，每次至少有下述各项中的 4 项症状，并在 10 分钟内达到顶峰：1) 心悸；2) 出汗；3) 震颤或发抖；4) 气促感；5) 窒息感；6) 胸部疼痛；7) 恶心；8) 头晕；9) 现实解体（感到周围的一切都不是真的）或人格解体（感到脱离自己）；10) 害怕失控或发疯；11) 害怕即将死去；12) 感觉异常；13) 寒颤或潮热。

多数人在惊恐发作前有过度通气，呼吸浅而快，导致呼出过多的二氧化碳，出现低碳酸血症。个体因此会出现憋气、窒息感、大声喘气、头晕和感觉异常。

请注意：惊恐发作者此后会特别关注这些症状，并把这些症状解释为躯体疾病所致，如心脏病发作等。为此发作者会频繁或反复地去看医生，做各种检查（如心电图、冠脉造影等），甚至服用药物，此后，却再没有发现支持上述症状的躯体疾病。个体因为害怕、担心再次发作而不敢独自出门或不敢独处，要求亲友、熟人或同事陪伴，甚至不去上班或工作。部分严重者可能伴发广场恐怖症。

（3）广场恐怖症。广场恐怖症典型特征是对呆在某些场所或地方感到害怕或担忧，如害怕外出、旅行、待在空旷的地方、待在拥挤的地方或排队等。这种害怕或担忧导致个体越来越不敢外出，而逐渐把自己"囚禁"在家里。广场恐怖往往由惊恐发作演变而来。

（4）广泛性焦虑症。指在至少 6 个月的时间里，多数日子对许多事件或活动（如工作或学习）过分焦虑和担心。表现为坐立不安、兴奋或紧张、容易疲劳、注意力集中困难或脑子一片空白、易激惹、肌肉紧张、有难入睡问题。

（5）特殊恐怖症。出现在某个特定情境或物体面前，感到显著而持久的害怕。一旦出现在所害怕的情境或物体面前，则立即诱发焦虑或惊恐发作，因此，会回避特定的情境或物体。最常见的恐怖类型有动物型（害怕蛇、蜘蛛、狗、鸟、昆虫、老鼠或猫等）、自然环境型（如雷电、高处或河边等）、血液—注射—损伤型（如见血、牙科等医疗检查）、情境型（如乘飞机、横穿马路、乘电梯等）和其他类型。

（6）社交恐怖症。其特征是持续对可能引发尴尬的社交情形感到明显的害怕，如害怕在公共场所讲话等。个体往往担心其他人会评价自己，如认为别人会说自己愚蠢或傻等，因此，回避这些可能使其感到尴尬的社交场景。

（7）强迫症。其特点是个体感到不想要的想法、回忆或画面反复持续地闯入自己的脑海，无法控制和摆脱这些想法、回忆或画面。这些想法、回忆或画面常常是令人不快的，且与脏、污染、伤害别人、性、暴力或亵渎神灵有关，个体认识到这些内容来自自己的头脑，并试图用想法（刻意不让自己想这些事情或刻意去想一些其他愉快的事情）或仪式行为（如反复洗手、计数或其他仪式性动作）去抵抗它，以减轻由此引发的内心焦虑和痛苦。

**3. 焦虑障碍的原因和治疗**

（1）焦虑障碍的病因。焦虑障碍往往是心理、社会、遗传和生物学因素共同作用的结果，其主要诱因是人格基础加上社会心理因素。

1）焦虑可能发生于长期经历高度应激的时候，如要做出重要的决定、要处理的事情到了最后期限、工作生活规律将发生重大改变等，此时人们需要为此做出调整，当这种调整超出正常的适应能力，或应激的强度超出可承受限度时，就可能导致焦虑的症状。

2）大部分焦虑障碍的人较为敏感、情绪化，容易忧虑、悲观，以多愁善感、古板、保守、孤僻等情绪不稳定或性格内向的人多见。

（2）焦虑障碍的治疗主要有以下几个方面：

第一，心理治疗，特别是认知行为治疗，对于焦虑障碍的治疗有明显的效果。同时也可以采用药物治疗，如选用具有抗焦虑作用的新一代抗抑郁剂。对于自我防治焦虑症，应充分认识到焦虑症不是器质性疾病，对人的生命是没有直接威胁的，因此，不应有任何精神压力和心理负担。

第二，要树立战胜疾病的信心，应坚信自己所担心的事情是根本不存在的，经过适当的治疗是完全可以治愈的。

第三，在医生的指导下学会调节情绪和自我控制，如心理松弛，转移注意力、排除杂念，以达到顺其自然，泰然处之的境界。

第四，学会正确处理各种应急事件的方法，增强心理防御能力，培养广泛的兴趣和爱好，使心情豁达开朗。

第五，在可能的情况下争取家属、同事、组织的关照、支持，解决好引起焦虑的具体问题。

第六，适当服用抗焦虑药，如安定 10 mg，每晚口服 1 次；多虑平 25 mg，每日 2 次口服；或氯丙咪嗪 25 mg，每日口服 2 次。

# 第二节  常用的心理治疗方法

 **学习目标**

➢ 理解常用心理治疗方法的理论基础。

➢ 熟悉常用的心理测评量表。

➢ 掌握常用心理治疗方法的主要步骤。

## 一、认知治疗

认知治疗（Cognitive Therapy）是引导当事人去修正不符合实际情况或功能不良性的思维、假设和信念，其主要目标就是引导当事人找出不合理的想法、假设和信念，并且去挑战它，进而采取更实际的想法和行动来平衡情绪和生活。

对于 PTSD、心境障碍、焦虑障碍或人格障碍（反社会性、边缘性、做作性、自恋性人格疾患）患者，较常使用认知治疗方法。最常用的治疗方法包括理性情绪治疗、自我指导训练和 Beck 认知治疗。

### 1. 艾里斯（Ellis）的理性情绪治疗

理性情绪治疗基于这样的假设，即非理性或错误的思想、信念是情感障碍或异常行为产生的重要因素。对此，Ellis 于 20 世纪 60 年代进一步提出了"ABC 理论"。在 ABC 理论中，A 指与情感有关系的激发事件（Activating events）；B 指信念（Beliefs），包括理性或非理性的信念；C 指与激发事件和信念有关的情感反应结果（Consequences）。通常认为，激发事件 A 直接引起反应 C。事实上并非如此，在 A 与 C 之间有 B 的中介因素。A 对于个体的意义或是否引起反应受 B 的影响，即受人们的认知态度、信念决定。

如图 3—1 所示，A（Antecedent）指事情的前因，C 指事情的后果，有前因必有后果，但是有同样的前因 A，产生了不一样的后果 $C_1$ 和 $C_2$。这是因为从前因到后果之间，一定会透过一座桥梁 B，这座桥梁就是信念和人们对情境的评价与解释。在同一情境之下（A），不同人的理念以及评价与解释不同（$B_1$ 和 $B_2$），得到的后果也不同（$C_1$ 和 $C_2$）。因此，事情发生的一切根源在于人们的信念、评价与解释。情绪 ABC 理论的创始者 Ellis 认为："正是由于我们常有的一些不合理的信念才使我们产生情绪困扰。"

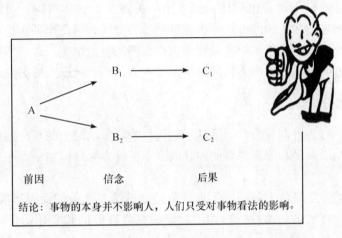

图 3—1　ABC 理论图

艾里斯的 ABC 理论后来又进一步发展，增加了 D 和 E 两个部分，D（Disputing）指对非理性信念的干预和抵制，E（Effective）是指有效的理性信念或适当的情感行为替代非理性信念、异常的情感和行为。D 和 E 是影响 ABC 的重要因素，对异常行为的转归起着重要的作用。这一点是对 ABC 理论的重要补充。

**2. 梅肯鲍姆（Meichenbaum）的自我指导训练法**

梅肯鲍姆认为，自我指导训练能有效地影响行为变化，他认为消极的内部语言是产生和影响行为失调的重要因素，并指出通过矫正消极的内部语言，用正面的、积极的自我对话可达到矫正异常行为或心理障碍的目的。

自我指导训练治疗的基本原则方法是：

（1）训练患者识别和意识到不适应的思维（内心的自我陈述）。

（2）示范适当的行为，同时用言语表达有效的行动策略，包括对任务要求的评估，自我指导循序渐进的作业，强调个人适应性和战胜克服困难的自我陈述对于成功行为的内在自我强化。

（3）患者在克服目标行为的同时大声用言语进行自我指导，此后，进一步在内心重复强化，治疗者在这一过程中给予反馈，确保用积极的解决问题的自我对话替代先前异常行为所产生的焦虑的认知活动、自我对话。

### 3. 贝克（Beck）的认知治疗

认知治疗的基础理论来自于信息加工之理论模式，认为人们的行为和感情是由对事物的认知所影响和决定的，认为人们的认知建立在自己以往经验的态度和假设基础之上。

认知治疗的基本步骤可分为：

（1）帮助患者认识思维活动与情感行为之间的联系。

（2）帮助患者辨认消极、歪曲或错误的思维，检验支持和不支持自动思维的证据。

（3）帮助改变歪曲的、错误的思维方式、内容，发展更适应的思维方式和内容。

贝克的认知疗法在原理、步骤和方法上与 Ellis 的理性情绪疗法有许多相似之处。因此，在使用该疗法时，干预者也应认识到干预的关键在于认知重构，须以认知干预为核心，在此基础上吸取行为干预的方法作为辅助手段和方式。与艾里斯理性情绪疗法重视质变不同的是，贝克认知疗法强调检验，更加重视推理和行为事实，以证实原有假设的不合理性。因而，它在同样具有说服力的同时少了一些尖锐和咄咄逼人的态势。

## 二、行为治疗

行为疗法又称行为咨询与治疗，是基于现代行为科学基础上的一种通用的新型心理咨询与治疗方法，是以减轻和改善患者的症状或者不良行为为目标的一类心理治疗技术的总称。

行为咨询与治疗学家认为，适应不良行为是通过学习或条件反射形成的习惯，因此，可按相反的过程进行咨询与治疗。行为治疗方法在心理咨询和心理治疗中发挥着重要作用，该方法应用于治疗恐怖症、强迫症、焦虑症、抽动症、肌痉挛、口吃症、贪食厌食症、烟酒和药物症，以及慢性精神分裂症等。系统脱敏治疗、松弛反应训练和生物反馈技术都属于行为治疗的范畴。

### 1. 理论基础

（1）操作条件反射。早期的行为主义心理学认为，一切心理活动都是从刺激到行为的反应，都可以简化为刺激—反应（S—R）的活动和单纯的适应功能。所谓刺激是指引起机体行为的内部和外部的变化，而反应则是指构成行为最基本成分的肌肉收缩和腺体分泌。巴普洛夫提出的经典条件反射理论认为，人和动物的心理活动，包括人的一切智慧行为和随意运动都是无条件反射基础上形成的条件反射。斯金纳提出操作条件反射，其基本规律是：自发性行为在先，强化在后；行为表现的频率随该行为造成的结果而改变（效果律）；取消强化物可使原已习得的操作行为消退（消退律）。与经典条件反射实验相比，操作反应是自发性的，虽有条件刺激和条件反应，但无明确的非条件反应出现。在行为主义看来，任何复杂的行为以及变态的行为都来自学习，尤其是早期的行为实践。

（2）班杜拉的社会学习理论。该理论是由美国心理学家班杜拉（Albert Bandura）于1977年提出的，其主要关注于观察学习和自我调节在引发人的行为中的作用，重视人的行为和环境的相互作用。班杜拉着重探讨个人的认知、行为与环境因素三者及其交互作用对人类行为的影响。以往的研究一般都忽视了社会变量对人类行为的制约作用，而通常是用物理的方法对动物进行实验，并据此来建构它们的理论体系，这对于生活于社会之中的人的行为来说，似乎不具有科学的说服力。由此，班杜拉主张要在自然的社会情境中而不是在实验室里研究人的行为。

**2. 主要方法及技术**

（1）系统脱敏法。这一方法于20世纪50年代由精神病学家沃尔帕所首创，它是整个行为疗法中最早被系统应用的方法之一。最初，沃尔帕是在动物实验中应用此法的。他把一只猫置于笼子里，每当食物出现引起猫的进食反应时，即施以强烈电击。多次重复后，猫即产生强烈的恐惧反应，拒绝进食。最后，发展到对笼子和实验室内的整个环境都产生恐惧反应。即形成了所谓"实验性恐怖症"。然后，沃尔帕用系统脱敏法对猫进行矫治，逐渐使猫消除恐惧反应，只要不再有电击，最终回到笼中就食也不再产生恐惧。此后，沃尔帕便把系统脱敏疗法广泛运用于人的临床实践。

实施这种疗法时，首先要深入了解患者的异常行为表现（如焦虑和恐惧）是由什么样的刺激情境引起的，把所有焦虑反应由弱到强按次序排列成"焦虑阶层"。然后，教会患者一种与焦虑、恐惧相抗衡的反应方式，即松弛反应，使患者感到轻松而解除焦虑。进而把松弛反应技术逐步地、有系统地和由弱到强的焦虑阶层同时配对出现，形成交互抑制情境（即逐步地使松弛反应去抑制那些较弱的焦虑反应，然后抑制那些较强的焦虑反应）。这样循序渐进地、有系统地把那些由于不良条件反射（即学习）而形成的、强弱不同的焦虑反应，由弱到强一个一个地予以消除，最后，把最强烈的焦虑反应（即所要治疗的靶行为）也予以消除（即脱敏）。异常行为被克服了，患者也重新建立了一种习惯于接触有害刺激而不再敏感的正常行为，这就是系统脱敏疗法，也称交互抑制法。它在临床上多用于治疗恐怖症、强迫性神经症以及某些适应不良性行为。

（2）厌恶疗法。厌恶疗法是一种帮助人们（包括患者）将所要戒除的靶行为（或症状）同某种使人厌恶或惩罚性的刺激结合起来，通过厌恶性条件作用，从而达到戒除或减少靶行为出现的目的。这一疗法也是行为治疗中最早和最广泛被应用的方法之一。在临床上多用于戒除吸烟、吸毒、酗酒、各种性行为异常和某些适应不良性行为，也可以用于治疗某些强迫症。

厌恶刺激可采用疼痛刺激（如橡皮圈弹痛刺激或电刺激）、催吐剂（如阿扑吗啡）和令人难以忍受的气味或声响刺激等，也可以采取食物剥夺或社会交往剥夺措施等，还可以通过想象作用使人在头脑中出现极端憎厌或无法接受的想象场面，从而达到厌恶刺激强化的目的。

（3）行为塑造法。行为塑造法是根据斯金纳的操作条件反射原理设计出来的，目的在于通过强化（即奖励）而造成某种期望出现的良好行为的一项行为治疗技术。一般布置逐步晋级的作业，并在完成作业时按情况给予奖励（即强化），以促使增加出现期望获得的良好行为的次数。有人认为，最有效的强化因子（即奖励方法）之一是行为记录表，即要求患者把自己每小时所取得的进展正确记录下来，并画成图表。这样做本身就是对行为改善的一种强大推动力。根据图表所示的进展，治疗者还可应用其他强化因子，当作业成绩超过一定的指标时即给予表扬或奖励。此外，还可采用让患者得到喜爱的食物或娱乐等办法，通过这种方式来塑造新的行为，以取代旧的、异常的行为。为了使治疗效果得以保持和巩固，在应用这一治疗方法时，需要特别注意如何帮助患者把在特定治疗情境中学会的行为转换到家庭或工作的日常生活现实环境中来。此法的适用范围包括帮助孤独症儿童说话，改善或消除恐怖症、神经性厌食症、肥胖症及其他神经症的行为，也可以用来改善或促进精神分裂症病人的社交和工作的行为。在社会教育中，可用于对低能者的训练以及用于治疗某些性功能障碍等。

（4）暴露疗法。暴露疗法是一种主要用于治疗恐怖症的行为治疗技术。其治疗原则是让患者较长时间地想象恐怖的观念或置身于严重恐怖的环境，从而达到消退恐惧的目的。1967年斯坦夫尔和列维斯首先报告一种使患者逐步暴露于恐怖情境来治疗恐怖症的行为疗法，这便是最早使用的暴露疗法，当时称为爆破疗法。此法与系统脱敏疗法有某些共同之处，就是都需要让患者接触恐怖的对象（事物或情境）。但它们之间又有不同之处。

1）在暴露疗法实施过程中，恐怖情境出现时无需采用松弛或其他对抗恐怖的措施。

2）暴露疗法需让患者暴露于恐怖情境的时间较长，如治疗严重的广场恐怖并伴有严重焦虑的患者，每次治疗时间约需2小时或更长。

3）系统脱敏法一般仅能对较轻的恐怖症有效，而暴露疗法则常用于治疗严重的患者。

4）暴露疗法不仅可用于个别治疗，还可用于集体治疗。如对广场恐怖症可对5～6名患者同时进行治疗，即同时暴露于恐怖情境中，疗效与个别应用时相同。

（5）松弛反应训练。松弛反应训练是一种通过自我调整训练，由身体放松进而导致整个身心放松，以对抗由于心理应激而引起交感神经兴奋的紧张反应，从而达到消除紧张和强身目的的行为训练技术。通常的松弛反应训练技术只要产生松弛反应都必须包含四种成分。

1）安静的环境。

2）被动、舒适的姿势。

3）心情平静，肌肉放松。

4）精神内守（一般通过重复默念一种声音、一个词或一个短句来实现）。

根据国内外的实验研究证实，松弛反应训练能产生如下的生理效应：交感神经系统活动、耗氧量降低，心率、呼吸率减慢，收缩压下降，脑电波多呈α波等。一般说来，能产生松弛反应的疗法都能对抗紧张和焦虑。松弛反应疗法由于简便易行，还可以自我训练，故它不仅是系统脱敏法的一个重要环节，而且与生物反馈仪并用可收到生物反馈治疗单独进行时所得不到的效果，对于高血压、失眠、头痛、心律失常以及各种由于心理应激（紧张）所造成的疾患都有良好的疗效。今天，各种松弛反应训练技术在世界各国已广泛地成为人们用以增强体质，预防和治疗疾病，特别是慢性病的一种有效方法。而且还广泛地运用于体育竞赛、文艺表演以及一切可能产生紧张、焦虑的情境，以对抗紧张和焦虑，从而保持和发挥良好的竞赛和表演效果。

（6）生物反馈治疗。生物反馈治疗是一种借助于电子仪器，让人们能够知道自己身体内部正在发生变化的行为矫治技术。通过生物反馈治疗有助于患者调整和控制自己的心率、血压、胃肠蠕动、肌紧张程度、汗腺活动和脑电波等，几乎包括所有的身体机能的活动情况，从而改善机体内部各个器官系统的功能状态，矫正对应激的不适宜反应，达到防治疾病的目的。

生物反馈是在 60 年代开始由美国心理学家米勒根据操作性条件反射学习理论，首先在动物身上进行内脏反应训练的实验研究，于 1967 年首次获得成功，从而创立了这一崭新的治疗技术。按照传统的观念，骨骼肌（随意肌）是人能够随意控制的，而内脏和腺体等平滑肌（不随意肌）则受自主神经支配，是不能随意控制的，米勒所创立的生物反馈技术第一次打破了这一传统观念，用科学事实证明，通过特殊的学习和训练，人也可以学会知道和随意地控制自己的心脏、血管、胃肠、肾脏和各种腺体等内脏器官的活动，就像随意控制骨骼肌群那样。临床实践证明，生物反馈确实是一种行之有效的行为治疗技术。生物反馈和松弛反应训练相结合，可以使人更快、更有效地通过训练学会使用松弛反应来对抗并消除一般的心理、情绪应激症状；同时在临床上已被广泛地应用于治疗各种心身疾病、神经症和某些精神病。

## 三、认知行为治疗

认知行为治疗（CBT）是在认知治疗基础上结合行为治疗发展而来。大量的循证依据证明，认知行为治疗可有效治疗多种精神障碍，如抑郁症、创伤后应激障碍（PTSD）、其他焦虑障碍、进食障碍、物质滥用或依赖，也可以用于双相障碍、精神分裂症的辅助治疗。

### 1. 认知行为治疗的定义

认知治疗中所指的认知包括解释、寓意、预测、评判、归类、记忆、表象、自我对话、知觉、归因、结论、假设、信念等。认知治疗以精神病理学的认知模型为基础，是一种相对短期、目标取向的、结构化的心理治疗。认知治疗涉及疾病的认知概念化（即精神障碍的具体诊断）和来访者的概念化（具体的案例分析）。在认知行为治疗中既会用到认知技术，也用到行为技术，同时还会用到问题解决、情绪管理、环境改变、生物学方法、人际关系、支持和试验等技术。

### 2. 认知理论模型

认知治疗学派认为，心理障碍与功能不良性自动化思维有关。也就是说，个体如何看待自我经历、事件或环境对于情绪、行为和生理反应的影响，即思维影响情绪、行为和生理反应。引发痛苦、烦恼、烦躁、焦虑、郁闷或悲观的不是事件或情境本身，而是如何看待这一事件或情境。因此，改变功能不良性思维可导致症状的改善；改变影响功能不良性思维的功能不良性信念也可导致更持久的改善，甚至可达到预防疾病复发的目的。同样，思维、情绪、行为和生理反应这四者之间相互影响，改变其中任何一个，就会影响到另外三个。例如，从行为改变入手，可以导致思维、情绪和生理反应的改善。认知涉及三个层面，具体内容如下：

（1）自动化思维（表象）。自动化思维（表象）（多数是情境化的）是指一个人脑海中闪过的念头、想法、话语或图像。一般由具体的情境引发，为最浅层面的认知。例如，经历过车祸的人再遇到交通事故，以前车祸的场面就会马上闪现在脑海里，此即自动化表象。

（2）中间信念。中间信念包括准则、态度和假设，位于自动化思维和核心信念之间。假设往往以"如果……那么……"的形式存在，表达的是符合一定条件后结果会怎样；准则、规则或态度通常是泛泛的概念，与情境无关，涉及的是事情应该如何或者人们应该如何做等。例如，"如果我不胜任的话，那就太糟糕了"。

（3）核心信念（图式）。核心信念（图式）为非条件性的，即最基础或最深层面的信念，具有完整性、固定性和过分概括性。一个人的人生观、世界观或价值观就属于核心信念的范畴。例如，"我不值得爱""我不招人喜欢""这个世界是肮脏的""其他人会伤害我"等。如图3—2所示是Judith S. Beck（1995）的认知治疗理论模式图，图3—3举例说明了核心信念对个体的影响。

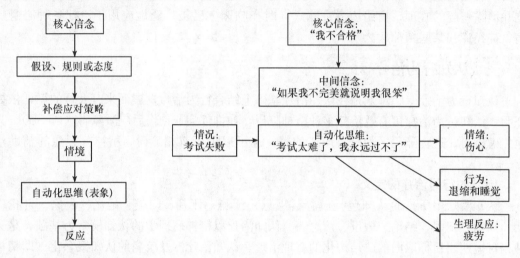

图3—2　认知行为治疗理论
　　　　模型图

图3—3　核心信念对个体的影响

### 3. 认知与认知治疗

（1）认知的本质。认知的本质是指人脑在信息处理过程中往往存在验证性偏倚，倾向于首选与心境保持一致的信息处理过程。例如，一个人最近做了一件很没面子的事情后，看见周围人的窃窃私语，怎么都觉得像是在议论自己。

（2）认知治疗。认知治疗就是通过一定的技术让个体能够意识到自己的认知偏倚或认知歪曲，从而学会主动修正自己的认知歪曲，建立认知灵活性就是通过认知重建来达到改善情绪、恢复日常功能的目的。

### 4. 自动化思维的特征

自动化思维通常在人的脑海中自发产生，可以是言语、也可以是图像或回忆；常常是短暂的、一闪即逝的。很多情形可以引发自动化思维，如发生的某一具体事件，脑海中出现的其他想法、意象或记忆、特定的情绪、行为乃至生理反应都可以引发自动化思维。个体往往不会留意其自动化思维，但比较容易觉察到与自动化思维有关的情绪或身体感觉。个体即使留意到其自动化思维，常常会把它们看做正确的并加以接受。我们常说的直觉或第一印象就属于自动化思维的范畴。对于抑郁、焦虑障碍等患者来说，虽然自动化思维有时是对的，但很多情况下自动化思维要么不对，要么仅有一点儿是对的，这就被称作认知歪曲（谬误）或思维陷阱。常见的认知歪曲有如下 12 种情况：

（1）两极化思维。又称非黑即白思维、全或无思维、非对即错思维，即把情形看成两极化而非连续体。例如，"如果我这件事没有成功，我就是一个失败者"。

（2）灾难化思维。即消极地预测未来，而不考虑其他更可能发生的结果。例如，"我如此郁闷，我不可能做好"。

（3）低估正性信息。即不合理地告诉自己：积极的经历、行为和品质不重要。例如，"我把这件事情做好了，但这并不意味着我有能力，只是我运气好"。

（4）情绪推理。又称感情用事，即自己认为的事情是对的或真实的，因为自己如此强烈地感觉到它或实际相信它，而忽略或低估相反的证据。例如，"我知道我在工作中做了许多事情还可以，但我仍然感到自己是个失败者"。

（5）贴标签。即给自己或他人贴上一个固定的、通用的标签，而不考虑那些更合理地引发灾难化结论的证据。例如，"我是一个失败者""他不好"。

（6）夸大或缩小。又称正性贬值，即当评估自己、他人或一个情形时，不合理地高估消极面、负面，而低估正面、积极面。例如，"成绩中等就证明我多么的不合格""得了高分也不意味着我聪明"。

（7）心理过滤。即过分关注负性细节，而非全部。例如，"因为我的得分中有一个很低（其中也有高分），这意味着我的学习很差"。

（8）读心症。即认为自己知道别人是怎么想的，而不去考虑其他更合理的可能性。例如，"他在心里看不起我"。

（9）过度概括。又称以偏概全，即针对目前的情况，做了一个过度的负性概括。例如，"因为我在那样的情境下感觉不舒服，因此我不可能在那里交到朋友"。

（10）个人化。即认为其他人消极的行为源于自己，而不考虑有关他们行为的、更合理的其他解释。例如，"那个人这样侮辱我，是因为我什么也做不好"。

（11）"应该"或"必须"声明。即对于自己或他人应该如何做，有一个确切的且固定的想法，并当这些期望未达到满足时，则过高估计坏的结局。例如，"我犯了一个错误，这太可怕了"。

（12）管状视野。即只看到一个情形的消极面。例如，"我儿子什么事情也做不好、做不对""他在学习上不刻苦"。

**5. 认知重建**

认知重建（也称认知调整）大致可分为以下四个步骤：

（1）识别或引出自动化思维

1）来访者感受到的是某一情境下自己的情绪变化、行为改变或身体上的不适感觉，往往不会意识到自己头脑中与之相应的自动化思维。因此，就需要在下述情况下通过提问引出其自动化思维。

第一，在治疗过程中注意到来访者的情绪变化或加重；

第二，当来访者向你介绍其问题情境或一段时间他的情绪出现变化；

第三，让来访者运用想象介绍具体的情境或事件，通过其想象就好像发生在现在一样；

第四，让来访者和我们做角色演练，重现具体的情境。

2）最常采用的引出自动化思维的问题是："刚才你脑子里出现了什么想法或画面？""刚才你的直觉是什么？""刚才你的第一印象是什么？""刚才你想到了什么？"

（2）分析自动化思维。分析这些自动思维是如何影响个体的情绪、生理反应和行为的。运用贝克的认知理论模型来分析具体的自动化思维给个体带来的情绪、行为和生理反应，以帮助来访者理解自己的状况和治疗的立足点。

（3）质疑来访者的自动化思维。对每一个自动化思维进行"逻辑分析"以发现认知歪曲，从而促进认知的灵活性。治疗师可以通过以下苏格拉底式提问，来质疑来访者的自动化思维。

1）正反两方面的证据是什么？支持这个想法的证据有哪些？反驳这个想法的证据有哪些？

2）有没有其他的解释？最糟糕的情况下会发生什么？你能忍受吗？最好的情况下会发生什么？最可能的结局是什么？

3）你相信这一自动化思维的结果是什么？你改变你的想法后，结果又会怎样？

4）如果真的是这样的话，有关……最糟糕的情形是什么？有关……比较差的情况是什么？

5）如果这是真的话，那又怎样？那对你来说，意味着什么？

6）如果你的朋友、家人或其他亲人在这样的情形下，有这种想法，你会对他（她）说什么？

7）看待这一情形最合理的方法是什么？

8）现在你应该做什么？

（4）创建一个"合理的替代思维"。自动化思维只是对事件或情境的一种解释，而且这种对事件或情境的解释在很大程度上会出现信息处理过程中的验证性偏倚（即心境一致性偏倚）。因此，在假定某个解释正确之前，通过找出更多的可能让来访者考虑所有可能的解释。这样，就可以帮助个体逐步跳出单一僵化、负性扭曲的信息处理惯性，即调整认知歪曲，达到认知重建的目的。

抑郁思维是僵化的负性思维，针对让抑郁患者烦恼的事件，当他能够试着找出其他解释，这个寻找其他解释的过程就会对抗和削弱患者思维的僵化、负性程度。在很多情况下，几乎不可能有机会去证实其中的任何一个解释是正确的，这样，就可以假设每一个解释都和患者原来持有的、且认为是正确的解释（即自动化思维）一样，有可能是正确的。因此，这个过程就可以使其学会考虑其他可能性，即学会对事件有一个全面的认识，使其认识到他在解释事件时经常出现的主观片面性，即过分关注事情的负面。这样就可以帮助他逐步跳出当局者迷的误区（参见阅读材料 3.1：与负性自动化思维相应的合理的替代思维）。

#### 6. 引出核心信念

自动化思维是受到核心信念支配的，也就是说，个体如何看待自己、这个世界和未来影响着他的自动化思维。因此，可以运用箭头向下技术引出核心信念，然后，评估与调整这个信念，从而帮助来访者真正地改变；但调整核心信念需要的时间较长，很多来访者不会有时间或不愿意做出这样的改变。

#### 7. 激活与改变行为

（1）激活。安排来访者记录自己的日常活动及相应的情绪，从而找出让他感觉好、且适合自己的具体方法，然后，做出具体的活动安排，鼓励他尝试。如可以根据来访者的具体情况，安排他从事一些让他感到愉快的活动，如在浴缸里泡澡、规划自己的职业发展、考虑完成学业后会怎样、整理东西、放松、慢跑、想想自己完成的一整天的事、听音乐、回忆过去的聚会、躺在草地上晒太阳、分析职业变化趋势、笑、考虑过去的旅行、听其他人说事、读杂志或报纸、与好朋友共度傍晚、结识新朋友、穿性感的衣服、计划聚会、骑自行车、游泳等。因为这样做就会往生活中添加愉快的事情，使来访者更多地体验到愉快，从而使其能够与抑郁斗争。

（2）改变行为。通过专门的方法来激发个体去改变行为，例如，使用"应对卡"就是一个可行的办法。在卡片上写明自己认可、接受自己出现的这些负性感觉，认识到它会过去的，督促自己不断地去改变行为（可参见阅读材料 3.2：如何使用"应对卡"激发个体改变行为）。

### 四、家庭疗法

#### 1. 家庭疗法的概念

家庭疗法（Family Therapy）又称家庭治疗，是以家庭为对象而施行的心理治疗方法。协调家庭各成员间的人际关系，通过交流、扮演角色、建立联盟，达到认同等方式，运用家庭各成员之间的个性、行为模式相互影响，产生互为连锁的效应，改进家庭心理功能，促进家庭成员的心理健康。

#### 2. 家庭疗法的历史背景

家庭治疗产生于 20 世纪 40 年代后期，50 年代是家庭治疗的奠基年代。1962 年是家庭治疗发展史上具有里程碑意义的一年。这一年"家庭治疗"这一名称得到学术界正式确认，本专业的第一份学术刊物《家庭作用》（Family Process）创刊。

家庭治疗对精神分裂症、情感性疾病、心身疾病、儿童青少年情绪和行为障碍以及婚姻问题都有相当疗效。目前，家庭治疗在北美、欧洲及拉丁美洲各国都颇具规模，从业人员众多，医疗业务兴旺，理论及临床研究都很活跃，围绕这一领域的专业杂志已达 80 多种。在我国，现在也有越来越多的专业人员开始从事家庭治疗的研究与应用工作。

#### 3. 家庭治疗的模式

（1）主要流派。作为以家庭为干预对象的治疗形式，家庭治疗本身并不是一个单一的治疗门派，而是一个兼容并蓄的体系。在这个体系中包含着若干从理论取向到治疗技术取向都不尽相同的派别或模式。根据对于情感、理智和行动不同程度的强调，家庭治疗的主要流派可被分为三种类型。

1）情感学派。如撒梯尔和威塔克。他们最为关注家庭内部交互作用中情感的敏感化、表达和解释。

2）理智学派。如鲍文、佛拉莫、波斯左梅尼、史梯尔林。这些人推崇认知和理智地解决问题的方法。

3）行动学派。如海里、帕罗阿多小组、米兰小组、明纽琴及行为治疗家。他们偏好对家庭发号施令和布置家庭作业。除此以外还有功能派、构造派、策略派、鲍温派、经验派和交流派等说法。

（2）治疗模式。家庭治疗的治疗模式各不相同。然而，所有这些学派都有一个共同点，把整个家庭作为治疗对象，并采取积极的干预策略。一方面力图打破原有的僵局；另一方面重建健康的交流和行为模式。针对家庭出现的不同心理问题，可采用不同的家庭治疗模式。主要的家庭治疗模式有以下4种。

第一，结构性家庭治疗模式。这一治疗模式的重点放在家庭的组织、关系、角色与权力的执行上，使用各式各样的具体方法来纠正家庭结构上的问题，以促进家庭功能的改善。例如，家庭成员间的自我界限划分不清，没有自主独立的角色，犹如粘在一起的"混合体"，可用"家庭形象雕塑技术"帮助家人了解各自的权利、义务、角色，并把治疗重心放在建立家庭成员间应有的界限上。

第二，行为性家庭治疗模式。行为性家庭治疗的着眼点放在可观察到的家庭成员之间的行为表现上，即建立具体的行为改善目标与进度，充分运用学习的原则，给予适当的嘉奖或惩罚，促进家庭行为的改善。

第三，策略性家庭治疗模式。这一模式的特点在于对家庭问题的本质有动态性的了解，并建立一套有步骤的治疗策略，着手更改认知上的基本问题，以求家庭问题得到有层次的改变。例如，一个成年的孩子仍依赖母亲，无法独立自主地应付社会刺激，治疗策略应先把重心放在如何协助母亲"放走"自己的孩子，不要"不放心、舍不得"；接着探讨为何父亲没有发挥应有的作用去协助妻子教育孩子；还可把治疗重点移到父母所扮演的角色上，或是夫妻之间的情感问题上，以便解决因夫妻关系不调，使得妻子把情感重点放在孩子身上，潜意识地希望孩子永远陪伴自己，以弥补心理空虚。策略性家庭治疗就是要了解这一切的来龙去脉，并制定治疗的先后步骤与策略。

第四，分析性家庭治疗模式。这一模式是以心理分析来了解家庭各成员的深层心理、行为动机及亲子关系的发展，主要着眼于了解、并改善家庭成员在情感表达、满足欲望方面的处理方式，以促进家人的心理成长。

#### 4. 家庭治疗的步骤

不管运用何种治疗模式，家庭治疗的进行从开始到结束，须按下列步骤进行。

（1）开始阶段。在治疗之初，施治者应将求治者家庭治疗的性质做简要的解释，说明互相要遵守的原则，以便治疗工作顺利进行。施治者在治疗早期，要用心让求治者家人接纳自己，并共同寻找问题的所在及改善的方向。

（2）进行阶段。在此阶段中，施治者需运用各种具体方法，协助家人练习改善个人及彼此之间的关系。其中，最重要的是要时时去处理家庭由于行为关系改变所产生的阻力，适当地调整家庭系统的平衡变化与发展，以避免一些成员变好的同时，而另一些成员却变得更坏。

（3）终结阶段。求治者家人要养成自行审察、改进家庭病理行为的能力与习惯，并维持住已纠正的行为。施治者宜逐渐把领导权归还给求治者家人，恢复家庭的自然秩序，以便在治疗结束后，家庭仍能维持良好的功能，并继续发展与成熟起来。

在实施家庭诊断与治疗之前，施治者要了解"个人"与"家庭"之间的各种病理关系，即个人症状与家庭成员心理问题的相互关系。应以动态的目光，仔细分析"个人心理问题"与"家庭心理问题"到底有何种关系，待正确认识并确诊之后，才能进一步决定如何处理个人与家庭的心理问题。在上述各种情况下，施治者最应注意的是：所谓个人心理所表现的症状，实际是源于家庭内的人际关系问题，因此，要依靠家庭治疗，才能解除个人的心理问题。

### 5. 家庭治疗的特点

家庭治疗的特点在于将着眼点放在全家人身上，注重家人的相互往来、人际关系及家庭机能的执行情况。因此，家庭治疗的特点体现为以下几点：

（1）以"家庭"整体为重点。家庭治疗的一个基本观点就是，脱离只对某"个人"关心的立场，而把注意力转移到"家庭"这个整体上。

（2）运用系统的观点与看法。施行家庭治疗运用系统的观点，要注意个人、兄妹、夫妻、家庭与大家庭各系统的相互关系与影响；要以系统论观点来了解夫妻两人或一家人的因果动态关系，并且考虑系统的整体结果、意义与效果。

（3）以"人际关系"分析成员间行为。跟婚姻治疗一样，家庭治疗也要注重人际关系以及相互间的人际影响，来了解家人的心理行为。

（4）以群体观念了解全体家庭成员。从家庭施治者及家庭行为研究者的角度来看，家庭是一个特殊的小群体，是由婚姻关系及有血亲关系的人员所组成，是私密性、长久性、发展性的小群体。因此，要用群体组织、权力分配、领导角色、沟通、情感与关系诸观念来把握其团体的心理与行为，同时要以"家庭发展"的眼光来了解家庭的心理与行为的发展，即随婚姻的关系及子女的出生、成长与分离等经历分为各个不同的发展阶段分别进行治疗。

### 6. 家庭治疗的原则

由于家庭是由一群有特殊关系的成员组成的，他们有特别的感情，而且长久生活在一起，其心理治疗与一般心理咨询有所不同，要注意以下治疗原则：

（1）淡化理由，注重感情。由于家庭成员关系特殊，假如发生了什么问题，不能像对待外人一样，单靠说理来追究原因与责任；也不能依靠处罚配偶或子女来解决问题，而要考虑到"情"的一面。因为夫妻或家人都是"自己人"，只要让对方有诚心、关心、相爱的感觉，问题常会很快地得到解决。所以，注重感情，很多事都可能解决。

（2）抛弃过去，关心现在。虽然求治者的早期经验及经历可以帮助我们了解其行为的来龙去脉，但从家庭辅导与治疗的立场来看，需要注重的是家人目前所遭遇的困难与问题，以及如何调整、改善、适应现在大家所面对的情况。只有如此，才能把握他们要求辅导、治疗的动机，才能继续治疗过程。

（3）忽视缺点，强调优点。一个人也好，一对夫妻也好，一家人也好，当其心情不好、情绪恶劣时，所想所讲的都是对方的缺点、坏处，而忽视好处、优点。因此，关系越恶化，希望也越渐淡薄，好转也越不易。所以，施治者要用心帮助他们从负转正，由"短"转"长"。一般说来，施治者可用"改观重组"的技巧，帮助家人将同样的事情换一个观点或立场，往好的方向去解释。

（4）提供辅导，不代替决定。在进行家庭治疗的过程中，施治者只能提供意见，协助分析求助问题的利弊及可能遭遇的结果，以便求治者自己做出决定。千万不能越俎代庖，替夫妇或家人做主，决定重大事情。

总而言之，家庭是每个人心理发展的摇篮，也是日常生活的基地，对个体的心理与生活影响重大。当前，随着现代社会的发展，家庭内部也在发生变化，包括家庭结构、家庭关系，尤其是夫妻关系和亲子关系。因此，家庭关系深受不稳定因素的威胁，所以，家庭治疗尤为必要。而家庭治疗也已经成为继精神分析、行为治疗、人本主义心理治疗之后极有影响力的四大心理治疗流派之一。

## 五、现实疗法

### 1. 现实疗法的定义

现实疗法（Reality Therapy）是由美国精神病学家威廉·格拉塞（William Glasser）所开创的一个心理咨询和心理治疗流派，是帮助来访者控制行为、在生活中做出新决定或克服困难并进行选择的疗法。

现实疗法从格拉塞对一些困难的或难处理的人群（如女少年犯）的咨询中产生。1965年，格拉塞的《现实疗法》一书问世是现实疗法正式推出的标志。此后，现实疗法就以其一直受欢迎的特点迅速得到关注与推广，并被广泛地应用于学校、监狱、戒毒中心、社区和其他社会服务机构，尤其是在学校咨询和辅导中大受欢迎。

### 2. 现实疗法的基本依据

（1）对自己的行为负责。现实疗法建立在控制理论的基础上，假设人们可以对他们的生活、行为、感受和思想负责。格拉塞坚持用科学模型、控制论来定义现实疗法的观念。

（2）有成功的统合感。现实疗法对人的一个基本假定是：每个人都力求较好地控制自己的生活，以达到一种"成功的统合感"（Success Identity）。格拉塞认为，人是有一些基本需要的。在早期理论中，格拉塞提出两种需要：爱的需要和自我价值感需要。一个人需要去爱人，也需要被人爱，感到自己在别人眼里是重要的，体验到自己是一个有价值的人，这是非常重要的。格拉塞提到人有五种基本需要：生存、归属、力量感、乐趣和自由。这些需要都得到较好的满足的人，就体验到成功的统合感。而具有"失败的统合感"的人，他们相信没有人爱自己，觉得自己卑微渺小，没有能力做任何有意义的事情，对自己的问题也无能为力。在格拉塞看来，有心理困难，需要咨询和治疗帮助的人就是具有失败的统合感的人。

（3）有合适的行为。一个总是生活在一个"现实的"世界中的人，要满足他的基本需要，体验到成功的统合感，就必须在现实环境中有合适的行为。只有做出合适的选择，产生合适的行为，才有可能从与环境的关系和与他人的关系中获得需要的东西。从这个意义上说，一个人的命运取决于自己，必须自己对自己负责。

### 3. 现实疗法的目标和重点

（1）治疗目标。是指现实治疗追求的目标。

1）帮助来访者认清什么是他们真正需要的，认清他们为什么需要这些。

2）辅助他们对自己当前的所作所为进行分析评价，看看现有行为对满足来访者的需要而言是否有益、有效和负责。

3）协助他们选择负责任的行为，制订建设性的行动方案，以便做出改变，达到对他们自己生活的有效控制。因此，负责任的行为是现实治疗的核心目标，负责任的行为其含义是"满足自己的需要，而在这样做的时候，其行事方式又不剥夺他人满足自己需要的可能性"（格拉塞）。

（2）治疗重点。根据现实疗法的分类，行为由四种成分组成，即行动、思维、情感体验和生理反应，根据格拉塞的行为控制理论，从控制的有效性或容易程度来说，比较容易控制的是行动，其次是思维。因此，现实治疗把治疗过程的重点放在行动——可观察的行为上。它并非完全不理会情绪感受，但它总是从情感与行动和思维的关系、联系的角度来谈论情感。相信随着个人成功地控制其行动，其情感体验也会随之改善。格拉塞说："我们不能够命令自己感到好受些，但我们能够命令自己做得更好些，而做得更好些会使我们感到好受些。"

### 4. 现实疗法的过程

格拉塞在《心灵停泊所：现实疗法的新方向》一书中阐述了应用现实疗法的八条原则。这些原则构成了现实治疗者在治疗过程中的行动指南。这八条原则的实施要领如下：

（1）发展相互卷入的咨访关系。现实治疗非常重视咨询者和当事人之间的个人关系，它把这种关系叫做相互的"卷入"。在咨询者这方面，要以个人化的、真诚的、理解的态度对待来访者，创造一种亲密、相互信任的关系气氛。重点是让来访者感到咨询者信任他有能力做出负责任的行为来；感到咨询者对他的接纳和尊重，从而体验到自我价值感。这种关系不能让来访者感觉他可以依赖咨询者。

（2）探讨焦点集中于当前行为。现实治疗者坚持把焦点集中在当前行为上，如果讨论涉及情感，那么，现实治疗者总是设法使之与行为或行动联系起来。同时，咨询者也应尽可能把重点放在当前的和将来的行为上，不要太多去涉及过去。探讨当前行为的主要目的是让来访者意识到自己正在做什么，判断这种行为是否能够满足自己的需要，是不是负责任的行为。对过去的行为进行讨论只在两种情况才是合适的：一是为了证明过去行为的无效、无益，二是为了给将要做出的行为改变寻找合适的行为。

（3）帮助来访者评价自己的行为。评价行为的标准是看行为是否有助于满足自己的需要。当然，还要兼顾行为是否妨碍他人和社会的利益。但评价不应由咨询者来做出，而是来访者的责任。咨询者要尽量保持客观态度，只是鼓励、支持来访者做出评价。由于来访者要客观地正视自己的不适应行为比较困难，往往不能看出那些习以为常的行为的自损状况，所以，咨询者要积极主动地行事，设法迫使来访者做出客观的评价。

（4）帮助来访者选择、设计负责任的行为。如果来访者肯定地认识到自己的行为是不适当的、不负责任的，咨询者就可以帮助他重新考虑现实的、负责的行为，制订出一个新的行为方案。此时，咨询者要注意：

1）咨询者不能越俎代庖地代来访者选择行为，把自己认为合适的行为强加给来访者。

2）要密切地参与选择、评价新行为的活动，如果来访者的选择不合理，要引导他认识这种不合理的深层次原因。

3）新的行为方案不能太复杂、太难，要注意其成功的可能性。

4）坚持要求把行为方案以书面形式写下来，搞出一个类似行为合同一样的计划。

（5）帮助来访者承诺履行行动计划。让来访者承诺将会负责地履行自己的行动计划，这种承诺是对他（她）自己，也是对约定的行为计划和咨询者负责。通常需要做一些鼓励和强化工作，以激发来访者的行为动机。在多数情况下，咨询者可以要求员工把承诺以书面形式写入行为合同。

（6）不接受来访者未履行计划的开脱。如果来访者未能按计划行动，除的确发现计划本身不可行，需要修改的情况以外，咨询者不接受任何解释和借口，在这一点上应表现得非常坚决。在处理这类问题时，咨询者会根据不同情况分别对待，始终要注意两点：一是坚持计划必须执行，二是避免生硬、攻击性的态度。

（7）不惩罚，但要来访者承担行为后果。现实治疗者坚决摒除对来访者进行惩罚。如果来访者未能按计划去做，他不会受到咨询者的责难、鄙视或任何别的惩罚，但他应该承担自己不负责任的行为所导致的自然结果。格拉塞认为，惩罚有诸多弊端，其中最重要的是会强化来访者的失败感，以及无价值感和无能感，而这正是现实治疗力求避免的东西。行为后果则不同，它是行为的逻辑结果，是自然现实的东西，它使来访者认识到个人须对自己的行为负责。这个认识不是外人灌输给他的，是现实教给他的。行为后果对来访者同样有鞭策和激励作用，但不会去惩罚那些弊端。

（8）鼓励来访者决不放弃。在治疗过程中，当遇到困难、阻力时，咨询者要表现出百折不挠的劲头，也鼓励来访者不要放弃。格拉塞认为，放弃不仅意味着承认失败，而且意味着接受失败。咨询者如果放弃，其榜样作用会感染来访者，损害咨询关系，增加来访者的无价值感；而咨询者如果不放弃，同样可以通过榜样作用感染来访者。如果由于计划不周或者其他无法克服的原因导致行为失败，咨询者应该设法避免来访者把责任归咎于自己，而应该客观冷静地从计划、外在条件方面找原因。既不放弃，也不顽固地坚持不当的行动路线。

虽然上述八条原则是一个分阶段、有步骤的过程，但也有灵活机变性。在这八条原则中，卷入关系是最基本的原则，其他原则及其派生的策略和方法都要在真诚、接纳的个人卷入关系中来展开和实施。

**5. 现实疗法的独特之处**

现实疗法与其他治疗方法相比，具有如下独特之处。

（1）不涉及心理诊断，只涉及心理健康。现实疗法否认传统心理学中有关心理疾病的概念，认为用焦虑、人格变态等术语来对心理障碍分门别类，是导致对人的问题的理解发生偏差的根源。因此，现实疗法不涉及心理诊断，只涉及心理健康，这就是负责任的结果，反之，就是不负责的行为。

(2) 强调的是意识，而不是本我或无意识。现实疗法拒绝精神分析的治疗方法，强调的是意识，而不是本我或无意识。根据现实疗法的主导思想，强调无意识有可能导致忽视患者的不负责行为，使之找到回避现实的借口。因此，现实疗法主张，应当弄清患者有哪些有意识的行为不令人满意。通过考察其目前的生活状态，帮助他寻找现存的错误及其原因，并予以改变。

(3) 希望产生成功的积极品质。现实疗法不去查究患者过去的失误，而是力求寻觅当前生活的意义，这是因为一个人的过去是无法挽回的。治疗者应当侧重发掘患者潜在的力量，以及希望产生成功的积极品质，而不是产生悲伤或其他消极问题。通过广泛地探索患者现在生活的各个方面，治疗者能够促成患者之间的交往，从而发挥其潜能。

(4) 让患者自己去体会后果。现实疗法避免简单的说教，避免使用批评和反驳访谈者的言语，因为这些做法对行为的改变是无效的，它不仅会强化患者失败的自我识别，而且还会损害双方关系。相反，现实疗法主张让患者自己去体会行为所带来的不良后果。

(5) 患者学会自己分析行为。现实疗法强调自我评估，即患者应当对自己的行为做出评价，以便确定造成自己生活失败的原因。只有当患者开始学会分析自己哪些行为是对人对己不利的、哪些行为是建设性的，克服心理障碍才会变得可能，只有在这个时候，他们才开始懂得如何改变现在的生活方式。

总之，治疗者不仅要帮助患者弄清自己的生活目标，而且还要帮助他们认清阻碍自己实现目标的障碍，找出实现目标的各种途径。

### 6. 对于现实疗法的评价

(1) 现实疗法的贡献。现实疗法的最大优点是能在短时间内处理意识中的行为问题，并且提供一种结构，使当事人与治疗者能够据此对改变的程度与性质进行评价；同时，现实疗法的许多重要原理已应用在多元文化社区内的咨询工作上，尤其在跨文化治疗工作中。从事现实疗法的治疗者会尊重当事人的文化价值观，从而协助当事人去探索目前的行为如何满足自己与别人。

(2) 现实疗法的局限性。现实疗法的主要限制是：并未适当地强调潜意识、过去历史的影响，以及儿童时期的创伤经验、梦的治疗价值及移情作用等在咨询历程中的角色，似乎将重心完全地放在个体的意识层面，而未考虑那些内心压抑的冲突与潜意识的力量对人们的思考、感觉、行为及选择产生了影响。

(3) 多元文化咨询的限制。首先，对作为弱势群体的当事人而言，现实疗法未考虑他们每天在生活中所面对的环境因素，而这些环境因素确实限制了他们在生活中去满足其需求。如果治疗者不考虑这些环境因素的限制，当事人可能会感觉到自己并未被了解。

其次，必须考虑到多元文化因素。有些弱势群体的当事人非常不愿意陈述其需求，因为他们所受的文化熏陶并不鼓励自己袒露其欲望。因此，治疗者必须把现实疗法加以软化，不能强迫当事人袒露其欲望，否则当事人会因此感到陌生与不安，进而中止治疗。

**【阅读材料3.1】与负性自动化思维相应的合理的替代思维**

下面举例说明与负性自动化思维相应的合理的替代思维。如针对下述抑郁症患者常见的负性自动化思维。

①我不能做到这一点。

②我的负性思维如此多、如此负性、如此顽固，以至于如果我让它们浮出来的话，它们会毁掉我。

相应的替代思维可以是：

①我能够有力量做到这一点。

②想法仅仅是想法而已，它不一定有力量控制我。

③通过认识到自己正在以一种固定的、有人帮助的方式来核对这些想法，就会逐步击退我的恐惧，所以，我也能够从这一过程中获益。

④我不必继续遭受这些负性的、歪曲的想法的折磨。

⑤教会来访者在日常生活中进行自我询问，以发现和修正自己常见的认知歪曲：

我是否在看问题的极端？（全或无思维）

我是否拿出一个个案并把它视作常态？（以偏概全/过度概括）

我是否在挑出一个情况的负性细节，而忽略它的其他方面？（心理过滤）

我是否在否定好的经历？（正性贬值）

我是否过早得出负性结论，即使没有事实支持这一点？（过早断论）

我是否在夸大事情的重要性，或者将事情的后果灾难化？（夸大）

我是否因为感觉到什么而认为某事将会发生？（情绪推理）

我是否让自己承担事实上我不应该承担的责任？（个人化）

**【阅读材料3.2】如何使用"应对卡"激发个体改变行为**

使用"应对卡"激发个体改变行为，就是把找出的对抗消极情绪和行为的话写在一张随身携带的卡片上，当来访者感到心烦、郁闷、不开心或绝望时，通过读卡片上的内容，来告诉自己做些什么来改善不良情绪；或者在卡片上写明自己认可、接受自己出现的这些负性感觉，并且认识到它是暂时的、会过去的；也可以把自己劝慰一个抑郁或焦虑的朋友说的话，写在应对卡上，自己对自己这么说。

下面列举一些常用的应对卡内容：

(1) 有一些比什么都没有好。

(2) 一些比太多好。

(3) 开始意味走向成功。

(4) 千里之行，始于足下。

(5) 行动先于动机。

(6) 不必感觉喜欢才去做，只要去做就行了（抑郁偷走了你的动机，所以做事情比较难，提醒自己采取行动就有帮助）。

(7) 虽然我感觉我不喜欢它，但我是否喜欢它无关紧要。我仍然能够去做它。

(8) 尽管我现在做这毫无意义，但如果一些事情能让我愉快或给我以成就感，它就不是毫无意义的，因为那有助于我与抑郁做斗争。

(9) 我现在认为它太难了，我永远也不可能变好。但它难并不意味着我不能变好。它是过程而不是结果，重要的是做。

(10) 我能做，即使我认为不喜欢做。

(11) 我能做，即使我不想做。

(12) 我能做它，即使我认为你不喜欢它。

(13) 只要去做它！做了，就有可能感觉好些。

(14) 哭很容易，但是哭只会让我更抑郁，并导致绝望感和更多烦心的想法，比如不值得活着，所以我必须强迫自己去做，去打败抑郁。

(15) 当我认为不值得活着时，我必须提醒自己活着是值得的！

(16) 我热爱自然、爱丈夫和生活中的许多事情。

(17) 感觉糟糕仅仅是暂时的，它会逐渐远去。

(18) 我可以试试它，试试并不会失去什么。

(19) 我能做它，就像我服药和安排约会一样。

(20) 即使我不想要它，我也能够做它。

(21) 为了摆脱痛苦去做。

(22) 为了我的孩子去做。

(23) 我的抑郁和绝望感使它看起来不可能，而实际情况并非如此。

# 第三节　心理危机与干预

 **学习目标**

➤理解心理危机的定义与临床表现。

➤熟悉心理危机干预的原则和步骤。

➤熟悉心理危机干预方法与技术。

自然灾害和人为灾害使人类的生活充满危机。前者常见的有洪水、泥石流、火灾、地震等自然灾害，也涉及一些人为性的灾难和危机事件，如战争、意外事故（车祸、空难、火车相撞、沉船）、矿难、疾病传染、家庭变故、人质劫持和核泄漏事故等。本节主要介绍个体遭遇意外或创伤事件时所导致的个体心理危机及其干预流程，而关于组织如何应对突发事所导致的危机，则在"危机应对能力"一章中介绍。

## 一、心理危机及其临床表现

### 1. 危机与心理危机

危机是一种混乱和解体的暂时状态。危机，顾名思义，意味着"危"险和"机"遇并存，处理得当，可以在有限的时间里促进个体的成长和改变，产生积极的结果；处理不当，则可能使情况变得严重。心理危机主要是指个体遭遇因某事件或境遇成为无法忍受的困难，且无法应用个人资源或应付机制来解决，而产生的情感、认知和行为方面的功能障碍。

### 2. 心理危机的临床表现

处于心理危机状态的个体，其临床表现可能是多种多样的。

（1）情绪改变。焦虑，烦躁，暴躁易怒，愤怒，紧张，恐惧，怕见人，抑郁或情绪不稳，兴趣减退，脆弱，哭泣，惊慌失措，或表面平静却眼神游离等。

（2）认知改变。侵入性画面、声音或气味，注意力不集中，遗忘，过度警觉，不信任他人，自责，或有罪恶感等。

（3）躯体不适。失眠，食欲改变，头痛，腰酸背痛，或感到疲劳等。

（4）行为改变。躲避，回避，呆坐沉思，麻木，模仿行为，或过分投入其他事情或活动，话多等。

（5）攻击破坏性。问题严重时，可出现攻击破坏性行为、自杀、他杀、酒精或物质滥用或依赖等。

## 二、心理危机干预的目标和原则

### 1. 心理危机干预的目标

心理危机干预就是提供应急性的心理支持，具体目标包括：（1）稳定引起痛苦的症状或体征；（2）缓解引起痛苦的症状或体征；（3）恢复当事人的各种功能；（4）必要时转诊或随访，以便当事人获得进一步的支持或治疗。简言之，危机干预的目标就是使处于危机中的人重新获得心理控制，让其至少恢复到危机发生前的功能水平。

### 2. 心理危机干预的原则

心理危机干预的原则如下。

（1）确认存在痛苦或功能障碍。动员危机干预团队对严重的突发事件做出反应，然后，针对观察到的让当事人痛苦的体征或报告的症状（需要干预的依据）及出现的功能障碍，积极实施最恰当的危机干预策略。因此，危机干预的前提是有依据表明，个体存在痛苦或功能障碍，而不仅仅是事件本身的出现（严重的突发事件），因为许多经历创伤的个体有天然的自我恢复机制，不需要外来的心理支持。

（2）明确干预的优先顺序。进行危机干预时，要明确心理危机干预工作的优先顺序，因为并非所有引起急性痛苦的体征和症状都需要处理。

（3）干预工作体现个性化。在分析个人经历时，一些个体以认知为取向，而另一些个体以情感为取向。以认知为取向的个体从危机中恢复时，往往不受或少受个人情绪的控制，能够获取解决问题和恢复自我控制方面的信息和帮助。相反，以情感为取向的个体，倾向于宣泄式的情绪舒缓，以及以共情为基础的干预。

（4）干预人员心理准备就绪。危机干预的时机取决于危机干预人员心理上的准备就绪，而非实际逝去的时间。

（5）选择最佳时机、策略和战术。应选择最佳的危机干预策略和战术，选择中应体现：1）针对具体的事件；2）针对受影响的具体人群；3）在最佳的时机开展危机干预。

## 三、心理危机干预的步骤和方法

### 1. 心理危机干预的步骤

危机干预一般分为六个基本步骤：界定问题、确保安全、提供支持、找出可能的解决办法、制定计划和获得当事人按计划实施的承诺。现分述如下。

（1）界定问题。危机干预之前需要先评估当事人的平衡状态、能动性、自主性、认知、情绪等精神状况及自杀的危险性；然后，根据评估结果确定干预的主要问题和目标。

（2）确保安全。在危机事件发生后最初的几小时到几天应该提供危机干预，首要的目标就是确保当事人生命安全。然后，再考虑其他问题。

（3）提供支持。接近当事人，了解他们的需要和要求；倾听、安慰和照顾，当然，不要勉强其交谈，这种交流就是提供基本的心理支持，创造危机干预的外部环境。

（4）找出解决办法。综合分析存在的身心问题之后，选出可能的有效的干预措施。这里，要根据个体的具体状况决定干预的次数，究竟是一次干预还是连续性的干预。此时，干预的重点是正常化当事人的反应，即面对如此突发异常事件，出现有别于日常状况的情绪、行为或生理反应是自然的，以解除当事人的担忧、焦虑和害怕，同时帮助他重新获得社会支持。

（5）制定干预计划。在制定干预计划时，要考虑到不同阶段的干预措施的差异，例如，在最初的危机干预之后，对于当事人所出现的正常应激反应和困难，应立足于重建和保持他在实际生活中的功能和人际关系，使其尽快履行日常社会职能，同时提供后续的心理康复服务，加速其康复过程，还要预防严重心理问题的发生和适应不良的行为的出现。

（6）获得当事人按计划实施的承诺。必须获得当事人按计划实施的承诺，才能进行具体的危机干预，可以采用社会心理干预方法，也可以根据情况对症选用药物治疗方法。对于那些严重案例，需提供持续的社会支持服务、心理状况评估甚至转诊服务。

### 2. 心理危机干预的方法

在进行危机干预和后续的心理社会支持服务中，可以选用如下具体干预方法：

（1）缓解当前压力及应对。针对目前存在的问题，制定解决问题的具体方法，并运用这些方法提高自控感，增强控制当前压力和解决现实问题的能力。

（2）安排日常的工作和生活。要把缓解压力，增加人际之间的互动与日常的工作与生活要求结合起来，以预防、减少抑郁和不良适应行为的发生。

（3）培养积极的思维方式。为了减少非适应性的评价和负性感知对情绪的不良影响，要学习从积极的、有帮助的角度去考虑问题。

（4）寻求和增强社会支持。让个体通过安排的各种活动，逐步投入到社会支持网络中去，以防止其退缩行为的发生。

（5）减少诱发的痛苦体验。通过逐步暴露以尽量减少与危机有关的图像、声音或回忆等个体心理上的痛苦体验，巩固危机干预的成果。

### 四、心理危机干预的技术

在进行心理危机干预的时候，可以采用以下一些干预技术，如建立安全关系、关注情感表达、倾听和共情等。

**1. 建立安全关系**

在建立安全的干预关系方面，员工援助师的自信和镇定非常重要。首先，建立安全关系尽量安排在一个安静、独立的环境中，即使在当时外部环境缺乏类似境况，也要尽量寻找和创造一个这样的环境，给被干预者一个轻松、自由的空间。同时，在恢复当事人建立安全感的过程中，员工援助师要向其展示出强有力的自我功能，传递出"灾难过去了，事态控制住了，你现在安全了"这样的信息，给被干预者带来积极的正性影响，这有助于稳定被干预者的心态，帮助他恢复一部分自我功能。如果被干预者受伤比较严重或是儿童等个体时，可以借助毛绒玩具来帮助其重新建立依恋关系，恢复安全感。

**2. 关注情感表达**

对经历心理创伤的个体进行心理危机干预，比较重要的干预技术是促进被干预者表达情感，帮助其将深层情感浮现，促进心理整合。当事人在经历了危机事件后，往往会出现更多闯入性的画面，并表达出一些情感和个人的体验。有些当事人还会回避情感表达，甚至压抑和转移当前话题。员工援助师要通过支持和肯定的言语、手势或者一定的共情方式，帮助被干预者去表达个人体验，并促进情感宣泄和心理整合。特别是对具有情感回避和阻抗倾向的当事人，要不断鼓励，通过信任关系和安全氛围的建立，促进其情感的表达。

**3. 善用倾听技术**

倾听是心理危机干预中另一个非常重要的技术。一个很好的倾听者应能有效地促进被干预者的情感表达，并改善被干预者的孤独感和寂寞感，给予其心理支持，可以通过非语言行为，如表情、姿势等传递出对当事人的关注，也可以通过回应、参与等方式来促进当事人的表达。如非言语行为在体现善于倾听方面，主要是通过五种方式来表达：面向被干预者、开放的身体姿态、身体略微前倾、保持良好的目光接触（传达温暖、关切、支持）和身体放松等技巧，就是善于倾听技术的体现。

心理倾听主要是采用多种方式去观察和回应。认真观察被干预者的表情、姿态和变化，并分析与之相关的潜在意义；在被干预者表达过程中，要适当给予回应，通过点头、眼神鼓励、平静表达等，表现出自己对其的理解、认同等，获得对方的信任。

**4. 适度表达共情**

共情是站在当事人的角度去体会和理解其感受，并给予恰当的反馈，表达出与对方存在共同感受。主要应做到以下几点：

（1）要从被干预者的角度出发，设身处地地体验对方的内心世界。

（2）通过语言准确地表达对被干预者内心体验的理解。

（3）借助非言语行为，如目光、表情、动作变化、姿势等，表达出对被干预者的内心体验的知晓。

（4）表达共情应该适时、适度，因人而异。

## 五、异常行为与心理监控

个体的冲动、攻击和破坏等明显的异常行为往往会伤及本人、周围人或造成财产的巨大损失，对社会的危害性大，因而常常受到特别的关注，还可能严重影响当事人的日常生活、学业、社交或职业功能。因此，异常行为已成为个体心理危机干预的重点内容之一。

### 1. 产生异常行为的原因

（1）冲动性障碍。冲动性既与自杀、暴力和攻击行为有关，也与成瘾行为有关，如吸毒和病理性赌博。最常见的是冲动控制障碍、酒精或毒品使用障碍患者出现的冲动性攻击行为。冲动控制障碍表现为多次失去控制的冲动性攻击发作，以致出现严重的狂暴行为和破坏财产的行为；发作当时所表现的攻击程度与心理社会应激诱因不成比例，这些表现无法用其他精神障碍来解释。

（2）蓄意行为。是指有犯罪倾向和严重人格障碍的人蓄意采取的暴力或破坏行为，如反社会型人格障碍或边缘性人格障碍。

（3）情绪激动失控。少部分看似正常的人在情绪激动失控时也会出现冲动、攻击乃至破坏行为。

（4）"非理性"且缺乏动机。常见的是精神病患者如精神分裂症和双相障碍患者出现的"非理性"且缺乏动机的暴力行为。非常严重的暴力、破坏行为会触犯法律，如杀人、强奸和纵火。

（5）酒精或毒品使用障碍。酒精或毒品使用障碍有酗酒或吸毒史，并且因为酗酒或吸毒影响自我料理、工作、生活或人际交往等功能。

（6）边缘性人格障碍。边缘性人格障碍的人情绪不稳定，多数时间感到愤怒，常常因为一些小的事情而在高兴与不高兴之间来回摆动，人际关系忽冷忽热，且常有自伤和自杀行为。

### 2. 异常行为的识别与治疗

（1）全面评估。对于有冲动、攻击和破坏行为等异常行为的个体，需要首先全面评估其精神状况和人格特征，才能有针对性地给予相应治疗或处理。为了早期识别有冲动、攻击或破坏行为倾向的个体，也可以采用中文版的 Barret 冲动量表（BIS II）或 Buss & Perry 攻击量表进行评估，得分越高，个体的冲动或攻击倾向越高。

（2）治疗措施

第一，对于冲动控制障碍、酒精或毒品滥用或依赖、人格障碍患者的暴力或破坏性行为的治疗，主要依赖心理社会治疗、认知行为治疗、精神动力学治疗和支持性心理治疗；也可根据个体是否合并抑郁或焦虑症状而决定是否应用新型抗抑郁剂进行治疗。

第二，对于冲动控制障碍个体，即使伴发焦虑症状，也应避免使用苯二氮卓类抗焦虑药，以避免药物成瘾乃至更加难以控制冲动。

第三，对于具有反社会人格障碍的个体，无论药物治疗还是心理治疗，效果均不明显，因为他们很难通过心理治疗与治疗师建立治疗关系。但无论如何，如果能够由经验丰富的心理治疗师为他们提供长期的心理咨询和心理治疗服务，对于他们学会理性处理现实环境中的问题会有所帮助。随着时间的推移和年龄的增长，他们也可能逐渐成熟而变得不那么富有攻击性。

第四，对于有边缘性人格障碍的个体，可以采用辩证行为治疗方法。

第五，早期识别和恰当治疗精神分裂症和双相障碍患者，如使用抗精神病药物或心境稳定剂，可以显著降低此类患者的易激惹性，有效预防其暴力行为的发生。

第六，如果单纯因为出现暴力事件而提供治疗，则治疗的目的是降低暴力行为反复出现的频度和严重程度。在此种情况下，可以采用认知行为治疗，如引导个人进行愤怒管理，以减少其攻击行为的发生。

第七，如果有自杀危险性，首先要进行危机管理和自杀干预。但对于正常人的攻击暴力行为则较难识别与预防，将在下一节专门讨论。

+·+·+·+·+·+·+·+·+·+·+·+·+·+·+·+·+·+·+·+·+·+·+·+·+·+·+·+·+·+·+·+·+·+·+·+·+·+·+·+·+·+·+

### 【阅读材料3.3】禁不住的疑虑与回忆

**问题背景**

小赵为某理工大学大一女生，因不断的回忆过去而怀疑自己患有心理疾病，因而来到心理咨询室寻求帮助。小赵是独自来咨询的。落座以后，自称最近情况不好，认为又犯病了。小赵说，在她读初、高中时就常有类似的情况，每到这时，情绪就特别不好，她说这与她的家庭，尤其是与她的父亲关系比较大。父亲是军人，脾气很不好，经常大吵大嚷，受其父的影响，她也经常大声讲话，一到家就不能平心静气地交流。但在学校则完全不同。她从小就是一个听话的孩子，学习好、守纪律，初中时还担任过班长。不过，那时也经常独自一人发呆，爱幻想，想得很多很多，如将来的工作、生活、家庭和婚姻等，很怕将来找一个像父亲那样的人。也经常想一些没什么意义的问题。例如，在回家的路上，经常想见到某人时，应以什么表情出现或应先说什么等。她还说自己的计划性特别强，甚至都想计划到每一分钟干什么。但一旦完不成计划，就会自责。

小赵的父母都是大学毕业，哥哥也有大学文化水平。父亲从小对她要求很严格，要求她做事要有计划，房间、书桌等收拾得十分整齐。小赵从小就怕父亲，说话小心翼翼，干事畏手畏脚。她非常恨她的父亲，恨他心胸狭隘、容不得人，总是板着面孔，"教训别人好像是他的职业"。她觉得在那个家快待不下去了，家里几乎天天有"战火"，并认为她的父亲、哥哥都有心理疾病，母亲又太软弱温顺。

从小赵交来的中学时的日记可以看出，她早在几年前就非常痛恨自己及周围的一切，不满意自己的过去和现在，对自己做过的事情想来想去，反复总结和分析。小赵也称自己很固执，常常以自我为中心，强烈地排斥别人，认为没有人能理解她，疑心较重，时常处于孤立的境地，这又增加了她一份烦恼。

通过对小赵的进一步了解，发现她的强迫观念主要是以强迫回忆为主的。主要症状是对刚做过或早已过去的事情要反复回忆，想不去回忆却又控制不了自己，有时连童年时代的经历也要反复回忆，明知回忆这些事毫无意义，但是又没有办法，这可能是强迫怀疑而导致了强迫回忆，对此她感到非常厌烦和苦恼。

对于小赵的问题，该如何判断小赵的状况，应该提供怎样的咨询呢？

**案例分析**

本案例属于强迫性神经官能症，强迫症的特点是有意识的自我强迫与有意识的自我反强迫同时存在，二者的冲突导致小赵的紧张不安，十分痛苦。小赵知道强迫症状是异常的，但无法摆脱。具体来说，产生强迫症的主要原因有以下几点：

1. 家庭环境及病前人格特征与发病有关

在小赵的成长环境中，受父亲的影响最大，由于父亲过于严厉，经常大吵大嚷等，受其父的影响，她也经常大声讲话，对自己也要求苛刻。小赵病前表现为拘谨、古板、犹疑、做事认真、过分注意细节、井井有条、要求十全十美等，这种人格特征易于在身体健康不良或长期心身疲劳时引起心理疾病。小赵之所以在初、高中阶段认为自己能控制，主要因为当时学习压力较大，分散了大部分精力。一旦考上了大学后，长期深藏的心理问题就明显地暴露出来。

2. 认知错误对发病有重要影响

案例中小赵不能完成计划就自责，痛恨自己及周围的一切，疑心重等，说明她对事物有错误的认知和信念。错误的、不合理的信念必然导致不良的情绪和行为。要改变某人的情感体验、情绪表现和外表行为，必须改变其对外界事物的认识、判断和处世态度，即改变认知。

**专家建议**

1. 对咨询师的建议

第一，心理治疗需要一个过程，咨询师需多次与求助者面谈，才能逐渐解决问题。

第二，综合运用各种方法，在咨询初期可以采用放松训练，引导小赵学会放松，进而教之森田疗法的基本观点，让小赵接受自己的症状。

第三，咨询中后期采用认知疗法中的合理情绪疗法，使小赵增强自信，学会与不合理的信念辩论，改变错误的认知。每次面谈后都要求小赵做自我分析的家庭作业，与自己不合理的信念进行辩论，关键是要找准不合理信念。只有纠正这些错误观念，才能改变不良的情绪和行为。

第四，配合家庭治疗，建议家人理解小赵，创造有利于小赵改变的家庭气氛。以消除过分焦虑不安状态，使症状逐渐减轻。

2. 对求助者的建议

第一，放松自己，对症状持无所谓的宽松态度，不回避、不紧张，积极配合临床咨询师的治疗。

第二，通过自己的努力，完成咨询师布置的自我分析家庭作业，逐步放弃非理性信念，并简单记录每次战胜自我的经验，增强自信心。

第三，积极配合医生及家人进行家庭治疗，对自己治疗成功充满信心。

# 第四节　自杀的原因及预防

## 学习目标

➢ 理解自杀的主要概念。

➢ 熟悉自杀的原因及识别。

➢ 掌握自杀的评估与干预方法。

自杀行为是人类有史以来就存在的一种社会现象，是生理、心理、生物、政治、社会和文化等因素综合作用的结果。估计全球每年 100 万人自杀死亡，即全球每 40 秒就有一个人自杀死亡；全球每年的自杀未遂人数为 2 000 万左右。因此，自杀行为是最重要的社会问题和公共卫生问题。

### 一、自杀的主要概念

为了便于理解和交流，将常用的自杀学术语和定义介绍如下。

#### 1. 自杀及分类

自杀又称自杀死亡，是指以死亡为结局的蓄意自我伤害行为。著名的法国社会学家 Emile Durkheim 将自杀的原因分为三类。

（1）利己性自杀。个体不能恰当地融入社会，并且感到孤独和社会隔离，因而产生自杀行为。

（2）利他性自杀。个体过分紧密地融入社会，并且把社会的需要置于个人的需要之上，认为自杀可以解脱，并且对他人有利。

（3）失范性自杀。因为当事人的社会或道德准则混乱、对这些准则认识不清，或感觉不到他们的存在而产生自杀行为。其核心假设是：当社会不能给人们提供必要的特定强度水平的社会目标和准则时，最脆弱的个体会自杀。因此，要降低自杀率，必须增强社会的整合力和成员之间的相互支持。

#### 2. 自杀未遂

自杀未遂是指有明确的死亡意图或者可以推论出其有死亡意图，而采取的非致命性的自我毁灭行为。曾被称为准自杀、蓄意自伤、非致命性的自杀行为等，这些术语统统属于自我伤害行为。具体名称不同，概念内涵也有所不同。

#### 3. 自杀意念

自杀意念又称自杀意图、自杀念头、主动自杀念头或自杀想法。涉及范围很广，可以从短暂地认为生命无价值和有死亡愿望，到有具体的自杀计划及满脑子都是自杀念头。一般来说，狭义的自杀念头是指有伤害或杀死自己的想法，即有主动自杀念头。

### 4. 自杀计划

自杀计划即个体为实施自杀行为考虑或制定的具体计划，如考虑自杀时间、地点、方式、日期、安排后事、写遗嘱等。

### 5. 被动自杀愿望或念头

被动自杀愿望或念头，指希望外力或通过偶然的机遇结束自己的生命，而非自己主动去结束自己的生命。如希望自己一觉睡过去，不再醒来；希望自己死去；希望自己出门不慎被车撞死而非自己主动撞车等。

### 6. 自杀倾向

自杀倾向包括所有与自杀有关的行为和想法，如自杀死亡、自杀未遂、有具体计划的自杀意念、无具体计划的自杀意念和自杀交流等。

### 7. 自杀高危人群

自杀高危人群指那些比一般人群自杀率高的人群，他们具备一项或多项自杀危险因素。

## 二、自杀的原因

由于自杀是罕见事件，很难通过前瞻性研究验证哪些因素是自杀的原因，因此，自杀的原因探讨实际上是自杀的危险因素的探讨。

### 1. 生理、心理、社会和遗传等危险因素

自杀有着许多生理、心理、社会和遗传等危险因素。研究发现，自杀行为的危险性与年龄、性别、抑郁情绪、负性生活事件导致的急性和慢性心理压力、自杀未遂既往史、亲友或熟人的自杀行为史、童年早期的生活经历和精神障碍等因素有关。失眠与自杀意念、自杀未遂和自杀死亡的危险性增加有关。个体具备的危险因素越多，其自杀的危险性越高。

### 2. 自杀与精神障碍

在我国自杀死亡者中，63％的自杀者自杀当时有精神障碍，自杀未遂者中40％当时有精神障碍，其中主要为心境障碍；其次为精神病性障碍；第三位为酒精（物质）使用障碍。对于自杀未遂者，人格障碍和焦虑障碍也较常见。

## 三、评估自杀的危险性

当人们说活着真累、生活没有一点儿意义、流露出轻生想法或者甚至出现自杀行为时，需要评估其自杀倾向的严重程度。为了准确地评估其目前状况，需要找一个适合谈话、安静且不被打扰的场所，并确保有足够的时间与当事人进行交流，这是因为，想自杀的人通常需要更多的时间吐露自己的想法。然后，在有效倾听的基础上评估自杀的危险程度。

### 1. 自杀临床评估

自杀临床评估主要有以下内容。

（1）目前的精神状况和诊疗经历。

（2）目前有关死亡和自杀的想法。

（3）目前的自杀计划：具体方式、准备程度、计划多久实施、遗书等。

（4）支持系统（家人、朋友等）。

（5）急性压力。

（6）慢性或长期的压力。

（7）躯体和精神疾病史和就诊治疗史。

（8）个体、亲友和熟人既往的自杀行为史。

为了有效地预防自杀和自杀未遂，需要了解哪些人有自杀的危险性，即通过一定的技术手段识别出自杀的高危人群，这可以通过相应的量表评估来实现。理想的情况是，了解哪些人有即刻自杀的危险性，甚至预测高危个体会在什么时间自杀，但这种评估非常困难，几乎难以实现；也就是说，目前还没有办法通过心理测查、临床检查或生物学检测等手段来准确地预测个体短期内的自杀行为。

**2. 自杀危险性评估**

自杀危险性评估的主要内容是评估与自杀倾向有关的症状、已知的自杀危险因素以及个体处理急慢性压力的能力。由于国内63%的自杀死亡者和40%的自杀未遂者自杀当时有精神障碍，其中最主要的是抑郁症；因此，自杀危险性评估量表的重要组成部分之一是抑郁评估。常用的自杀危险性评估量表有贝克自杀意念量表、贝克绝望量表、贝克抑郁量表、贝克焦虑量表等。尽管可以通过量表评估来了解个体自杀的危险性，但量表评估不能代替临床判断，应结合使用。

## 四、自杀干预措施

**1. 表现出尊重和关心**

面对有自杀倾向的人，需要保持镇静、真诚和坦率，倾听、理解、关注他的感受（共情），表现出支持和关心，尊重接纳他的想法。

**2. 寻找自杀之外的其他解决办法**

在评估自杀的危险程度后，找出促使其选择死亡的原因和继续活下来的理由，与其一起寻找自杀之外的其他解决办法，并鼓励他去尝试其他解决办法；确保其远离自杀工具或场所，如远离刀具、高层、江河、农药或其他致死性毒药或药物等；找出其信任的其他亲友来一起提供帮助。如果个体的危险性高，安排人24小时陪伴。

**3. 切忌不恰当的咨询表现**

在自杀干预的过程中，应避免经常打断他的谈话，同时应切忌下列表现：忽视问题的严重性；表现出震惊、尴尬或惊恐；以恩人自居或要人领情，虚假地允诺一切都会好；刺激他去自杀，言语冒昧或模糊；认为他的问题微不足道，给予虚假承诺，或让他独自待着。

**4. 药物治疗或生物治疗**

对于符合精神障碍诊断标准的个体，可以根据具体诊断选用药物治疗、心理治疗或合并治疗。对于自杀念头强烈者，为挽救其生命，可以强制其入院接受治疗；必要时可使用无抽搐电休克治疗（MECT）以迅速消除其自杀念头，然后，再用药物治疗巩固维持疗效。

### 5. 心理治疗

由于多数有自杀倾向的个体不符合精神障碍的诊断标准，且自杀危险性与负性生活事件和急慢性心理压力有关；因此，提供恰当的心理治疗就显得非常重要。研究证实，心理社会干预技术和具体的心理治疗方法能有效降低自杀危险性、自杀行为的发生率和死亡率。心理治疗，如认知行为治疗、问题解决治疗、人际关系治疗、辩证行为治疗和精神动力学治疗等不仅能增强病人对治疗的依从性，显著降低自杀意念的严重程度，减少自杀行为的发生及减轻相关症状，而且能有效地治疗抑郁症、焦虑障碍和边缘性人格障碍。针对特定技能缺陷开展心理治疗也有好的效果，如增强个体的情绪调节、冲动控制、愤怒管理或人际交往等能力。

## 五、自杀事件后干预

### 1. 发布正规信息

迅速安排有媒体应对经验的人员对内、对外发布正规信息，防止媒体因对自杀案例的非理性报道而引发脆弱个体出现"模仿自杀"。鉴于现代社会网络信息发达，任何试图掩盖自杀的行为都是徒劳无益甚至是有害的。要及时发布相关事实以合理引导媒体报导，是自杀事件后进行事后干预的要务之一。

### 2. 危机后减压团体辅导

减压团体的目的是稳定情绪，接纳反应，建立社会支持系统，并筛选出需要进一步辅导的个人。减压过程分成六个步骤。

第一步：介绍。团体领导者进行自我介绍，介绍团体规则，仔细解释保密问题。同时，介绍大家认识，建立一种信任关系。

第二步：谈事实。请参加者描述他们所经历的压力事件以及自己的一些实际情况，询问参加者在这些事件中的所闻、所见、所嗅及所为，这里强调每一位参加者都要发言。

第三步：谈感受。询问有关当前感受的问题，如"事件发生时您有何感受？""您目前有何感受？""以前您有过类似感受吗？"同时，该阶段要关注以下方面：要去正确了解个体对环境和情境的看法；在谈论过去事件时，觉察所选择谈论的主题；要领悟此刻团队成员心中最关心的事；协助个体看到许多因素造成压力事件，减少员工的自责。

第四步：谈症状。请参加者描述自己当前的不良反应症状，如失眠、食欲不振、注意力不集中、记忆力下降、决策和解决问题的能力减退、易发脾气、易受惊吓等。询问在事件发生前后和过程中参加者有何不寻常的体验，目前有何不寻常体验；事件发生后，生活有何改变；请参加者讨论其体验对家庭、工作和生活造成什么影响和改变。

第五步：辅导。介绍正常的应对方式；提供准确的信息，讲解事件、应激反应模式；应激反应的常态化；强调适应能力；讨论积极的适应与应付方式；提供有关进一步服务的信息；提醒可能的并存问题（如饮酒）；给出减轻应激的策略；自我识别症状。

第六步：恢复。总结交流的过程；回答问题；提供保证；讨论行动计划；重申共同反应；强调小组成员的相互支持；可利用的资源等。

### 3. 哀悼仪式、追思会或其他集体活动

在纪念或缅怀死者的同时，也让那些与自杀者有过接触或交往的个体，有机会抒发自己的痛苦感受，同时引导大家针对生活、工作或人际交往中出现的矛盾或冲突以及常见的心理问题，提出积极的、有帮助的建议或解决办法。最好有心理或精神卫生专业人员参加这样的集体活动，以便及时发现有心理问题的个体，并给予单独的一对一的心理帮助，这还可避免负性情绪传染影响整个集体。必要时，还可安排转诊，以接受进一步的评估治疗。

### 4. 宣传心理问题的求助途径及解决方法

利用海报、宣传册以及媒体等广泛宣传青年人常见的心理问题及其解决方法、求助途径，让他们了解身边可用的各种资源，鼓励他们面对自己无法处理的问题时积极寻求帮助，特别是心理帮助。

### 5. 自杀案例的心理解剖

对于每一个自杀案例，事后宜由精神卫生专业人员对其亲友和知情人开展系统、科学的心理研究，以了解自杀的经过、可能的原因等，为自杀预防和干预工作提供可靠的研究支持。

## 六、自杀的预防

自杀行为对于个体、家庭、社会乃至国家来说都是悲剧。为了有效地预防自杀，需要从以下三个层面开展自杀预防工作，以建立或完善自杀预防体系。

### 1. 通用性策略

自杀事件发生后及时有效的干预固然重要，但更重要的是防患于未然。

第一，建立常规的心理健康促进、自杀预防服务体系以及应急工作方案，是非常重要的工作内容之一。

第二，面向全体职工开展自杀预防工作，定期举办心理健康教育和自杀预防健康教育的培训活动，以提高职工对自杀问题的认识水平，让职工了解自己的心理健康状况，知晓常用的缓解压力或解决问题的自我帮助与互助技巧，了解身边可用的心理援助机构、心理援助或心理危机干预热线、网上心理咨询服务、精神卫生门诊或住院服务机构等。

第三，在单位内部限制自杀工具或环境，如将高层窗户设置为非敞开式（如仅能开启很小的一部分）；对于屋顶和其他高层位置，设置高护栏或其他障碍，增加电子眼设备等。

第四，发挥心理援助热线救助和危机干预功能。心理援助热线的建立与服务应特别注意以下几点。

（1）由受过心理干预热线培训合格的专业人员接听来电。

（2）关心和倾听来电者的痛苦倾诉，系统评估其心理状况和自杀危险性，及时进行有效的干预。

（3）与其他转诊机构建立联系，对心理问题比较严重的来电者提供转诊和随访服务，以帮助他们度过心理危机。

（4）帮助来访者学会舒缓自己的负性情绪、缓解内心压力。

（5）建立计算机数据存储系统，对心理援助热线的服务质量进行常规的监督和督导。

（6）对接线员提供继续教育和培训，以不断提高他们心理援助的质量和水平。

第五，调整内部相关政策，鼓励职工在感到心理压力较大时主动寻求帮助，使得矛盾或心理冲突化解在萌芽时期。同时，鼓励员工在日常工作、学习或人际交往中，用语言和行动传递彼此的关心，使生活在其中的人感受到温暖和希望，从而使得那些有自杀想法的人逐步打消自杀念头，学会积极地解决问题和应对压力。

### 2. 选择性策略

面向高危人群开展工作，开展精神障碍筛查、守门人培训、增强对高危人群的支持并提高其技能、提高危机干预服务和转介资源的可及性，例如，与企业周边的心理危机干预热线、网上心理咨询服务、面对面心理咨询服务和精神科门诊住院服务等机构建立联系。

此处需要特别提出的是，精神障碍筛查或心理状况测评服务的目的，是让人们了解自己的心理健康状况，而不能将测评结果与这些人能否就业、就学、晋升晋级挂钩，同时，这种做法也侵犯了每个公民应有的就业与求学的权利。因为，挂钩的做法是将这些脆弱人群推向了社会，使其更加边缘化，孤立或排斥了他们。

### 3. 针对性策略

面向人群中的高危员工，开展有针对性的帮助工作，如面临人际关系冲突、抑郁、有轻生念头或感到压力大的员工，帮助他们学习如何处理人际矛盾，处理抑郁和轻生情绪，减轻压力，甚至转诊服务等。

在开展上述工作的同时，还有一个不容忽视的工作，即请专业的研究机构对各种干预措施的实际应用效果进行系统评估和研究，以便在全社会推广应用。

---

**【阅读材料3.4】美国的酗酒评估与治疗**

**问题与背景**

在美国，酗酒、酒精相关问题和酒精与药物滥用问题（多种药物成瘾）被归纳为一种病案，占参与员工援助计划评估、帮助和跟进病案总数的30%～40%。因此，EAP协调人员、负责人员和咨询师必须有能力识别酗酒者、分析酗酒相关问题并实施治疗。对酗酒问题的概述，包括其影响广度、定义、作为疾病的特征、征兆和症状、干预原则、治疗方案以及对EAP从业人员的意义等。酗酒已被公认为美国第三大健康问题和致病因素。此外，酗酒还影响和恶化其他疾病——包括第一和第二大致死因素：心脏病和癌症。

治疗专家和学者对酗酒的定义并没有太大的区别。有专家将酗酒定义为任何使用酒精饮料导致对个体或社会或两者的伤害的行为。世界卫生组织酗酒分委会将酗酒定义为饮酒量超过传统和习惯规定用量或团体社交饮酒习惯的任何一种饮酒行为，不论导致这种行为的病因是什么，也不管这些病因对遗传、传统或形成的生理病理及新陈代谢影响的依赖程度如何。美国医学协会将酗酒定义为具有如下特征的疾病：沉迷酒精，无法控制饮酒量，一旦开始饮酒就会醉酒；慢性；渐进性；易于复发。一般与因长期过量饮酒直接导致的身体残疾和情感、职业或社会适应能力受损有关。国家酗酒委员会将酗酒定义为一种慢性渐进式发展、可能致命的疾病，常见症状是耐受性与身体依赖性或病理器官病变或两者都有，这都是酗酒引起的直接结果。最后，国家酗酒委员会创始人 Marty Mann 女士将酗酒者定义为"一个病情严重的人，一种不知不觉加重的、往往容易致命的疾病的患者。酗酒者是可识别、可诊断、可成功治愈的"。

美国精神病协会发布的酒精滥用诊断标准（1980）从如下方面对酒精滥用进行具体诊断：1）病态性酒精使用形式；2）酒精使用导致的社会或职业功能受损情况；3）症状至少持续一个月。美国精神病协会发布的酒精滥用诊断标准为：1）呈现一种病态性酒精使用状态或导致社会或职业功能受损；2）具有耐受性或戒断性症状。

上述定义仅为酗酒相关文献中的几个代表性定义，具有一些共性，归纳起来可将酗酒定义为具有三种特征的现象：一种饮酒形式；因该饮酒形式而无法自控；严重影响饮酒人生活的一个或多个重要领域，即婚姻和家庭、职业、法律、财务、身体（医疗）、生活和人际关系。

除了对酗酒的定义出现了越来越多共识外，迅速发展的酗酒治疗界也越来越认同酗酒是一种疾病的概念。与此概念一致的理念有：

（1）慢性。酗酒一旦染上，就一直在发展中，直到死亡（Martin，1972）。这种理念认为酗酒是无法治愈的。这种不可治愈性的观点却引起了很多研究者的反对，提出了相反的观点。

（2）渐进性。与其他任何疾病相同，酗酒被认为有一定的发展"过程"，过程中有明显的具体症状。这种观点对咨询师非常重要，因为及早确认对成功的干预至关重要。

（3）可预见性。酗酒的结果是可预见的，酒瘾是逐渐增长的，酗酒者从一开始就是一个与众不同的群体。

（4）原发性。酗酒本身就是一种疾病，而不是其他障碍的症状。换言之，酗酒导致症状的出现，但症状并不导致酗酒问题。

（5）致命性。据预测，酗酒如果不进行诊断和加以治疗，将导致平均寿命缩短12～15年。

（6）可治愈性。酗酒本身是自相矛盾的。一方面，酗酒是最具毁坏性、广泛性、最昂贵、最易使人衰弱的疾病，另一方面又具有最大的可治愈性。如果不加治疗，具有致命性；如果加以治疗，则是所有疾病中恢复最为彻底的疾病。

**专家建议**

一、评估的建议

在员工援助计划实施过程中，衡量和评估酗酒的成瘾度，需要掌握如下主要标准：

1. 耐受性是否增加。

耐受性一般被用作衡量成瘾度的主要标准。酗酒早期，耐受性有所提高，酒量提高，在发展到严重酗酒程度的过程中，酒量通常是酗酒者自我夸耀的本钱。耐受性增强，意味着酒量增加，刚刚染上酗酒习惯的人只有喝下更多的酒，才能获得同样的快感，代谢耐受性增加。例如，可将血液酒精浓度高作为主要的早期酗酒者的判断依据。

2. 是否有被捕记录，尤其是饮酒后驾车或醉酒后驾车的罚款记录。

美国交通部研究显示，在有一次被捕记录的人中，60％处于酗酒状态；有两次或以上被捕记录的人中，90％肯定是酗酒者。

3. 是否有忘事或短暂失忆（不是在睡觉中，而是在饮酒中）的经历。

短暂失忆经常出现在很多酗酒者的生活中，虽程度不一，但都是因酒精摄入而引起的神经障碍。

4. 戒酒后是否出现过不同身体成瘾阶段显示的身体不适症状。

神经质发抖、颤抖、失眠、易怒都是某个阶段酒精戒断时会出现的症状，从不太严重到严重的症状有震颤性谵妄、抽搐、幻觉（Fort，1973）。

5. 问到来访者饮酒情况时，表现出一定的戒备性。

治疗人士都认为，酗酒者会构建一道自我防护线，保护自己的饮酒行为。他们往往会为自己的饮酒行为找借口、否认和抑制饮酒行为，以维护自己正在恶化的自我形象。

6. 病历中与酗酒习惯有关的记录。

肝功能、肠胃系统、胰腺系统（尤其是成人糖尿病）和心肌症受酒精滥用影响最大。

7. 可能与酗酒有关的婚姻家庭史和现状。

是否有虐待孩子或配偶的行为，历史中是否存在酗酒情况，是否曾多次离婚。这些都与酒精滥用和酗酒紧密相关。

8. 是否有失控饮酒迹象。

不断恶化的酗酒者无法预测他们到底能喝多少、会在什么情况下喝酒、会与谁一起喝、或喝酒时他们会有什么样的行为。有时他们能预测到这种不知不觉加剧的现象，但很多时候都无法预测。这一点增强了恐惧感，他们的防护心理更强。

9. 是否经常为自己的行为找借口、而不是对自己的行为负责。

不断恶化的酗酒者很快学会了将他们的问题归因于外部世界，以保护不断弱化的自我（Fewell & Bissell，1978）。一般经验丰富的咨询师在首次面谈时就能看出这一点。

10. 可以发现的伴有饮酒或其他药物使用情况。

一个敏锐、头脑清晰的咨询师通过恰当地询问来访者或相关人士提供的情况，如家庭争吵、与孩子的矛盾、婚姻问题、与雇主间的问题等，均可以对存在的饮酒问题做出判断。

二、制定干预策略的建议

在评估之后，制定干预策略非常关键。对酗酒者的认识存在一种误区，认为酗酒个人都是"不到黄河心不死"，只有情况恶化到极致才会去寻求帮助或乐意接受治疗。实际上，在这种情况下他们也无法做到，由于自尊心太强了，在感觉到治疗的需求之前必须帮助他们认识到这一点。为此，采用的干预策略的关键有以下几点：

1. 找到对酗酒者重要的其他人

与戒备心强的酗酒者亲近的人都能解除他们的戒备心理，让他们意识到治疗的必要性。研究显示，经验丰富者说服来访者参与治疗的成功比例比一般人要高15％～70％。同时，研究也显示，最佳的帮助者按有效性顺序从高到低排列为：雇主、配偶、其他家庭成员和朋友。咨询师在该过程的作用是不可估量的，他们可以对干预者进行培训，让他们得以在坚持原则的基础上保证劝说的成功。

2. 充满关爱的劝说

在劝说中一般推荐采用如下原则以保证让酗酒者感受到关爱。

第一，让酗酒者参加治疗，走出康复的第一步，目的不是让他们马上看到疾病的所有不利因素。

第二，务必让对酗酒者重要的人参与进来。只有看到问题的严重性、对酗酒者状况了解最清楚的人才能发挥作用。

第三，必须培训对酗酒者重要的人：让他们陈述已经看到和感受到的事实；要客观、不带感情色彩地陈述事实；尽量具体地陈述事实；只展示与饮酒相关的数据；让他们为自己将做的事感到心安理得，他们是为了帮助、而不是谴责上瘾之人。确保他们亲自参与康复项目，即成瘾互助会、酗酒者成年子女协会，加强家庭、雇主、员工之间的交流，保证他们同意对酗酒者采取的治疗方式。

第四，向酗酒者展示可用的、合适的可选方案。

三、采取治疗过程的建议

采取什么样的治疗取决于来访者的上瘾程度。如果已经发展到比较严重阶段，来访者可能需要就医治疗，应将其推介去进行集中的住院治疗（一般为 28 天）。为此，员工援助师应备有可推介的专家资源和治疗机构通讯录。如果来访者答应参加治疗，建议做以下几项工作。

1. 拜访来访者，与之建立充满关爱的关系。

2. 安排门诊跟进。

3. 住院治疗结束后安排匿名戒酒会成员与来访者会谈，保证项目的持续性。

4. 为来访者与其家人每周安排一次与酗酒专家的跟进咨询。

5. 不断跟进，检查来访者恢复状况。

6. 确保提供必要的家庭治疗。

7. 联系酗酒者成年子女协会的专家咨询师，安排一次来访者家人、包括与孩子的面谈。

如果处于较早阶段，可能没有必要住院治疗。例如，有研究显示，一个及早开始的较佳员工援助计划中，十个酗酒员工中七个不需住院治疗即可恢复。如果事实确实如此，还应该做以下几项工作。

1. 立即进行体检。

2. 服用戒酒硫（如医药上可行的话）。

3. 开展集中式门诊治疗，包括个人咨询、小组咨询和家人咨询。

四、有恢复迹象后的建议

与疾病发展过程相应，咨询师也可看到恢复过程中一些可预见的迹象。尽管戒断饮酒对恢复至关重要，但这仅是恢复道路上的第一步，恢复过程中还有其他一些情感和行为特征。实际上，为了获得清醒，酗酒者不可饮酒；而为了保持清醒，酗酒者需要改变他们的生活。恢复的过程与成瘾后果相反。如下为跟进酗酒者恢复过程中应注意观察、并提供适时咨询的情况：

1. 希望取代了绝望

来访者相信一切会得到改变吗？相信他们的生活会变得越来越有意义吗？他们愿意为此而努力吗？

2. 接受酗酒事实

来访者不再因饮酒行为而抱怨他人了吗？是否理解不是外在环境和人们导致他们酗酒？来访者开始接受他们的酗酒症，并将其视为自我形象的一部分。

3. 参加匿名戒酒会会议

来访者定期并乐意去参加 AA 会议吗？这对恢复至关重要，参加 AA 会议的人成功恢复的概率高达 75%。来访者是否定期去参加某个 AA 团体活动？是否找到了保证人？

4. 一般体貌观察

咨询师可能会很早注意到酗酒来访者在恢复过程中表现出来的光彩照人，即个人形象改善，来访者开始在意自己的外表，开始喜欢早上镜中的自己。例如，咨询师会注意到来访者更大胆的眼睛交流和更开放的身体语言。

5. 负责任

来访者开始对生活的方方面面负责任了吗？会正常上班、正常回家吗？是否开始履行对家人和朋友的承诺？

6. 沟通

来访者开始与生活中重要的人进行更自由的沟通了吗？如老板、家人、咨询师。来访者更愿意与人分享情感、更愿意进行自我表露了吗？在这点上，咨询师会注意到来访者越来越能做到言行一致和得体。

7. 新的兴趣

为充实过去喝酒的时间，来访者会对休闲活动产生兴趣，即运动、爱好和不饮酒的社会活动，越来越不再惧怕新的体验。来访者参加社区社交活动、正在融入社区吗？

8. 注重现在

来访者是否更看重现在、而不是过去或将来？随着自我价值感的增强和对自我的接受，恢复中的酗酒来访者会越来越真切地体会到"活在当下"的快乐。

9. 目标明确

来访者的生活变得有目的性了吗？来访者是否有现实的长短期目标？随着自我价值感的增强，来访者会更为自由地释放自我，实现自我潜力而努力。

10. 精神力量

在不断恢复的过程中，来访者会慢慢获得一种被认同感，感觉自己有归属感，而不是隔离感。隔离感和孤独感被归属感和生活意义所取代，来访者开始接受和相信比原有更为强大的力量。信念取代恐惧，信任感加强，认为一切虽不会万事如意，但都会一帆风顺。恢复过程会持续一生，从戒断开始，在这个支持体系中，匿名戒酒会将起关键作用，咨询师也是其中一员。

五、跟进和再次开始治疗

通过电话、拜访、每月的治疗活动或任何重要的工作形式来跟进来访者。正在恢复中的来访者是否积极参加 AA/NA 治疗中心跟进小组活动？是否参加其他小组咨询和为继续恢复安排的单独酗酒咨询？工作情况如何？主管是否了解他重新开始酗酒治疗的问题？如果主管发现来访者去接受治疗（住院）缺勤了，主管是否参与干预？他们如何帮助来访者重新开始酗酒治疗？家庭成员参加了 ACOA（酗酒者的成年子女）活动或其他形式的恢复性治疗了吗？这是负责整体病案管理的测评员、协调员和咨询师必须回答的重要问题。

（本章作者：李献云　赵然）

# 第四章　心理疏导能力

## 第一节　压力与压力源

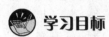 **学习目标**

➢ 理解压力和压力源的概念及内容。
➢ 熟悉导致压力的主要因素。
➢ 掌握压力反应评估方法。

### 一、压力的概念

#### 1. 压力与紧张

（1）压力。"压力"这一概念源于物理学，物理学中压力（Stress）是指当物体受到试图扭曲它的外力作用时，在其内部产生相应的力。心理压力和物理压力都是对外力的反应，但心理压力和物理压力又不同：心理压力是指个体在生活或工作过程中，由于环境或自身原因引发的紧张感与焦虑感。压力如同一把双刃剑，会给人带来双面影响，这是指适当的压力是做事的推动力，可以增加积极性，但过度的压力则可能给身心健康带来损害，影响工作效率，需要慎重应对。

（2）紧张。紧张指个体在面对特别的形势或环境时所做出的带有消极后果的反应，适当的紧张感或压力是做事的推动力，可以增加积极性，但过度的紧张感或压力则需要慎重应对。

（3）压力包含的因素。一个完整的压力概念应该包含以下因素。

1）压力源。引起压力的事件，也称压力事件。

2）压力应对。个体在面对压力情境时所采取的应对策略。

3）应对资源。影响个体压力应对的个人资源和环境资源。

4）压力反应。个体在面对压力情境时所产生的生理、心理和行为变化。

5）压力结果。过度的压力对个体、组织均会带来不良效应。

#### 2. 压力概念的三种观点

对于压力概念有三种观点：刺激式、反应式和交互式。

（1）刺激式。刺激式概念是将压力看做环境的刺激，强调社会与外在环境变化对个人的影响。基于这种压力概念，可以把压力研究分为基于刺激的研究和基于反应的研究。基于刺激的研究主要关注的是压力事件的性质。

（2）反应式。基于反应式概念与基于刺激的研究不同，它关注焦点是压力反应的方式、而非压力的性质。反应式概念认为，压力是个人对不良环境的反应，而不是由压力事件的性质刺激产生的。

（3）交互式。交互式概念则主张把压力看成是人与外界环境动态交流系统中的一部分，强调人与环境的互动关系。在外界环境事件的影响下，人是居于统治地位的主角，整个互动的过程是连续而非独立的，当个人认为该事件非自己能力所及或危及自己的健康时，压力就会产生。所以，压力是"压力源"与"压力反应方式"互动的影响结果。

### 3. 压力带来的消极后果

（1）工作方面的消极后果。工作压力主要由于工作而产生的一些消极后果的反应。主要包括工作满意感减弱或下降、身心健康问题；在行为上的转变主要表现在工作的生产力下降，安全方面出现问题，如意外、受伤、死亡等。其后果是以上各反应均可演变为旷工、缺席和跳槽倾向。

（2）生理方面的消极后果。过度的压力会引起的一系列疾病，如忧郁症、心脏疾病、癌症、头痛、肌肉疼痛、疲倦、失眠、肠胃失调等。

（3）组织方面的消极后果。员工因为压力可能导致滥用病休，增加组织的医疗保险赔偿，员工流失率高后，管理层需要支出庞大的招聘费用。此外，还会消耗管理层大量的时间，企业中管理层英年早逝等情况也时有发生，这都将导致组织氛围出现士气低落。

## 二、压力源的概念

### 1. 压力源定义

压力源是指那些会迫使个体偏离他的正常心理或生理功能的相关因素。从职业的角度看，它主要关注的是工作条件对个体健康的负面影响，主要的压力来源包括：角色压力（如角色模糊、角色冲突、角色超载等）、工作量过大、缺乏控制感、人际冲突和组织限制性等方面。

### 2. 压力源的分类

压力源可以分为三大类，分别是客观压力源与感知压力源、基于任务的压力源与社会压力源，以及挑战性压力源与阻碍性压力源三种类型。

（1）客观压力源与感知压力源。客观压力源（objective stressors）是指使个体感到压力的环境因素，如超额的工作量。研究表明，客观压力源对员工的健康有直接的影响。感知压力源（perceive stressors）是指个体对客观压力源的评价，如感知到的工作量，由于个体的差异性，不同的人可能会对类似的工作环境有不同的感知。

（2）基于工作任务的压力源与社会压力源。基于工作任务的压力源（task－based stressors）与工作内容和工作任务有关，如工作项目的截止时间、要求完成的内容、工作的难度以及强度等，都可能成为压力源。社会压力源（social stressors）是指工作场所中的人际关系，如与上级发生的冲突以及与同事人际关系的处理等。

（3）挑战性压力源与阻碍性压力源。挑战性压力源（challenge stressors）是工作中个体为了达到其工作目标和实现自身价值，而必须完成的工作要求，如超负荷工作量、时间压力、高风险责任以及工作的复杂性等。阻碍性压力源（hindrance stressors）是指工作场所中的需求被个体视为不必要的阻挠和障碍，包括角色冲突、角色模糊、组织派别之争和缺乏职业保障等。这些因素都将阻止目标的达成和个人的成长，并形成压力源。

**3. 导致压力的因素**

尽管不同的人对压力有不同的感受，潜在的工作压力还是有规律可循的，那么，影响压力的因素是什么？下面主要从环境因素、组织因素和个人因素三方面予以介绍。

（1）环境因素。环境因素主要强调环境的不确定性（uncertainty），这不仅会影响组织结构的设计，也会影响组织中人员的压力水平。它包括经济、政策和技术的不确定性。比如，商业周期的变化可能会造成经济的不确定性，经济萧条伴随劳动力减少、解雇人数增多、薪水下调等后果，人们会为自己的安全保障而倍感压力。

（2）组织因素。组织因素是指来源于组织层面的压力因素，它包括：与工作本身有关的因素（如工作量、新技术的使用、过长的工作时间等）、企业变革（如对工作将来很可能发生的变化的担心），以及组织文化（如沟通遇到了障碍问题、缺乏上司的理解和支持等）。

（3）个人因素。导致压力的个人因素更为复杂，相关的因素主要包括以下几项。

1）角色压力源。角色是指一个人在特定位置时预期应达到的一系列行为。在组织功能设计中，角色对于协调个体成员的行为有重要作用。员工在组织中可以通过多种正式或非正式的渠道得到角色相关的信息。角色压力源大致分为三类：角色模糊、角色冲突和角色超载。人们在社会上扮演着不同的角色。在家庭领域，个体角色包括子女、配偶或父母等。在工作领域，个体角色包括雇员、经理、实习生或工会代表等。工作和家庭间的角色互动、交叉、重叠关系是非常复杂的。工作—家庭冲突是某种形式的角色间冲突，在其中所起作用的压力源主要是工作和家庭领域互不相容的部分。工作—家庭冲突是双向的：工作侵扰家庭（work interference with family）和家庭侵扰工作（family interference with work）。

2）人际关系冲突。人际冲突是指一方感觉到另一方已做出或将要做出不符合自身利益行为的一个冲突过程。人际冲突的强度范围可以从轻微的分歧到激烈的争论。在极端的情况下，人际冲突甚至可能导致身体暴力行为。人际冲突并非都是不好的，它分为功能正常冲突（functional conflicts）和功能失调冲突（dysfunctional conflicts）。

3）情绪劳动者。情绪劳动者是指员工要在工作中表现出令组织满意的情绪状态的一些职业。缺乏工作自主性已被确定为导致员工情绪问题的潜在来源。低工作自主性与苦恼、压力反应有显著的相关，既包括心理的症状（如抑郁症），也包括生理的症状（如头痛）。情绪劳动工作包括顾客服务、医护人员、防卫性服务及服务职业。如在服务行业中，对员工的情绪劳动要求比较高。员工随时担心做错事情，引起服务对象不满，这种担心会带来巨大的压力。

4）时间管理。由于工作量过重而无权自己控制，过长时间工作对身心都造成损害。此外，工作中自我决策的空间太少，抑制了创造力，进而对工作厌倦及产生压力感。如果这些问题与晋升机会、成就是否被赏识联系起来，职业成就、就业安全感问题会加剧时间管理的难度，增大感受到的压力。

## 三、压力反应评估

员工面临的工作压力会对员工带来不同程度的不良反应，及时有效地观察到这些不良反应，有助于协助员工缓解压力，预防各种压力所带来的严重不良后果。对员工的压力反应的评估主要包括生理、心理和行为三方面。

### 1. 生理反应评估

在压力情境下，生理反应主要由自主神经系统控制，当个体处于压力情境时，交感神经系统会比较活跃，这时就会心率上升，血压升高，身体的机警性提高，以及带来诸如葡萄糖、游离脂肪酸等能源的迅速动用等。在频繁重复上述情况时，就会导致一些疾病（如心脏病、糖尿病、癌症和自身免疫性疾病等）。工作压力的生理应激反应包括一些急性的反应指标，如暂时性疲乏、心率上升、呼吸短促、疼痛加剧（尤其是头疼）以及肌肉紧张等，也包括一些慢性健康疾病（如高血压、心血管疾病、免疫力减低）出现的症状，如疲乏、失眠以及肌骨病等。通过对员工进行定期身体检查，可以对这些不良的生理压力反应进行有效的监督和评估，以有效预防应激性慢性疾病的产生。

### 2. 心理反应评估

压力的心理反应包括焦虑紧张、工作满意度下降、自我评价偏低和抑郁症状增加等。有关研究表明，工作压力与沮丧的增加，焦虑、伤心、愤怒、工作满意度下降、离职意愿增强有关，也同其他消极情绪显著相关。对心理压力反应及时评估，可采用个别或者团体访谈的方法进行。平时也可以小组为单位，由小组成员间互相评估，要给予出现显著消极情绪的员工更多关注，并及时上报情况，以获得专业人员的帮助。

### 3. 行为反应评估

压力的行为反应主要包括酗酒、抽烟、暴食、使用药物、睡眠问题以及交流沟通等问题。在沟通行为方面，人们通常表现为不良的倾听行为、人际疏远或者因压力水平上升，变得富有攻击性等表现。在人们处于高度压力情境时，不良的习惯性行为，如紧张习惯（手指敲击、颤腿、搔抓头皮、咬笔头和坐立不安等行为）等应激反应就会增多。此外，行为应激反应还包括工作努力程度下降和对工作场所的躲避，如迟到、缺勤或者跳槽等。对于行为压力反应的评估，同样以在日常工作过程中工作小组成员间的互相观察评估为主，并辅以专业人员的访谈性评估。访谈问题如下：

问题1：请回忆在过去的6个月里，有没有在工作或生活中遇到一件事情，是令你感到紧张或压力的（如失眠、不安、沮丧）？请详细描述这件事情（如时间、地点、人物、原因、经过及结果）。如果受访者回答有，则追问：你应对压力的有效方法是什么？

问题2：为什么这件事情对你来说是一个问题？它为什么会令你感到有压力？

问题3：当时你做了什么事情去面对上述情况？

问题4：你最终用了什么方法去应付此问题？你认为该方法是否有效？

## 四、工作压力的预防

工作中的压力是难以完全避免的。但是，有效的管理可以化解压力，提前预防工作压力过大，避免对人产生不良影响。国内外普遍接受奎克（Quick）提出的三级预防压力步骤：

### 1. 初级预防

用行动减少或消除压力来源，以及塑造一个有支持性及健康的环境。如改变人事政策，提供诊断压力的工具，发展有支持性的组织气氛，多沟通，让员工多参与公司决策，提供减压、提升健康生活质量的课程。

### 2. 次级预防

增加个人关注并降低压力技巧，从速测试并控制抑郁及焦虑感。例如，开展压力管理课程，讲授简单松弛方法（渐进式肌肉松弛法）、健康生活方式、时间管理训练（定下目标、优先次序）、敢言及解决问题的技巧。

### 3. 高级预防

关注曾受压力引致严重病态人士的康复及痊愈。例如，保密的专业辅导服务、24 小时热线服务。

+++++++++++++++++++++++++++++++++++++++++++++++++++++++++++++++++++++++++++++++++

**【阅读材料 4.1】如何判断压力源**

**问题背景**

2010 年 7 月，23 岁的张琳琳毕业于国际贸易专业，大学毕业后工资待遇稳定。三个月前，为了更高的待遇，跳槽到了一家国际投资公司，从事营销工作。新工作虽然挑战大，但她通过努力，在新的工作中表现突出，得到公司同事的认可和欢迎。一个半月前，一位同事因业绩突出得到了公司高额奖励，张琳琳又嫉妒又着急，工作更加努力，但业绩并不明显。她逐渐感到消化不良、积食、入睡困难，严重影响到正常的工作和生活。经医生检查，并未查出病因，服药后症状仍未得到改善。张琳琳出现这些症状的原因是什么？

**案例分析**

本案例属于员工由于自我期望过高、同事间的比较、工作压力过大，导致不良生理反应的情况，具体剖析如下：

1. 环境变动导致压力

本案例中，张琳琳在三个月前刚刚跳槽，虽然通过自身努力，在初期逐渐适应了工作。但是环境的改变依然会对其的工作产生一定的影响。另外，工作的改变不仅使得张琳琳需要适应新的工作形式，也需要建立新的工作人际关系。而对于新环境的适应，会占用一定的心理资源，从而更易对各种压力产生不良反应。此外，对自己期望高、同事之间的比较也是造成压力的重要原因。

2. 工作压力导致生理失调

在工作压力过大时，由于交感神经系统活跃，免疫力下降等原因，使得个体产生一定的生理应激，如暂时性疲乏、头疼、失眠以及肌骨病等。本案例中，张琳琳所感到的消化不良、积食、入睡困难等症状，都是由于压力过大所导致的。

**专家建议**

1. 对组织的建议

第一，关注员工心理状态，定期组织团队活动，加强组织成员之间的互动。鼓励员工在自身出现或发现其他员工出现不良压力反应时，及时报告上级，并及时帮助员工解决问题，缓解压力。

第二，针对员工可能面临的工作压力源，采取各种措施，从环境、组织和个人三个方面，有效预防可能的压力源对员工产生的消极影响。

2. 对员工的建议

第一，在面对压力时，积极寻求家人、朋友或用人单位的支持或帮助，采用积极的心态直面压力。

第二，对身边同事投入更多关心，及时发现同事的不良状态，并帮助其寻找压力来源，解决问题。

第三，当事人需要调整自我的期望，发展和提升都需要有一个过程。恰当的自我期望对行为有激励的作用；过度的期望，包括急于求成、超越能力等要求，都会带来压力，结果是欲速而不达。

第四，同事间要互相欣赏，每个人都不同，各有自己的长处和优势。多看看别人的长处，可以从中找到提升自我的空间，而不是一味与同事比待遇，看不到他人背后的努力和付出的艰辛。

# 第二节　工作压力管理

 **学习目标**

➢理解压力管理的概念及作用。

➢熟悉压力管理的不同策略。

➢掌握压力管理技巧，能够为企业员工疏导提供压力管理服务。

## 一、压力管理的概念

### 1. 压力管理的来源

20世纪20—30年代开始，出现了关于职业压力管理方面的研究。到80年代以后，获得了更为系统和科学的压力管理方法，得到了企业的认可。一些相关的员工援助计划项目在不少企业得以实施。职业压力管理项目（Occupational Stress Management Program, OSMP）是指企业为增进员工的身心健康和绩效而对职业压力进行预防和干预的一系列措施。这种管理体系通常以企事业单位为核心，注重组织的差异量身定做。完整的职业压力管理方案包括压力评估、组织改变、宣传推广、教育培训、压力咨询程序等内容。

### 2. 压力管理的内容

压力管理的内容包括三部分：

(1) 压力源的管理。针对造成问题的外部压力源去处理，即减少或消除不适当的管理因素和环境因素。

(2) 压力反应疏导。处理压力所造成的反应，即情绪、行为及生理等方面症状的缓解和疏导。

(3) 个体特征改变。改变个体自身的弱点，即改变不合理的信念、行为模式和生活方式等。

### 3. 压力管理的发展现状

在美国，职业压力协会是研究压力的一个专业机构，专门对压力给企业、社会带来的一系列问题进行研究，同时也为企业开展一定的员工援助计划进行指导作用。我国香港地区的职业安全健康局也定期发布职业压力管理的研究报告和指导方案，以推动职业压力管理的开展。国内的职业压力管理尚处于萌芽状态。一些在华跨国公司较早地开始关注职业压力与心理方面的问题。通用电气、思科、朗讯、可口可乐、三星等公司纷纷邀请培训师在企业广泛开展了此类培训。目前，一些大型国内企业已经开始独立实施压力管理方案。

## 二、压力管理的策略

### 1. 个体层面的策略

(1) 对压力源进行预评估。在工作过程中，员工要做好个人的职业生涯规划，熟悉企业文化或内在规则，对可能出现的压力做好评估和预测，增强工作积极性，保持乐观的生活态度。通过这些工作可以有效地降低压力源，以减轻外界因素可能导致的压力。

(2) 改变不良认知方式。一个人的心态与思维方式很大程度上决定了他对某一事物的态度和看法。乐观、积极、自信的人面对挑战会适当地调整自己的行为，缓解压力，迎难而上；而悲观、消极的人遇到困难会犹豫徘徊、焦躁不安；更有甚者，终日忧郁，不能自拔。员工应客观地评价自己，在尊重事实的基础上，通过认知调节，变压力为动力，不断进取。

(3) 合理安排时间。员工应合理安排自己的工作、生活，努力使自己有效地工作、有规律地生活，处理好工作与家庭的关系。在工作中常用的时间管理方式包括：在明确长期、中期和短期目标后，首先列出每天要做的事，再根据重要程度对所要做的事进行排序，然后根据排序情况进行日程安排，最后在自己最有效率的时间段内完成重要的工作。

(4) 释放自身压力。释放压力的方式很多，倾诉是释放压力的十分有效的方法。通过向他人倾诉，员工可以获得一定程度的帮助和支持，从而调节紧张的情绪，慢慢恢复自信。此外，员工还可学习放松训练法、生物反馈训练等心理训练方法，并通过学习到的方法缓解工作压力。

### 2. 组织层面的策略

（1）普及管理知识。企业可为员工订阅有关压力管理的期刊、杂志，开设宣传专栏，有条件的企业还可开设相关课程或定期邀请专家作讲座、报告，使员工了解压力的严重后果、症状信号以及自我调适的方法等。

（2）规范管理制度。角色模糊、角色冲突往往是由于企业的规章制度不够完善、岗位职责界定不清造成的。企业应建立、健全各项管理制度以及规范岗位职责，并向在岗职工进行宣传，使他们明确自身工作职责与责任。避免因工作目标不明确、职责划分不清而造成的工作压力。

（3）提供心理援助。员工援助计划是通过专业人员对组织的诊断、建议和对员工及其直属亲人提供的专业指导、培训和咨询，能帮助解决员工及其家庭成员的各种心理和行为问题，提高员工在组织中的工作绩效，改善组织氛围。员工援助计划的核心是通过深层的关怀来提升员工的能力。

（4）建立公平机制。许多压力，尤其是工作方面的心理压力，来源于企业内部的不公平竞争机制。这种不公平的内部竞争机制既不利于员工的身心健康，也不利于企业的可持续发展。因此，企业只有建立公平的内部竞争机制，包括薪酬激励分配机制、晋升筛选机制等，才能减轻企业员工的心理压力。

（5）有效疏导压力。组织应充分认识到员工有压力、有不满是十分正常的现象，组织有责任帮助他们调节情绪。员工只有将满腹的情绪发泄出来，心理才能得以平衡，情绪才能得到调试。因此，组织管理者应该开发多种发泄渠道。比如通过组织聚会、周末酒会、旅游等多种形式释放员工压力。针对特殊员工应采取特殊措施。比如可以为双职工提供帮助，使夫妻成为平衡工作和家务的有效合作者。

（6）营造温暖环境。改善组织的工作环境和条件，可以减轻或消除不良的工作条件给员工带来的压力，例如改善噪声、光线、舒适、整洁、装饰等环境因素，给员工创设一个赏心悦目的工作空间，有利于达到员工与工作环境相适应，提高员工的安全感和舒适感，减轻压力；开辟专门的聊天室、24小时开放的厨房等；确保员工拥有做好工作的良好工具、设备，及时更新陈旧的计算机、复印机、传真机等；开办职工俱乐部，让员工在工作之余，有机会和自己的同事、领导一起娱乐，加深彼此之间的感情，减少敌对和防范情绪。管理人员应定期或不定期地与自己的下属谈话，了解其思想动态，及时为其减压。制订一些人性化的管理措施，创造开放、公正的沟通环境，营造一种相互真诚关心的企业氛围，对于企业减压也是必需的。

（7）建立沟通机制。沟通是缓解压力的有效途径。企业要建立有效的横向沟通渠道和纵向沟通渠道。横向沟通主要是员工之间的沟通，可以使员工之间加强联系，彼此了解，相互信任。纵向沟通主要是上下级之间的沟通，可以使员工更深刻地了解高层管理人员，也可以使高层管理人员更好地了解下属，使他们相互之间建立起信任和融洽的关系。这样，高层管理人员在做工作时就更有效。同时，有效的沟通渠道可以使员工及时了解公司的状况及外部环境的变化，从而及时地做出调整，变被动为主动，达到减轻压力的目的。

### 三、压力管理的作用

职业压力管理并不能彻底消除工作压力，只是起到调节作用，如缓解、抑制、分散压力，并使员工形成一种积极、乐观向上的心态。这个管理体系当中更多的是运用心理学和医学的方法，对企业员工进行心理疏导，以专业的方式，从不同层次和角度来缓解压力，避免压力对企业、个人带来不良的影响。企业实施压力管理可以发挥以下作用：

（1）提高工作效率。员工若经常由于压力而处于忧虑和疲劳的状态，必然会影响其工作效率。而压力管理有利于减轻员工过重的心理压力，保持适度的、最佳的压力状态，从而使员工提高工作效率，进而提高整个组织的绩效。

（2）化解潜在风险。职业压力管理从表面上看和企业的效益并没有多大的直接关联性，但实质上起到了化解企业潜在风险的作用。员工因压力、情绪而影响到工作，企业如果频繁更换员工也不利于企业的成长，而且还存在成本问题。通过职业压力管理，科学合理地缓解、弱化了这些问题，企业的风险将会降到最低。

（3）促进企业发展。职业压力管理的核心就是减轻员工的压力和心理负担对其造成的不良影响。企业在知悉员工压力并以管理的方式进行疏导时，对于员工的内心感受、压力源、见解甚至意见，都会采取正确的态度来审视，无疑对企业的良好发展起到助推作用，促进了企业管理的良性循环。最重要的是，职业压力管理在相当大程度上延长了企业的生命周期，能够充分体现以人为本的管理理念，有利于构建良好的企业文化，提高员工的忠诚度，增强企业的凝聚力。

+‑+‑+‑+‑+‑+‑+‑+‑+‑+‑+‑+‑+‑+‑+‑+‑+‑+‑+‑+‑+‑+‑+‑+‑+‑+‑+‑+‑+‑+‑+‑+‑+‑+‑+‑+‑+‑+‑+‑+‑+‑+‑+

**【阅读材料4.2】化压力为动力的压力管理**

**问题背景**

在位于北京市海淀区某研究院里，集聚着一群国内外知名的科学家和优秀研究人员。科研团队在紧张的工作环境中，创造着一个又一个高科技成果。由此给其他人带来的看得见的"压力"却充满整个研究院。压力来源于对事业的追求，即如何在这家世界一流的研究机构里找到自己的事业发展通道，并取得成功；如何在一群"best of the best"的同事当中体现自身价值并出类拔萃，这是一种无形中自己加给自己的压力。从环境和机制上来看，一些原本旨在消除压力的措施又在另一个层面上带来新的压力，但研究院更愿意称其为正面的压力，即动力。如高自由度所带来的"压力"：工作时间是弹性的，研究方向要自己去把握，研究项目要由自己设定，大的研究项目还需要吸引一个团队的力量来参与。如果项目最后证明没有价值，整个团队一段时间的努力就会白费。这一压力所带来的效应是：项目负责人在最初确立项目时会更缜密地从用户需求、学术价值、公司利益等各个角度去做全面的评估和论证。另外，科研项目、执行计划和指标是由自己提出来的，所以，虽然是弹性工作制，白天、夜里都会看到研究员自己在上班，工作时间与工作强度也给员工带来了一定的压力。

虽然员工普遍感到有压力，但没有人觉得自己是被强迫在做任何事情。每当公开招聘时，可能会有人听到研究院工作压力大而不敢报名，但在职员工因工作压力大而辞职或无法继续工作的却没有。某些科研单位的员工工作强度也很高，工作压力也很大，但科研成果的产出不如该研究院，这里面有该研究院掌握了核心技术方面的原因，但也不排除管理机制上的差距。很多单位的员工感到压力并产生了怨气，员工开始厌倦工作，工作满意度不断下降，导致企业整体绩效的下降。但是，在这个研究院里，虽然大家都感到有很大的压力，但员工没有因压力而产生太多的怨气，反而不断开拓进取，员工的事业发展也蒸蒸向上，这是为什么呢？该研究院的压力管理给我们带来什么样的启发？

**案例分析**

某研究院的组织发展曲线与个人的发展曲线在大多数情形下是弥合的。在研究院工作不仅是要达到公司预定的目标，同时也是达到自己事业的目标，这种压力就由被动转为主动。同时研究院也积极通过各种努力帮助员工缓解工作压力，使大家在工作中去掉了抵触情绪，有的只是对事业成功的激情和企盼。很多员工觉得，研究院是在提供一个成功的舞台，自己的辛苦是在为自己的前途和梦想努力，这样，压力和前途有机地结合在一起，使压力变成一种动力，这就是研究院和其他机构不一样的地方。

**专家建议**

1. 对组织的建议

第一，通过各种途径，将压力转化为动力，如该研究院的做法，把公司和员工的事业目标结合在一起。

第二，沟通交流是释放压力的另一渠道，管理层应多组织面谈，帮助员工解压，了解员工遇到的困难，缓解员工工作压力。

第三，通过户外聚餐、会议以及培训等活动，促进大家在完全放松的环境下进行正式或非正式交流，这种做法往往能创造工作新思路、激励员工士气等。

第四，优化的工作环境，利用各种空间给员工提供放松和交流的场所，如聊天室、休息室、厨房、小型娱乐场地等。

2. 对员工的建议

第一，进行6小时放松，可安排一天的早上、下午或者晚上，在这段时间内放下所有工作，以自己最想过的方式进行放松。

第二，参与体育运动，使自己在运动中获得快乐，身体得到锻炼，保持身心健康。

第三，建立良好的人际关系，与亲朋好友保持联系，空暇之余多与好友相聚，分享身边事。

第四，培养兴趣爱好，工作之余将剩余精力投入到兴趣爱好中，使精神得到放松以及满足。

第五，调整心态，常自我激励，多以积极心态面对事物。培养幽默感，多感受生活中快乐。

第六，将自己的压力、怨气以及不满写到信纸上，并藏起来放在某个角落，或寄到一个自己不知道的地方，倾诉出内心想说，却又无法表述的内容。

# 第三节　工作环境设计

## 学习目标

➢ 理解工作环境的定义、分类及要素。

➢ 熟悉不同的工作环境因素对工作压力的影响。

➢ 熟悉工作场所设计注意的环境因素。

➢ 掌握时间安排设计的策略。

办公室和工作场所的环境布局直接影响到情绪和工作效率；如果能够合理安排工作时间，有一定的自由和灵活度，做到劳逸结合，就可以最大限度地发挥人们的主观能动性，提高生产率和工作满意度。环境心理学（Environmental Psychology）是研究工作场所设计对行为和态度的影响的学科。在 20 世纪 60 年代，环境心理学领域关注人类及其物理环境之间的关系引发了工作场所设计的革命。综合建筑学和心理学，环境心理学家关注自然和人造环境及其对行为的冲击。例如，对办公室设计与布局的研究聚焦于部门间与部门内的交流、组与组之间的工作任务流动、管理者和下属的关系以及工作组的凝聚力。

## 一、工作环境的概念

### 1. 工作环境的定义

工作环境是指员工在组织中办公、生产、休息的场所，包括办公楼、厂房、车间、俱乐部、图书馆以及相应的辅助设备等。

许多组织提供各种令人愉快的服务设施以吸引和留住忠诚的员工。在美国佛罗里达州坦帕市装修豪华的都市建筑设计公司综合办公室里，一位员工说："你投入了如此多的生命在工作上，能够享受到像健康中心或托儿所等配套设施就太好了。对我而言，这构筑了我的忠诚。"忠诚员工离职、请假或怠工的可能性较小。

### 2. 工作环境的分类

工作环境可以分为两大类，分别是物理环境与心理环境、室内环境与室外环境。

（1）物理环境与心理环境。物理工作环境包括众多因素，指工作环境中的建筑物本身，如工作环境的面积、陈设、温度、湿度、通风及采光等物理因素。此外，从停车场的大小、办公楼的位置到工作区域的自然照明度和噪声音量，从工作场所的地理位置，是在闹市区还是在郊区。例如，郊区办公室的场地通常远离商店、餐馆，又缺乏城市里提供的其他服务，都对员工的工作效率和工作满意度有显著影响。心理工作环境是指个体对屋内工作环境的感知和评价，当然，由于个体差异，不同个体对相同物理环境的心理感知是不同的。

（2）室内环境与室外环境。室内工作环境包括厂房、办公室、食堂等各类提供给员工工作、休息的室内场所。室外工作环境则包括建筑工地等需室外作业的工作地点，以及办公场所附近的由企业提供的绿化花园等休息场所。

## 二、影响工作环境的因素

### 1. 空间密度

工作环境理想的尺度并不单指房间面积的大小，还包括理想的层高、通道宽度和隔断高度及符合人机工程学原理的桌椅及家具等。如果空间密度较大，会给人拥挤的感觉，严重影响工作效率和心理健康。高密度会阻碍人们的信息加工能力，导致任务不能顺利完成，还会导致个体消极的情感状态。狭小拥挤的空间会使人互相打扰而产生压抑感和烦躁，过大的空间又使人感到空旷而不舒服。尤其对于男性来说，和他人距离过近就会产生被威胁感。社会心理学家对拥挤提出了各种解释：人们处于过多刺激下会体验到感觉超负荷；高密度使人感到对行为失去控制，从而引起拥挤感，而感觉超负荷以及行为失控都会对人的心理状态产生不良影响。

### 2. 空气污染

员工待得最长时间的地方还是室内。恶劣的空气环境必然给人的身体健康带来直接的影响，工作环境中的空气污染可能是因为地毯或办公家具的油脂、石棉纤维、空调排出的微粒和病菌等引起的，如果污染严重到一定程度，就会引发严重的疾病并造成压力，同时还可能对特殊员工（如怀孕、健康情况不佳的员工）造成身体伤害。

## 三、特定工作环境的设计

### 1. 工作空间的整体设计

一旦进入任职的场所，可能会发现其他导致不满或挫折感的物理特征。抱怨的来源之一是玻璃墙、固定于建筑物中的通风、取暖以及空调系统。办公室大小和设计与员工的满意度和生产率有关。一组办公室的格局将会影响那些依靠自然相遇作为一种获取和交换信息方式的管理者的行为。管理者的办公室靠得越近，他们越可能在整个工作日中见面。办公楼大小可以影响工作中的人际关系。一个不受欢迎的位置、拙劣的设计或不方便的布局都可以降低士气并滋生负面的态度。合理的功能布局与空间规划是优化办公室环境的首要条件。工作环境中的空间布局是企业价值观在物质形态上的反映。例如，一个注重等级观念的企业，在办公空间的分配上会有所区别；一个文化氛围开放的企业，其办公空间也会设置成开放式的；而那些各自办公室相互封闭的公司，员工之间的隔阂可能会多些，不利于员工人际关系的发展。

### 2. 办公室内设计

环境心理学的研究结果之一是庭院式办公室。与专用的、单独的办公室相反，庭园式办公室是一个巨大的开放式空间，他们之间仅以盆栽、隔板或隔墙、橱柜或书柜相隔开。其开放性被认为加强了组群的凝聚力和合作性，并减少了员工和管理者之间的心理隔阂。同时也有人抱怨缺乏隐私、吵闹、难以集中注意力。随着房地产价格的上扬，组织试图将更多员工压缩至更小的空间中。普通的办公室小隔间或个人工作空间正稳步缩小。

（1）办公室的私密性。现在办公室多采取开放式办公室的布置，即所有员工都在一间没有严密隔墙的大房间工作，用各种帘、幕、屏风或花木充当屏障，没有任何视觉或听觉上的私密性。这种开放式办公环境有助于增加同事间的交往，减少上下级心理上的隔阂。然而因为缺少私密性、噪声大，以及员工彼此间产生干扰，会在一定程度上造成员工的满意度和工作积极性下降。加拿大国家研究委员会（NRC）的报告称，一旦被打断思路，雇员要花费 15 分钟才能集中精神继续工作。NRC 的研究人员调查了加拿大和美国的九处办公地点，发现在开放式工作环境下工作的员工所花费的工作时间要比在其他条件下办公的人多得多。因此，规划办公空间布局时，应适当增加私密性，减少干扰因素。

（2）办公室的功能性。不同性质的组织因办公特点不同，因而对办公功能的需求会有所不同，在办公空间的布局上也应考虑办公的特点和工作方式。像设计事务所、证券公司、IT 行业等适宜采用开敞式办公的方式，这与他们强调相互之间的交流与合作的工作方式有关。党政机关、医院等办公场所则适宜采用相对封闭式的办公方式，是因为各个部门之间分工明确，工作性质不尽相同，工作需要独立的空间。

**3. 生产厂房的设计**

除了研究工作场所设计的一般问题，工业组织心理学家还对诸如照明、温度、噪声、色彩和音乐等环境因素进行了广泛研究。结果发现，所有这些因素都会对员工的工作满意度有影响。

（1）照明。不充足的光照是忧虑的来源。刺眼的光线、昏暗的灯泡，以及缺乏自然光照都对工作表现产生消极影响。适宜的采光环境主要体现在工作环境的照明度能满足工作需要并具有较好视觉效果。

（2）温度。气候条件影响着物质产品的质量和数量。即使生产水平保持稳定，工人在艰苦的气候条件下也必须耗费更多的精力以保持相同的产量。厂房内不适宜的温度会对员工的身体带来影响，员工易产生不良的消极情绪。研究证明，员工对工作场所温度的满意度与能否控制温度相关，也就是说，如果人们能够对温度进行控制，他们就会感到满意。虽然大多数工作场所达不到这种要求，但在进行厂房设计时，应考虑到人体对室温的要求，能够让员工根据季节的不同，及时调节室内温度，并能保证制冷和制热设备的正常工作。

（3）噪声。连续不断的高强度噪声可引起高血压和肌肉紧张。噪声妨碍沟通。噪声给员工的生理和心理都会带来较大的危害，过大的噪声会对员工的听力及心理状态产生不同程度的影响。有研究发现，过大的噪声会降低员工的工作效率，尤其是对注意力要求高度集中的复杂作业影响更大。应该尽量避免噪声的干扰，营造安宁的、免受干扰的工作环境。研究表明，噪声污染可能会对人们的听力造成巨大的伤害，从而导致严重的工作压力。美国国家职业安全与健康研究院的一项研究表明，消防队员在噪声压力下工作效率与听力损失和心理障碍等存在显著关系，即使在封闭式的工作环境中，大量的噪声也会干扰工作，并对人们造成压力。此外，高噪声的工作环境会妨碍复杂作业的完成，因此，在对厂房进行设计时，需要考虑到对噪声的处理。

（4）颜色。色彩是通过眼、脑和生活经验所产生的一种对光的视觉效应，在工作环境中的不同的色彩，不仅改善空间效果，还可以带给员工不同的知觉和心灵感受。颜色可以令工作环境更宜人，还可以在安全方面助一臂之力。如防火设备用红色，危险区用黄色，紧急救助站用绿色。如果工作区域昏暗，重新粉刷可能会提高员工的士气。

（5）音乐。音乐对从事简单、要求较低的工作的员工最有效，对于较复杂和要求较高的任务，音乐在较大程度上分散了员工的注意力。

### 4. 托儿和家眷托管设施设计

越来越多的公司开始建立针对员工年幼小孩的日托中心或内部学校。一项对 155 名使用了内部日托设施的医院员工的研究得出结论：幼儿看护项目有助于招募并留住新员工，但对于工作表现则没有显著的影响。中年员工所面临的主要问题是照料年老的父母。一项对旅游保险公司的调查发现，30 岁以上的员工中有 20％为上年纪的父母提供了某种帮助；另一调查得出的数字高达 40％。这些员工在试图平衡工作—家庭方面承受着相当大的经济和精神压力。为此，一些企业管理者为员工们提供了内部咨询服务、长期医疗保险、宽松的带薪休假政策和生活不能自理的职工家属的内部看护服务，从而满足了上述需要。

## 四、工作时间设计

为提高员工的工作和生活质量，在企业管理过程中，通过管理制度的再设计，帮助职工做工作时间设计，也大大地改善了软性的工作环境，提高了员工的工作满意度。工作时间设计将讨论名义工作时、长期兼职工作制、压缩工作周制、弹性工作制、间隔休息制和轮班工作制的优劣等问题。

### 1. 名义工作时

为了进行工作时间设计，理解名义工作时（规定的员工上班时间）与实际工作时（实际用于工作的时间）之间的关系非常必要：当名义（规定的）工作时增加时，实际工作时会减少。换句话说，工作日或工作周越长，工人的生产率越低。

### 2. 长期兼职工作制

兼职雇用形式比全职增长快得多，尤其是在服务业和零售业。通过雇用兼职，组织降低了留用全职员工的成本（这需要支付更高的工资和福利保险），并提高了工作时间安排的灵活性。越来越多的专业人员和管理者都选择兼职工作，因为这使他们有可能重返学校或获得其他的职业机会。

### 3. 压缩工作周制

（1）定义。国外另一种显著改变周工作制的方法是将它缩短至四天，通常是四天里每天工作 10 小时。

（2）原因。提高工人生产率和效率的可能性，以较短工作周制度招募工人，以及降低许多组织中周一和周五极高缺勤率的可能性。

（3）效果。我国自从实行一周五天工作制后，总体工作满意度、尤其是对工作时间安排的满意度有明显提高，今后我国企业是否能像发达国家那样实行四天工作、每天工作 10 小时制，还需要进一步探讨。

### 4. 弹性工作制

（1）定义。允许员工自己决定什么时候开始工作，什么时候结束工作的制度。

（2）效果。工厂和办公室周围高峰期间交通阻塞状况得到了明显的缓解，员工在工作中往往更加从容，并且能更快地进入工作状态。这降低了缺勤率，提高了员工的生产效率及工作满意感。

（3）适宜人群。弹性工作制更适合研发、文字数据录入及制造业某些工作。

### 5. 间隔休息制

（1）定义。在工作时间之间设置长短不同的休息时间的制度。

（2）效果。采用间隔休息制，提高了员工的士气和生产效率，减少了疲劳和厌倦感。员工们相信，间隔休息制是管理层对大家的关心，可见，休息同样会引发对管理更积极的态度。

（3）不同人群都需要间隔休息制

1）从事重体力劳动工人。间隔休息制也减少了手和手腕重复活动导致的伤害的发生率。

2）对于轻体力或脑力工作者。使倦怠得以缓解，并为员工做其他事情或与同事交往提供了机会。

### 6. 轮班工作制

许多行业实行昼夜不间断地倒班运作方式，轮班工作制对工作产生的影响是：工人们夜班的生产量低于白班，因为轮班工作打破了正常的睡眠—觉醒周期，会带来生理和心理的影响。夜班工人和变动轮换工作的工人会更多地报告有胃病、睡眠障碍、心血管疾病、婚姻问题和易怒的情况发生；此外，上夜班更易出错及引发较严重的事故。

轮班工作制产生了有害的影响，因为它往往破坏身体正常的节律。轮班工作的员工生产率通常更低，且更容易在夜班时发生错误。他们白天入睡困难，报告出在身体、情绪、婚姻和家庭方面问题的高发生率。

倒班轮换工作的护士比长期值夜班的护士报告有更多的社交障碍和睡眠差的问题。长期值夜班的护士报告比其他轮班方式的护士有更好的工作满意度。总之，长期值夜班的护士的健康、睡眠、社会和家庭问题更少。而自主选择轮班的人比那些被指派去轮班的人的问题更少。心理学家发现，自己选择上夜班的员工比那些不是自己选择上夜班的员工，更能忍受这种倒班的影响。当然，实行何种轮班工作制来解决上述问题，还需要在今后员工援助计划实施中做深入探讨。

## 五、工作环境改善

### 1. 设置相关辅助设施

（1）日常生活需要的设施。工作场所除了与工作相关的一些设备外，还应当有一些满足人们日常生活需要的设施，比如，在工作场所附近要有足够的厕所，而且不能离得太远；工作场所的洗漱设施要与厕所分开；有员工浴室；有帮助员工消除疲劳的小型休息室；有供员工购买食物和饮料的小卖店，以方便夜班和倒班的工人临时充饥。

（2）其他改善工作环境的设施。在美国《财富》杂志关于"美国最适合工作的企业"的排名中，Google公司获得冠军。Google获此殊荣的主要原因是公司向职员提供良好的工作环境，包括便利设施、文化设施、福利设施等。甚至有人说"Google把美容院、高尔夫球场、游乐园、游泳池……都搬到了公司里"。这些相关辅助设施的设置，相当于变相的员工福利，有助于员工"心理契约"的建立，促使员工更快地对组织产生归属感。各项辅助设施的设置也有助于员工在工作中放松心情，缓解压力。

**2. 减少工作环境的变动**

（1）维持环境的稳定。在企业发展过程中，由于各种原因需要改变现有的工作环境，在此过程中，应该尽量减少这一变动对员工带来的压力。根据调查发现，员工的不满有时并不是因为对变动后的工作环境不满，而是对更换的工作环境不能接受。这是因为，当人已经熟悉一个环境后，突然到一个全新的、陌生的环境时，会失去安全感和掌控感，这种不能适应新环境变化而出现的焦虑紧张、孤独、情绪低落等异常心理，也就是心理学上所说的"适应性障碍"。

（2）有保留地改动工作环境。在企业办公环境规划的过程中，要考虑到有所保留地对工作环境进行改动和调整，并在新的办公环境中，设置一些原来办公室的特色摆设，如装饰画、绿色盆栽等，使员工可以在新的工作环境中找到熟悉的物品。

（3）保留原来的人际网络环境。当企业工作环境变动后，员工所面临的不仅仅是物理环境的改变，周围的同事、工作方式和工作制度可能都会有着相应的变化。人具有社会属性，寻求归宿和人际交往是人的最基本的心理需求之一，而这种心理需求往往在熟悉的生活环境中容易满足，一旦离开或者失去了原来熟悉的生活环境，原有的人际交往的网络就被切断，人们就容易感到孤独和无助。在员工的座位安排上，注意不要将员工的工作区域安排在完全陌生的同事之中，要保证员工处在一个拥有原来的人际网络的环境中，以减少人际适应带来的压力。

·+·+·+·+·+·+·+·+·+·+·+·+·+·+·+·+·+·+·+·+·+·+·+·+·+·+·+·+·+·+·+·+·+·+·+·+·+·+·+·+·+·+·+·+·

**【阅读材料4.3】如何设计适宜的工作环境**

**问题背景**

在银行工作的王小姐已经怀孕6个月，在一次聚会中，朋友们都羡慕她工作稳定，待遇又好，可是她对于自己的工作还是抱怨不少："我这工作哪都好，就是工作环境不好。我们搬到了新办公楼，虽说看起来更豪华了，可总觉得有一股异味儿，说不清是来自于办公家具、地毯还是空调。我现在又怀孕了，成天就害怕这个异味会不会影响孩子。"同时，王小姐还有其他抱怨，"现在办公室里的过道特别窄，我每次走都害怕被人撞到，特别不方便。"朋友们听后也都有同感，也开始抱怨办公室"空气不流通"，容易造成感冒，影响工作心情和积极性。员工援助师面临这样的抱怨，该如何对工作环境再设计提出建议呢？

**案例分析**

本案例属于员工由于工作环境设计不合理而产生压力的情况，具体剖析如下：

1. 空气污染易致病

现在的高层写字楼往往采用封闭性设计，不能开窗，因有中央空调系统。这样的写字楼易造成室内二氧化碳增多，不能及时排出；如果不注意通风，细菌、复印机飘出的粉尘等飘浮在空气中，都有致病可能。员工可能会经常感到头痛、疲倦，甚至恶心，出现身体不适的症状。

2. 办公环境与职业安全相关

长期在不合理的办公环境中工作，会给员工的健康带来严重危害。因此，不良的工作环境与职业安全、职业健康有密切相关。用人单位在规划和装修办公环境时，除了应考虑符合相应标准和法律法规外，也应从人性化角度出发，关注员工的健康，接受员工的建议和监控。

**专家建议**

针对以上案例中发生的情况，专家建议如下：

1. 对组织的建议

第一，注意定期对办公室每日进行通风，对于密闭式的写字楼，应配备必要的通风设备。可在办公场所放置绿色植物，有利于空气的净化。

第二，如果办公空间不够，应尽量少用隔断式空间分隔，否则会使空间感觉更小，可以使用具有一定通透性的隔断。另外，办公桌之间的通道宽度也应以行走时不互相干扰为目的，至少保证 600 mm 以上。

第三，在工作环境设计时，应采用"人性化"设计，从员工角度出发，防止因工作环境设计不当而给员工带来压力的问题。

2. 对员工的建议

第一，及时清洁办公室桌面，防止灰尘堆积、细菌繁殖，导致空气污染。

第二，要做到文明办公，不制造过大噪声，干扰其他员工的工作，保持安静的工作环境。

第三，在工作休息时，外出呼吸新鲜空气，舒展身体或短暂休息，保持身体健康，缓解心理压力。

第四，及时调节心理状态。很多心理问题都是长期积累而形成，要学习随时释放积累的负面压力。

# 第四节 工作—家庭平衡

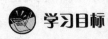 **学习目标**

➤ 理解工作—家庭冲突的概念及影响因素。

➤ 熟悉工作—家庭平衡计划的干预措施及其评价方法。

➤ 掌握工作—家庭平衡计划的实施技巧。

### 一、工作—家庭冲突

#### 1. 工作—家庭冲突的定义

工作与家庭是人生必不可少的两部分，人不仅要经历职业生活，同时也要过家庭生活。然而，当个体在工作和家庭之间进行时间分配、空间分配以及行为上出现难以调和的矛盾时，会产生一种角色交互冲突。因此，工作—家庭冲突是指由工作和家庭层面的角色压力引起的冲突，在某些方面是不相容的。

由于工作—家庭冲突具有双向性，可将工作家庭冲突分为：因工作问题而干扰家庭生活的工作—家庭冲突（Work-family Conflict）和因家庭负担、问题而影响工作质量的家庭—工作冲突（Family-work Conflict）。研究调查表明，员工的工作—家庭冲突水平高于家庭—工作冲突水平。造成该结果的可能原因是：工作是很多人维持生活的主要手段，因而在遇到工作、家庭冲突时，人们一般会选择优先考虑工作问题，不想因为家庭影响到工作；同时，由于家庭结构的变化，小型家庭越来越多，家庭矛盾较之以前也有所减少。

#### 2. 工作—家庭冲突的影响因素

引起工作—家庭冲突的因素一般包括三个方面：工作领域因素、家庭领域因素、个体因素。

（1）工作领域因素。工作领域因素主要包括工作压力、工作安排的灵活程度、组织规范、组织支持和工作卷入等。产生工作压力的事件包括工作任务量大、重要性强、与上下级或同事发生摩擦、关系紧张，在薪酬和福利分配中感受到不公平；工作安排方面诸如突然转岗、出差、加班等；组织规范的不同对员工要求存在差异，导致工作—家庭冲突的强度不同。高度规范的组织往往会产生更高的工作—家庭冲突。组织对员工在心理、行为、经济、时间上的支持往往是影响工作—家庭冲突的一个重要的因素，具有高忠诚度、高自主性特征的组织对员工的投入要求较高，该类型组织需要员工投入更多时间、精力于工作。比如，经常加班、出差、频繁调动，这些都会严重干扰员工的家庭生活，从而增加工作—家庭冲突。

（2）家庭领域因素。家庭是工作—家庭冲突的另一重要的影响源。家庭领域的因素包括家庭卷入、家庭支持、家庭压力、家庭冲突、孩子数量、最小孩子的年龄，感情投入，婚姻状况等因素。当家庭有需要照顾的儿童、老人、病人时，个体不得不调整对工作和家庭的时间分配和精力投入，从而导致工作—家庭冲突。此外，个体感受到的家庭支持也极大地影响着工作—家庭冲突。在这方面，不同的文化具有不同的表现，据调查，在美国，家庭成员往往对工作影响家庭给予较低的支持，美国家庭往往对家庭成员过多地卷入工作而对家庭投入的时间减少表现不满；而在中国，家庭对家庭成员更多地投入到工作表现出理解或支持。此外，家庭成员的情感联系紧密程度、夫妻感情和婚姻的和谐美满程度等也会极大地影响工作—家庭冲突。

（3）员工个体因素。对工作—家庭冲突产生影响的个体因素主要包括性别、收入、处事方式、人格、情绪和价值观等因素。如 Carlson 发现，高自我监控型、A 型人格、大五人格中具有外倾型人格特质的员工，其工作—家庭冲突较低。自我效能高的员工能更好地控制自己应对工作—家庭冲突的能力，更好地进行有效的自我管理。Stoeva 等人发现，有较少负面情绪的员工报告较低的工作—家庭冲突，工作压力是负面情绪与工作—家庭冲突的中间变量，而家庭压力是负面情绪与家庭—工作冲突的中间变量。此外，价值观对工作—家庭冲突的作用反映在当员工更重视工作或家庭某一领域时，从这一领域对另一领域的干扰就会显著增多。

### 3. 工作—家庭冲突的结果

（1）与家庭生活有关的结果。工作—家庭冲突降低员工的生活质量和生活满意度。当工作影响了家庭生活时，生活满意度会受到负面影响。而家庭影响工作也同样被认为对生活满意度有负面影响。工作—家庭冲突使员工的婚姻满意度降低，尤其体现在对女性的影响上。家庭影响工作会导致婚姻质量显著下降。当一个人面对婚姻问题时，他可能会出现情绪低落、工作积极性降低等状况，从而增加工作—家庭冲突，或者选择投入更多精力到工作中来逃避婚姻，也激化了工作—家庭冲突，这样更影响了婚姻质量，降低了婚姻的满意度。

（2）与身心健康有关的结果。工作—家庭冲突增强个体的心理压力，提高个体的工作倦怠，进而会造成员工身心健康方面的问题。由于工作—家庭冲突与心理压力和工作倦怠显著相关，所以，工作—家庭冲突与许多由压力和倦怠导致的身体或心理不适应症或疾病相关；工作—家庭冲突与免疫力低下、高血压、高度情绪紧张、抑郁等状况显著相关；工作—家庭冲突也会增加男性员工酗酒的可能性。

总之，工作—家庭冲突对个体的工作、家庭和身心健康都具有一定的影响。所以，员工援助师要积极关注员工的工作—家庭冲突，协助员工设立工作—家庭平衡计划，帮助员工解决冲突问题。

## 二、工作—家庭平衡计划

### 1. 产生背景

随着社会经济的发展，工作市场需求量增大，女性就业率不断提高，双职工家庭增多，使得男主外、女主内的传统模式发生变化，男女双方都需要同时兼顾家庭与事业。此外，家庭人口结构的变化，单亲家庭、丁克家庭和空巢家庭等造成老人问题日益严重；与此同时，政府对于儿童与老人照顾等方面的政策支持却短缺，工作—家庭之间的冲突日益严重。这样，日益增加的各种问题催生了工作—家庭平衡计划。

工作—家庭平衡计划，又称工作—生活平衡，是指组织开展的帮助员工正确看待工作与家庭之间的关系，调和职业和家庭之间的矛盾，缓解由于工作—家庭关系失衡而给员工造成压力的计划和活动。在员工援助计划中，工作—家庭平衡计划是很重要的一部分。

### 2. 平衡计划的实施

根据《2005 年美国人力资源管理协会的福利调查报告》，企业提供的工作—家庭平衡计划的福利包括弹性工作制、远程办公、压缩工作周制、延长探亲假、公司建立托儿中心以及发放托儿补贴费等，这些措施使得员工的工作满意度、工作效率以及对公司的忠诚度都有所增加。与此同时，工作的紧张度、工作压力也随之减少，企业的生产力得以提高。

由此可见，工作—家庭平衡措施可以帮助员工更好地管理工作和家庭，这是使组织实现高生产力、高绩效的有效手段。员工援助计划中的工作—家庭平衡计划可通过组织、个人、家庭三方面来实施。

## 三、工作—家庭平衡计划的干预措施

### 1. 组织干预

从实施组织干预方面，首先，要改变管理者的观念：使管理者明白，工作—家庭平衡会提高员工的工作满意度，降低员工流失率和缺勤率，使组织的生产力提高，实现组织的目标；其次，提高工作效率才是提高生产力的有效方法，而非延长工作时间。具体的干预措施如下：

（1）弹性工作制。心理学家研究表明，一个人的能力往往因其心情不同而有很大的差异，情绪高昂时与低落时的工作效率迥异。弹性工作制就是考虑到员工的个性化需求，让员工自觉自愿地投入工作，充分地调动了员工的工作积极性的一种管理手段。

（2）人职匹配。组织在选聘人员时，要考虑到个体的能力、兴趣、性格与工作岗位要求的匹配性，充分发挥人力资源的潜能，增强员工的成就感和心理能量，在提高工作效率的同时，提升员工家庭成员的幸福感。

（3）平衡技能培训。可以通过培训、讲座、沙龙等交流活动，循序渐进地引导员工和管理者找到工作—家庭的平衡点。同时，进行生活技巧的培训，如在子女教育、身体健康、夫妻关系、赡养老人、邻里关系、时间管理等方面进行培训指导，提高员工的家庭生活的智慧和技巧。

（4）支持性服务。主要包括三种：父母假日、孩子照顾问题和老人照顾问题。可以通过与一些家政服务公司建立长期的合作关系、提供相应的福利计划、为员工的子女照看支付部分补贴费用等，这些举措可以缓解员工的家庭压力。

（5）上级支持。如果下属员工切身经历和体会到上级是支持和重视他们的，每个人都有重要价值，那么，员工就可能对领导做出积极的回应。因此，领导者的风格对其能否跟员工建立起"支持性"的关系至关重要。一方面，领导者的人格特征很重要，如果他个人积极倡导健康和谐的人生观，同时身体力行，在实际生活中处理好工作与生活之间的关系，秉承一贯的作风，他就能赢得员工的信任。与此同时，创造家庭成员参观公司或相互联谊等的机会，促进家庭成员和工作范围内成员的相互理解和认识，明确管理者或家庭成员在另一范围内应承担的责任，也能够促进工作—生活的平衡。

### 2. 个体干预

协助员工通过自身的调节与努力实现工作家庭的平衡，是实施工作—家庭平衡计划的重要手段之一。具体可从以下方面对个人实施干预：

（1）角色适应技巧。工作—家庭冲突大多伴有角色冲突和角色模糊的问题。在指导过程中，要让员工清晰自己的各种角色和工作目标，并能够根据自己的特点合理地进行角色适应，尽快地从一种角色转移到另外一种角色。此外，可采用团队心理辅导方法，通过分享成功经验提高平衡技巧。同时，采用角色扮演法，体验在不同角色中的适宜行为，通过交互式教练法，培养有效应对技巧，提高个体的平衡技巧。

（2）时间管理技巧。培养员工的时间管理技巧，这有助于员工进行合理的时间规划，减少时间冲突。

1）"六点优先工作制"。要求每天全力以赴做6件最重要的事。这个方法是咨询大师艾维利提出的时间管理方法建议。

2）"二八"原则。其核心内容是，生活中善于时间管理者，80%的结果是源于20%的活动。根据这一原则，我们应该首先完成那些紧急又重要的工作，其次是重要而非紧急的任务，再次是紧急而非重要的工作，最后是那些既不重要也不紧急的工作。

3）莫法特休息法。也就是不要长时间做同一种工作，而是要经常做不同内容的工作，保持精神上的兴奋点，进行主动的调剂和放松，否则容易对工作产生厌倦感。

4）麦肯锡30秒电梯理论。据说麦肯锡曾经丢掉过一个客户，原因是这个客户的董事长在电梯里碰到了麦肯锡的项目经理，要求他谈谈项目的结果，可怜的项目经理没有在电梯运行的短短30秒内把结果说清楚。后来麦肯锡就要求员工要表达清楚，直奔主题，凡事要归纳在3条以内。这就是30秒电梯理论，或者电梯演讲。

5）ABC管理法。依据事情的重要和紧急的程度分A、B、C三类，A类为最重要、最紧急、影响大的工作，B类为虽重要但不一定紧迫、推一推影响不大的工作，C类为一些无关紧要、可做可不做的工作，分类后可以确定解决各类工作所需的时间、程序，力争尽快解决问题。

（3）有效沟通的技巧。家庭关系和工作中的很多不愉快事件是由于缺乏沟通或者沟通不畅造成的，所以，良好的沟通技巧既能适时解决工作中的矛盾和冲突，提高自我效能感，又能解决家庭中的各种矛盾，缓解紧张的家庭关系，建立和谐的家庭生活。在沟通中，尊重是一个重要的原则，要营造一个尊重、安全的家庭环境，创造家庭的温暖，缓解工作压力带来的冲突。同时，要合理表达自己对家庭成员的情感，并及时回应他人的情感表达，仔细倾听对方的表达，使对方觉得被接纳、被重视和被理解。

（4）生涯管理技巧。在职业生涯管理过程中，除了结合个体的能力、情绪和意愿之外，更要考虑到个体的家庭发展周期的特点，了解家庭各阶段的需求、工作境况对家庭生活的影响，指导员工结合家庭特点选择合理的职业发展目标和职业生涯通道，将职业发展阶段与家庭生活阶段结合起来。在工作转换和职业转换再就业过程中，充分考虑家庭的因素，在保证家庭稳定的同时，促进职业生涯的发展。尤其是在家庭转换的关键时期，尊重和协助员工承担家庭责任，维持员工家庭的正常生活。同时要引导员工把家庭生活的成功、对家庭的贡献、对亲人的关心作为成功的一个部分。设定"家庭日"和固定家庭时间是一个比较有效的方式。

（5）情绪疏导技巧。无论是工作还是家庭生活，都容易给个体带来情绪和压力，一旦这种情绪和压力在两个领域相互影响，工作和家庭之间冲突将会出现。情绪管理就是善于掌握自我、善于调节情绪，对生活中矛盾和事件引起的反应能适可而止地排解，并以乐观的态度、幽默的情趣及时地缓解紧张的心理状态。情绪管理主要包括体察自己和他人的情绪、适当表达自己的情绪以及用合理的方式缓解情绪等三个方面。关注自己的感受，了解情绪的根源，学会欣赏自己，并通过他人的外部表情、动作和肢体语言来体察他人的情绪。面临情绪性事件时，可以通过婉转或者平缓的方式去表达自己的情绪，对事不对人，有效解决问题。无论是生活中还是工作中的不良情绪都可以通过放松、宣泄、运动、听音乐、旅游、看书等各种方式进行有效的缓解，获得身心健康发展，有助于建立和谐幸福的家庭生活。

### 3. 家庭干预

来自家庭的支持是员工工作的主要动力源泉，家庭成员之间的相互理解与支持能够使家庭—工作冲突减弱，和睦的家庭生活对家庭工作平衡有重要作用。具体的干预措施如下。

（1）创造家庭成员参观公司或相互联谊等的机会，促进家庭成员和工作范围内成员的相互理解和认识，明确雇员或家庭成员在另一范围内应承担的责任。

（2）更新家庭成员传统观念，倡导男女双方互相协作，共同完成家务，共同承担教育子女和赡养老人的义务，共同为家庭和谐做出贡献。

（3）促进家庭成员之间的相互理解和相互支持，包括情感支持和工具支持，诸如家庭成员间加强沟通（情感支持），或是在工作繁忙时请人做家务（工具支持）。

总之，靠一个人的力量很难取得事业和家庭的平衡，发动主要家庭成员和工作拍档一起改进平衡计划，将更容易成功平衡工作—家庭生活。

## 四、工作—家庭平衡计划的评估

定期对工作—家庭平衡措施进行评估，有利于组织改进工作，评估包括以下三方面。

### 1. 工作—生活平衡的福利评估

对企业所提供的工作—生活平衡的福利进行评估。看是否有其他更好的工作—生活平衡福利，或其他同类组织提供了哪些工作—生活平衡的福利等。

### 2. 员工满意度评估

通过管理层和员工之间的交流，评估在实行了工作—家庭平衡计划的组织中员工满意度有多高，员工是否还希望有其他的福利等。

### 3. 投资回报率评估

企业所提供的工作—生活平衡措施对员工的好处显而易见，对企业本身来说，该措施对员工留存率、缺勤率、生产力、创造力、产品质量、客户服务质量和公司的声誉等方面也有重要影响。

## 五、未来展望

### 1. 21世纪三个中心问题

正如美国前劳工部部长Herman所指出："21世纪制度决策者与研究者所面临的三个中心问题是全球化对策、提高员工技能和工作—家庭平衡"。可见工作—家庭平衡计划对组织的发展有着极其重要的影响。工作—家庭平衡计划的实施不仅可以提高员工的工作满意度，减轻工作压力，使员工感受到企业的关怀，大大提高员工的工作积极性和工作效率；同时，也使企业的生产力、创造力、产品质量、公司声誉都得到提高。针对不同文化的组织，有选择地实施相关措施，使其发挥最大效力，会进一步促进组织及其成员的发展与提高。

### 2. 工作—家庭平衡计划的发展

各国对工作—家庭平衡计划越来越关注。美国《家庭与医疗休假法》从国家层面通过法律来规范并保证计划实施；日本学者从企业家、经营者角度来研究家庭、工作之间的相互作用与影响；国际劳工组织于 1981 年也颁布了《有家庭责任的男女工人机会和待遇平等公约》（第 156 号）和同名的建议书，以此来促进工作—家庭的平衡。我国自改革开放以来，经济和社会事业建设的发展，为人们的就业和生活提供了重要保障，但对于解决工作—家庭冲突问题还未能从制度上提出可行性政策，大多数企业管理者也还未认识到工作—家庭平衡计划的重要作用。但我们相信，随着经济的发展，信息化的进一步推广，政府、企业以及个人的共同努力，工作—家庭平衡计划的推广将为以人为本的员工援助师计划的发展发挥重要的促进作用。

**【阅读材料 4.4】如何寻找工作—家庭的平衡点**

**问题背景**

张红，某公司中层干部。在妻子的支持下，张红通过刻苦学习和提高自身素质，终于求得一份不错的工作。与此同时，妻子也被外地一家公司录取。夫妻两人不得不分居两地。起初这样的日子很难熬，工作累，人也寂寞，曾一度沉醉酒中。一人过日子很累，经济问题、职场压力让他痛苦不已。最近，孩子也成为一个突出的问题。他因为事业发展问题，难与孩子朝夕相伴。在职场打拼十年才有今天的地位，他留恋甚深，很难放手。可是想到家庭，又觉得不管是为了孩子，还是从个人立场出发，都应该珍惜家庭，享受天伦之乐。面对这样的困境，如何帮助张红寻找到工作—家庭的平衡点。

**案例分析**

在本案例中，当事人张红面临了典型的工作—家庭冲突，在时间、空间的分配上出现冲突。张红在职场获得今天的成就来之不易，并不愿意放弃。因为夫妻分居两地导致的经济和生活压力，孩子教育问题带来的内疚感，工作和生活的矛盾让张红痛苦不已。面对这样的困境，应该从组织和个人的角度指导张红来寻找工作家庭的平衡点。

**专家建议**

根据张红的实际情况，建议如下：

1. 明确家庭角色

张红非常热爱他的事业，也付出很多，但对于家庭中的妻子、孩子，却没有扮演好丈夫和父亲的角色，导致在家庭中角色缺失，家庭不和谐。所以，张红可以在平时下班后和周末，多抽出时间，创造跟家人沟通和相处的机会，明确自己的家庭角色，为家庭承担必要的责任和义务，并从与家人相处中，获得自己的平衡。

2. 加强家人沟通

家庭关系中的很多事情都是由于沟通不畅造成的。张红作为家庭的主要分子之一，应与妻子加强相互理解，多替对方着想，采用合理的沟通方式。要多与孩子相处，营造一个安全、温馨的环境，赢得家人支持。

3. 职业生涯引导

在职业发展的过程中，要充分考虑到家庭因素，维持员工家庭的正常生活，把家庭生活的成功、对家庭的贡献、对亲人的关心作为成功的一个部分。在职业发展和转岗的过程中，尽可能兼顾到个人和家庭。

4. 结束分居状态

两地分居导致的家庭矛盾和个人生活压力也对张红有一定的影响。在这种情况下，如果有可能，张红可以尽量创造条件，通过转岗等方式，寻求一个妥善的处理方式，争取与家人早日团聚。

5. 开展专题辅导

张红所在的公司为了促进员工绩效和身心健康，也应从组织层面开展相关的工作，如帮助员工寻找工作—家庭的平衡点。开设工作—家庭平衡技巧的培训班。通过培训、沙龙等方式，培养员工的生活技巧和健康家庭生活方式，在夫妻关系、子女教育和身体健康、时间管理等方面进行专题指导，提高员工的家庭生活智慧。提供支持性的服务等。

6. 提供福利计划

为了帮助员工平衡工作与家庭，可以提供相应的福利计划，尤其是对于夫妻分居两地的员工，提供部分弹性工作制度。在工作方式上进行适当调整，并通过家庭日、家庭福利计划等，提高员工关注家庭、家庭参与公司的积极性，获得员工及其家庭成员的认可，缓解员工的工作压力和生活压力，提高员工的工作效率和组织忠诚度。

# 第五节　心理疏导方法

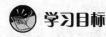 学习目标

➤理解压力调节的主要影响因素。

➤熟悉基于身心灵的心理疏导技巧。

➤掌握辩证思维原理在心理疏导中的注意事项。

心理疏导可以由组织出面，也可以由个人自我调节。疏导的主要任务是调节压力，调节压力的因素包括生理因素、心理因素和社会因素。如经常运动、均衡的饮食、培养自信心、保持乐观性格、不易发怒、保持主控性格、多和家人沟通、建立真诚友谊等。本节将主要从个体角度介绍一些心理疏导的具体方法。

## 一、压力测试与评估

适度的压力有助于提高人的学习生活效率，但过度的压力会危害人的健康。人所承受的压力是适当还是过度，可以通过测试表来了解。"国际压力与紧张控制学会"是一个关注压力研究及压力处理问题的国际学术组织，学会创始人之一 J. Macdonald Wallace 先生研究开发的压力测试表"心理—身体—紧张—松弛测试表"（Psycho-Somatic-Tension-Relaxation Inventory，PSTRI），简便适用，通过测试可了解自己的压力状况，用大约 10 分钟时间填写 PSTRI，要求员工不要在每一题上花太多时间考虑。回答完毕把总分加起来，然后，从分数解释表上找到自己总分所在位置，并认真阅读后面的解释。如查分数是 43～65 之间，那么，被测者的压力是适中的，不必寻求改变生活形态；如果分数低于 43 或高于 65，则表示可能需要调整生活形态。低分者需要接受更多的交往指导；高分者需要进行减轻压力的心理疏导。（参看阅读材料 4.5：心理—身体—紧张—松弛测试问卷）。

## 二、增进身、心、灵全人健康

培养身、心、灵三方面的健康可以有效缓解个体压力（陈丽云、樊富珉等，2009）。"身"是指健康的生活方式、均衡饮食、适量运动；"心"强调要培养个体良好的心理素质，避免自尊心过低及惯性的负面想法；"灵"指涉及比心理层面更高的境界，包括处世的价值观及对人生的看法，懂得面对成败以及避免过分侧重物质的追求。目前，国内外学者在心理健康领域多倡导身、心、灵全人健康的理念，也开发出来许多促进身心灵全人健康的技术和方法。

### 1. 身：强调简单放松方法

简单放松方法主要有运动、静坐、冥想、按摩、放松肌肉、听音乐、意象松弛等。提升个体身心健康有十大良方。

（1）定时运动。

（2）进食有营养及均衡食物（蔬菜水果、谷麦、低脂及低胆固醇食物）。

（3）保持适当的体重。

（4）每天睡 7～8 小时，每日休息或松弛。

（5）驾车戴安全带或头盔。

（6）不要吸烟或吸毒。

（7）饮用酒精饮品要适量。

（8）只进行安全的性行为。

（9）参加保健计划，定时检查身体及牙齿。

（10）以乐观的态度发展友谊。

### 2. 心：强调认知及行为策略

（1）建立自信训练：进行相信自己的能力和培养自尊的训练；通过列出自己的几大优点来欣赏自己。

（2）提升自我效能：深信自己的行为表现能产生一些渴望的后果。

（3）时间管理训练：如排列出优先次序，发现自己可能存在的浪费时间的行为并矫正之，提高时间使用的有效率。

### 3. 灵：倡导积极主义心理观

（1）倡导积极主义心理学说，强调将集中修补人性弱点及应对带来的伤害转为推动自身的人性、德行（Seligman，2002）。

（2）强调有正面积极心态者能有较佳的心理健康及工作表现（Estrada et al.，1997）。

（3）倡导"快乐能增加生产力"（Wright，Staw，1999）。

## 三、倡导思维训练

Daniel Kahneman 博士，现为美国普林斯顿大学心理学教授和 Woodrow Wilson 学院公共事务教授。2002 年诺贝尔经济学奖授予给他的理由是："把心理研究的成果与经济学融合到了一起，特别是在有关不确定状态下人们如何作出判断和决策方面的研究（human judgment and decision-making under uncertainty）"。

伊壁鸠鲁也曾说过：人不是被事情困扰着，而是被对该事情的看法困扰着。因此，理性思维对于一个人的健康发展与心理疏导非常重要。

### 1. 阴阳辩证原则

郑日昌教授归纳出如下理念：万事万物，皆有阴阳；阳中有阴，阴中有阳；阴阳互动，此消彼长；辩证思维，永伴阳光！

图 4—1 中的两张图片内容体现了关于阴阳辩证的一些原理及现象。例如，左侧图片为阴阳太极图的变形，右侧图片是心理学中有关对象和背景关系的图片，当把两个人头作为对象时，作为花瓶的背景就难以被感知，反之亦然。

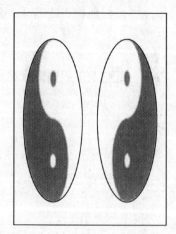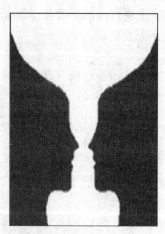

图 4—1　太极图与心理学中的阴阳辩证

### 2. 消除不合理信念

不合理信念主要体现在三方面：凡事绝对化，看问题过于片面，用静止的眼光看待问题。用绝对、片面和静止的眼光看问题，必然会带来一些局限。假如掌握了辩证认知技能，则生活中会充满灿烂的阳光，压力的不良效应也会随之减弱。辩证认知强调三方面。

（1）用"相对"的观点看待人、事、物，善于从不好的事物中发现好的一面，从而学会接纳。比如可以从胆小的人身上看到其谨慎的一面，从小气的人身上看到其节俭的一面等。

（2）用"全面"的观点看待人、事、物，要明白：某方面不好，而其他方面一定会好，如个子矮，但很灵活，学习不好，但品德好等。

（3）用"发展"的观点看待一切，现在不好不代表将来也不好，凡事都存在转化的可能性。诸如塞翁失马、柳暗花明又一村、没有永久的敌人等。

通过以上问题的探讨，郑日昌教授建议，员工可以通过一个"辩证思维练习"来进一步掌握自我心理疏导的方法。比如，要求员工"请列出你对己、对人、对事、对环境不满意的方面，模仿后面的练习改变认识，补充相关词语和例句"。我不满意的是……然后，让另外一位刚学习了"辩证思维方法"的员工来帮助他解决这个问题，这里就可以应用前面讲述的原理：原理1是相对地看问题，从不好中看到好的一面——去接纳之；原理2是全面地看问题，这方面不好那方面好——去代偿之。当然，此类辩证思维的训练还需要多次进行，以便员工援助师应用这些原理，逐渐让基层员工掌握它，服务于心理疏导的实践。

### 3. 善用时间管理

首先让学员阅读下面的一段墓志铭，它描述了一个临终病人的醒悟。

"当我年轻的时候，我有很大的宏愿：希望改变这个世界。后来到年长一点儿，聪明一点儿的时候，我发现世界不会变，后来，我发觉国家也不会改变。终于在我晚年之时，我只想改变我最亲的人、我的家庭。但是，后来我发觉，他们也没有改变。直到现在，当我躺在医院病床临死之前，才觉悟到，如果我先改变自己，我很有可能以身作则地影响我的家人，再借助他们的支持、鼓励，更可能改变我的国家。天知道，或许我真有一点点去改变这个世界的能力呢！"

这段墓志铭给我们的启发是，"上帝"对于每个人都是公平的，每人每天有24小时，谁都不多谁都不少。但是，每个人每天怎么度过、怎么生活得更有意义和价值，则是需要严肃思考和对待的事。因此，要想拥有一个成功、快乐、轻松的人生，而非失败、痛苦、倍感压力的人生，就必须学会合理地管理和使用时间，这就需要遵循以下原则：

（1）时间管理的80/20法则。时间管理的80/20法则基本含义是，用20%的时间和精力去获得80%的价值、成就或快乐，见表4—1。比如，用20%的时间，获得80%的产出；抓住20%的大客户，可以占有80%的市场营业额等。

（2）效率与效能原则。要善于将重要与次要的事情进行分门别类，进行有效处理。唯有如此，才能缓解压力，更好地平衡工作和生活。Hawking认为，进行有效的时间管理，首先要区别效率和效能两个概念。效率是针对特定的事情，主要探讨如何通过精简流程，达到以最短时间完成特定任务的目的。效能则是从所有任务中选择出最重要的任务，并通过最有效的方式来完成它。时间管理的目的就是提升个人的效能，而非提高完成某项工作的效率。

表4—1 　　　　　　　　　时间管理的 80/20 法则说明表

| 20% | 80% | 20% | 80% |
| --- | --- | --- | --- |
| 时间 | 价值、成就或快乐 | 人口 | 财富 |
| 投入 | 产出 | 课程内容 | 学习的收获 |
| 原因 | 结果 | 项目 | 花费 |
| 客户 | 营业额 | | |

　　（3）优先顺序决策原则。时间管理要体现优先顺序决策的原则，如图4—2所示。如把要做的事情分为"重要且紧急""重要但不紧急""紧急但不重要"和"不紧急且不重要"四种类型区别对待，这主要根据这些事情属于"你已拥有且想要""你未拥有且不想要""你已拥有你不想要"和"你未拥有你想要"四种判别来决定。前两种类是不必去关注的事情，比如"你已拥有且想要"的，大可不必，我们没有必要去不断地回顾自己过去取得的成就，而沾沾自喜，要忘记它们，同样如"你未拥有且不想要"。第三类事情"你已拥有你不想要"对你来说是存在的问题，要体现"舍得"的原则，即没有舍弃，就不能得到更有价值的东西，要果断地舍弃。这样，就节省了不少时间，就可以把精力集中到第四类事情上，这就是机会了，才是真正需要花大力气做的事情。

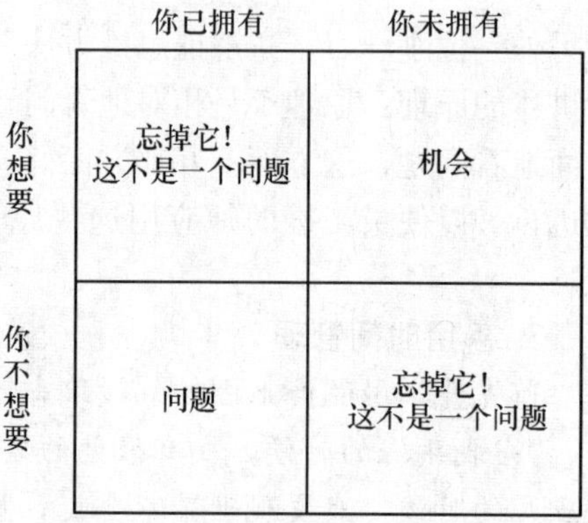

图4—2　基于优先顺序决策的时间管理示意图

　　有些时候，需要处理临时性、突发性的事件非常多。但不可能满足所有人的所有要求，因此，必须根据事情的重要性及其后果进行评估。关键在于，从长远计议，还要把目前暂时不急，但对于长远发展很有意义的事情抓紧完成。为此，在和同事共事的时候，可以先和对方讨论一下彼此的工作安排，找出一些对彼此来说都非常重要的任务，然后，齐心协力，尽量先完成这些任务。

## 四、树立幸福人生目标

　　幸福生活是每个人都向往与追求的目标。如果一个人确定了幸福人生目标，那么，在面对失败、困难、压力的时候，就能够从容镇定地应对。这是因为，在现实生活中人们会出现挣扎、为难、迎战和抗压，这些心理行为都是幸福生活中不可或缺的内容。幸福之路并无捷径。那么，究竟该如何树立幸福人生目标呢？

### 1. 快乐学习

　　倡导快乐学习，促进个人积极成长。最成功的人都是活到老学到老的，他们不停地提问，也会不停地去探索这个奇妙的世界。无论是在生命里的哪一段，都可以为自己建立一套职业发展计划。这里包含的学习包括两方面：个人成长和专业成长。在每段学习中，要用心地去找寻快乐（阅读并思考很快乐）和意义（书中的知识会促进你成长），并要把学习计划规律化、习惯化。

### 2. 开心工作

做自己喜欢并可以获得报酬的事情是最完美的职业选择。对于把工作看成使命感的人来说，工作本身就是目标。他们对工作充满热情，在工作中追求自我实现。工作是一种恩典，而不是打工。那么，如何让自己的工作具有使命感呢？这就需要：

（1）找寻工作的意义。

（2）分析这份工作能够带来的快乐。

（3）分析自身所具有的优势/劣势。

然后，在这三部分之中找到"交集"，具有这个"交集"性质的工作，就是自己将来可能为之奋斗一生的事业，也是对自己的职业人生的定位。当然，是否能一次确认某职业就是一生的追求并不重要，可以不断求索，而这里最重要的就是开心工作。

### 3. 追求幸福

艾德·狄纳和马丁·塞里格曼，这两位积极主义心理学的鼻祖，一直致力于研究"非常快乐的人"和"不快乐的人"的差异。他们发现，在现实诸多因素中，唯一能够区分这两类人的因素就是幸福感受。17世纪哲学家弗朗西斯·培根曾说过，亲密关系可以"将我们的快乐加倍，将我们的痛苦减半"。比如，如何营造幸福婚姻呢？一是坚持无条件的爱——爱他本来的样子；二是明确真爱的基石——核心价值观；三是从爱情中找寻意义和快乐——幸福关系的保障；四是明白"被了解，而不是被认可"——让爱成长；五是坚持培养爱情，而不是找寻爱情——学会写感谢信来表达恩爱，让爱持久。

## 五、自我塑造幸福感

员工自我塑造幸福感，是心理疏导工作的核心内容，而其中的员工援助服务的关键，是处理好金钱与幸福的关系。周欣悦教授在这方面有很多独特的思考，值得关注。

### 1. 金钱的四个副作用问题

（1）金钱的副作用之一：金钱让我们适应。

"如入芝兰之室，久不闻其香"，金钱带来的幸福感无法持久；适应性偏见主要是说，人们低估自己的适应能力，低估人对好事情的适应性：觉得好的事情会让自己一直快乐，例如加薪、升职、买房子。但事实是，人对物质性的东西适应性特别强，这一点往往被忽视。

（2）金钱的副作用之二：金钱让我们麻木。

金钱让我们很难体会细微的欢乐，如对彩票头奖获得者的研究表明，中奖者的幸福感在半年之后就回归到原有水平。薪水高的员工和薪水低的员工，对于钱的意义的体会就截然不同，缺钱者会更加珍惜钱。比如，只有一颗普通糖果，让人舍不得吃，仔细体味；而奢华生活、财富生活让我们失去了感受平常幸福的能力，总之，这些富有者需要更大的刺激才能够感受相同的快乐。神经元细胞的适应性研究证明：适应了大的刺激之后小刺激就无法产生影响。

（3）金钱副作用之三：金钱让我们比较。

有学者举例来说明社会比较的意义，即一个人有钱的定义就是：他的财富就是比他老婆的姐夫多赚一百块，金钱往往助长了社会比较。1995年的一项关于哈佛大学生调查表明，当我们问：在A社会，人均收入4万元，你收入6万元；但是在B社会，人均收入10万元，你收入8万元。你究竟愿意在哪个社会生活呢？更多的人选择了年收入少的6万元的社会。大家知道，社会比较贯穿于我们的整个人生：相对收入（比较对象的改变）显得更加重要。富贵不还乡，犹如锦衣夜行；同学会聚会，更多是为了攀比，看来，处于比较背景下的人们，是无法享受自己的财富的，社会比较是不幸福的根源。因此，经常地将自己和他人比较的人更不容易快乐，而不快乐的人更加容易受到社会比较的影响。因此，金钱助长社会比较，金钱是社会比较的主要指标，因为量化的标准更易比较。

（4）金钱副作用之四：金钱让我们的社会关系恶化。

请考虑一下这个问题："可共患难，不可共富贵"和"可共富贵，不可共患难"你们同意哪个说法呢？金钱和社会关系都是资源，但金钱会损害社会关系。比如在灾害发生初期，人们面临巨大的物质匮乏的困难，大家相互体谅，关心如一家；一旦救灾物资送到，涉及分配救灾物资时，人们就开始钩心斗角起来。所以，金钱的副作用不可忽视："没有钱是万万不能的"说法要看处于什么背景。用金钱能购买到幸福吗？答案当然是否定的。

**2. 处理好营造幸福感的四个关系**

悲观的心理学家认为，幸福感有一个基线，不可能随意营造。幸福感的遗传基数占50%，幸福感就像身高，天生难改。乐观的心理学家认为，幸福感是可以后天培养的技巧。那些快乐的人有一套思维和行为的方法来营造快乐，这是可以学习的，值得学习的。因此，在员工援助服务中，需要和员工讨论一个问题，怎么花钱才能得到幸福，这里有四个关系值得把握：

（1）处理好变化与稳定的关系：抵抗幸福的适应性。不变的刺激容易被适应。比如，长时间使用空调，就难以感受到空调的存在；与配偶长期相处，更加注意的就是他/她的脾气，而不是外表了。此外，离工作地点远的大房子和离工作地点近的小房子，住久了，人们已经不关注房子不变的面积，而是变化的上班距离了。可见人们更多关注的是变化。由此，我们应在变与不变中寻求一个动态的平衡点，抵御对不变的适应。

（2）处理好积极的体验与消极的体验的关系：增加幸福的保质期。人生由各种体验组成，体验分积极和消极两种。一个人的积极体验越频繁，则幸福感越强。积极体验包含感官愉悦和心理享受两个成分构成，真正与幸福有关的还是后者。

（3）处理好成长与炫耀的关系：提高幸福的深刻度。说到成长和炫耀的关系，请回想一个自己已经达成的目标，人们是很爱炫耀自己的成功经历的。其实，这对于自我挑战、自我提高和开拓新的领域是不利的，人应该追求过程而不是目的。每个人都需要拥有一份具有挑战性而且保持热情的工作，应该朝着目标前进，而不是沉醉于已经达到了的目标。

（4）处理好他人和自己的关系：拥有幸福的源泉。如何去关心别人，其实比关注自己重要，这是能保证拥有幸福的源泉。调查表明，婚姻让男性寿命至少增加9个月。研究表明，社会关系是最能够预测幸福感的指标。社会关系不但带来幸福，还能减轻疼痛。目前的社会问题在于，人们过度地关注自己——这是心理疾病的根源，现代科技将人们分隔成孤岛，这违反了人类的本能。其实，卡耐基说过，帮助他人可以治疗你的抑郁症。有研究建议人们，每周做五件好事并持续六周，能收到显著的积极效果。

### 3. 营造幸福感的四项激励艺术

（1）平均主义与按劳（需）分配。研究表明，分配有内在价值的物品（如食物、度假时间、电影票等）的时候，人们认为，平均分配是公平的；在分配具有交换性质的物品（如钱、礼品卷）的时候，人们认为按劳分配才是公平的。

（2）发工资与发奖金。稳定的刺激是容易适应的，而变化的刺激是很难适应的，在处理减工资和减奖金时，变化应该更多地发生在发奖金方面，员工更容易适应。

（3）期待与无期待。期待是美丽的，比如，期待度假而进行的准备，可以提供员工遐想的空间。无期待则无法调动员工积极性。

（4）小奖金与无奖金。同样是1 000元的奖金，发给每月只赚2 000元的低端工人给他们带来的幸福感，比起发给每月赚20 000元的管理阶层给他们带来的幸福感，哪一个比较多呢？显然是前者。不过，我们需要强调的是，不是所有情况下都要发奖金才能激励人。比如，孩子学习需要给钱奖励吗？为什么人们更喜欢自己的副业或者爱好而不是自己的工作？为什么要无偿献血？这里的答案都应该是：金钱剥夺内在动机，小奖励不如无奖励。

以上讨论了有关幸福与金钱关系的三个问题，最后的建议是，注意金钱有四个副作用；注意用金钱买到幸福的四个原则；注意给钱（发钱）需要考虑到的四个问题。心理疏导的最后建议是：用金钱激励员工可以营造幸福，但是，金钱只是手段，而不是目的。

+·+·+·+·+·+·+·+·+·+·+·+·+·+·+·+·+·+·+·+·+·+·+·+·+·+·+·+·+·+·+·+·+·+·+·+·+·+·+·+·+

**【阅读材料4.5】心理—身体—紧张—松弛测试问卷**

**指导语**

压力测试表"心理—身体—紧张—松弛测试问卷"（Psycho—Somatic—Tension—Relaxation Inventory, PSTRI）简便适用，通过测试可了解自己的压力程度。用大约10分钟时间填写PSTRI，要求员工不要在每一题上花太多时间考虑。回答完毕把总分加起来，然后，从分数解释表上找到自己总分所在位置，并认真阅读后面的解释。如查分数是43～65，那么，被测者的压力是适中的，不必寻求改变生活形态；如果分数低于43或高于65，那表示可能需要调整生活形态。低分者需要接受更多的交往指导，高分者需要进行减轻压力的心理疏导。

**表 1**                                        **PSTRI 压力测试表**

仔细考虑下面的测试题目，看它究竟有多少适合你，然后，将你对每一项目的评分，根据下面这个发生频率表现
出来：总是—4分；经常—3分；有时—2分；很少—1分；从未—0分。

1. 我受背痛之苦

2. 我的睡眠不足、且睡不安稳

3. 我头痛

4. 我臀部疼痛

5. 若须等候，我会不安

6. 我的后领感到疼痛

7. 我比多数人更神经紧张

8. 我很难入睡

9. 我的头感到紧或痛

10. 我的胃有病

11. 我对自己没有信心

12. 我对自己说话

13. 我忧虑财务问题

14. 与人见面时，我会窘怯

15. 我怕发生可怕的事

16. 白天我觉得累

17. 下午我感到喉咙痛，但并非由于染上感冒

18. 我心情不安、无法静坐

19. 我感到非常口干

20. 我心脏有病

21. 我觉得自己不是很有用

22. 我吸烟

23. 我肚子不舒服

24. 我觉得不快乐

25. 我流汗

26. 我喝酒

27. 我很自觉

28. 我感到自己像四分五裂一样

29. 我的眼睛又酸又累

30. 我的腿或脚抽筋

31. 我的心跳过速

32. 我怕结识人

33. 我手脚冰冷

34. 我患便秘

35. 我未经医师指示使用各种药物

36. 我发现自己很容易哭

37. 我消化不良

38. 我喜欢咬指甲

| |
|---|
| 39. 我耳中常听到"嗡嗡"声 |
| 40. 我小便频繁 |
| 41. 我有胃溃疡 |
| 42. 我有皮肤方面的病 |
| 43. 我的咽喉很紧 |
| 44. 我有十二指肠溃疡病 |
| 45. 我担心我的工作 |
| 46. 我口腔溃烂 |
| 47. 我为琐事忧虑 |
| 48. 我呼吸浅促 |
| 49. 我觉得胸部紧迫 |
| 50. 我发现很难做决定 |
| 总分： |

**表2**　　　　　　　　　　**PSTRI 压力程度测试结果分析**

| 分数 | 结果解释参考 |
|---|---|
| 93 或以上 | 这个分数表示你确实正以极度的压力反应在伤害你自己的健康。你需要专业心理治疗师给予一些忠告，可以帮助你消减你对于压力器的知觉，并帮助你改良生活的品质 |
| 82～92 | 这个分数表示你正经历太多的压力，这正在损害你的健康，并令你的人际关系发生问题。你的行为会伤害自己，也可能会影响其他人。因此，对你来说，学习如何减除自己的压力反应是非常重要的。你可能必须花许多时间做练习，学习控制压力，也可以寻求专业的帮助 |
| 76～81 | 这个分数显示你的压力程度中等，可能正开始对健康不利。你可以仔细反省自己对压力如何作出反应，并学习在压力出现时，控制自己的肌肉紧张，以消除生理激活反应。好的老师会对你有帮助，要不然就选用适合的肌肉松弛录音带 |
| 60～75 | 这个分数指出你生活中的兴奋与压力量也许是相当适中的。偶尔会有一段时间压力太多，但你也许有能力去享受压力，并且很快地回到平静的状态，因此对你的健康并不会造成威胁。做一些松弛的练习仍是有益的 |
| 49～59 | 这个分数表示你能够控制你自己的压力反应，你是一个相当放松的人。也许当你遇到各种压力时，并没有将它们解释为威胁，所以你很容易与人相处，可以毫无惧怕地担任工作，也没有失去自信 |
| 38～48 | 这个分数表示你对所遭遇的压力很不易为其所动，甚至是不当一回事，好像并没有发生过一样。这对你的健康不会有什么负面的影响，但你的生活缺乏适度的兴奋，因此趣味也就有限 |
| 27～37 | 这个分数表示你的生活可能是相当沉闷的，即使刺激或有趣的事情发生了，你也很少作反应。可能你必须参与更多的社会活动或娱乐活动，以增加你的压力激活反应 |
| 16～26 | 如果分数落在这个范围内，也许意味着你在生活中所经历的压力经验不够，或是你并没有正确地分析自己。你需要更主动些，在工作、社交、娱乐等活动上多寻求些刺激。做松弛练习对你没有什么用，但找一些辅导也许会有帮助 |

（资料来源：樊富珉. 大学生心理健康与发展. 清华大学出版社，1997，本书稍有修改）

**【阅读材料 4.6】压力管理工作坊实例**

目的：1）协助参加者深入评估自己的压力状况；

　　　2）协助参加者澄清自己的压力来源；

　　　3）通过集思广益，探询减轻压力、快乐工作的途径和方法；

　　　4）学习时间管理，平衡自己的生活。

要求：1）遵守团体的契约，暂停评价；

　　　2）以开放、坦诚的心态积极参与所有活动；

　　　3）专注于团体过程，减少任何形式的干扰；

　　　4）尊重每一位成员的隐私权，保守秘密。

时间：共计 6 学时。

人数：希望学习压力管理的员工 30～40 人。

方式：活动、纸笔练习、团体分享等。

过程：

第一，工作坊说明：形式、要求、内容。

第二，光谱测量：压力知多少（每个人评估压力水平，并了解其他人的压力状况）。

第三，小组建立：连环自我介绍（小团体形式，成员彼此相识，并建立团队契约）。

第四，了解压力源：压力圈图（通过画压力圈澄清自己的压力主要来源）。

第五，时间管理：生活馅饼图（通过时间饼图分析时间使用现状，提出理想饼图）。

第六，减压技巧：冥想放松和十巧运动（学习放松技巧和简易减压练习，愉悦身心）。

第七，脑力激荡：掌握压力管理的良方（团队合作，集思广益，找寻管理压力的有效方法）。

第八，真情面对：表达感恩的心（小组结束，表达彼此的感谢和感动，带走信心和力量）。

（樊富珉）

# 第六节　员工的工作投入

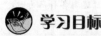 **学习目标**

➢理解工作投入的概念和基本理论。

➢熟悉影响工作投入的主要原因。

➢掌握促进员工工作投入的引导方法。

　　如何促进员工的工作投入，采用何种方法、通过何种途径来激励员工的工作投入，需要了解大量理论研究和实证研究结果，在此基础上形成我们的组织与员工促进策略。这里将介绍工作投入的概念，在工作要求—资源模型（The Job Demands-resources Model）和资源保存理论（Conservation of Resources，COR）的框架基础上探讨影响工作投入的因素，然后，提出具体的管理对策建议。

## 一、工作投入概述

### 1. 工作投入的概念

工作投入是一种与工作相关的，积极的情绪与动机的完满状态，具有持久性和弥散性的特点，表现为活力、奉献和专注三方面特征，它与工作倦怠是既相互联系又相对独立的两种心理状态。

活力是指在工作中，工作投入的人会感到精力充沛，强壮，活力十足。他们对自己信心百倍，对待困难能够迎刃而上，不轻易气馁。奉献是指工作投入的人感到自己与工作紧密相连，他们对工作充满热情，关心工作中发生的事情，他们发现了工作的意义，并为之感到自豪，专注是指工作投入的人完全沉浸在自己的工作中，工作像磁铁一样，他们为之吸引，他们会全神贯注于工作，发现自己的工作富有挑战，感觉所做的事情是一种享受。当他们工作时，常常忘记时间的流逝。

### 2. 工作投入的原因

究竟哪些原因导致了一些员工投入、另一些员工却不投入。一些学者研究发现，工作特征和人格特征是两大关键因素：

（1）工作特征。主要指工作要求和工作资源。在每个组织中，每份工作总有些事情必须要完成，不管喜欢与否，这是你的工作职责所在。这些任务可以是体力上的，也可以是精神的，组织的或社会的。这些活动需要人们付出努力并耗费人们的精力。作为一名员工，必须要参与才能完成自己的工作任务要求。虽然工作要求可能会造成压力，但是这并不一定会阻碍工作投入，有时还可以促进人们的积极情感。

每份工作都有某些人们可以依赖的工作资源。工作要求在哪里耗费能量，工作资源就在哪里提供能量。工作资源可以是同事给你的支持和友谊，也可以是上司的参与或建设性反馈，又可能是工作中的自我发展或参与培训的机会，还可能是决定如何工作的自由。工作资源具有激励的潜能，因此能够提升工作投入。所以，工作资源不仅可以缓解工作要求所带来的负面压力，还可以对工作投入产生积极影响。

（2）人格特征。研究者们发现，大五人格特质的各维度与工作投入有着紧密的关系：

1）神经质性人格。该特质通常被描述为焦虑、不安全、抑郁、恐惧和紧张，是大五人格中研究者最常研究的特质。神经质性个体对消极情绪更加敏感，更关注情境的消极方面，更可能编码和回忆出情境的消极信息，在工作中表现为容易看到令人沮丧和黯淡的一面，他们对自己的工作能力的评价也是消极的。因此，想要让这类员工变得更加投入工作是比较困难的。

2）外向性人格。具有该特质的个体更有可能经历积极情绪，比如愉快、热情、乐观，这些积极的情绪使外向型个体对未来的工作表现更加有信心，他们与工作相关的自我效能感和个人成就感较高相关；而内向型个体容易经历较多的无助感，成就感水平也较低，除此之外，外向型个体喜欢寻求与他人的接触，善于与他人建立良好关系，这些特点使得外向性个体更容易表现出工作投入的一面。

3）宜人性人格。具有该特质的个体给人的感觉是热心的、支持性的、教养良好的，因为他们的适应性和相容性，极少与他人发生人际冲突，他们通常能够理解工作环境的消极方面，因此，对工作持有更为积极的态度，自我评价很少受到低自我效能的影响，而且宜人性一般都拥有较为成功的人际关系，他们工作投入的可能性也会比较大。

4）责任性人格。具有该特质的个体是可靠（做事谨慎、考虑周到、负责、有组织性）和意志坚定的（包括勤奋的、成就导向的、坚持不懈的），有着自己的工作道德规范和坚定不移的品质，而且成就导向更高，更可能取得比较良好的工作绩效，进而形成对工作投入的正反馈。

5）开放性人格。具有该特质的个体在大多数时候具有创造性，能够对周围环境的新奇事物保持一种开放的态度，在工作中他们会看到更多的挑战和机会，而不是荆棘和困难，因此他们更可能投身于工作中，进入一种忘我的境界。

### 3. 工作要求—资源模型和资源保存理论

（1）工作要求—资源模型。根据工作要求—资源模型（JD－R 模型），任何职业都具有两类不同的工作特征：一类是工作需求，另一类是工作资源。工作需求与工作资源都会对工作倦怠和工作投入产生影响，而且工作资源有利于缓冲工作需求对工作倦怠的负面影响。工作资源的缺乏（如缺乏上级支持、缺乏工作控制感）可能会阻碍工作目标的实现，导致挫败感或失败感，进而引发退缩行为和消极态度，如组织承诺度、工作卷入度和工作动机低，离职意愿上升等。

（2）资源保存理论。根据资源保存理论（COR），共存在 4 类资源：目标、个人特征、条件、能量。具体来说，工作自主性、回报、幸福感、乐观、自尊、凝聚感等社会、工作和个体条件，以及时间、金钱、社会支持等都属于资源的范畴。该理论的基本假设是，个体总是在努力获得、保留和维持某些资源，同等资源的丧失和获得所带来的心理效应不是等同的。当个体面临资源损失的威胁，失去所拥有的资源或当投入资源没有获得预期的回报时，都可能导致压力的产生。该理论的另一假设是，个体必须通过投入资源来保障已有资源的丧失，或者更好地从资源丧失中恢复并获得新的资源。当个体有较多的资源储备时，个体丧失资源的可能性较小，并能更容易获得新资源；相反，当个体的资源储备很少时，更有可能经历资源的丧失，获得资源的可能性也较少。因此，当个体拥有丰富的资源时，其工作投入水平就可能提高。

## 二、组织促进工作投入

那么，在员工援助计划的实施过程中，组织促进员工的工作投入应该有哪些管理措施呢？

### 1. 促进价值观的一致性

（1）给员工表述组织期望。组织价值观是指，在组织中什么行为是合适的、组织期望员工如何表现。个人价值观反映的则是个体自我意象中的行为标准和期望，当个体发现自己的价值观与组织的价值观相似时，也就是角色期待与行为偏好一致时，员工就更可能感到工作的意义，进而产生更多的认同感，最终产生更多的投入行为。正如比尔·盖茨所说的那样:"每天早晨醒来,一想到所从事的工作和所开发的技术将会给人类生活带来的巨大影响和变化,我就会无比兴奋和激动"。

(2) 交流的多样化、丰富化。从形式上来看,价值观的交流不一定是正式的会议,完全可以多样化、丰富化。对此的建议:

1) 营造人性化的工作环境,提高员工的舒适感和安全感,以传达组织以人为本的价值观。

2) 设置员工聊天室、休息室、咖啡厅,供员工休息和沟通交流,体现构建和谐、鼓励合作的价值观。

3) 呈现大幅的屏幕广告,时刻更新有关组织与员工近况的信息,促使员工加深对组织的了解,传达"员工是主人翁"的理念。

4) 开展各种休闲活动,使员工在工作之余,有更多机会与同事、上级一起娱乐,促进相互之间的感情,减少工作造成的负性情绪。

(3) 价值观的综合性、持久性。企业价值观对员工的激励效应具有综合性和持久性。当员工认同组织的目标时,就会产生对组织的心理承诺,这是一种从"不得不做"到"乐意去做"的转变,这样,对组织计划、组织目标、管理措施的变革和制度执行的抵制程度就会大为降低,并且体会到更多地被尊重、被重视。经常开展交流会、分享会,将组织期望潜移默化地内化到员工价值观中,让员工充分了解组织目标和组织战略,同时可以获得来自岗位员工的意见和建议,使员工内心感觉到与组织是一体的,有着共同的利益、共同的信念和共同的愿景。

**2. 增加员工的自主性**

(1) 员工的支配权、裁决权。工作过程中的支配权和裁决权的程度直接影响工作投入的程度。其原因是,一方面由于员工能感受到自己在公司的价值,在一定的职权范围内对于影响公司命运的决策能出一份力;另一方面,员工还能感受到上级、公司对自己的信任,体验到个人的利益与公司利益息息相关。

(2) 政策的参与性、共识性。在政策方面,员工希望能够共同参与政策的制定、实施和评估过程,这也是组织对员工尊重的体现。不过,并不是谁都可以参与决策的,一方面要考虑个人能力,另一方面还要考虑组织成本。对于适合参与式管理的员工来说,组织也不是完全放手,而是应该在充分沟通的基础上达成目标上的共识。

(3) 反馈的及时性、积极性。及时反馈非常重要。当发现员工在工作中出现问题,就应该及时指出,并与之沟通。当员工出色完成任务时,上级应给予积极反馈。反馈还应该对事不对人,就事论事,如产品有瑕疵,就应该向员工指出"这次你生产的产品出现了一些错误",而不是说"你这个人就是做事不认真、马马虎虎的"。对一些员工而言,积极的反馈往往能够激发他们的热情,调动工作兴趣,提高工作投入程度;而对另一些存在"自我认识偏差"的员工而言,他们容易将成功归结于自己的原因,而将失败归结于情境的原因,因此,适当的消极反馈能够使他们正确认识到自己的缺点和不足。

(4) 管理的参与性、创新性。从员工个人来说,参与式管理虽然不能直接给他们带来金钱等物质利益,但员工却乐意去承担通过参与式管理达成的任务。这不是外在的监督控制下实现企业目标，而是受到一种内在动机的驱使，能够进行自我指导和自我控制。另外，需要创造一种和谐、自主创新、团队合作的文化氛围和工作环境，这有利于激励其主动创新和奉献的精神。

### 3. 组织的资源支持

（1）社会支持与资源交换。社会支持涉及至少两人之间的资源交换，形式上包括情感支持（如表示同情、关心、信任）、工具性支持（如在时间、金钱或能力上提供实际上的帮助）、评价性支持（提供和自我评价相关的信息）和信息性支持（如提供建议、信息）等。研究表明，社会支持能够有效地减少压力源对个体的影响，减小压力的程度等。社会支持是一种关键性工作资源，能保护现存的资源以及获得新的资源，并且能给个体提供实际的帮助或提供一种被爱和被关心的感觉，当获得社会支持时，这种增加的资源就被个体用来应对增加的要求和压力。

（2）组织支持与资源投入。组织主要能够从以下几方面为员工提供组织支持和资源投入。

1）提供家庭友好福利制度，包括弹性工作安排、减少工作时间、提供因照顾生病的家庭成员的带薪休假、建立员工的儿童托管所等。

2）促进家庭友好的工作环境，包括员工能够从家庭友好福利制度中得到好处、这种福利制度和组织的深层文化相匹配、组织希望员工在单位工作更长时间，员工体验到上级对平衡工作和家庭的支持。此外，还允许带薪休婚假、产假，提供双职工的儿童教育等。

（3）工作—家庭平衡与情感性支持。除了组织提供家庭友好福利制度外，员工需要从家庭成员、上级或同事等处寻求支持，其中上级支持可能是最重要的因素之一。例如，前述的家庭友好福利制度都需要上级的审批，上级的支持对于这些制度能够有保障地实行有重要的作用。此外，上级同样可以提供情感性支持，如对员工表示理解，对工作—家庭冲突问题敏感，表现出对于员工工作进度的关心、对员工家庭的关心等。拥有支持性领导的员工通常具有较高的工作满意度和组织忠诚度以及较低的离职意愿以及较高的工作满意度。

（4）同事支持与和谐团队。同事同样能够提供工具性和情感性的支持。当员工想要谈论自己家庭—工作冲突时，同事可能是一个很好的倾听者，他们表示同情和理解，会有助于减轻员工的家庭—工作冲突带来的压力，同事的情感性支持也有助于减少员工的抑郁情绪，提高工作绩效、组织承诺度等。另外，同事的工具性支持同样也很重要，如员工正在值班时，家里来一个电话需要立刻回家，同事可以答应代班，帮忙承担部分工作任务，从而成为直接的帮助源。本节末有一个简单的小测试，用于测量员工对自己所拥有的资源的评估（参见阅读材料4.7：员工资源拥有状况评估问卷）。

## 三、员工能做些什么

### 1. 时间管理的倾向

员工们的未来取向应对会影响时间管理倾向，进一步再影响工作投入。例如，一个未来取向应对很高的人，会经常考虑未来可能发生的事情，并为这些做准备，因此，他就会把时间安排得很有条理，而不是等到问题出现了才去想如何解决。由于善于安排时间（即时间管理倾向高），该员工无论在工作还是在生活中都会有比较明确的目标，往往能够出色快捷地完成工作任务，容易体验到成功的喜悦，从而促进了工作投入。所以，在时间管理上越倾向于进行预先规划的员工，在工作中可能进行更大的投入。

### 2. 自我概念的提升

员工的自我概念会影响感知效用，进而影响工作投入。举例来说，如果员工A希望自己成为一个优秀的店面助理（希望自我），这种希望会使她对这个职业进行较高评价，一旦成为了业绩较高的店面助理，就可以获得店内其他员工的尊重、获得较高的薪酬（感知效用较高），最后，她将会投入更大量的时间精力在这份职业上（工作投入较高）；而对于员工B而言，虽然她也是一名店面助理，但她希望自己成为一名教师（希望自我），在她看来，店面助理没有什么前途（感知效用较低），因此，每天去店面上班对她来说是一种心理折磨，体会不到任何的激情和活力（工作投入较低），因而工作表现较差。

### 3. 应对策略的应用

日常生活中面对同样的压力，有的人身心疲惫，有的人却泰然处之，这是人们面对压力时使用了不同的应对策略所致。应对方式是应激性情绪反应产生的核心因素，从应对的定义上来看，应对主要是为了预防、控制或减轻压力所采取的认知和行为的努力，积极应对策略通常是问题导向的，应该在员工心理疏导中提倡。

### 4. 恰当的自我评估

这是最后、最为基础的一步，需要通过自我评估，了解自己处于工作投入的什么水平，这样，员工援助师才能够有针对性地对员工提出建议。（参见阅读材料4.8：员工工作投入状况评估问卷）。

+·+·+·+·+·+·+·+·+·+·+·+·+·+·+·+·+·+·+·+·+·+·+·+·+·+·+·+·+·+·+·+·+·+·+·+·+·+·+

### 【阅读材料4.7】员工资源拥有状况评估问卷

指导语：您认为，下列各项描述是否符合您的真实情况，请在相应的数字上画圈，从数字1（表示"非常不符合"）到数字6（表示"非常符合"）表明符合程度逐渐增加。

表　　　　　　　　　　　　员工资源拥有状况评估问卷

| | 非常不符合———— | | | | ————非常符合 | |
|---|---|---|---|---|---|---|
| 1. 我在工作中能选择如何完成我的任务 | 1 | 2 | 3 | 4 | 5 | 6 |
| 2. 工作中需要我开创事情，如提出自己的想法或自己考虑该做什么 | 1 | 2 | 3 | 4 | 5 | 6 |
| 3. 我能选择承担什么工作任务 | 1 | 2 | 3 | 4 | 5 | 6 |
| 4. 关于我工作的各项决定，我有决策权 | 1 | 2 | 3 | 4 | 5 | 6 |
| 5. 我能决定我花在任务上的时间 | 1 | 2 | 3 | 4 | 5 | 6 |
| 6. 我能从领导那里得到我需要的信息 | 1 | 2 | 3 | 4 | 5 | 6 |
| 7. 我能从领导那里得到帮助与支持 | 1 | 2 | 3 | 4 | 5 | 6 |
| 8. 我的领导愿意倾听我与工作有关的问题 | 1 | 2 | 3 | 4 | 5 | 6 |
| 9. 我得到同事的帮助和支持 | 1 | 2 | 3 | 4 | 5 | 6 |

| | 非常不符合————非常符合 | | | | | |
|---|---|---|---|---|---|---|
| 10. 同事愿意倾听我与工作有关的问题 | 1 | 2 | 3 | 4 | 5 | 6 |
| 11. 公司确实关心我的福利 | 1 | 2 | 3 | 4 | 5 | 6 |
| 12. 公司非常关注我的目标和价值观 | 1 | 2 | 3 | 4 | 5 | 6 |
| 13. 公司会忽视我的抱怨 | 1 | 2 | 3 | 4 | 5 | 6 |
| 14. 当公司做与我有关的决定时，不会考虑我的最大利益 | 1 | 2 | 3 | 4 | 5 | 6 |
| 15. 公司很少关心我 | 1 | 2 | 3 | 4 | 5 | 6 |
| 16. 当我遇到问题的时候，可以向公司求助 | 1 | 2 | 3 | 4 | 5 | 6 |
| 17. 公司关心我的想法 | 1 | 2 | 3 | 4 | 5 | 6 |
| 18. 我在工作中常常能够持续地获得关于任务的反馈 | 1 | 2 | 3 | 4 | 5 | 6 |
| 19. 我得到的反馈对我的实际工作是有效的 | 1 | 2 | 3 | 4 | 5 | 6 |

分数的计算和解释：

决策自主性＝题目1＋题目2＋题目3＋题目4＋题目5。（总分是30分）

上级支持＝题目6＋题目7＋题目8。（总分是18分）

同事支持＝题目9＋题目10。（总分是12分）

组织支持＝题目11＋题目12＋题目13＋题目14＋题目15＋题目16＋题目17。（总分是42分）

反馈＝题目18＋题目19。（总分是12分）

得分越高表示在相对应的资源越多。对于决策自主性，总分是30分，高于15（平均值）即表明您所拥有的决策自主性越多。同理可以推算其他几种资源的得分情况。

## 【阅读材料4.8】员工工作投入状况评估问卷

您可以为了解自己填写此问卷，通过画圈或打钩的方式，选取最适合你自己的答案。您也可以为别人填写此问卷。选取的答案表明了您对被评价人的感知。

| | 从不————总是 |
|---|---|
| 1. 在工作中，我感到自己迸发出能量 | 0——1——2——3——4——5——6 |
| 2. 我对工作富有热情 | 0——1——2——3——4——5——6 |
| 3. 当我工作时，我忘记了周围的一切事情 | 0——1——2——3——4——5——6 |
| 4. 工作时，我感到自己强大并且充满活力 | 0——1——2——3——4——5——6 |
| 5. 工作激发了我的灵感 | 0——1——2——3——4——5——6 |
| 6. 早上一起床，我就想要去工作 | 0——1——2——3——4——5——6 |
| 7. 当工作紧张的时候，我会感到快乐 | 0——1——2——3——4——5——6 |
| 8. 我为自己所从事的工作感到自豪 | 0——1——2——3——4——5——6 |
| 9. 我沉浸于我的工作当中 | 0——1——2——3——4——5——6 |
| 10. 我可以一次连续工作很长时间 | 0——1——2——3——4——5——6 |

| | 从不————————————总是 |
|---|---|
| 11. 对我来说，我的工作是具有挑战性的 | 0 —— 1 —— 2 —— 3 —— 4 —— 5 —— 6 |
| 12. 我在工作时会达到忘我的境界 | 0 —— 1 —— 2 —— 3 —— 4 —— 5 —— 6 |
| 13. 工作时，即使感到精神疲劳，我也能够很快地恢复 | 0 —— 1 —— 2 —— 3 —— 4 —— 5 —— 6 |
| 14. 我感觉到自己在情感上很难与工作脱离 | 0 —— 1 —— 2 —— 3 —— 4 —— 5 —— 6 |
| 15. 在工作中，即使事情进展不顺利，我也总能够锲而不舍 | 0 —— 1 —— 2 —— 3 —— 4 —— 5 —— 6 |

得分情况及分数的解释：

活力的得分：将第1题、第4题、第6题、第10题、第13题、第15题的总分相加，该维度得分范围是0～36分，分数越高表明在工作中你几乎每天都感到精力充沛，活力十足，即使遇到挫折和困难也很难被击倒。

奉献的得分：将第2题、第5题、第8题、第11题的总分相加，该维度得分范围是0～24分，分数越高表明你感到自己与工作息息相关，对工作充满热情，能从工作中获得个人成长，体会到工作给自己、他人和公司带来的好处，并为之感到自豪。

吸引的得分：将第3题、第7题、第9题、第12题、第14题的总分相加，该维度得分范围是0～30分，分数越高表明你在工作时常常忘记时间的流逝，能被工作深深吸引，并从中获得一种"高峰体验"，感受到一种发至心灵深处的战栗、欢欣、满足、超然的情绪体验，这是一种从未体验过的兴奋与欢愉的感觉，那种感觉犹如站在高山之巅，愉悦而短暂，但尤其深刻，那种感觉是语言无法表达的。

工作投入的总分：将活力、奉献和吸引的得分相加得到的就是工作投入的总分，得分范围是0～90分。

以下是工作投入总分的分数解释：

30分或以下：你处于低工作投入状态。你不喜欢你的工作，你对它不感兴趣。

31～60分：你的工作投入状态处于平均水平。也就是说，你的工作投入程度与大多数人一样。然而，你还有可能从工作中获得更多的乐趣，提高自己对工作的满意度。

61～90分：你正处于工作投入状态。你正以一种热情、充满活力的方式工作。当然，面临的挑战是如何使这种方式保持下去。

## 【阅读材料4.9】如何促进员工的工作投入
### 问题背景

沈威，某IT公司研发部职工。在本科期间学习的专业是软件开发，由于毕业时找工作难等各方面压力，在初进入该公司时不得不做一些跟销售有关的工作。公司告诉他，刚进来的员工都要去尝试做一段时间的销售工作，这样有利于对整个市场需求的了解，以便日后研发工作更有目的性。销售的工作虽说自主性比较强，但无奈的是，来自客户方面的时间冲突等问题，使得这份工作变得特别被动。另外，更主要的问题在于，由于受到硬性销售指标的压力，虽然说有压力才有动力，但是如果压力过大，常常会让他感觉力不从心，有时甚至都没有工作的动力。面对这种工作状况，沈威该如何缓解压力，提高工作投入呢？组织又能为他做些什么呢？

**案例分析**

在本案例中，当事人沈威在工作过程中由于工作内容和任务要求等问题，导致工作压力过大，致使工作缺乏动力，无法投入。一方面，由于沈威的本专业是软件开发，而目前的工作内容是销售，因此难免会出现人职不匹配；另一方面，由于做销售都有业绩要求，这就使得销售人员随时都会感到工作的巨大压力。在这种情况下，应该从组织和个人两个方面共同考虑如何有效解决员工的工作投入问题。

**专家建议**

根据沈威的实际情况，提出以下建议：

1. 加强与组织层面的沟通

个体特征与工作内容的不匹配很大一部分原因源于组织。让技术人员从事销售工作实际上是一种人力资源的浪费。因此，加强员工与组织间的沟通，有利于组织随时了解员工的工作状况，及时调整员工的岗位，以优化人员配置。如果确有让研发人员从事销售工作的规定，目的是为了让其了解销售市场，可以不设定硬性的销售指标要求。

2. 加强同事间沟通

在该公司中，肯定还存在很多跟他情况类似的职员，加强与这些职员之间的沟通，一方面有利于互相倾诉，缓解压力，另一方面也有利于互相学习排解压力、提供工作投入的方法。

3. 提高时间管理能力

工作压力的产生，有时也是源自时间管理的缺陷。作为销售人员，合理的时间分配与事件管理就更显得重要。在分配家庭生活与工作的时间时，员工应该事先考虑多种方案，以备不时之需，这样就能减少工作的被动感。

4. 必要时考虑更换工作

如果长期的工作压力无法通过正常有益的渠道进行排解的话，就会对员工的身心健康产生重大影响，最终导致各种身心疾病。因此，若当前的工作无法满足自身期望与要求，且在可预见的将来也不可能有所改善时，那么更换一份更适合自己的工作也未尝不可。

（林振林）

（本章作者：时勘 樊富珉 刘晓倩 甘怡群 周欣悦 江南 林振林）

# 第五章 职业辅导能力

职业生涯的发展不仅关系到员工的个人成长，也关系到组织的可持续发展。职业辅导是员工援助计划中重要的内容，也是员工援助师重要的职业能力要求之一。本章将从员工的职业规划、个人职业生涯管理、新员工的入职辅导、职业中后期员工的辅导、员工转岗辅导等五方面介绍员工援助师职业辅导能力的要求。

## 第一节 员工的职业规划

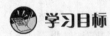 **学习目标**

➤ 理解职业发展与职业选择两类理论。

➤ 熟悉职业生涯发展的几种路径。

➤ 掌握员工职业规划的方法。

## 一、职业生涯与职业发展

### 1. 职业生涯

职业生涯就是一个人的职业经历，它是指一个人一生中所有与职业相联系的行为与活动，以及相关的态度、价值观、愿望等连续性经历的过程，也是一个人一生中职业、职位的变迁及工作、理想的实现过程。职业生涯是一个动态的过程，它并不包含在职业上成功与否，每个正在工作的人都有自己的职业生涯。在相当长一个时期内，人们一辈子只从事一个职业，只要进入一个组织，多数情况下是从一而终。随着社会的发展和进步，个人和组织相互选择的机会增加，组织的要求越来越高，而从业者的自主权，特别是选择职业的权利也日益增大。此外，现代员工对自身的价值越来越关注，希望拥有越来越个性化的要求，这就对于从事职业辅导的员工援助师提出了更高的要求。

### 2. 职业发展

随着科学技术的不断进步和社会的快速发展，社会职业的数量、种类、结构和要求都在不停地变迁，其发展趋势主要表现在以下几个方面：

（1）职业种类日益增多。随着现代工业的发展，职业的划分向更细、更多的方向发展，新的职业不断出现，职业的数量、种类越来越多。我国已经颁布的《中华人民共和国职业分类大典》，把我国职业归为 8 个大类，66 个中类，413 个小类，1 838 个细类（职业）。由于社会经济的不断发展，职业分类也会不断地适应和完善。

（2）职业结构变化加快。随着工业化进程的发展，产业结构和行业结构变迁日渐加快。自工业革命以来 200 多年的时间里，不但经常出现新行业，而且行业主次地位的变化亦越来越快。工业革命时期，主要行业是纺织。到了 20 世纪，钢铁、化学、汽车、建筑业、信息产业先后超过纺织业。但是，电子信息网络从产生、发展到成为一个主行业，只用了几十年的时间。进入 21 世纪，知识经济时代的发展，将会给职业结构的变化带来又一次的飞跃，新的职业也将不断涌现。比如，员工援助师就是满足这种社会经济发展新增加的职业。

（3）脑力劳动职业增加。据有关资料介绍，1960 年美国的脑力劳动员工占就业总数的 43.3%，1997 年上升为 50.1%；原联邦德国 1960 年为 41.8%，1975 年上升为51.4%，并继续呈现增长之势。脑力劳动职位的比重不断增大，我国这个变化趋势表现得更加明显。据人口普查统计，1982 年天津市脑力劳动者占在业人口的 16.88%，1992 年上升为 20.64%，即由每六个在业人口有一个脑力劳动者上升为每五个中有一个。进入 21 世纪后，脑力劳动职业在社会职位中所占比重越来越大，总体情况是，第一产业向第二产业转移，第二产业向第三产业转移的速度明显加快。

（4）职业要求不断更新。由于社会经济发展和科学技术的进步，一些职业的技术装备、工作条件发生了变化，对于从业者提出了更高的要求，高新技术进入现代职业，人们的心理适应也出现了一些新的问题。因此，不论是新入职的新员工，还是处于中后期的老员工，都需要在适应职业变化方面的心理辅导。

## 二、职业生涯发展理论

### 1. 舒伯的理论

舒伯（Donald E. Super）根据人的生长发展规律，把职业发展划分为五个阶段。

（1）成长阶段（出生～14 岁）。在这个阶段，个体经历的是从对职业好奇、幻想，产生兴趣发展到有意识培养职业能力的逐步成长过程。

（2）探索阶段（15～24 岁）。在这个阶段，个体会在职业兴趣、能力与职业社会价值、就业机会的综合考虑上，开始择业尝试。

（3）确立阶段（25～44 岁）。在初次职业选择之后，可能经历职业的调整和变换，最终确定职业选择，对职业道路有完整的规划，开始致力于稳定的工作。

（4）维持阶段（45～64 岁）。在这一段时间内，员工基本定型，已不再考虑职业变更，只力求维持取得的成就和社会地位。

（5）职业衰退阶段（65 岁之后）。员工到 65 岁以上，其健康状况和工作能力逐步下降，准备离休或退休。

### 2. 戴尔通和汤普生的理论

戴尔通（G. W. Dalton）和汤普生（P. H. Thompson）按人在不同的职业发展阶段所从事的主要工作和职业发展任务，将职业生涯发展分成四个阶段。

（1）协助、学习阶段。接受指导、被人照顾，作为学徒的角色，具有依赖性强的特点。负责较大计划中的一小部分，或从事某些由资深专业人员监督的活动，缺乏经验，在组织中也没有显著的地位；别人的期待是愿意接受监督与指挥，在压力下保持良好的表现，并且在规定时间内完成工作。

（2）独立、贡献阶段。学习如何照顾自己、作为同事的角色，具有独立性的特点。能深入某一问题或技术领域，承担计划、过程或客户的部分工作；独立工作并能获得明确的成果；建立信誉与声望；较少依赖上级或师傅来获得答案，发展独立解决问题能力；信心与能力都有所提高。

（3）训练、协调阶段。学习照顾别人，作为师傅（资深者）的角色，具有为他人承担责任的特点。工作上有卓越的贡献，但是也开始关心多个层面，技术能力及应用范围比较广泛，通过各种观念与信息来鼓励他人；通过当小组成员的监督、师傅或担任正式的督导来指导他人的工作，与外界交涉以争取组织的利益。

（4）组织、导向阶段。表现出照顾、指导别人，作为管理者（顾问）角色，具有行使权力的特点。了解组织的环境以及管理决策过程，为组织提供发展方向。发起行动并影响决策，取得必要的资源行使权力。对组织内部不同层次的个人和团体以及组织外部的个人和机构进行组织，支持某些具有潜力的个人接受考验，从而准备扮演重要角色。

调查表明，并非所有人士都经历了上述所有的四个阶段，大部分都未超过前两个阶段。在第一个阶段中，个人像学徒一样接受专业人员的指导而工作，作为一个或多个师傅的帮手而学习；在第二阶段，个人逐渐积累经验和能力，能单独工作；在第三阶段中，个人除了独立工作外，还充当他人的师傅，指导他人工作；到了第四阶段，个人能为组织提供未来应遵循和发展的方向，并行使各种权力，发挥影响力量。

**3. 施恩的理论**

施恩把人的职业生涯发展划分为九个阶段。

（1）成长、幻想、探索阶段（0～21岁）。处于这一职业发展阶段的主要任务是：

1）发展和发现自己的需要和兴趣、能力和才干，为进行实际的职业选择打好基础。

2）学习相关的职业知识，寻找现实的角色模式，获取或丰富信息，发展和发现自己的价值观、动机和抱负，做出决策。这时，将幼年的职业幻想变为可操作的现实。

3）接受教育和培训，获得未来工作中需要的基本技能。在这一阶段，充当的角色基本上是学生、职业候选人和申请者。

（2）进入工作阶段（16～25岁）。作为求职者和应聘者开始进入劳动力市场，谋取作为职业基础的第一项工作；个人和招聘单位之间达成正式可行的契约，个人成为某组织或某种职业的新成员。

（3）基础培训阶段（16～25岁）。与上面正在进入职业工作或者组织阶段不同，这时，担任实习生和新手的角色。此时主要是不断了解、熟悉组织，接受组织文化，融入工作群体，尽快取得组织的成员资格，成为有效的组织成员；并且逐渐适应日常的操作程序，应对职责范围内的各项工作。

（4）正式成员阶段（17～30岁）。通过承担责任，成功地履行与第一次工作分配有关的任务，发展和展示自己的技能和专长，取得了组织新的正式成员资格，为提升或进入其他领域的横向职业成长打下基础。在这一阶段，会根据自身才干和价值观判断组织中的机会和发展利弊，重新评估自己曾追求的职业，决定是否留在某个组织或某职业中，或者在自己的需要、组织的发展环境之间寻求一种更好的平衡。

（5）职业中期阶段（25岁以上）。处于职业中期的成员已经选定了一项专业并保持着较强的竞争力，或进入了管理岗位，在组织内承担着较大责任。在组织中的地位开始确立，着手考虑自己长期的职业发展计划。

（6）中期危机阶段（35～45岁）。处于这一阶段的人们的职业技能娴熟，有了相当的生活阅历和人际交往经验；能现实地估价自己的进步、职业抱负及个人前途，出现职业发展的危机。他们或是接受现状，或者在事业上作进一步的努力，开始建立起与他人的良师关系。

（7）职业后期阶段（40岁以后）。进入了职业后期阶段，能够成为一名良师，指导和指挥别人、影响他人，对他人承担责任。他们或是深化自身的专业技能，进一步提高才干，以担负更重大的责任；或是求安求稳，就此停滞，接受自己影响力和工作进取心下降的现实。

（8）准备退休阶段（40岁后～退休之前）。不同的人离开职位的时期不同。这一阶段需要接受权力、责任和地位下降的现实，开始接受和发展新的角色，评估自己的职业生涯，准备退休。

（9）离开组织阶段（法定退休年龄后）。生活方式和生活内容发生了急剧的变化，要求员工运用自己丰富的经验和智慧，适应新的角色转换或者面临的新情况。

施恩虽然基本是依照年龄顺序划分的职业发展阶段，但是，各阶段的年龄界限可以交叉，所以，他更强调的仍然是动态的职业状态、任务和职业行为。例如，职业中期本是人生职业经历中的一个较大的阶段，但是，施恩专门划出一个危机阶段，因为35～45岁正是一个人职业生涯和前途发展的关键时期。而在职业后期，衰退和离开职业是职业生涯的尾声和结束，也是职业生涯发展的重要过程。不同的人衰退和离开职业的年龄是不相同的，衰退和离职也被突出地单列为一个阶段。施恩不仅考虑了个人职业生涯发展各阶段所面临的问题和职业工作主要任务，而且描述了个人在这些发展阶段的主要社会—情绪需要，将组织的需求与个人的需求同时考虑，这利于管理者从两个方面来思考问题，更好地开发人力资源。

#### 4. 学习职业生涯理论的意义

对上述三种职业生涯发展理论的学习探索，其更多的意义是从不同研究者的成果中领悟职业生涯自身发展的复杂性，根据在员工援助计划的工作对象，找到组织与员工的促进途径和方法。掌握职业生涯发展理论的意义在于：

第一，有助于确定员工的职业路径。

个人是以从事各种职业进入组织的，而每一种职业都有进一步发展的前景。以职业生涯发展观为指导，员工援助师可以清楚从业者的认知方式、价值观和态度，在认识每一职业特点和职业经历的基础上，为员工创造进一步发展的职业通路。职业生涯发展的观点能使组织很好地认识企业中不同职业之间的相互作用，并将多样化和专业化的职业贡献加以整合，对员工进行有效的职业生涯管理。

第二，有助于员工职业生涯的发展。

职业发展观可以帮助我们从动态和发展的角度来看待员工的职业发展。一方面，从招聘新员工开始，就为其尽可能配置合适的职业岗位；另一方面，经过对员工实际工作的评价考察，根据组织需要和员工个人情况和要求，可能出现不断的调动和转岗。对于有发展潜力的员工，予以升迁或获得更大发展的机会；对于一般的、表现平平的员工，尽可能帮助其找到适合的、满意的职业岗位。这种动态的管理和开放的职业道路，对员工发展是一种极好的激励和动力。职业生涯发展观的创新之处还在于，它鼓励组织的管理者将参加工作的人视作全面的人。企业还必须考虑与员工的自我发展、职业发展和家庭发展相关的各种活动在人的整个一生中是如何相互作用的，进而关心员工工作之外的事情，关心他们的生活、个人发展及其家庭等，重新思考和设计组织的薪酬体系、激励机制和人事政策等，对人们日益带进工作岗位的越来越多的需要做出适当的反应。

第三，有助于企业组织文化的建设。

企业的价值观念，指示和规定着企业经营目的、追求的目标，以及企业的一切行为方向和规范，对企业的发展异常重要。企业文化一旦形成，并非一成不变，职业发展观在这中间起着很好的推动作用。它能够在分析、认识企业文化的形成及其差异过程中，帮助人们进一步有意识地进行文化判断和文化选择，淘汰原有企业文化中的消极成分和与时代不适应的部分，保留、传递其优秀成分；另一方面，它分析不同职业类型所形成的企业文化的差异，进而可以从异质文化中吸收适合于企业自身发展需要的文化成分。而职业生涯发展的观点将员工个人目标、价值追求统一到组织目标和价值取向上，无疑有利于整体企业文化的构建和发展。

### 三、职业路径设计

员工的职业规划包括职业路径设计和职业发展辅导。职业路径设计指明了组织内员工可能的发展方向及发展机会，组织内每一个员工可能沿着本组织的发展路径变换工作岗位，在帮助员工了解自我的同时，使组织掌握员工职业需要，以便排除障碍，促进员工的发展。另外，职业路径设计通过帮助员工胜任工作，让其知晓组织内晋升的不同条件和程序，使员工的职业目标和计划满足组织的需要。良好的职业路径设计有利于组织吸收并留住最优秀的员工，也激发员工的工作兴趣，挖掘员工的工作潜能。职业路径的设计具体包括以下几种形式。

#### 1. 传统职业生涯路径

传统职业生涯路径是一种基于过去组织内员工的实际发展道路而制定出的一种发展模式。这种模式将员工的发展限制于一个职业部门内或一个组织单位内，通常是由员工在组织中以工作年限来决定员工的职业地位。其假定是每一个当前的工作是下一个较高层工作的必要准备。因而，一名员工必须一级接一级地，从一个工作到下一个工作进行变动，以获得所需要的经历和准备，才能被提升到上一个等级的职位。例如，在大学担任教职，一般要经历助教、讲师、副教授、教授的生涯路径。这种职业发展路径比较单一，很难满足员工多样化的需求。

### 2. 网状职业生涯路径

网状职业生涯路径是一种建立在对各个工作岗位的行为需求分析基础上的路径设计。按照网状职业路径的思想，由于 A 岗位与 B 岗位所要求的基本技能大致相同，处于 A1 岗位的员工有三种选择：（1）在本部门内沿着传统的职业发展路线前进；（2）水平移动，转换到 B1 岗位上，沿着 B 部门的职业发展路线前进；（3）可以提升到 B2 岗位上，再沿着 B 部门的职业发展路线前进。同样处于 B 岗位的员工也有类似的三种选择。这样，该员工的职业发展路线就呈现出一个网状结构。一个组织可能拥有多个具有相同技能要求的岗位，那么，员工职业发展路径也就更为多样。这种灵活的职业发展设计，首先为员工带来了更多的职业发展机会，员工可以转换到一个新的工作领域中，开始新的职业生涯；其次，这种职业发展设计有助于员工找到真正适合自己的工作，找到与自己兴趣相符、实现自己职业目标的工作或岗位。

### 3. 横向职业路径

前两种职业路径都被视为组织较高管理层的升迁之路。但组织内并没有足够多的高层职位为每个员工都提供升迁的机会，而长期从事同一项工作会使人觉得枯燥无味，影响员工的工作情绪和效率。因此，组织也常采取横向调动使工作具有多样性，使员工焕发新的活力、迎接新的挑战。虽然没有加薪或晋升，但员工可以增加自己对组织的价值，也使自己获得了更多的乐趣和机会。按照这种思想所制定的组织职业路径就是横向职业路径，这种设计一般也是建立在工作行为需求分析基础上的。

### 4. 双重职业路径

双重职业路径主要是用来解决某一领域中具有专业技能者既不期望只在自己的业务领域内长期从事某项专业工作，也不希望随着其他方面的发展而离开自己的专业领域的问题。因此，组织有必要为他们提供进行双重职业路径设计的机会，即在为专业类员工进行正常职业路径设计的同时，为他们另外提供一条职业发展的路径，从而满足专业人员职业发展的特殊需要。这类专业人员职业发展不是体现在岗位的升迁上，而是体现在职能的拓展和报酬的提高上面。双重职业路径设计有利于激励在工程、技术、财务、市场等领域的优秀者。这种设计使这类人员能够增加专业时间和服务范围，为企业做出更大的贡献，同时也增加自己的收入。实现双重职业路径能够保证组织既聘请具有高技能的管理者，又雇用到具有高技能的专业技术人员。

由传统职业路径改良而来的其他职业路径设计，横向职业路径可以增加员工的职业生活多样性，双重职业路径可以保证员工在适合自己的岗位上发展。每一种路径都有它的特点，员工援助师可以根据本组织的特色和员工自身特点，辅导员工选择适合自己的职业路径，发挥更大的职业潜能。

## 四、员工的职业生涯规划

职业生涯规划是指个人和组织相结合，在对一个人职业生涯的主客观条件进行测定、分析、总结研究的基础上，对自己的兴趣、爱好、能力、特长、经历及不足等各方面进行综合分析与权衡，结合时代特点，根据自己的职业倾向，确定其最佳的职业奋斗目标，并为实现这一目标做出行之有效的安排。总之，职业生涯规划是个人对自己一生的设计、准备、期望和力行的过程，在规划的过程中要深思熟虑，按照明确的步骤行动，才能达到"好的开始是成功的一半"的效果。职业生涯规划的具体步骤如下：

### 1. 了解自我和环境

这是职业生涯规划的真正起点。了解自我、了解职业最早由美国波士顿大学教授帕森斯（Parsons，1909）提出。这可以概括为：知己、知彼和抉择。如果个体能够在清楚地认识、了解个人的主观条件和社会职业岗位需求条件基础上，将主客观条件与社会职业岗位相对照和匹配，选择一种与个人相匹配的职业，将会更容易获得职业发展的成功。职业生涯发展的机会不必刻意要求有百分之百的把握，只要有一半的机会就可大胆地放手去规划。当然机会越大，越有制胜的把握。因此，个人应不断认识环境与自我成长的关系，了解自己的优势及弱点，一有发展的机会，便可拟定规划方向。在这个过程中，认识自我并评估时间与空间环境非常重要。具体的内容有：

（1）认识自己的人格特质，包括志向兴趣、潜能、家庭背景、学历条件等。

（2）确认工作价值观，包括为什么从事自己的工作，自己的抱负水平、成就动机、生活与工作目标等。

（3）评估时空情境，包括政治、经济、社会、文化因素及可能的发展机会、所需的配合条件等。

### 2. 设置各级目标

目标是规划的目的，决定规划所要努力的方向，这是正式规划的第一步骤。在确立发展的整体目标后，对自我未来的发展将有正确的方式、清楚的轮廓，特别要分级别进行长期、中期、短期的落实。短期目标通常是近期内所能完成的发展目标，中期目标是整个发展规划的中途目标，长期目标是最终追求的结果。为了使规划的目标获得助力，减少阻力，应与相关的人，如父母、配偶、师长们沟通所规划的目标，征询他们的意见。

### 3. 确立行动策略

当发展目标制定后，就应制定发展活动的策略，在选择行动策略时，应多参考过来人的意见，选择最适合自己的行动。一个好的行动策略不单单仅是一个活动项目而已，而应该包含许多活动的组合与统合，一项目标达成，也可以经过许多不同的途径来实现，因此在制定行动策略时，应注意整体的配合性和弹性应用。在此过程中，以下工作应特别值得关注：

（1）注意资料的获得及其分析与归类整理。建立行动策略离不开相关资料的收集与分析。应广泛收集相关的知识与资料，并分别分析，确定其价值，并集合相同性质资料，分类应用。

（2）应充分分析可能的资源。如家人的赞助、好友的帮忙、师长的指导等。

（3）可以找到多种可行的方案，并做深入的分析研究，然后，再考虑方案的复杂性以及可行性等，选择最佳的行动方案。具体应考虑：

1）可能的阻力和助力。

2）各种方案达成目标之可能性。

3）方案与自己价值观的匹配程度。因为成功概率最大的途径并非一定是个人最愿意选择的。

4）要注意安排好实施规划的程序与时间。

### 4. 逐步执行实现

个人要达到目标，应把握关键的要素，制定行动策略，全心全力地达成。针对各行动策略，可再细分为小的行动方案，在努力的过程中，也要不断地根据外部环境变化做适当的调整和修正。

### 5. 评价达成目标

职业生涯发展活动陆续展开与完成时，便需要评价目标是否达成，在发展过程中是否有不理想、欠缺周到的地方，针对缺失，加以反思并设法改善与补救。通过对每一个步骤与目标实现状况的评价，可以对活动过程进行及时的审视，不时地加以调整与修正，这样才能获得最适合的发展，使规划的目标更有效率地达成（参见阅读材料 5.1：增加你的职业发展能量：自我充电与参加培训）。

+-·+-·+-·+-·+-·+-·+-·+-·+-·+-·+-·+-·+-·+-·+-·+-·+-·+-·+-·+-·+-·+-·+-·+-·+-·+-·+-·+-·

**【阅读材料 5.1】增加你的职业发展能量：自我充电与参加培训**

方法一：充电，增加你的资源和能量的途径

现代职场人士面临双重危机，一方面资源和能量消耗殆尽，另一方面专业知识迅猛更新。此情此景，补充资源和能量是最长效的应对方法。可以通过自学和参加培训等途径来增加个人的能量。

自学是人们获得知识和技能的一种重要途径。在工作缠身、不能抽出大量时间用于专门学习时，自学显得更加重要和实用。自我学习需要注意以下几点：

第一，挤出自学时间。上苍公平地为每个人把一天划分为三部分。其中第一部分的 8 小时用于工作，第二部分的 8 小时用于睡觉，这两部分的时间自己是很难支配的，只有剩下的第三部分的 8 小时才归自己掌握。因此，自学时间必须从这一部分的 8 小时中挤出来。

第二，自学内容要有针对性。虽说"开卷有益"，但挤出来的宝贵时间不容你浪费在摄取暂时用不到的知识上，要甄选合适的书和资料。

第三，制订自学计划。尽管自学的时间比较零散，但还是需要为学习制订一个系统的计划。选定要学的资料和书籍之后，结合短期规划，制订出适合自己的自学计划。然后，严格执行。

方法二：参加培训，增加你的能量的又一重要途径

短期内能迅速获得知识能量提升的另一重要途径是专业培训。目前很多组织都提供了员工成长计划，为员工提供了各种专业培训。如果你的组织有此类培训，请你一定积极主动地去争取提升机会。如果你所在的组织尚未提供专业培训，那么你就需要自己寻找培训机会了。目前社会上各种培训机构多如牛毛，其中不乏优秀的机构。参与培训是一项升值潜力非常大的投资，你尽可以根据自己的实际情况和需要投入一定的金钱和时间，参加专

业培训，提高资源和能量。

第一，制订培训计划。与自学相同的是，你同样需要制订一个培训计划。在制订培训计划的时候，你需要参照自己职业生涯的短期目标，搜集组织提供的培训和社会上现有的培训课程大纲，甄选出适合自己、对目前的工作有帮助的课程。然后参照下面的例子制订出培训时间表。

第二，争取深造机会。除了上述通过自我和参加培训来达到提升之外，你还可以通过争取在职深造机会等方式使自己得到提升。

温馨提示：制订自学计划和培训计划时，一定要结合职业生涯目标和时间管理来完成，以免造成冲突。有可能你所遭遇的情况是工作欠负荷，与其在空虚中浪费时间，不如好好利用业余时间多看看书，拓展自己的资源，增加自己的能量。

（资料来源：张西超著. 带着快乐去上班 [M]. 中信出版社，2010 年 11 月第 1 版，第 113~115 页）

# 第二节　个人职业生涯管理

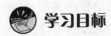 **学习目标**

➢理解个人职业生涯管理的阶段划分。

➢熟悉个人职业生涯管理的过程。

➢掌握个人职业生涯管理的方法和策略。

## 一、职业生涯的自我管理

个人的职业生涯规划并不是一个单纯的概念，它和个体所处的家庭以及社会存在密切的关系，并且要根据实际条件具体安排。由于未来的不确定性，个人职业生涯规划也需要适当的变通性，虽然是规划，也不是一成不变的。个人职业生涯管理是职业生涯管理的主体部分，是员工为了满足自己发展的要求，根据个人特征和需要，寻求职业自我完善的过程。在组织环境下，由员工自己主动实施的、用于提升个人竞争力的一系列方法和措施。职业生涯自我管理的内容应当包括自我职业探索、确定职业目标、确定发展规划和采取实际行动。其基本的过程如下：

### 1. 自我职业探索

在职业生涯的早期，职业探索是自我职业生涯管理的重要内容。职业探索是职业发展的重要阶段，是个体进行职业选择的重要行为，有利于促进职业成熟和适应。职业探索是个人对自我特质、职业、工作内涵以及个人与环境和资源关系的认知和行为，以便对未来职业发展目标的确立有更明确的导向。职业探索主要是自我认知和职业认知两个方面，在后面将做详细阐述。

### 2. 确定职业目标

职业目标包括近期目标和中、远期目标。近期目标是在最近几年内、最近几个月内能够实现的目标；中、远期目标则与自己的人生追求相接近，是自己在人生发展各个阶段的奋斗目标。

### 3. 确定发展规划

职业生涯规划是一个包含生涯目标的确定、生涯措施的实施及目标实现的长期过程，是组织中的个体在职业生涯中有意识地确立职业生涯目标并追求目标实现的过程。确立目标要基于对内外条件的认识和分析。目标确立后要通过职业活动去实现。随着内外条件的不断变化和职业活动的成果出现，职业目标可能会更加明晰，或是需要在反馈后加以修正。在职业目标的明晰、确立、修正和实现过程中，都需要组织的参与和指导。

### 4. 采取实际行动

实施职业发展行为主要有接受培训和参加各种学习、努力工作、建立良好的人际关系网、提高职业技能和能力。

## 二、自我认知

自我认知是指员工在了解自我的基础上，确立职业发展方向和目标，并制定相应的计划，以避免就业的盲目性，降低从业失败的可能性，为个人走向职业成功提供最有效率的路径。促进自我认知的方法主要通过职业心理调查、职业倾向探索和职业锚分析来完成。

### 1. 职业心理调查

在职业指导过程中，如何客观地评价个人的职业自我，需要进行职业心理特征的调查。在研究和实践中，心理学家已经积累了许多标准化的测量工具，其中包括职业价值观、职业兴趣和人格测试，以及职业能力测试。有些测试手段和施测方法已在本教材第二章中介绍。在个人职业生涯管理中，由于多种原因，不可能完全使用标准化测试的手段和方法，因此，员工援助师也可以在心理学专家指导下，采用一些非标准化的调查工具。比如，价值观通过对事物的认知，产生的独特的情感偏好，在意识或潜意识系统作用下，影响行为目标与手段选择，对个人的发展方向具有引导作用。因此，与个人职业生涯管理有密切的关系，可以采用访谈和非标准化的问卷来调查。价值观在职业选择上的体现，就是"职业价值观"，也可称之为择业观。它是人们对待职业的一种信念和态度，或是人们在职业生活中表现出来的一种价值取向。许多研究者都对职业价值观的内部因素结构进行了探讨，研究发现工作的独立性和多样化、工作条件、社会交往、安全和福利等都是工作价值观所包括的内容。

### 2. 职业倾向探索

在职业倾向自我探索的过程中，也可以采用一些非标准化的测试方法，给员工提供较为全面而客观的信息。下面的练习能够帮助员工面对生活与工作中的各种问题，帮助员工认识自己：

（1）我是谁。思考你所扮演的各种角色与你的特征，如爱冒险、兴致勃勃、勤奋、有耐性等。在尽可能写下来后，再看看自己如何描述自己，再问自己：这些评价是否能真的代表自己？在评价时，是否对自己说谎？认识我的人是否能同样地描述自己？通过真实的我、希望的我、亲密朋友眼中的我和普通朋友眼中的我等进行区别，促进对自我的了解。

（2）我在哪里。分析在生活与职业生涯中的位置。首先用几分钟思考你的一生，从摇篮到坟墓，然后画出峰图表示生命的始终，用波峰表示发生过或将发生的重大事件。画出过去也画出你所认为的将来。仔细考虑，你想要让它成为什么样子，然后在峰图上标上"十"表示你现在的位置。

（3）我将是什么样子。写下你自己的墓志铭与颂词，并回答这些问题：到时，我将完成什么事？有哪些成就？仔细思考，然后写在纸上——你已经树立了一些生活目标。

（4）我的理想工作。回到眼前，思考你自己的职业梦想。首先想一想你想在工作中得到的特定东西；那么再想，你需要为这项工作接受何种教育和培训，怎样应用你的培训成果。

### 3. 职业锚分析

职业锚指一个人不得不做出职业选择时，无论如何都不会放弃的、职业中至关重要的东西或价值观。它揭示了人们随着生活经验的增加和自我认识的加深，在做职业生涯选择时最稳定的那部分因素。职业生涯发展实际上是一个持续不断的探索过程。施恩认为，职业锚可分为：技术型、管理型、创造型、自主与独立型、安全型。

表5—1就是一个有关职业锚的自我评价纲要。可以安排员工给自己的职业锚用1～5分的符合度（5分为最符合），从技术型、管理型、创造型、自主与独立型、安全型这五方面因素评分，统计结果就能反映出评分者随着生活经验的增加和自我认识的加深，在做职业生涯选择时最稳定的那部分因素。

表5—1　　　　　　　　　　　　职业锚的自我评价表

请回忆如下问题和情境：
- 高中时期的兴趣
- 大学时期的兴趣
- 毕业之后的第一项工作
- 抱负和长期目标
- 第一次换工作的情况
- 后来换工作的情况
- 回首令人愉快的个人职业经历的情况
- 回首令人沮丧的个人职业经历的情况
- 自己曾经拒绝过的重要工作或晋升机会

然后，可以再为自己的职业生涯规划列出一些问题：在过去的职业生涯中，自己什么事做得好，什么事做得不满意？还需要什么，需要学习，需要扩大权力，需要增加经验？自己拥有什么资源？那么，现在应该停止做什么？开始干什么？职业生涯的长期目标是什么？通过上述的一些方法，员工能够更加真实地了解自己和自己的目标，得到合理真实的自我认知。

## 三、职业认知

职业认知是员工通过对当前职业信息的查询和了解，获取就业信息，自我就业的方式。常用的方法主要是职业信息查询和职业信息访谈。

### 1. 职业信息查询

随着职业分类的标准化，发达国家均已经制定了标准化的职业分类及说明体系，其中由美国劳动部编制的职业前景手册（简称 OOH）是比较权威的，它现在也在网上发布，其网址是：http：//stats. bls. gov/ocohome. htm。我国从国情出发，参照联合国国际劳工局的《国际标准职业分类》，在区分物质资料生产与非物质资料生产的基础上，按从业人员所从事的社会经济活动的同一性或工作性质的同一性也进行了职业分类。1986 年国家统计局和国家标准局发布了《中华人民共和国国家标准职业分类与代码》，于 1987 年 5 月 1 日开始正式实施。随着科学技术的不断进步，经济和社会的发展，社会职业的数量、种类、结构、要求都在不停地变迁着。根据社会经济发展的需要，我国劳动和社会保障部等部门于 1998 年 12 月编制完成了《中华人民共和国职业分类大典》，并于 1999 年 5 月正式颁布实施。目前，新一轮的修订工作正在进行中。

### 2. 职业信息访谈

信息访谈是员工通过与被访谈者进行交流，获取就业信息的一种技术。在职业信息搜寻中，通过了解目标工作从业者或者职业成功者对自己的工作经历和感受来获得就业信息、了解工作是否适合自己的过程。在职业信息访谈过程中，可以就以下方面信息进行询问：

（1）工作的自主空间程度。

（2）工作条件和环境。

（3）完成工作所必需的特殊的知识、技能和培训。

（4）工作近期是否有因技术、市场和竞争发生变化。

（5）最喜欢的工作特征。

（6）最不喜欢的工作特征。

（7）工作对组织的整体目标和长期发展有何贡献。

（8）在工作领域有无明确的职业通道。

（9）对自己工作走势的看法。

（10）初级从业人员和高级从业人员的薪资水平大致怎样。

（11）能否推荐其他人让我增多对这个行业的理解。

在求职面试中，这是常用的一种探索职业认知倾向的方法。这些信息对于员工了解目标工作、获得工作线索和准备面试都非常有帮助。在访谈中，求职者提出问题，对方来回答，并且问的都是对方每天做的工作。通过信息访谈，求职者可以了解自己是否有资格做这项工作，如果没有，该怎样获得，求职或面试前应如何做准备等。通过信息访谈还可以获得就业信息线索，因为被访问的人从事相关工作，他有许多熟人并了解同类公司的工作情况。在职业认知中，这种方法简单易行，容易操作，获取的信息真实可信，更容易让求职者做出判断。

## 四、职业选择

职业选择是了解自我和了解职业之后，在个人属性和职业之间的匹配过程。当然，职业选择不仅考虑职业自我和职业本身，还应该考虑社会观念、家庭的立场、社会的就业状况等。考虑的因素越多，决策难度就越大。在此情况下，就需要考虑是否存在科学的职业决策的问题。关于职业选择，心理学家也有许多不同的观点。有人认为，职业选择无规律可言，主要是受社会提供的机会的影响，是个随机、偶然的过程；也有人认为，职业选择是个理性的过程，在决策的过程中，人们会精打细算，反复地权衡利弊，最终确定适合自己的选择。当然，我们不排除偶然因素的影响，但大多数人在面临职业选择时，通过科学的分析，也能寻求到较佳的或理想的选择。

### 1. 设定职业目标

在员工选择是否在本企业发展或者寻求新职业时，可以询问："你最先想到的职业有哪些?"请列出2～3个选项，让其回答：想在5年之内做什么? 2～5年内想做什么? 现在想做什么? 在确定个人目标时，可以让员工从多方面考虑，比如生理（衣、食、住、行，安全）方面的目标，心智（学习）、情感（社会交往）、事业和休闲等方面的目标。

### 2. 实施选择过程

在选择时，可以要求员工按照如下程序和步骤进行思考：

(1) 确定您要做的决策是什么。

(2) 考虑每一个决策及其后果。

(3) 对具体的指标排出优先秩序。

(4) 选择一个实际而又有挑战的计划。

(5) 付诸行动。

(6) 结果评估。

### 3. 职业导航器搜索

为了帮助员工进行职业锚分析，可以采用专门的问卷来调查员工的职业锚特征。然后，根据结果与员工进行讨论。比如，问卷中需要回答下列问题：

我所在的企业在国际市场上是一个成功的竞争者。

□完全不对□基本不对□不确定□基本正确□完全正确

我所在的专业在许多不同类型的组织和行业中都有它的用武之地。

□完全不对□基本不对□不确定□基本正确□完全正确

### 4. 进行职业选择

最终由员工自己进行职业选择。选择时还可以提醒他注意的是：不在于选择的职业是最好的，而在于选择的职业是最适合自己的。

## 五、求职技能训练

求职是每一个人就业时都要经历的一个阶段。目前，组织由于结构调整，出现下岗、转岗或失业的问题是越来越正常。多项有关下岗员工再就业的预测因素的研究结果表明，主动求职技能是帮助我国下岗员工成功再就业的预测因素（时勘、宋照礼等，2002）。美国密歇根大学普瑞斯（R. Price, 1995）教授的研究结果表明，员工再就业的应对技能的训练和指导可以包括：在求职过程中，如何发现职位空缺，如何写求职信和个人简历，如何在面试过程中掌握面试考官的心理和需要并争取主动，使面试成功。这里，将介绍有关如何在市场上发现空缺职位，如何准备个人的履历表和求职信，以及在面试中可以借鉴的一些技能和方法。

### 1. 寻找职位空缺

寻找职位的方式很多，如托熟人介绍空缺职位，在报刊、电视媒介或互联网络上寻找单位的招聘信息，到用人单位或人才服务中介机构搜索近期的招聘信息等。另外，还可以在媒介上刊登求职信息，简要地介绍自己的情况，以供用人单位选择。据统计，目前75%的职位空缺是不登广告的，大多数用人单位在登广告前，部门的职位空缺已达六星期到六个月。这说明，职位空缺比我们预想的要多。还有人统计，由于人员更新，每40个工作岗位中就有一个空缺。这听起来似乎不算多，但在有几百万个工作岗位的大城市中，其空缺量就非常可观了。这个数字还只是因为人们离职、被解雇、退休、离开或死亡造成的职位空缺，不包括新增加的职位。并且，大多数这种职位空缺只能靠人们相互转告才能填满。所以，建立"关系网"是一种发现空缺职位的有效途径。

关系网（Networking）是指通过自己过去的交往活动建立的、以自我为中心的人际关系网。通过延伸求职者的工作线索的方式寻找职位空缺的过程叫做建立关系网。亲戚、朋友、同学、邻居及从前的同事或上级等都可以是关系网中的一员。在这个关系网中，有人可能知道一些工作线索，但却不知道这种工作是周围的人急需寻找的职业。求职者需要认识这种人，不管对他（她）是否熟悉。通过朋友和熟人的"穿针引线"，每个人都会有一个巨大的潜在关系网。研究表明，75%的人找到工作是通过面对面接触的形式（而不是通过招聘广告、代理人和求职信息等）。这就是说，求职者的熟人关系网是找工作的最有力的工具。为此，我们应该制订个人关系网备忘录，请求备忘录中的每一个人帮忙留心身边的职位空缺和其他职位空缺信息，以便在找工作的过程中充分发挥自己的潜在关系网的作用。

### 2. 简历和求职信

当求职者应聘某工作职位时，都会给招聘单位送去或邮寄自己的简历和求职信。简历和求职信的质量会在很大程度上影响招聘单位的评价和看法。招聘单位往往是通过研究简历和求职信来决定是否有必要安排面试的。所以，应该重视求职信和个人简历的写作。

（1）简历的写作。个人简历是比较规范的，它一般包括五方面内容：个人经历或自述，工作经历，技能、能力和成绩，教育和训练，兴趣、爱好和会员资格。以上只是一般简历应该具备的方面，并不一定适用所有人和职业。不同的求职者应根据本人专业水平高低、针对性及工作经验等特点，编写适合自己的简历。

个人简历有三种标准格式：年历型、功能型、组合型。年历型按照年代顺序编写，适用于工作经历稳定、职业发展持续渐进的人；功能型重点突出个人的技能和职责，适用于已经改变原来所学专业或现在职责与所要找的工作没有太大关系的人；组合型是将年历型与功能型特征组合到一起，适用于工作经历稳定、有潜在发展可能的人。需要注意的是，无论采用哪种格式的简历，都应能突出和展示自己的优势，弱化自己的某些不足。

简历写好之后，要求写作者从招聘者的角度审阅自己的简历：假如自己是招聘者，会对应聘者有什么样的要求，可以从应具备的知识、技能、能力和个性等方面去考虑，这样会及时发现自己简历中的不足并做出修改。也可以请相关工作的朋友或专家对自己写好的简历提意见，这样做能够集思广益，确保简历的质量。写作简历时，需要注意的是：

1）关注阅历的事实依据，尽量采用行为特征描述的方法，比如采用 STAR 模式，突出具体事实（S）、经历的任务和事件（T）、采取的具体行动（A）和带来的结果（R）。

2）注意自我评价的适度性，要言之有物、有分寸，切忌浮夸。

3）推荐人的资格审定及内容的事实依据。选择推荐人，一定要选择信誉高、了解自己的人。

4）注意书写格式的规范化及英文水平，必要时需要提供中英文简历。

（2）求职信的写作。求职信的写作是有一定技巧的。主要的写作原则就是要事先全面了解用人单位需要什么类型的人才，该种人才应具有什么技能和胜任特征特点。然后，在求职信中向用人单位充分展示自己的优点和独特之处。求职信写作的具体技巧主要有：

1）根据用人单位的需要，有侧重地安排求职信内容。如对于技术类的工作，求职信中可把重点放在自己的技术水平上。对于需要经验的管理类工作，求职信中可突出自己的工作经验。

2）采用突出优势、适度回避短处的方式，当然，内容必须实事求是。

3）写明能展示求职者能力和突出业绩的事实性指标。

4）注重人格特征的描述，如诚实、勤奋、与人沟通等。

5）介绍自己与众不同的地方。这是一般在求职信中容易被忽略的内容。每个人都有其独到之处，如果能在求职信中适当地利用这一点，就可以起到事半功倍的效果。

6）求职信的写作风格要尽量简单明了，语言流畅，通俗易懂。

7）尽可能地利用现代化的工具来撰写求职信。如果求职者能利用计算机录入、排版、打印出一份求职信，会留给用人单位一个好印象，同时可以表现出求职者的个人能力。当然，如果用人单位要求亲笔书写，也要按照要求整齐书写。

8）求职意向要明确而有针对性，求职意向建议不要写得太高。

9）求职态度要诚恳谦虚。首先，在填写自己的能力和工作经历时，应该尽量做到真实可靠，切忌漫天吹嘘、华而不实。其次，对用人单位应该抱有高度的热情和兴趣，不可目空一切。

## 3. 面试技能训练

面试是对求职者进行面对面的考查。在面试过程中，用人单位会向求职者提出一些试探性问题，这些问题既可以测查求职者的知识、技能、能力水平，也可以了解其个性品质。因此，为了保证能在面试过程中有出色的表现，求职者在面试前应作充分的准备，真正做到"知己知彼"。

（1）"谈谈你自己"的训练。在面试中，招聘者的第一个问题往往是"谈谈你自己"。

所以，求职者有必要针对这个问题进行专门的练习。首先，用几分钟时间考虑自己要讲的话，然后，练习回答招聘者的提问。

在职业指导训练活动中，可以采用角色扮演的方法来培养应对能力。具体做法是，将受训员工分为三个小组。每个人都当一次招聘者、求职者和助手。每个角色7分钟。如果无话可说了，可以请教助手。演练完后让学员谈自己的感受，应强调成绩和收获。

在整个面试过程中，招聘者和求职者握手、落座后，招聘者可以提出下列问题：

1）请谈谈你以前的工作经历。

2）你为什么愿意来这儿工作？

3）你为什么离开原来的工作单位？

4）你每月要求多少工资？

5）你的长期目标是什么？

6）我们为什么应当录用你？

7）你认为，对于你还有什么需要我了解的？

（2）结束面试。如何结束面试需要一定的技巧，不同的结束面试方式会给招聘者留下不同的印象，求职者应争取留下好的印象。大多数面试会持续20～40分钟，如果在面试中发现下面的一些信息，就表示面试该结束了：

1）招聘者看手表。

2）双方都无话可说了。

3）面试时间是既定的，时间到了。

4）要点都讲清楚了，你的事讲完了。

5）招聘者的动作表明已没有问题要问了。

结束面试时，求职者应该着重强调自己对该工作的热情。需要注意以下几个方面：

第一，要对你在面试中的谈话进行总结。比如，与工作相关的优点；消除招聘者担心的陈述；为什么想得到这份工作。

第二，表达对这份工作的热情。不管你认为面试结果会怎样，总结时都要表现出兴趣和激动。比如，"感谢您的指导，我非常愿意做这项工作。"

第三，要善于表达自己的愿望。要明确表达："我希望能再次见面或得到这份工作"。比如，"我觉得，我非常适合这项工作。您要是对我再面试一次，还是这次就定下来了？"可以对遇到的每个人都表达你的愿望，包括单位的秘书或接待员，因为，面试者可能会问大家对你的看法。

## 六、自我职业管理

当获得了一个基本能接受的职业之后，自我职业管理仍然是员工职业生涯非常重要的方面。个人职业的自我管理还需要选择适当的自我管理策略，主要包括：

### 1. 发展职业评价体系

要提高个人职业自我管理的效果，首先必须建立和发展基本的职业评价体系。这种体系包括对各种职业及其要求的认识、比较与鉴别，包括对自己长处与短处的认识，包括依据不同个性特点对相应职业确定的把握能力。

### 2. 自我职业生涯选择

当个体对所有职业要求与自身个性特征有一个比较全面的认识之后，亟待做的是对适合自己的职业做出选择与定向。因此，每个人在建立和发展基本的职业评价体系的同时，还要致力于发展对职业的选择和定向能力。

### 3. 对组织的鉴别和选择

当个体在全面了解自己的个性特点与职业要求的基础上，选定了某个适合的职业之后，接下来的工作是对组织或单位的选择。有的组织的环境与条件有利于所定职业的发展，有的组织的环境与条件则不利于所定职业的发展。如数学专业的两个毕业生，一个到中学工作，另一个则留在数学研究所，其结果是他俩对数学知识的应用与发展情况就不一样了。因此，在个人职业的自我管理中，选择一个对职业发展非常有利的组织是很重要的。

### 4. 选择具有挑战性的工作

在挑选工作时，职业的发展比起短期的考虑，例如微不足道的报酬差额，应当更为重要。因此，在同等的条件下，应首先挑选那些具有挑战性的工作。挑战性的工作一般更能激发内在的潜能。然而，这种挑战性与自己现有的能力与水平要相适应，难度适中。

### 5. 取得预期的工作绩效

挑选具有挑战性的工作，目的至少有两个：一是激发内在的潜能，二是由此取得显著的工作绩效。若只追求工作的挑战性而不注意工作的绩效，那么，长久下去就没有多大意义了。一般来说，显著的工作绩效有助于增强人的自信心，有助于对既往行为的肯定与巩固，有助于职业的稳定与发展。

### 6. 灵活适应的职业能力

由于世界的多变性，社会中重要的职业会不断发生变化，个体的兴趣也会发生转移。因此每个人应具备多变、灵活的职业能力。个体应当避免受到常规的狭隘工作说明书的约束，力求寻找更有兴趣的职业和更大责任的工作，寻求扩大工作范围。与此同时，要发展更多的技能。只要能够增进对企业的了解或者学习新的技能，就应当自荐参加训练项目活动，或者承担工作任务。

### 7. 实行多重的职业合作

一个人具有多种能力与个性特点，具有多向发展潜能，因此，与不同领域的人进行有效的、多重的职业合作，是非常有益的。这种合作，一方面有助于个性与潜能的全面发展，另一方面有助于良好人际关系的建立，有助于知识面的扩展。

### 8. 把握职业发展的机会

个人职业的自我管理，并不排除有关方面的支持与帮助。个人的能力毕竟是有限的，我们要想自己有个良好的职业发展，要学会求得各方面的帮助，善于借助外脑的作用，为自己选择适合的职业寻求更广泛、更可靠的支持。有些外来职业发展的机遇，都带有一定的偶然性。每个人要学会捕捉自己周围存在的各种职业发展机会。这种把握职业发展机会的敏感性，是建立在对职业信息的了解及其对自己职业发展长期思考的基础上的。

### 【阅读材料5.2】如何帮助员工进行职业生涯规划

#### 问题背景

　　罗明是一位名牌大学的毕业生，传媒专业出身，还没到毕业的时候就已经与一家大报社签约，是当时很多同学羡慕的对象。来到报社的第一年，罗明满怀梦想和激情，在各方面都表现得非常积极和出色。在工作上，罗明不仅稿子写得很专业，而且还极具闯劲，一有突发事件总是第一个请求前往，从不考虑辛苦和危险性。在不是很忙的时候，罗明也常常帮同事和领导做一些杂事。与其他员工相比表现非常抢眼。这一年，罗明在报社领导和同事眼中留下了非常好的印象。

　　到了第二年，罗明觉得自己在这个行业已经取得了一些成绩，小有名气了，到了该向总编提出升职要求的时候了。于是，他对总监说自己的成绩是大家有目共睹的，而且他的到来不仅让团队更加活跃，而且他参与的新闻还得了行业中很有分量的新闻奖项。但是总编很婉转地表示，他的工作的确做得很出色，但是因为在报社工作的时间太短，而且现在没有合适的空缺职位，希望他能够在这个岗位上踏踏实实干，相信他能够做出更大的成绩，以后一定有机会。

　　在这次没能成功的谈判后，罗明好像换了一个人似的，虽然工作还是在干，但好像一下子失去了热情，工作找简单的做，也不再抢着去新闻前线了，有时还告诫要好的同事不要太积极，干得再多也没有用。这种状态持续了大概有半年，领导找他谈过几次话也都未果。罗明觉得在现在的工作环境下难以实现自我价值，于是考虑跳槽。针对这样的员工，员工援助师该怎么对其进行职业辅导？

#### 案例分析

　　罗明的例子表明，他对于组织的人际环境、职业路径和团队状况、组织所期待的工作态度和价值观并不充分了解，组织也没有采取培训等措施让其逐渐认同组织文化，适应组织环境。没有让员工意识到，只要踏实积累工作经验和阅历，虚心学习，就一定会有机会。这就导致员工的预期与组织预期不能顺利对接，产生了矛盾和冲突。

#### 专家建议

　　第一，耐心倾听员工的真实想法和困惑。

　　以平等的姿态与罗明进行面谈，倾听他的真实想法和困惑，给予鼓励和支持；与他探讨理想的工作环境和以后的计划，缓解其负面情绪，引导其客观分析这次危机。

　　第二，共同来分析导致现状的影响因素。

　　帮助他认识到自己的问题，与组织的问题区分开。从个人角度分析：罗明现在正处于职业生涯的初期阶段，对自己的职业定位和目标还很笼统，对社会认知不深，做事抱有理想主义倾向和不切实际的幻想，缺乏对自身客观的分析、评价和长远规划，对自己的职业锚选择尚不确定，以至于会冲动对待自己的职业发展。从组织角度分析，组织应明确相应岗位的任职要求和晋升条件，让员工有合理期待。同时要对不同岗位的员工设计不同的职业发展路径，这些应该通过系统的人力资源培训让员工了解并深刻认知。要让罗明认识到：其工作虽然是比较出色的，但工作出色的员工并一定都能晋升，因为组织可供晋升的职位毕竟是有限的。可以通过其他方式对优秀员工进行激励。

第三，辅助员工制定职业生涯规划。

帮助员工了解自己，辅助其寻找职业锚，制定职业生涯规划。具体做法有：

（1）让罗明认识到自己受到的挫折是员工常常遇到的。而且从企业角度来讲，对员工的晋升有一定的条件要求。帮助其认识到能不能实现自我价值、领导是否重视不能仅以是否升职来判断。

（2）帮助罗明识别自己的职业锚，即职业追求和职业成功标准，辅导罗明发掘自己的潜在动机和需要，为做好整体职业生涯规划奠定基础。

（3）帮助罗明进行客观的自我评价，清楚地认识到自己的体力、职业能力和人际交往水平，引导他与职业锚相结合，开发具有针对性和可行性的职业发展方向和路径。

（龚会）

# 第三节　新员工的入职辅导

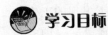 学习目标

➤ 理解新员工入职辅导的作用。

➤ 熟悉新员工入职辅导的影响因素。

➤ 掌握新员工入职辅导的方法和注意事项。

入职辅导是引导新员工尽快适应新岗位，在学习和熟悉组织相关基本信息的社会化过程中的一系列辅导工作。在这个过程中，要让新员工能够尽快适应组织环境，承担相应工作职责，与同事和睦相处，成为组织的合格成员。

## 一、新员工的心理特点

员工是组织最重要的资源要素之一，组织的所有价值都需要通过员工直接或间接来创造。新员工作为宝贵的新鲜血液注入组织肌体后，组织需重视对他们的培训和培养，帮助他们成长，使他们尽快适应新的工作环境和团队，承担工作任务，达到工作绩效。新员工包括二类：一是从院校毕业后直接进入组织的新员工；二是有一定工作经验和技能的新员工。一名新员工刚进入组织时，由于环境的陌生，会产生内心的惶恐和不自信，主要表现出如下一些心理特点：

### 1. 不安与好奇

新员工进入组织和新岗位，对新的工作内容、工作方式、同事关系和团队氛围都感到十分好奇，希望能够通过不同的渠道尽快了解更多有关组织和工作任务信息，以获得熟悉感。同时，新员工进入组织后，外在环境发生了变化，对新员工提出技能和工作要求，不

同的文化背景和人际氛围等要求新员工要采取不同的处理问题、沟通交往的方式，这要求新员工要不断地调整自己，以符合组织的期望，在面对这种新的工作环境时，新员工难免会感觉到好奇和不安。

### 2. 孤独感与融入愿望

新员工来自于不同的组织和环境，有可能刚刚走出校园，大环境的变化、新面孔的出现以及沟通障碍，对于组织要求的知识和技能可能欠缺。一方面，新员工很容易陷入了孤独的境地，感觉比较孤单。同时，他们会积极努力，表现出工作热情，想融入到新的团队和环境中去，期望能够尽快成为组织的一分子，承担任务。

### 3. 自卑感与认同需求

新员工具有强烈的自尊心和认同需求，期望通过自己的奋斗，凭借自己的能力，扎实有效地做好当前工作，争取一流的工作业绩，以得到领导的赞赏、同行的羡慕和属下的好评与认同。但是，在面对生疏的工作职责和环境时，可能需要一个调整过程。在这个过程中，需要别人的协助和指导，可能会出现一些差错，导致自卑感，对他人的评价比较敏感。

以上几种心理冲突是新员工入职中常见的心态。在入职辅导时，要充分关注到这些特点。新员工入职适应是一个心理转变的过程，即从"圈外人"转为"内部人"的过程，需要通过 EAP 组织与员工促进计划，调动企事业单位的全体人员。在入职之前、入职教育以及正式上岗后都要有员工援助师的参与和辅导，对在入职适应过程中员工出现的工作绩效低下、人际关系适应不良、团队氛围不好等问题及时进行干预和辅导。此外，当前的新员工大多数属于"八零、九零"后新生代员工，他们在价值观、行为特点、工作期望和职业发展规划具有新的特点，对这部分员工要给予积极的关注和指导。

## 二、入职辅导的内容

新员工需要一个过程去适应新的环境或者新岗位。在这个过程中，新员工会面临各种适应和发展的问题，如果不及时疏导和解决，会对员工的工作绩效、工作态度具有一定负面影响，也为组织带来经济损失。所以，当组织中进入了新员工时，要进行入职辅导，通过多种方式让新入职的员工从"外部人"变为"内部人"，这既是人力资源管理的重要环节，也是员工援助中职业辅导的重要组成部分。新员工入职辅导的主要内容包括：

### 1. 工作环境

在新员工入职之后，需要熟悉和了解组织中的人际氛围，了解在这个组织中应该如何待人处事，如何在工作中表现自己。在熟悉环境的过程中，能够降低员工的不熟悉感和焦虑，协调新员工与原来员工的关系，增进相互的认同感。这里，要求新员工做信息的收集和整理工作，有助于减少在入职过程中带来的不确定性，建立对组织的认同。除了采取各种形式提供给员工信息之外，要鼓励员工通过员工手册、交谈、企业网站和公司宣传资料、座谈会议等各种途径从同事、主管、领导、其他新员工那里去获得关于组织特征、工作任务和角色期望等信息。

### 2. 岗位职能

这包括所在岗位的工作流程、工作方法、工作态度和工作角色等方面的信息。新员工将要承担的工作的职责范围、工作流程和方法，需掌握的知识和技能、需接触的相关工作部门等信息，都要准确地传递给新员工。信息的丰富性和准确性能够降低员工面对未知和不熟悉的焦虑感，减少新员工的信息搜索成本，并调整他们的入职期望，建立合理的角色期待。同时，需要介绍组织对员工个人的岗位技能提升和职业能力发展的培训计划信息、晋升规则和工作安排信息等，这都是员工需要了解和熟悉的。最后，还需要强调，组织内组织政治及人际关系信息是员工入职后也要重点了解和熟悉的信息源，如上下级关系现状、同事关系、部门关系、直接上司特点、沟通方式和可能非正式群体现状等。这些信息有助于新员工建立良好人际关系，融入团队和部门，快速成长。

### 3. 心理适应

新员工在入职过程中，需要根据环境的需求进行不断调整和转换，以适应新岗位。这个适应过程是新员工职业发展的重要阶段。在这个阶段难免会遇到一系列的心理适应问题，如人际关系不良、文化冲突、应对不确定性、工作困难等。员工援助师在入职辅导中，要针对常见问题，邀请有关专家进行有针对性的讲座和单独指导。心理适应是新员工在进入到组织后的一系列转换和调适过程。在入职之后，新员工需要面临的不仅是对组织相关信息的学习，还要面临身份、角色、技能的转换，这里最为重要的还是心理适应转换，达到从学校学生、部队战士和农村青年向企业—事业单位职工的角色转换，只有做好心理辅导，并根据组织要求和自我发展需要进行自我调整，才能达到人—环境匹配的目的。

### 4. 组织文化

这包括价值观、标准、行为规范、期望、传统与政策，如文化、人事福利制度、安全基本常识、环境与质量体系等，上、下班时间与规定、公司基本礼仪、办公室规定、公司基本组织架构等。特别需要指出，良好的人际关系是员工入职适应的催化剂，特别是初次踏上工作岗位的新员工，对于组织中人际关系建立和指导的需求更为急切。这包括个体人际网络和领导关系的建立。同主管、其他同事、导师或者新员工建立人际关系是新员工避免孤立的有效手段，是增强自信心的重要方式。员工援助师可以提供给新员工一些人际沟通的技巧和策略，指导新员工增强融入团队的信心，与上司和同事建立和谐的人际关系。

### 5. 职业规划

根据施恩的理论，员工入职阶段作为职业生涯发展初期，是个体进行自我职业探索和职业成功自我效能感确立的阶段。对于新员工进行职业规划是有效地保留和发展新员工的重要手段。这个时期的职业规划包括确立职业发展期望、形成职业发展初期目标、发展有助于职业成功的技能技巧等。在这个过程中，员工援助师要结合组织的人力资源战略和员工个人的需求，引导员工了解自我、确立职业发展初期目标和职业发展策略。

## 三、岗前培训的管理要求

### 1. 岗前培训的准备工作

在实施入职培训之前，通过员工的个人简历和面试记录，了解员工的教育背景和知识技能现状，员工的性格特点和对组织的期待等，做好准备工作。根据员工的类别和技能情况采取不同的培训方式，目前的一般做法多为集中培训，要做好岗前培训的准备工作。首先，应当向所有参加培训相关人员公布培训计划，以书面形式发放培训通知并要求受训人员确认。这些人员包括新员工和他们的主管领导，尽量以书面形式向受训员工发放培训通知，要求受训单位收到通知后返回确认函。在培训之前，要进行初步的培训评估，并做好培训资料、培训工具、培训师资、培训内容、培训方式等方面的准备工作。

### 2. 岗前培训的内容设置

岗前培训要向新员工提供所在组织的背景情况，所从事岗位的基本工作内容、程序和方法，使他们明确自己工作的职责、程序、标准，并向他们初步灌输组织及其部门所期望的态度、规范、价值观和行为模式，也让员工充分了解企业、获得信息的重要过程。所以，培训内容不仅包括组织的核心价值观、使命、口号、战略、礼仪方式和规章制度以及日常工作所涉及的组织部门设立、人员现状、工作要求、工作程序、工作方法、薪酬绩效考核等工作指引，也包括心态调适、团队建设、职业规划、培训发展、岗位技能技巧等具体内容。入职培训的内容设立上以帮助员工适应环境和角色为主，以岗位特点为要求，充分考虑到技术员工、一线员工和管理者等不同岗位和员工特点。

### 3. 岗前培训的主要形式

（1）两阶段式培训。新员工入职培训主要有两种方式：两阶段式和三阶段式。两阶段式就是把入职培训分成两个步骤：第一步是所有员工进行集中的岗前培训。一般由人力资源部门主持，在总公司专门的培训教室培训，内容不区分职位和岗位，通常包括公司概况、行为规范、产品知识和规章制度等。在集中培训结束后，新员工在各自的工作岗位和部门进行专门的岗位培训，内容包括新员工在确定好的岗位上应熟悉的具体业务和掌握的特定技能。两阶段式培训一般适用于企业管理层次少、新员工数量较少的入职培训。

（2）三阶段式培训。三阶段式培训分为总部培训、分公司和部门培训、岗位培训三个阶段，较多使用在管理层次且培训体系完善的组织中。这种方法涉及的层次多，培训时间较长，一般用于人数较多的新员工入职培训。具体方法是：首先所有员工在总部集中培训，培训内容集中在公司状况、组织结构、规章制度、公司的产品、经营规划和市场环境等方面；分公司和部门培训重点在于专业知识以及工作技能，帮助新员工了解工作范围和工作关系等；岗位培训一般指定一位资深员工作为新员工的指导者，帮助员工在工作岗位上进行实际操作，及时指出问题并给予帮助。

### 4. 岗前培训的培训方法

培训方法主要包括：课堂讲授、参观、发放手册、操作示范、现场实习、模拟设备学习、组织座谈会等。一些注重员工个人素质培养和团队建设的单位，还会采取更加新颖刺激的户外拓展训练。这种训练沿用了体验式教学的基础理论，通过一些情境性强的模拟演练，来定位自己在团队中的地位和角色，这是树立团体角色观念、推动组织价值观认同的合适方法，它使员工在活动体验中理解和认同组织文化。例如，某培训中心对于应届大学生开展为期3天的入职培训，并突破单一的培训方式，采取前两天课堂教学和最后一天户外活动体验相结合的方式，使员工获得了新动力和新收获（参见阅读材料5.3：初次见面游戏）。

在岗前培训的多种方法中，团体辅导活动居于重要的地位。这种方法通过将有相似需求、相似困扰、相似问题、相似背景的新员工集中在一起，运用体验式、参与式、互动式讨论等方式，经过团体成员的讨论、分享，建立起良好的人际关系，探索共同面对的问题，集中智慧找寻解决问题的方法。通过2～3小时的互动，在轻松愉快的团体氛围中达到彼此相识，建立关系，分享感受，澄清期望，为进入职场做好心理准备。在团体辅导过程中认识的朋友，在今后的工作中还会互相支持，互相帮助。

### 5. 岗前培训的其他注意事项

为了保证新员工岗前培训的效果，要注意以下几点：第一，重视培训动员，加强培训宣传。第二，注意培训的实施细节，体现人性化培训观念。培训的程序设计和培训过程中要体现组织对新员工的欢迎和关心。如组织高层的开场讲话，培训地点的温馨布置，组织大厅培训指示的张贴，培训游戏的设计，都要结合员工特点，减少紧张气氛。第三，实施培训评估，关注新员工体会与感受和反馈。

## 四、上岗辅导的基本程序

当新员工完成集体入职培训后，就进入上岗辅导的过程。在上岗辅导工作进行中，员工的直接上司、资深员工、公司高层管理者等都将承担一定责任和工作。而员工援助师在进行上岗辅导时，可以采用以下程序：

### 1. 需求评估

对于新员工，要对目标、知识、技能等方面进行系统分析，主要是针对新员工个体的实际情况与工作要求之间的差距进行分析，在此基础上，确立辅导的内容和要求，用以提高新员工的岗位胜任能力和适应能力。在需求评估中，关注的重点是新员工在社会化过程中现有状态与组织要求的差距，这是形成入职辅导的依据。个体的主动社会化在适应过程中具有一定的促进作用，主要是个体学习适应新的工作环境、工作角色及组织文化，使得自身行为与工作要求、他人期望达成一致，这对新员工对组织的态度和行为具有长期的影响作用。

### 2. 上岗辅导

在进行评估分析后，对员工进行各种形式的辅导与培训，以便员工能够尽快融入新团队，快速投入到新工作中。新员工的入职辅导方法主要包括个体指导、团体辅导、岗前培训、导师制辅导、上司引导、座谈会等。针对员工的特点、员工的主动诉求和组织的要求，可以采取多种方法进行辅导。

（1）上岗前引导。上司会对新员工进行具体工作的引导，主要包括的内容有：你所在部门的职责是什么；你向谁汇报，谁向你汇报；你和哪几个部门互相接触最为频繁；你目前参与什么项目；你完成工作的障碍是什么等。通过上司明确告知工作内容以便新员工尽快适应新工作。此外，初次与老员工见面，要关注什么问题，包括如何做自我介绍、如何询问老同志、如何尽快适应新的工作环境等。

上岗前引导还包括与本职工作相关、但非工作范围内的一些活动让新员工参加。这些活动有观摩会、技能比赛、网上社区等，让员工了解与组织相关的背景知识，学习岗位需要的技能。

（2）心理学辅导。新员工的上岗辅导不仅需要组织采取一些指示性策略帮助员工进行上岗适应，在面对上岗适应问题时，员工援助师可以指导员工采取不同的调整策略以应对上岗问题，培养和提高适应能力，有效帮助新员工适应。在建立了信任的辅导关系后，认真聆听员工的倾诉，并了解员工的需求，对他当前的现状进行一定的分析和判断，指导员工在了解自我的基础上，建立积极的心态，克服不适应带来的困惑，为员工提供一些建议和方案。最后，进行一定的追踪和反馈辅导，帮助员工解决适应问题。总之，通过认知重建、短程指导和情境扮演等，引导员工看到问题的积极方面，使他们对面临各种突发情况或者不确定情况时朝积极方面想，多从肯定角度去思考上岗时遇到的种种不适感，增加自我效能感。特别是个体在面对工作失误、人际关系不良等问题时，积极的自我行为管理能够帮助员工通过调整自我认知，提高工作满意度以降低压力水平。

（3）导师制辅导。新员工的上岗辅导除了集体培训之外，还应该有后续的职业生涯辅导工作。这部分工作对员工在公司的成长和发展具有不可替代的作用。导师制辅导是通过选定合适的老员工当新员工的"导师"进行现场工作指导和帮助，并进行面对面沟通，帮助新员工快速了解工作职责和工作内容，在老员工的帮助下迅速成长。其中，当面沟通的要点和内容包括试用期内的基本要求和期望，告知试用期满后所要提交的报告、要填写的表单，还应该提示一些注意事项，并及时检查"导师"有没有按照要求辅导新人，不要偏离组织的价值观和岗位的要求。

（4）非正式辅导。这里非正式辅导关系是新员工主动同其他人员建立的一种关系。这种关系的对方可能是自己的指导导师或者是其他部门的年长员工。员工援助师可以鼓励和帮助员工同直接主管、领导和同事之外的其他员工建立关系，进一步了解组织的流程、目标和整体结构，获得职业发展方面的支持。

3. 反馈

按组织规定，新员工在试用期满后，除了较全面地转正沟通外，在员工试用期内，尽量安排一次例行沟通，主要是排忧解难，澄清一些误解、纠正一些认知偏差，同时听取一些感受与建议。通过沟通，能够关注新员工在入职初期的敏感性，发现很多平时熟视无睹的现象与管理盲点，及时解决新员工的职业发展问题。同时，可以通过员工的上司、同事了解新员工的工作情况，及时调整辅导目标。这里，特别重要的是安排有责任心、有工作经验的老员工定期与新员工谈话，完成必要的入职督导工作。

**【阅读材料5.3】初次见面，可以参考使用的热身游戏**

游戏1：交头接耳

组织者准备一句较长且绕口的话（如：两点是冰三点是清四点是点两点是冷三点是澄四点是蒸这样的字知多少），各组（每组不少于12人）派一名代表上前默记住这句话，回去后在规定时间内通过"交头接耳"的方式从第一个人传达至最后一个人，然后由最后一个人将他听到的内容读出，最后再由主持人公布原话。

游戏2：蒙幕拉三角头

一个队员被蒙上双眼，由同组另一队员牵着他的一只手走过平坦的路、坎坷的路……

解开眼罩后，每个同组队员握一下该队员的手，由他找出谁是刚才牵手的人。

游戏3：交头接耳

15个人都戴上了眼罩，在大房间里有一根45米长的绳子。他们首先要找到这根绳子。然后，要在最短时间内（最多不超过25分钟），把绳子围成一个三角形，而且绳子必须用完。每个成员还必须碰触到绳子。他们可以自己决定花多少时间讨论，花多少时间行动。

游戏4："杀人"游戏

一、准备阶段：大家围坐一圈（人数少至七八人，多至几十人），由一个主持人发给每人一张牌，做了好人、坏人标记（坏人占总人数的约1/4），每人只知道自己的身份。

二、"杀人"阶段：所有的人都严格按主持人的口令行事：

主持人说：1. 所有的人闭上眼睛。

2. 坏人睁开眼睛（坏人之间通过眉目传情，眨眼之间就把某一个好人杀掉）。

3. 坏人闭上眼睛。

4. 所有人睁开眼睛。

主持人通告某人被杀。

三、"缉拿凶手"阶段：被杀者指控凶手，并举证，被杀者可以从细微的声音、动作或直觉进行举证，然后，大家进行充分讨论。在一轮讨论结束后，被指控最多的人被就地正法。

我在公司是不是也是这样的？如何才能有条理地分析和解决问题？如何确定目标？如何下达指令？如何接受指令？如何根据任务和能力分派任务，并且跟进？如何鼓励合作？如何动员员工？如何处理混乱和变局，如何作出反应？

【阅读材料5.4】如何使新员工尽快适应组织

**问题背景**

小A被某生化药业公司聘为市场部策划主管，他很高兴。可是上班第一天，市场部经理就交给他一大堆任务，诸如：很多生化药品招商实施了很长时间，但效果不佳，让他考虑制订一个有实效的招商方案；某抗生素产品为了进入医院销售，在医院里和竞争对手大打价格战，结果导致利润微薄，甚至难以承受营销成本费用之巨，于是又让他考虑一下如何把产品价格提上来。上班第一天，就面对这些难题，小A还真的乱了阵脚，不知该从何处着手。

小B本来是应聘这家企业集团高级策划，但这家企业领导却认为，虽然小B综合素质良好，但却达不到企业高级策划的标准。然而，企业在没有找到更合适人选的情况下，以高级策划的名义录用了小B，实际上却把小B定位为普通策划人员。在经过与公司副总谈话后，被送到策划部，接待小B的是公司的一名普通策划人员。在介绍时，这位副总反复向这位接待的策划人员强调，小B是按高级策划招的，而后又偷偷地告诉那位接待者公司对小B的定位。结果在后继工作中，老员工不自觉地做起了小B的"领导"，小B感觉很压抑，于是三个月试用期没过他就主动离职了。

### 案例分析

新员工无论其过去的资历与积累多么深厚，都需要一个学习与适应的过程。那么，如何帮助新员工尽快适应新岗位、新环境呢？这成为企业领导必须考虑的问题。然而，很多企业都如上面案例中的企业一样，在新员工的入职管理过程中走进了误区。上面案例说明了两个典型误区：

1. 把一切难题都推给新员工

小 A 刚进公司，既不了解本企业产品，又不了解本企业产品市场，怎么能解决困惑企业已久的难题呢？招聘新员工，当然是想通过引入新员工能给企业带来新思想和新能力，进而提高组织绩效。但要知道，新员工不是万能的，不可能进入企业就能解决企业存在已久的问题，或者立刻给企业创造价值。

2. 老员工做新员工的领导

在考核体系中，确实存在"水平考核"，但是这并不是说老员工都有资格做新员工的领导，尤其新员工以一定职位进入公司工作，老员工更不应在组织层级上错位。否则，新员工一进企业无异于被关入"囚笼"，难于行使职权，不能放开手脚去工作。

### 专家建议

1. 提供必要的岗前培训和岗上培训

新员工入职的岗前培训内容主要包括企业状况、发展前景、产品介绍、规章制度、企业文化等；而岗上培训的内容则主要是部门职责、岗位职责、工作状态（如正在做的工作、工作困难、未来工作重点等）等内容，通过培训可以使新员工尽快熟悉本职工作并进入角色。

2. 在企业推行以"老"带"新"

在企业内部推行"老员工"带"新员工"，每一位新员工进入企业都有老员工"帮助"，使新员工快速适应与进步；同时，也可以使之责任化，明确老员工带新员工是一种责任，以及如何以"老"带"新"，而不是对新员工排斥或挤兑。这种带领对于老员工也是一个职业成长的机会。

3. 要给新员工恰当的工作定位

工作定位包括职位、职级、岗位、职责等方面，如果这些内容都明确了，则既可以用人所长，还可以调动员工的积极性，人尽其才，这是对新员工最大的激励。

4. 确定合理的工作目标与考核标准

如果不给或很少给新员工安排工作，容易让新员工产生失落或不被重视的感觉；如果给新员工安排的工作难度太大，导致难于有好的产出时，也会打击新员工的信心。因此，主管领导要有一个正确的用人心态，适度、适时加载和减载。

# 第四节　中后期员工的职业辅导

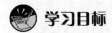 **学习目标**

➤ 理解员工职业生涯的中后期划分及其特征。

➤ 熟悉员工职业生涯中后期的心理特点。

➤ 掌握员工职业生涯中后期心理辅导的方法。

## 一、职业生涯中期的员工辅导

### 1. 职业生涯中期的主要问题

职业生涯中期会出现3种比较有代表性情况。

(1) 事业稳步上升。业务能力与职业素养的成长与积累使自己具备充分的竞争力，从而实现了工作内容的不断丰富与提升、职务的逐步晋升与收入的持续增长，甚至达到事业的高峰。

(2) 职业发展失衡。由于晋升与成长错位，职业发展提前透支。随着企业发展的需要，遭遇"能者上，庸者下"的调整，在人才市场上则面临高不成低不就的尴尬。

(3) 职业出现停滞。当一名员工的成长速度及所具备的能力满足不了晋升岗位的要求时，或当员工的工作职能和工作内容因组织内缺少晋升机会时，就可能出现职业停滞。

### 2. 职业中期员工的职业心理特征

这段时期的员工面临的心理问题主要是发展危机，体现在以下一些方面：

(1) 高原现象。当今社会，在大多数的组织结构中，中高层管理岗位较少，处于职业中后期的员工在纵向发展通道上可能受到阻碍。而横向发展可能需要他们重新面对新的工作要求，又面临着后来者的威胁，这种职业上的停滞感会给他们带来很大的压力，工作的不安全感加剧，导致出现职业焦虑情绪，对员工的工作积极性和工作效率带来一定的影响。员工有相当长的一段时间处于职业生涯发展的"高原期"，晋升受到限制，停顿在一个职位区间。职业生涯发展逐步达到顶峰，自我发展的需求仍然很强烈。但是，难以继续被提升，一些员工会因此觉得工作单调、乏味，工作动力受影响。这时，人的精力和体力发展到顶峰，主要处于维持阶段，如果缺乏组织与员工促进计划，就可能出现衰退。

(2) 工作倦怠。相对于新入职和年轻的员工，处于职业生涯中期的员工思想成熟，经验丰富，职业地位和收入一般达到了稳定的时期。但由于长时间工作，一些员工的工作激情逐渐耗尽，对工作渐渐失去了热情，只会投入较少的精力与才能，机械地应付日常工作；他们身心疲惫，仿佛自己被掏空似的；他们精力不济，热情不再，甚至对工作产生厌烦之感，觉得对什么都提不起兴趣。这就是常见的"工作倦怠"，心理上表现为情绪耗竭、玩世不恭和成就感低下，这在职业发展中期的员工普遍存在。此外，虽然有丰富的工作经验,但后生可畏,新生代不仅精力充沛,知识结构新颖,而且人力成本偏小。总之,进入中年后,年龄的增加又使职业发展受到越来越多的限制。

(3)工作—家庭冲突。处于这个时期的员工一般心态稳定,有信心,年富力强,能够担当重要的职务。相应的心理困扰是,权利与义务不对等,要为组织付出更多的努力。此外,职业发展中期的员工大多成家立业,工作和家庭生活势必对他们提出更高的要求,对自己也会有更多的追求。他们面临更多的家庭压力,如夫妻关系、子女教育、赡养父母、家庭责任等,都会给他们带来不少的压力。中年阶段的员工家庭关系复杂,上有老,需要关照,下有小,需要监护,家庭负担繁重。一个人的精力是有限的,但是分配到工作和家庭上就很难平衡,出现工作—家庭冲突问题,主要表现为时间冲突、行为冲突和角色冲突等,这种工作—家庭冲突不断,也急待平衡方面的指导。

**3. 职业生涯中期员工的心理辅导**

以上3类心理问题并不能代表职业发展中期员工所面临的所有问题。职业发展中期也是一个挫折、迷茫、感情孤立的时期,同时也是一个自我发现、寻找新方向及新开始的时期。他们面临着环境和个人的压力,如果得不到调适,会导致员工生理和心理方面的疾病,成为导致员工缺勤、停工、意外事故的主要原因,严重影响了组织效率提升。员工援助师在这个时期的主要辅导任务,就是解决职业中期员工的发展危机问题,帮助员工进行压力疏导,使他们树立积极心态,更好地面对职业发展中的危机,保持身心健康,达到职业发展的目标。为此,我们提出如下辅导建议:

(1)针对个性差异,开展个人辅导。个人辅导是通过职业生涯手册和相关的职业测评,在了解员工当前的职业生涯发展状态的基础上,协助员工形成正确的自我概念和职业角色转换,形成新的职业目标,鼓励员工进行新的职业探索,满足自己的职业发展需求。同时,利用潜能评价中心技术,帮助员工重新认识自己,对支配职业早期的生活方式重新评审,对职业生涯目标重新定位。通过对内部发展机会的分析,进行一定的职业指导。在面谈中,要着重了解他们为什么会处于职业生涯发展的瓶颈,有没有消除的办法;是继续从事原来的工作,还是变化一下职位,抑或是更换一个组织;在参与工作、家庭和自我发展中是否要取得均衡。

在个人辅导中,除了运用指导和放松技术来减少因为压力带来的焦虑情绪之外,更重要的是建立评价员工价值的新的观念体系,让没有得到职位提升的员工觉得自己有价值、在进步、有意义,以减少他们的失败感。在个人辅导中,可以采用认知重评方法,改变员工当前信念中片面、不合理的信念,建立新的、积极的信念和价值观,并指导日常工作行为。在辅导中,要注意回访员工,了解在工作中是否采用积极、正面的看法去看待自我和工作,并及时指导纠正和进行行为强化,力争取得良好的辅导效果。

(2)丰富工作环境,实行工作轮换。所谓工作轮换,就是将员工轮换到另一个同等水平、技术要求接近的工作职位上去工作。这是因为,员工长期从事同一职位的工作,特别是那些从事常规性工作的员工,时间长了会觉得工作很枯燥,缺乏变化和挑战。员工也不希望自己只掌握一种工作技能,而是希望能够掌握更多不同的工作技能,以提高对环境的适应能力。在对员工进行评估的基础上,可以向人力资源部和相关的直线领导提出建议,通过工作丰富化、工作轮换、参与管理等方式为员工提供更多的职业发展机会。

（3）促进相互理解，平衡工作—家庭关系。在职业生涯中期的员工，工作与家庭的冲突越来越多，工作已占据了大部分业余时间，对家庭关心较少，而家庭生活对他们具有更多的要求。可以给工会部门或者人力资源管理部门建议，多创造家庭参观或联谊等机会，促进家庭和工作的相互理解和认识。同时，指导员工进行合理的时间管理，平衡工作—家庭关系。在追求个人成功和职业发展的同时，考虑到家庭的需要，进行适当的平衡。而且，可以通过榜样的示范作用，让员工认识到，有时候家庭生活可以对工作有适当的促进作用，家庭生活中的积极情感可以迁移到工作中，使员工出色地完成工作任务，更愿意在工作上付出以得到经济回报，改善家庭条件。同时，在赡养老人、子女教育、夫妻关系、邻里关系方面给予员工一些有效的建议，帮助员工更好地处理各种家庭生活的关系，提高家庭幸福感。

（4）自我能力评估，继续教育培训。通过面谈和评估，在为员工重新设立中期职业发展目标之后，指导员工自我评估，发现与目标之间的差距。可以根据员工的特点，提供进行各种技能、管理技巧、职业心态调整等培训，提高员工的技能和能力，培养良好的职业发展心态。同时，在培训中，通过交流，员工之间产生的相互支持可以促使员工能够积极参与到新的岗位和目标追求中去，为承担更重要的岗位提供能力保障。

培训的方式很多，根据职业生涯中期员工的心理特点，主要采用情境模拟法、角色扮演法、团队活动等，可以培养沟通和人际交往技巧，加强同事之间的关系。在一些拓展活动中，大家通过对角色和情境的深入理解，接受职业生涯发展中期的必然性，培养积极心态。

（5）职业生涯讨论，提供发展方向。对具有类似职业发展危机的员工进行团体辅导，开展职业生涯规划讨论会。员工参与该活动，可了解自己的优缺点、价值观、职业目标及相关信息，为个人发展提供方向，并掌握实现目标的策略和方法。同时，在团队中共同协作，了解大家面临同样的问题，通过交流相互学习，更好地应对中期危机。员工援助师在这种团队活动中，要把握的原则是指导员工以开放的心态参与，鼓励员工表达出他们的想法。这种讨论会可以定期组织，也可以在某个时期针对某一个群体的员工组织。

## 二、职业生涯后期的员工辅导

### 1. 职业生涯后期的主要问题

处于职业生涯后期的员工在体力、精力上开始衰退，他们直接面临从当前岗位轮换或者退休问题，而退休通常意味着员工职业生涯的结束。在这一阶段，员工对职业发展的需求降低，开始为退休做准备。处于这一时期的员工绝大多数必须面对权利和责任逐渐减少的现实。

### 2. 职业后期员工的心理特征

职业后期主要是指 50 岁到退休这一年龄阶段。员工在这一阶段的心理特征表现为：

（1）自身感到竞争力、进取心、挑战能力和职业能力水平下降，进取心、争强好胜心显著削弱。

(2) 面临权力、责任交接，中心地位下降的现实。

(3) 安于现状，常有怀旧和忆旧心态，不服管束，交往难度增大。

(4) 管理经验、专业技能基础好，优势还在，尽职奉献。

### 3. 辅导建议

作为即将退休的员工，在心理上比较容易产生衰老感、腐朽感和担心被组织抛弃的失落感。所以，帮助员工做好退休准备，为其最终结束职业生涯做好工作上、情感上和心理上的过渡，预防离退休综合征，是员工援助师的主要任务。在对于职业后期员工进行心理辅导时，建议采取以下措施：

(1) 退休前讨论会。这主要为退休员工适应退休后的生活而进行的职业辅导活动。要经常召开这种团队讨论会，了解员工当前的需要和主要诉求，表示出更多的关心，并协助他们做好退休后的计划和安排。在讨论会中，充分了解员工对退休的感觉，并给予积极的关注和支持，鼓励他们去积极调适心理落差。

(2) 退休应对指导。通过调查和讨论，对能力较强，愿意为企业工作的员工进行评估和分析，看是否能够通过兼职、顾问和其他方式，逐步适应退出的过程。同时，对员工退休后的生活给予指导，提供相应的健康、饮食、情绪调节方面的辅导。

(3) 退休俱乐部。指导员工在兴趣爱好的基础上参加各种俱乐部活动，投入到新的生活方式中去。邀请部分已退休的公司员工来单位，为大家现身说法，鼓励员工适应退休生活。

+·+·+·+·+·+·+·+·+·+·+·+·+·+·+·+·+·+·+·+·+·+·+·+·+·+·+·+·+·+·+·+·+·+·+·+·+·+·+·+·+·+·+·+·+·+·+·+·+

**【阅读材料 5.5】如何帮助员工度过"职业危机"**

#### 问题背景

在行政部工作了 7 年的黄玉萍提及公司的一些制度安排就牢骚连篇，"在琐碎的行政工作岗位上待了这么多年，每天面对的都是同样的工作内容，薪酬也已经到顶了。习惯之后，一切都变得毫无新意，更不用说挑战性了。"在公司举办大型活动时，黄玉萍的下属曾经建议她：将会场的打印、复印、供水外包给服务提供商，对方所得与公司分成。但黄玉萍拒绝了这个建议，坚持要求下属把公司内的打印机、复印机、饮水机等设备搬到会场使用，指派行政人员负责提供服务。结果在近万人的会场，由于使用密度过大，打印机、复印机频频停用。她手下有好几个下属，但四年来，没有一个下属能够接任她的工作。她事事亲力亲为，宁可自己累一点，也不想培养一个下属来抢饭碗。在过去几年，她给公司高层提了很多改善现状的建议，曾经几次暗示过总经理，自己对行政工作颇有厌倦感，希望有机会改变职业路子。但总经理几次都好像没有听到似的，爱理不理。万般无奈之下，她准备私下经营一个文具公司，为自己未来不适应职场时准备后路。

#### 案例分析

本案例是一个员工职业生涯中期心理辅导的问题，具体分析如下：

#### 1. 焦虑情绪

黄玉萍在行政部工作了 7 年，每天面对的都是同样繁琐的工作内容，处于职业生涯中期，纵向发展通道上可能受到阻碍，而横向发展面对新的工作要求和后来者的竞争。职业停滞感给她带来很大的压力，导致出现职业焦虑情绪。上级单位应该意识到对于黄玉萍在行政部工作安排存在不足，亟待改变。

2. 工作倦怠

黄玉萍由于长时间地投入原有工作，工作激情已经耗尽，机械式地完成日常工作，已经形成一种惯性思维，热情不再，甚至对工作产生厌烦之感。这部分中年员工一边在消极地工作，一边在寻求机会。无论从组织和个人来讲，都是低效率的。

**专家建议**

1. 发现问题

第一，与这类员工进行充分的沟通，鼓励他们提出对组织制度和职业规划方面的意见；

第二，人力资源部门通过岗位工作分析和员工的能力倾向评估，为员工提供合理的职业发展规划；

第三，直线经理、主管领导，要从组织促进的角度，积极关注下属的情绪和态度，重新建立信任关系。

2. 职业规划

明确的职业规划和发展目标是对中年员工的最好激励。要为每个员工进行合理的职业发展规划，提供合理的职业发展建议，并及时指导员工去实施和反馈。

3. 工作轮换

建议针对黄玉萍的具体情况，通过协商，在符合公司组织结构调整需求的前提下，提供轮岗或转岗的机会，希望通过这种改变，帮助员工在挑战性工作面前重新找到激情，鼓励员工在新的工作岗位积极创新，重新塑造自信心。

# 第五节 员工转岗辅导

 **学习目标**

➢ 理解员工转岗的主要类型和各自的特点。

➢ 熟悉员工转岗心理辅导的程序和方法。

➢ 掌握拟订外派员工转岗辅导的咨询计划。

随着市场经济的发展，企业竞争压力不断加大，需要不断调整产品结构和市场策略来面对同行竞争。在这种情况下，组织变革在所难免，内部人员调整，出现裁员、转岗也是必然趋势。另一方面，员工的个人职业生涯发展出现危机，也会自发地产生转岗、离职的行为。因此，员工转岗辅导应该是职业生涯辅导的重要组成内容之一。

## 一、员工转岗的类型

员工转岗的主要方式有岗位轮换、员工外派、自愿离职和岗位晋升四种情况。

### 1. 岗位轮换

由于组织结构调整的需要，员工需要转到新的岗位工作，这种岗位轮换，也会造成一些问题。员工如果到了不熟悉或者新的工作环境中，工作任务、薪酬待遇以及工作团队与以前相比，有了一些变化，必然会引起员工心态的变化。如果转到员工不喜欢或者不能胜任的岗位，对员工造成的压力和冲突也会导致员工的心态失衡，需要员工援助师适时给予辅导。

### 2. 员工外派

随着我国企业的国际化，很多组织会派遣员工到海外工作，而合资企业和独资企业，也会大量派员来我国工作，这种人员转岗的国际化趋势不仅使组织面临一系列新的管理问题，也给员工的转岗适应指导带来了新的挑战。具体问题如下：

（1）收益的不确定性。外派员工的工作绩效和收入预期的不确定性都会增大，特别是地域和文化的差距越大，这种不确定性就越大。

（2）环境压力。一方面是工作环境改变带来的问题，另一方面是人际环境的改变带来的问题，如要与不同文化背景的上下级相处。

（3）工作—家庭平衡。对于未婚者而言，变动的环境和压力降低了寻找合适伴侣的概率；对于已婚者的外派员工要承担暂时离家的压力，空间和时间上的隔离，如果配偶跟随，也存在职业发展和适应问题，处理不好，均可能加剧工作—家庭冲突。这两种情况均需要实施专门的心理辅导。

### 3. 自愿离职

当前，就业和人才市场逐步开放，员工可自由地选择职业和组织。员工自愿离职须办理离职手续。而很多员工并不看重离职手续的办理，离职过程办理很草率。但离职管理对组织来说，也是最后一个重要环节。对于自愿离职的员工，员工援助师要考虑如何留住员工，即使离职，从组织形象出发，要做好员工离职前辅导工作。对于不愿意转岗的员工，即使员工选择离职，也要尽量将负面情绪减少到最低，避免出现离职员工的过激行为。

### 4. 岗位晋升

升职是员工离开原来的工作岗位，担任级别更高的职位。晋升对于个人来讲是职业发展的重要进步，也是职业目标达成的一个部分。这对于员工来说，能够得到他人的认可，获得成就感。但是，新的工作适应和人际关系问题也会给员工带来一些困扰。一方面，升职之后，工作环境发生了很大的改变，责任和要求不同了，员工的心态和工作方法需要做出相应的调整，如果与预期的结果产生偏差，可能引发一些问题，给组织管理带来负面影响。此外，升职后的员工与所处的位置不合适，会模糊职业发展目标和方向，同时，原来同事潜意识的防备和抵触心理使他们与新领导产生隔阂，团队能力和协调能力被破坏。此时，需要员工援助师帮助员工迅速调整心态，合理规划，并对未来工作做出合理的预期和规划，建立新的人际支持系统。

## 二、转岗心理辅导

### 1. 提前引导

不论员工属于哪种转岗，在员工自愿转岗之前，员工均需要对打算去的岗位有一个清楚的了解。比如，身体状况以及知识结构等方面是否适应新的工作需要，能否在新的岗位上发挥自己的优势和特长，是否能适应新的工作环境和人际氛围。如果答案是否定的，就需要慎重考虑、重新选择。提前公布岗位需求信息，经常对员工进行新知识、新技能的培训教育，加强对员工转岗的业务指导和心理引导等是确保岗位员工合理、有序和有效的流动，保持组织正常工作秩序的必要环节。

### 2. 过程指导

员工援助师通过定期谈话、个别访谈和团队辅导等多种形式，及时了解转岗员工的思想动态和岗位意愿，增进转岗员工对新单位的了解，包括岗位变动情况、工作绩效评估方式、培训机会等信息。在此基础上，让员工了解自己的职业发展通道。这种过程指导的关键在于，要员工务必对自己的适应能力有一个清醒的认识，权衡自己能否尽快学习并熟练掌握新的工作技能，在未来的工作、生活和学习中可能出现哪些困难，能否有能力、信心去面对和克服。同时，可以对已经转岗的员工展开调研，了解员工的情绪变化和转岗适应情况，及时给予辅导，帮助转岗者更好地适应新的岗位和工作环境。

### 3. 事后疏导

转岗后，在生活、工作上要加倍地关心转岗员工，使他们在尽可能短的时间内适应新岗位的需要。对犯错误和受到批评的转岗员工，要及时筛查出来，根据个人技能特点和岗位现状，查找原因并提出努力方向。对工作上遇到挫折的转岗员工进行辅导，了解员工的困难，并适时指导解决问题，帮助振奋精神、树立信心。对具有困惑的转岗员工进行交流，帮助解惑释疑、化解心结。帮助有困难的转岗员工解决生产、生活中的实际困难和问题，激发他们的工作热情。在辅导中，要充分了解转岗员工的实际需求，对转岗员工的每一个进步都应给予充分的肯定，采用多种激励方法，鼓励员工在新岗位做出新的成就，达成职业生涯的发展目标。

**【阅读材料 5.6】如何处理转岗员工的不适应问题**

**问题背景**

受经济形势的影响，某公司对外公布了调整其在华生产运营计划，整合上海与成都封装工厂，2 000名员工面临转岗。这一变化将增加成都工厂的生产工作量，而浦东工厂的员工人数将相应减少。对于这2 000名员工来说，如果不愿转岗到成都或大连，那么只能离开该公司，另谋出路。浦东工厂的2 000多人当中，大约1 000人是操作工人，几乎全是上海本地人。"按照公司内部以往的转岗政策看，转到成都工资会打7折，转到大连工资不变。"这样的政策，对于在上海安家的大多数人，根本没有吸引力。刘敏发现，身边愿意转岗的人少之又少。而成都工厂的情况是，现有员工1 300人，将来可望新增700～800人。也就是说，即便浦东工厂有800人愿意转移至成都工作，还将至少有1 200人失业。"太突然了！我们都震惊了！"一些老员工现场忍不住相拥痛哭。作为上海本地普通技术工人刘敏从感情上同样难以接受。

### 案例分析

本案例主要从员工转岗心理辅导的角度来考虑，具体分析如下：

1. 预期收益的不确定性风险

稳定的工作地域和工作环境使员工心态比较稳定，对组织态度也更加积极，因为员工的收益是可以预期的。从本案例中公司内部以往的转岗政策看，转到成都工资会打7折，收入降低，愿意转岗的人少之又少。

2. 工作环境和人际环境的改变

外派员工面临两个方面的心理压力，工作环境改变和人际环境带来的压力。员工面对是从上海转岗到大连或者成都，这两个城市的文化背景、工作环境与上海完全不一样，必须要考虑员工适应这种变化需要付出的心理成本。

3. 外派带来的工作—家庭失衡

外派员工要承担暂时离家、时空隔离的问题，这割裂了员工的工作—家庭生活，二者冲突更容易给员工的个人和家庭带来危机。同时，务必考虑到外派员工远离家庭后，家庭功能缺失导致角色的缺失，使员工承担沉重的心理包袱。

### 专家建议

1. 利弊分析

根据员工的技能水平和个人意愿，帮助员工了解新岗位的情况、职位要求和新单位的生活条件。在进行自我认知和环境认知的基础上，对职业转岗做出理性决策。刘敏是公司的老职工，属于技术类员工，其家人均在上海，如果选择去成都或者大连的话，很容易导致工作—家庭冲突。但是，她也需要有新的平台和发展机遇，转岗去成都，也有新的发展晋升的机遇，她需要慎重考虑职业选择。为此，除了指导刘敏调整心态，积极面对之外，还要认真考虑可操作的经济补偿，以及提供优厚条件，劝说部分年轻员工家属随行。

2. 团队辅导

由于转岗的人员众多，许多人面临同样的挑战和境遇。对于转岗员工，可以通过团队辅导的方式，以分享等形式，缓解大家的消极情绪，增加对转岗的接受度。通过团队活动方式，提高大家的社会支持感，增强转岗的自信心。

3. 个别辅导

对于在转岗过程中消极心态特别明显的个体员工，要进行专门的个别辅导，帮助其纠正一些片面的想法，让他们多从积极的、正面的角度看待问题，并获得家庭的支持。对于确实决定无法转往成都地区工作的员工，也要给予关爱和辅导，让他们提升寻找新的工作机会的信心。

（本章作者：时勘　龚会　时雨）

# 第六章　团队建设能力

随着信息化和全球化的发展，现代科学技术正在深刻地改变着人们的生活和工作方式，人们越来越感到，工作的成功几乎不可能在脱离他人的情况下进行，合作成为现代管理工作的主题。因此，仅仅局限于对个体心理特征进行深入了解，并进行以个体为目标的管理，已经不能适应社会和科学技术进步的要求，可以说，离开了群体、团队和组织的个人管理已经不能适应时代发展的要求，而团队建设则是群体管理和组织建设的核心问题。员工援助计划目前的发展趋势已经从个体的心理咨询和心理诊断，转向组织与员工促进计划。本章所介绍的团队建设能力，是这个转化的关键章节。

## 第一节　群体概述

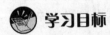 学习目标

➢ 理解群体的类型。
➢ 熟悉影响群体的主要因素。
➢ 熟悉团体和群体的关系。
➢ 掌握非正式群体在企业管理中的特殊意义。
➢ 掌握团体意识形成的条件。

人一出生便生活在群体之中，从家庭到学校，再到工作单位。可以说，离开群体的个体在这个世界上是无法生活的。美国学者曾做过一个有趣的实验，他们给被测试者发放一系列简短的问卷。然后，再给被测试者配备一个如同 BP 机的电子设备，实验者每天随机选取若干时间给被测试者发出信号，当被测试者接收到信号后，填写问卷，描述自己正在做的事情。结果显示，青少年在清醒时间内，74％的时间与别人在一起；成年人则有71％的时间是与别人共同度过的。这个实验表明，在人们的日常活动中，群体生活占有重要位置。

## 一、群体的概念

### 1. 群体的定义

尽管通常意义上人们总是认为，群体是个体的集合，群体通常是指两个或两个以上个

体的组合，他们彼此影响，相互往来，为了完成特定的目标而结合在一起。例如，在公共场所一起等车的乘客，大家的乘车目的地不同，同时也不会相互影响，因而尽管也是一群人，并不属于人力资源管理中研究的群体。同样，在一个有几万人的大型企业，尽管员工的总体目标是一致的，但很可能某些员工相互之间并不认识，因此在行为上不会相互影响，这也不属于我们这里所讨论的群体。

### 2. 群体的特征

从团体动力学的角度看，当组织中的个体集合起来具备下列特征时才属于群体：

（1）可认定的成员。这是指群体可以由名称或形态加以辨认，如加工车间、人事处、办公室等机构。

（2）团体意识。团体成员视自己为团体的一分子，在意识上彼此相互认同。

（3）共同的目标。群体成员对目标有相同的认识，愿意为实现共同的目标付出努力。

（4）互动和相互依赖。构成团体的成员能够感觉到对方的存在以及自己的行为对其他成员的影响，并能够对他人的行为做出反应。

（5）有能力在相同的方式下行动。运转正常的群体有能力像一个人一样灵活自如地运转。

## 二、群体的分类

在我们的生活和工作中，存在着各式各样的群体，比如企业的车间、公司的职能部门、军队的班排、商场的服务小组、政府的机关科室等都存在着群体。这里介绍几种主要的群体分类：

### 1. 自然群体与规范群体

所谓自然群体，是指由于社会心理原因、历史原因或时间空间的联系而自然而然形成的群体。大型自然群体，一般来说成员之间没有直接的接触，相互间的联系不太紧密，有共同的规范，但是共同的态度和活动则不多。一旦遇到特殊情况，群体的共同利益受到威胁时，群体所属成员相互间的联系就会变得紧密起来。阶级、民族、社区等都属于大型自然群体。

规范群体是根据社会分工要求而组织起来的群体。这类群体有特定的组织结构和固定的编制，有统一的纪律和规范，成员之间有一定的分工，每个成员在群体中都充当着一定的角色，享有一定的权利，也承担着一定的义务；成员之间不仅有情感上的联系，而且还有组织上、工作上的联系。

### 2. 开放型群体与封闭型群体

依据成员组合的特点，群体可以分为开放型群体和封闭型群体。前者是指成员可以考虑自由参加和退出；后者则是强制参加，非有特殊原因不能退出。研究表明，开放型群体互动性强，维持时间长，易达到均衡，而封闭型群体则与之相反。

### 3. 大群体与小群体

通常在个体之间的联系可能是间接的，成员在 20 人以上的群体称为大群体，比如大的车间、班集体，在这种环境中，社会因素可能比心理因素对团体的绩效有更大的影响。

小群体是指成员之间发生能直接互动的机会多且人数在 20 人以下的团体，这种群体的成员容易在感情和心理上建立联系。据统计，7～14 人之间的工作小组，获得奖励的占群体总数的 82.3％，而超过 15 人以上的工作小组获得奖励的比例则小得多。对于小群体而言，其行为受心理因素的影响要更大一些。

**4. 正式群体与非正式群体**

依据群体的组织程序来划分，可以分为正式群体和非正式群体，这是与团队建设关系更为密切的一个群体社会心理现象，特别需要引起我们的关注。

(1) 正式群体。正式群体是依据组织的目标和任务而建立的正式的组织结构，其核心任务是确保组织目标的顺利实现。这种群体在组织中占有主导位置，如企业、学校的基层单位等。在正式群体中，权力的分配是由组织任命的，一部分人是领导，另一部分人是成员接受领导，每一个人的活动都指向组织的目标，每个人的权利、义务在组织中都有明文规定。

(2) 非正式群体。非正式群体是指那些不是组织明文规定，而是人们在生活、工作中自然形成的，由一些志趣相投、关系密切、感情一致者组成的群体。非正式群体是基于成员的互动或成员的相互吸引而自发产生的。这种群体在满足成员交往需求、情感需求方面起着非常重要的作用。心理学最早对非正式群体进行研究起源于梅奥领导的霍桑实验。在小组工作实验中，梅奥发现，在工作中除了正式的组织外，还存在非正式组织。非正式群体往往是由于其成员有共同的价值观念、相互影响而聚合起来的。由于在工作活动中人们的一些归属感、社会交往的需要得不到满足，因而形成了这种群体。群体内部也有不成文的规范，成员们的行为往往表现出一致性。目前，非正式群体的存在已被视为一种正常的社会现象。应该怎样对待非正式群体这种社会心理现象呢?

第一，正视非正式群体。

对于在员工中存在的非正式群体不能简单斥为"小团体主义"。关键要看其目标与组织目标是否一致。从尊重人的角度出发，要尊重员工加入非正式群体的需要，正视非正式群体的存在。由于非正式群体的功能与正式群体不同，它能满足成员工作之外其他方面的需求，这是我们在工作中应当关注的。不过，非正式群体有时会与正式群体的目标发生矛盾，这时最佳的解决方案是"疏"而不是"堵"。

第二，区别对待不同的群体。

对于良性群体，管理者要加强与该群体的联系，深入到员工中去，运用舆论予以正确的引导，循序渐进地使群体成员的意见朝着与企业目标一致的方向健康发展，但也要注意其可能产生的消极作用。对于惰性群体，要深入了解该群体形成的根本原因。对于破坏性群体，如果是具有反社会倾向的非正式群体，当然要采取相应的措施。对于多数非正式群体，关键是如何正确引导，使之与组织保持一致的目标，甚至将其转化为正式群体。

第三，关注非正式领导者。

利用非正式群体核心人物，即非正式领导的威望高、影响大的特点，引导其非正式组织成员配合组织工作，为实现企业目标做贡献；要从该群体"领导人（核心人物）"入手，通过教育手段影响群体成员，使之向良性转化。让有积极作用的非正式领导者融入组织，也可以达到团结一个人，带动一大批的效果。

第四，实施民主管理。

为了体现以人为本的民主管理，一方面，要了解非正式群体成员的心理需求，倾听他们的意见，采纳合理的建议，最大限度地调动他们的工作积极性。另一方面，要主动营造有助于员工实现自我价值的组织文化，宣传企业价值观，通过创造良好的组织氛围，使他们和其他员工一样，从情感需求、个性需求以及社会交往等方面的不完全性中解放出来，促进员工自我价值的实现。

## 三、群体的特征

群体是由个体构成，每一个体来自不同的背景，因而构成不同的特征。但从团体动力学的角度，可选取下列特征来分析：

### 1. 群体构成

从构成上来划分，群体可以分为两种：同质性群体和异质性群体。这两种群体的差异在于成员的本身条件是否一致或相似。究竟哪种群体构成的效果更佳，现在尚无定论。但组织行为学的研究结果表明：同质性群体成员容易合作、沟通方便、人际困扰较少，在处理简单例行的任务时，效果会更好。相反，异质性群体由于成员的背景、教育训练的不同，或者人格特质互异，在解决问题时可以相互启发，相互碰撞，因而，对于处理需要创新、较复杂的任务时较为有效。在管理工作实践中发现，银行、保险及政府公务部门的事物由同质性群体来处理会更有效些，对于企业的研发部、高校或科研单位的工作，由异质性群体来完成，可能更有创新性。

### 2. 成员地位

所谓地位，是指个人在团体中的相对等级。在群体中，地位可以包括正式地位和非正式地位。正式地位一般是由组织授予的，拥有一定的权力；而地位也可以通过非正式方式，如年龄、教育和经验等获得。团体成员在多数情况下是依据非正式地位来处理与他人的关系的。正是由于非正式地位的存在，在组织中经常会出现地位的有名无实或有实无名的现象。威廉姆（William F. Whyte）的经典性研究发现，如果在团体中行为是由地位高的人向地位低的人发起，则合作起来比较顺利，相反，如果由地位低的人发起行为，则合作起来比较困难。

### 3. 群体规范

群体规范是指群体中成员的行为准则。群体规范告诉成员，什么行为是群体所允许的，什么行为是群体所反对的。规范可以是明文写出的，也可以是心照不宣的。行为学家对规范研究的重视开始于梅奥（Mayo）的霍桑实验（Hawthorne Experiments），在这个著名的实验中，研究人员得出了四个重要结论：

（1）员工的行为与情绪有密切关系。

（2）群体的影响力左右员工的行为。

（3）群体的规范对员工个体的生产力有很大的影响。

（4）金钱对个体员工的生产力，不如群体规范、情绪及安全感的影响大。

研究还发现，个人因素、规范的明确程度、情境因素都会影响到成员对规范的遵守。个人影响因素的研究还表明，就年龄而言，13～15 岁最容易认同规范，15 岁以上则认同程度减少。就性别而言，女性较男性易于认同规范。在智力方面，智商高的成员在规范的认同上比较困难。

### 4. 群体凝聚力

群体凝聚力是指群体对其成员的吸引水平以及成员之间的吸引水平。一个高凝聚力的群体，不仅群体成员对群体认同感较强，有着归属感、责任感、荣誉感、自豪感，而且群体中成员之间关系融洽和谐，有密切的情感联系，内部成员也能遵循群体的规范和目标，并有对群体做出贡献和履行义务的要求。如果引导恰当，就能充分发挥成员的积极性，从而使活动效率得到提高。影响群体凝聚力的因素包括：

（1）群体领导者的影响与权威。群体领导或领导班子的特点、主要领导者的作风和领导方式、领导班子成员的整体素质等，都会直接或间接地影响到群体的凝聚力。心理学家勒温（Kurt Lewin）和怀特（White）等人（1939 年）经过实验发现，采用"民主型"领导方式的小组比采用"专制型"和"放任型"领导方式的小组成员之间更友爱，思想更活跃，态度更积极，群体凝聚力更高。

（2）群体的外部压力。群体所遇到的外部压力，也能够在一定的程度上促进其凝聚力的提高。有关的社会心理学研究证明，来自群体外部的压力，无论是积极的（如各种荣誉性竞赛、竞争、评优活动等），还是消极的（如领导者对群体的批评、处分或惩罚），都会较为显著地提高群体的凝聚力。

（3）群体活动的定向。群体活动既可以集体定向，又可以个体定向。一般来说，集体定向（群体成员所承担的任务相互联系，形成一个目标体系）有利于群体凝聚力的提高，而个体定向（群体成员所承担的任务联系不大或彼此孤立）不利于群体凝聚力的提高。

### 5. 团体意识

凌文辁教授与其他人曾经做过培养班组成员团体意识的实验研究，他们首先通过社会测量法分析发现，在某厂的一个车工班里存在一个非正式群体，其非正式领导人在班里成员中有很高的威望。后来，组织就任命他为班长，并对他进行了管理心理学知识的培训。在后来的班组管理中，他充分应用了非正式群体的一些因素来做好班组的管理工作，解决了员工在生产、家庭和婚恋等方面的问题，增强了班组的凝聚力，使得班组面貌发生了根本的改变。上述研究表明，在班组形成良好的团体意识，需要下列条件：

（1）共同的目标和共同的利益是团体意识形成的基础。

（2）管理制度和奖惩制度既要公正合理，也要体现互助互谅的精神。

（3）群众性的领袖人物是在实践中自然形成的，应当得到成员的认同。友爱是集体的纽带，应当充分注意情感因素在班组管理中的作用。

团体意识的培养在基层管理中具有非常重要的现实意义，需要我们不断实践和总结，只要团体意识的问题解决了，员工就会在日常工作中控制自己的行为，解决"慎独"，"领导在场和领导不在场一个样"的问题，达到提高工作效率的目的（参见阅读材料 6.1：清洁工的团体意识是如何培养的）。

## 四、团队及其形成过程

### 1. 团队

团队也称为团体，是由两个或者两个以上的、相互作用、相互依赖的个体，为了特定目标而按照一定规则结合在一起的组织。团队是建立在群体基础上的，群体要成为"团队"必须具备以下三个条件：一是具有共同的愿望与目标；二是具有和谐、相互依赖的关系；三是具有共同的规范与方法。所以，团队是指这样一些技能互补的人，他们具有共同的目的、绩效目标和处事方法，并为此相互承担责任的群体。团队应该是群体发展的高级阶段。

### 2. 团队的形成过程

团队是群体通过一系列阶段发展起来的，目前，较为公认的团队形成模型把团队的发展划分为四个阶段：形成期、激荡期、规范期、执行期。各阶段的任务及特点如下所示：

（1）形成期（Forming）。尽管团队的形式已经确立，但成员的心理并没有认可，他们对团队存在的目标、意义、结构并不清晰，直到成员把自己认为是团队的一分子这个阶段方才结束。

（2）激荡期（Storming）。这一时期的团队中充满各种冲突，尽管成员认可了自己的身份，但对自己在团队中的位置并不清晰，因而会对他人的领导表示抗拒，因领导权而导致的冲突在这个阶段非常容易产生。当激荡期完成后团队的从属关系会变得相当明确。

（3）规范期（Norming）。规范期的主要特点是团队的凝聚力增强，成员的认同感加深，成员间的情意也变浓，经过这一阶段后，团队的结构大致成型，而群体成员的行为开始遵循共同的规范。

（4）执行期（Performimg）。这一时期团队的结构开始发挥作用，成员的关注焦点开始转向团队外，提高团队的绩效成为这一时期成员的任务。在经历了执行期后，团队的结束期到来了，但结束的形式不一定是团队解散，新的成员加入，老成员的退出，都会导致团队再一次以新的方式形成。

+·+·+·+·+·+·+·+·+·+·+·+·+·+·+·+·+·+·+·+·+·+·+·+·+·+·+·+·+·+·+·+·+·+·+·+·+·+·+·+·+·+·+·+

**【阅读材料 6.1】清洁工的团体意识是如何培养的**

**问题背景**

迪斯尼乐园是世界上最大的游乐园，目前世界上共有 6 个迪斯尼乐园，而日本东京迪斯尼却是全世界开得最成功、生意最好的。因为东京迪斯尼有不一样的"清洁工"。每个到东京迪斯尼去游玩的人碰到迪斯尼经理的可能性几乎为零，最多也只不过在门口卖票和剪票的时候碰到一次，但碰到扫地的清洁工的机会虽不能说是天天，却可以称得上常常。所以，东京迪斯尼对清洁工非常重视，将更多的训练和教育大多集中在他们的身上，以提高他们对打造这个大产品——迪斯尼的质量意识，即使他们在这里只工作两个月时间，迪斯尼也会对他们进行 3 天的培训。第一天上午培训如何扫地，第一天下午培训如何照相，第二天上午培训如何给小孩子包尿布，第二天下午培训如何辨识方向……训练 3 天后，发给员工扫把，开始扫地。事实上，东京迪斯尼乐园的诸多工种中，与游客接触最多的园内清洁工已被人们公认为"新一代的明星"。因为他们对园内设施了如指掌、礼貌亲切、精神抖擞、仪表干净整洁、工作勤恳认真。如果你去东京迪斯尼游玩，碰到这种员工，你会觉得很舒服。如果你去询问一般企业的员工："你愿意做这个工作吗？"得到的回答大多是："只不过是为了生计而已……"然而，如果你对东京迪斯尼乐园的清洁工提出同样的问题，大多数会毫不犹豫地回答："当然！而且很快乐。"

### 案例分析

为什么从事着同样的工作，却有着截然不同的回答呢？原因在于不同的企业有着不同的经营理念、思想意识和企业文化。东京迪斯尼通过培训来提升一线员工的能力素质，把"质量意识"已深深地印在了每一位清洁工的心中，由此可见，其对质量意识的重视、对一线员工的重视是获取成功的重要因素。

### 专家建议

企业品牌的形成来自于产品，来自于一线员工，更来自于企业的文化价值观。因此，塑造优秀的企业文化，做到尊重一线员工，重视一线员工，持续提升一线员工的技能和素质，是每一个成功企业的必修课。

1. 多渠道灌输文化理念。通过文化理念的灌输，让员工感受到其在企业工作的使命感和荣誉感，感受到质量控制及客户服务意识对企业发展的重要意义，进而激发员工强大的工作动力。

2. 持续完善的培训体系。通过完善的培训体系，让员工了解企业对他们的工作要求，明确高绩效工作的标准，并掌握相应的工作技能，继而达到高绩效工作水平。

# 第二节　班组长的日常管理

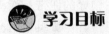 学习目标

➤ 理解班组长的职责和核心工作内容。

➤ 熟悉班组日常管理的核心技能。

➤ 熟悉朋辈辅导关系的建立要点。

➤ 掌握心理宿舍的建设方法。

## 一、班组

### 1. 班组的定义

班组是为实现既定的组织运行目标，由同工种或者性质相近、配套协作的不同工种员工组成的独立小群体。它是位于生产经营最前沿的基本单位，是由完成工作任务的需要而组成的正式群体。班组是企业最基层的生产管理组织，企业的所有生产活动都在班组中进

行，员工每天工作和学习时间相对较多的场所也是在班组。班组就如同是企业组织的管理细胞，其健康程度体现着企业的兴衰成败，其活力体现着企业的生机。

**2. 班组的内部结构**

班组的内部结构从上向下可以划分为四个层次：经营层、管理层、执行层和操作层。经营层是指总经理等企业高层领导，主要负责企业战略的制定及重大决策；管理层是指部门经理、中心经理等，主要负责计划、组织和督促员工们保质保量地完成任务；执行层是指最基层的管理者，即位于生产前线的班组长；操作层是指具体承担生产任务的一线员工。

**3. 班组的特殊地位**

班组由处于执行层的基层管理人员和处于操作层的一线员工组成，其特殊地位体现在：

（1）班组是企业组织结构的基石，是企业各项工作的落脚点。

（2）企业大政方针、战略规划的实现，均取决于班组的组织状况和执行过程。

（3）班组人员素质的高低显示组织能力的强弱，班组运转情况的好坏直接关系到企业管理水平的高低和经济效益的好坏。

## 二、班组长的职位要求

班组的领导者就是班组长。班组长是班组生产管理的直接指挥者和组织者，也是组织内最基层的负责人，属于兵头将尾，是一支数量相对较大的队伍。下面从岗位职责、核心工作要求和日常管理技能三方面介绍班组长的职位要求。

**1. 岗位职责**

这里需要说明的是，班组长在管理规模范围上比较宽泛。一些大型企业的班组人数达到近百人，相当于军队的连队和社区的街道，所以有时也称为基层干部。在实际工作中，班组长的岗位职责是：

（1）顺利实现上传下达。班组长既是承上启下的桥梁，又是员工联系领导的纽带。面对员工，班组长站在代表经营者的立场上，用领导者的声音说话；面对经营者，班组长站在反映员工呼声的立场上，用员工的声音说话。

（2）确保组织目标的执行。班组长影响着组织目标的执行，因为决策再好，如果执行者不得力，决策也很难落到实处。所以，班组长影响着决策的实施，影响着企业目标的最终实现。

（3）充当全面的技术能手。班组长是生产的直接组织和参加者，所以，班组长既是技术骨干，又应是业务上的多面手。总之，班组长的特点可以用 12 个字来概括：职位不高，决策不少，责任不小。

**2. 核心工作内容**

班组管理是企业管理的基础。班组长工作就是抓好班组管理和团队建设。一方面是提高工作效率，确保工作任务按质保量地完成；另一方面是带好队伍，营造团结向上的班组氛围，打造有战斗力、有凝聚力的基层团队。班组长的核心工作内容包括：

（1）班组文化建设。将企业文化建设深入基层，引导员工爱岗敬业、积极进取，是提高班组执行力的前提。具体内容包括塑造既体现企业文化共性要求又具有班组特色的文化理念、围绕文化理念有序开展一系列的文化活动等。

（2）班组机制建设。加强班组机制建设，建立完整的班组管理模式，这是提高班组执行力的关键。具体内容包括完善基础管理制度、丰富业务管控方法和手段、进行科学的考核与激励等。

（3）班组能力建设。加强团队成员的能力建设，增强班组的战斗力和凝聚力，是提高班组执行力的基础。具体内容包括明确组内员工的胜任能力要求、确立成员们的职业发展路径、进行针对性的能力培养与提升等。

由此可见，"以文化为动力，以机制为保障，以能力为根本"，就是班组长工作的核心内容。

### 3. 日常管理技能

江广营、乔华等学者（2009年）在班组管理的大量研究中，总结出企业班组长的八大日常管理技能，特别值得我们关注和领会。这些日常管理技能分别是：

（1）文化凝聚技能。建设班组文化表现系统和建设班组文化培育系统。

（2）制度管控技能。制度公约化和管理环境化。

（3）素质提升技能。塑造员工职业化、修炼员工基本功、开发员工领导力、培养员工执行力等。

（4）绩效评估技能。公正的考核制度、公开的考核过程、及时有力的考核奖惩。

（5）安全管理技能。深入开展安全教育、持续实行安全检查和严格落实安全问责制。

（6）设备维护技巧。以保养为主、标准化操作、定期检修和故障记录。

（7）现场监控技能。5S之整理法（SEIRI）、5S之整顿法（SEITON）、5S之清扫法（SETSO）、5S之清洁法（SEIKETSU）和5S之素养法（SHITSUKE）。

（8）质量控制技巧。切实提高"质量意识""七套工具"分析质量和"三大关口"控制质量。

需要指出，不同组织的基层单位，完全可以根据所在部门的实际情况，总结出适合自己单位的基层管理干部必备的日常管理技能（参见阅读材料6.2：班组长日常管理的八大技能）。

## 三、同事关系

### 1. 同事的概念

同事是指行事相同、相与共事，执掌同一事务的人，现特指在同一单位工作的人。同事关系是指人们在同一职业群体中以共同的职业活动为媒介所结成的没有权力等级差别的人际关系，是职业群体中最广泛存在的人际关系形态。同事关系的主要特点包括：主客体的平等性；交往空间的邻近性；强制性与非强制性的统一；竞争性和合作性的统一。班组成员之间的同事关系是影响班组工作绩效的重要因素之一，也是班组长团队建设关注的关键问题。

### 2. 同事关系的处理技巧

在同一单位（部门），甚至同一办公室，搞好同事关系非常重要。关系融洽，心情就舒畅。这不但有利于做好工作，也有利于自己的身心健康。倘若关系不和，甚至关系紧张，不仅心情不畅，还会影响工作绩效。为此，不仅对新员工，而且对于所有的员工，班组长和员工援助师都有必要向大家介绍同事关系的处理技巧。具体建议如下：

（1）欣赏同事。俗话说：三人行必有我师。每个人都有其长处和不足。要学会妥善处理同事关系，首先必须要学会欣赏同事，发现同事身上的闪光点，给予其真诚的赞美，不但要让同事知道自己对其的欣赏，更要善于从同事身上学习其优点。

（2）互助共进。当同事遇到困难时，不要幸灾乐祸，要站在朋友的角度伸出双手，给予其力所能及的帮助，要让同事体会到团队的支持力量，唯有这样，同事关系才能和谐、健康发展。

（3）谦虚谨慎。与同事相处，一定要谦虚谨慎。如果过于自傲，会让同事产生不好影响，从而被"孤立"；如果过于自卑，会让同事看不起，从而丧失和同事交往的信心。所以，与同事相处，既要谦虚谨慎，又要注意提升自己的综合素养。

（4）敢于认错。在与同事相处的过程中，如果确实发生了一些不良事件，而自己又在其中承担着重要责任，就一定要敢于承认错误，并勇于改正错误，不能在错误面前否认或是推卸责任，这样只会加剧同事关系的恶化。

（5）保持距离。同事关系毕竟不同于其他亲密关系，同事关系过近容易引起误解，同事关系过远，又不利于团队合作，因此，同事之间既要真诚相待、相互帮助，又要学会保持适当的距离，否则，很难形成长久、健康的同事关系。

## 四、朋辈辅导关系

### 1. 朋辈的特点

"朋辈"包含了朋友和同辈的双重意思。其中朋友是指有过交往的并且值得信赖的人；同辈指同年龄或者年龄相当者。由于朋辈所处的心理社会发展阶段相似，使得朋辈具有以下几个特点：

（1）具有较为接近的价值观念、经验。

（2）具有共同的生活方式、生活理念。

（3）具有年龄相近、性别相同或者所关注问题相同的特点。

### 2. 朋辈辅导关系的价值

朋辈辅导关系也称朋辈心理互助关系，是人类社会普遍存在的一种社会现象。同龄伙伴拥有相似的价值观和文化背景，彼此之间容易沟通理解。朋辈辅导关系的价值在于：

（1）人更愿意求助于朋友、同辈。当人们在生活中遇到挫折、烦恼时，往往会求助于自己的朋友以寻求解决问题的建议和指导以及情感上的关心、安慰和鼓励。研究结果表明，人们在面临冲突或困惑的时候，更愿意向自己的朋友和同伴倾诉，而不是家长，更不是老师。在员工援助计划实施中，朋辈辅导活动的开展能够有效解决同辈之间的心理困扰，促使和谐社会关系的形成。

（2）利于帮助者自身的成长。在朋辈辅导关系中，一方为被帮助者，即存在心理困扰，需要支持、帮助的人；另一方为帮助者，即为对方提供支持、帮助的同辈。这种关系虽然不如专业的心理咨询（或治疗）那么专业和正式，但所提供的帮助也是有效的，能够对被帮助者的积极改变起推动作用。与此同时，这种关系和帮助过程也有利于帮助者即朋辈辅导者自身的成长。

（3）利于团队建设效果的持续。从积极心理学的角度来看，每个人都有成长的能量以及发展新技能和力量的潜质，在遇到心理困扰时，大部分人可以通过向友人、家人倾诉来获得心理安慰与帮助，或在这种非正式的互助关系中获得成长。所以，在员工援助计划中倡导朋辈辅导关系的作用，对于团队建设效果的深入和持续有重要的价值。

### 3. 朋辈辅导关系的建立要点

在朋辈辅导关系建立过程中，有哪些特别值得注意的要点呢？

（1）倡导真诚与尊重。真诚与尊重是朋辈辅导关系建立的前提，班组员工之间的尊重是相互的，要给予被帮助的员工充分的尊重。既要尊重被帮助者的人格，又要尊重他/她在应对问题时表现出的看法、情绪和行为。如果无端地指责被帮助者，无根据地忽视或蔑视被帮助者应对问题的情绪表现和行为方式，都是对被帮助者的不尊重。只有在真诚、尊重、信任的氛围中双方才能建立信任，塑造积极的辅导关系，对被帮助者的积极促进才有可能。

（2）表里如一，自始至终。帮助者如果表面上接纳被帮助者，却心生厌恶，就无意地会形成内在的矛盾冲突，这种心理冲突在朋辈辅导过程中就可能通过多种言语或非言语形式表露出来。如果让被帮助者体察到这种感受，朋辈互助的信任关系就不复存在了。

（3）适度的热情、尊重与关怀。在互助过程中，帮助者应该始终持积极的态度，表现出对被帮助者的尊重与关怀，但这种热情要适度。还需要指出，帮助者未必会从被帮助者那里得到及时、积极的行为改变的信息，因此，切忌不能表现出对朋辈辅导关系的失望、害怕或愤怒等情绪。要有耐心和恒心，才能真正拉近与被帮助者的心理距离，最终使被帮助者形成对互助过程的积极态度。

（4）不要过分地投入而失去自我。在这个互助过程中，帮助者在倾听的同时，要有足够的能量来维持自我状态和尊重自我的情感需求。在心理咨询或朋辈辅导中，我们强调关注来访者的感受没有错，但不能过分，不能无视帮助者自身感受，否则帮助者会丧失自我，这也会影响互助过程的效果。

（5）避免过度兴奋的帮助欲。帮助者要允许被帮助者独立于自己而存在，允许他们成为真正自我。尤其在被帮助者接受帮助取得积极改变的时候，帮助者会有一种愉悦、兴奋的感觉，这种感觉可以给人信心和力量，但如果处理不好或过度夸大，帮助者自己就容易陷入一种强烈的帮助欲中。这种过度热情和兴奋的帮助欲会让帮助者淡化朋辈互助理念，常常会加入过多的指导甚至干涉，这就会使被帮助者独立自主的发展受到限制。

（6）见其所见，不予评判。帮助者对于被帮助者的情感和行为，要做到设身处地、见其所见，不加以评价和判断。帮助者不仅不否定自己认为没有价值，但在被帮助者看来非常珍贵的意义，而且要帮助他们捕捉更多的积极意义。被帮助者陈述的事件及对事件的感受，在一般人看来可能是不可理解的、不合理的、夸张的、歪曲的甚至是虚构的，而在被帮助者自己看来却是合理的、有意义的。需知，被帮助者正是自己的想法不为他人接受或理解，才来找同辈好友寻求帮助的。在这个时候，如果帮助者也不能共情理解，甚至会说，"你这样的想法是错误的！你应该……""这没有什么，不算什么大事""不会吧，你肯定理解错了"等，肯定就会影响被帮助者的信任，此后就再也听不见被帮助者表露真实的自我了。

（7）在助人过程中实现自助。朋辈辅导中的双方因为是同辈，遇到同类问题的可能性较大，应对问题的方法可借鉴的成分也就相应提高。加上朋辈辅导双方相同的年龄、文化层次和相似的生活环境，使他们更能从同辈人的角度与对方产生共情和同理，他们对问题应付方式的探索或建议也更符合被帮助者的年龄、生活背景和处世方式。在互助过程中，辅导者可能因成功地帮助了对方而提高了自我效能，也可能因遇到阻碍，而在与对方的共同探索过程中，促进自身应付方式和对问题态度的积极改变和成长。当然在这一过程中，辅导者始终保持积极心态的能力是非常重要和关键的。这一过程对于帮助者而言也同样是一个自我成长的过程。朋辈辅导者在助人过程中也可实现对其本身的"自助"。

（8）朋辈心理互助不是万能的。需要特别指出一点，朋辈心理互助不是万能的。朋辈心理辅导者要以积极的态度看待朋辈互助过程，既不能将其看做是万能的心理解药，也不能无视互助过程的专业性。在互助过程中，很可能遇到对方的拒绝与阻抗；要及时察觉，允许自己挫败感的存在，允许帮助无效的存在。对于需要专业咨询的被帮助者要及时转介或协助其寻求专业帮助；对于发现存在心理危机的被帮助者，要及时反馈给相应机构和专业人员，采取必要的措施。同时辅导者要合理评估这类事件，将其看做是自身朋辈辅导技能提升和自我成长的机会。

总之，朋辈辅导者在朋辈心理互助过程中更多的是要扮演风雨同行人、共情陪伴者、耐心倾听者、信息提供员和行动支持者等角色，只有如此，才能帮助被帮助者发掘潜能，积极应对问题。

## 五、心理宿舍

### 1. 心理宿舍的概念

心理宿舍就是指组织在工作的休息场所或企业生活区为员工提供的有形的集体宿舍和生活条件（如菜地、食堂、洗澡设备、班车）的同时，为员工营造一个接纳、认同、信任、舒适的安全工作和生活氛围，也就是说，员工在集体宿舍中，感觉自我是被同宿舍的其他员工接纳的、认同的、信任的。在工作场所中，员工也能感受到同事如宿舍舍友一样的心理氛围，给人以安全和信任感。所以，心理宿舍不仅存在于真实的集体宿舍之中，长期一起工作的同事和员工之间，由于彼此相互的依赖、帮助和信任，也能建立起像真实舍友之间那样的情感和心理纽带。我国工会过去创造的"工人小家"与此有非常类似的特征，2010年以来，陆续有报道称企业内有集体宿舍出现员工自杀事件之后，梁开广博士提出了心理宿舍的建议。我们认为，这是一个很有我国企业特色的员工援助计划内容。

### 2. 心理宿舍与传统宿舍的区别

（1）物理空间。传统的集体宿舍是指组织为员工提供休息、住宿的场所，它是外在的、看得见的，主要功能是满足员工的生存、生活需求，为员工的身体休憩提供一个必要的场所；心理宿舍则是指为员工的心灵提供一个安全的庇护所，它是内在的、看不见的。但员工可以在心理上感知到，而且它至关重要，直接影响到员工的心理健康。

（2）心理感知。传统的宿舍只是一处生活场所，一个寄宿的地方，硬件条件好的宿舍能让员工感觉到生活的便捷，能对宿舍产生好感，但条件一般的宿舍会让员工感觉到生活的不便，因此不愿住集体宿舍，宁愿自己回家或租房。而心理宿舍则更强调管理的软件部分，即员工的心理感受，宿舍的其他成员是否接纳、认同，是否关心、友善，员工在这里是否感觉到安全、受尊重，员工会将宿舍视为自己的"小家"，会将同宿舍的员工视为自己的"兄弟姐妹"，在心理上有把宿舍当作家的依恋感和归属感。

（3）影响程度。传统的宿舍对员工生活的影响是短暂的，它只是一个供员工身体休憩的场所地；但是，心理宿舍一旦形成，则对员工的影响是长久的；一旦形成某种信任、安全或不信任、不安全的情结，不仅对员工的工作中的绩效表现影响深刻，甚至会影响员工的一生。

### 3. 心理宿舍的构建

（1）积极营造"单位是大家、宿舍是小家"的心理氛围。心理宿舍是一种特殊的心理纽带和人际关系，也是班组管理的重要阵地。文化的影响作用不容小觑。在心理宿舍中，和谐的人际关系、健康文明的生活方式、积极的心理宿舍氛围对个体的影响非常重大。所以，员工援助计划要高度重视"心理宿舍"建设工作，积极营造"单位是大家、宿舍是小家""领导是教练、室友如兄妹"的亲情文化氛围，形成良性、健康、温暖的宿舍文化，使员工在集体宿舍中真正感到安全和温暖。要善于通过组织文化的引导作用，克服有形宿舍带来的局限性，树立正确的价值观和生活态度，指导员工形成良好的精神风貌，营造积极、健康、团结的文化氛围。

（2）角色定位，营造关系。基层主管、同事和同宿舍的成员要做好角色定位，营造三种支持关系：教练一样的贴心关系，兄长一样的关爱关系，朋友一样的朋辈关系。教练贴心关系的营造，强调师傅对徒弟般的无条件指导和帮助；兄长关系的营造，强调长者对晚辈或同事的无条件关心和支持；朋辈关系的营造，强调能够共同分享乐趣和苦恼。尤其是针对新入职员工、特殊员工、困难员工，更要投入时间和精力给予关心，发现心理问题及时予以消除或排解，异常情况要及时通报。善于在员工中树立和培养知心"师傅"、知心"兄长/姊妹"、知心"朋友"等形象，互相帮助，克服各种困难，情同一家，胜似一家。

（3）改善生活设施，丰富文化生活。组织要依据自身实际条件，改善生活和娱乐设施，通过举办文化活动，积极引导员工的业余生活，逐步形成员工"人人有特长、个个有爱好"的企业文化氛围，以提高员工的自尊心、自信心和归属感，通过这些活动使员工更容易融入集体，被其他成员和组织接纳和认同。同时，要在比较集中的生活社区提倡在员工之间，不同部门之间，通过联谊和各种集体活动，建立无形的心理环境，促进员工之间的互助互爱、相互支持的工作和生活氛围。这样，也扩大了员工的工作生活圈子，在多层人际关系中，形成良好的工作生活适应，促进员工的身心健康发展。

（4）把握人选，形成机制。班组长和主管领导要在不同的群体、团队、小组中选择合适人员进行员工援助能力的辅导培训，让他们像大学生中的"心理委员"一样，承担"员工心理委员"的角色。积极创造一种新的沟通机制，通过"员工心理委员"，积极把握工作和生活环境中员工的心理状况，遇到员工出现心理行为异常情况，及时救助和通报，形成组织心理援助的长效外联机制。

**【阅读材料6.2】班组长日常管理的八大技能**

1. 文化凝聚技能

班组文化理念即团队精神，是指班组在有效完成工作任务、努力追求成功的过程中所推崇的基本信念和所奉行的目标，是班组全体员工一致赞同的关于班组意义的终极判断。塑造班组文化理念的意义主要表现为：一是加强班组和班组成员之间的关系，使成员对团队具有强烈的归属感和一体感；二是加强班组成员之间的关系，使成员之间相互协作、共为一体；三是加强班组成员对班组事务的态度，使成员对班组事务尽心尽力和全方位投入。塑造班组文化理念的具体方式有：

（1）建设班组文化表现系统。一是编制班组文化手册、班组案例手册、班组文化故事集、班组工作手册、班组员工手册等；二是建设班组文化墙、班组文化园地等；三是建设班组报纸、内刊、信息平台等。

（2）建设班组文化培育系统。一是结合班组早晚例会，开展"每日一标杆"活动；二是结合分享机制，开展"每日一思、每日一问"活动；三是结合班组晚会，推行"每日一例"活动；四是以月度为单位，开展"星光灿烂"评选活动等。

2. 制度管控技能

（1）制度公约化。用民主共识取代权力强制。制度公约化必须遵循以下要点：一是制度公约的制定必须全体组员一起民主参与、决策；二是班组长是发起人、引导者，绝不是制定人、决策者，所有条款的确定，都要全员提出、讨论，全员通过；三是公约必须由全员签字，这意味着公约是全员自己的共识，组员必须自我约束。

（2）管理环境化。用自我管理取代监督管理。建设透明化、可目视的自我管理环境，帮助组员随时自我提醒、自我监督，要点是：一是把制度公约公示出来；二是把工作标准公示出来。

3. 素质提升技能

（1）塑造员工职业化。在塑造员工职业化方面，有一个比喻，工场即道场、工作即修行。道场，原指修佛成道之所，即高僧修行的地方，后被许多优秀企业引入企业管理中。将道场理论导入班组，就是在班组内部搭建一个"场"，建设一个利于员工日常实践的管理环境，让员工通过不断地实践，实现对自身职业素养、职业行为和职业精神的塑造。

（2）修炼员工基本功。在修炼员工基本功方面，有一个八全管理模式，即全员有责、全员参与、全员思考、全员管理、全员创新、全员创标、全员实践、全员学习的管理模式。这种模式既能充分调动员工积极性，又能开发员工、培养员工，促进员工基本功的修炼。

（3）开发员工领导力。开发员工领导力的做法实际上是促进员工参与轮值管理的做法，即在一定周期内赋予员工特定的责任和权力，使其在相关岗位上承担责任、行使权力、履行义务。员工参与轮值管理是全员管理思想的延伸和具体体现。

（4）培养员工执行力。激励分为静态激励和动态激励。静态激励一般以施行奖金制度、处罚条例为主，动态激励则是依据企业特性、环境变化和员工工作的实际动态，及时给予相应的激励和嘉奖，即时时激励、时时赞许。

4. 绩效评估技能

（1）"公正"的考核制度。所有的绩效考核规定，在正式形成制度之前，都应征询全体班组成员的意见，要在尽可能达成一致的情况下实施。考核指标必须尽可能科学、合理；考核制度必须具有同一性、完整性，不能因人、因时、因事而随意变更。

（2）"公开"的考核过程。每位组员每天完成的工作结果，要在当天或第二天早晨及时以业绩评定的方式公示；每周、每季度的绩效统计结果也要同样公示。

（3）"及时、有力"的考核奖惩。每次绩效考核结果公示之后，班长应与组员做及时的沟通，消除误会，达成共识。在沟通、共识的基础上，班长应根据考核结果，对组员进行及时、有力的批评、惩戒或表扬、奖励。

5. 安全管理技能

（1）深入开展"安全教育"。深入开展"安全教育"活动，使安全生产的意识观念、安全操作的制度流程、劳动保护的知识技能深入人心。

（2）持续实行"安全检查"。杜绝"时紧时松"的毛病，每天小检查、定期大检查，使安全管理工作始终处于"警钟长鸣"的状态。

（3）严格落实"安全问责制"。按照"谁主管、谁负责"和属地管理原则，建立责任到人的安全责任体系，并严格执行和落实。

6. 设备维护技巧

（1）"保养"为主。以"保养"设备的理念和做法，取代"维修"设备的传统理念和做法，最大限度地减少设备故障的发生。

（2）标准化操作。严格按照操作手册进行操作，保证技术基准规范化、行为动作规范化、时间系列标准化、工作为序标准化、标志识别标准化、考核管理标准化等。

（3）定期检修。贯彻预防性维修为主、按状态维修为辅，并实施以综合经济效益为中心的多种维修方式并存的设备维修策略，定期对设备进行检查、维修。

（4）故障记录。通过故障记录表积累故障资料，掌握故障发生规律，有利于制定有效的预防、整改措施，从而控制和减少设备故障的发生。

7. 现场监控技能

（1）5S之整理法（SEIRI）。即把需要与不需要的人、事、物分开，再将不需要的人、事、物加以处理，这是开始改善生产现场的第一步。

（2）5S之整顿法（SEITON）。对整理之后留在现场的必要的物品分门别类放置，排列整齐；明确数量，并进行有效地标志。

（3）5S之清扫法（SETSO）。把工作场所打扫干净，设备异常时马上修理，使之恢复正常。

（4）5S之清洁法（SEIKETSU）。整理、整顿、清扫之后要认真维护，使现场保持完美和最佳状态。清洁，是对前三项活动的坚持与深入，从而消除发生安全事故的根源，创造一个良好的工作环境，使员工能愉快地工作。

（5）5S之素养法（SHITSUKE）。素养即努力提高组员的修身，养成严格遵守规章制度的习惯和作风，这是5S活动的核心。没有组员素质的提高，各项活动就不能顺利开展，开展了也坚持不了。所以，抓5S活动，要始终着眼于提高组员的素质。

8. 质量控制技能

（1）切实提高"质量意识"。通过明确产品质量与企业效益、员工个人切身利益的关系，提高组员的"质量参与意识"；通过分析典型质量问题，树立组员的"质量监控意识"；通过交流质量改进经验，激发组员的"质量创新意识"。

（2）"七套工具"分析质量。通过排列图、直方图、散点图、检查表、控制图、分层法、因果分析图七套常用工具，进行质量分析，找到问题症结，从而解决质量问题。

（3）"三大关口"控制质量。通过"进料控制——来料检验（IQC）""生产控制——过程检验（IPQC）""成品控制——最终检验（FQC）"三大关口，对产品质量进行重点控制。

（资料来源：江广营，乔华．班组管理技能［M］．北京：北京大学出版社，2009.）

## 【阅读材料6.3】朋辈辅导如何做

### 问题背景

小丽和男朋友分手两个星期了，这两个星期她几乎就是在泪水中度过的。谈了两年恋爱，小丽在感情上对男友很依赖，把他当成了自己生活的全部，全心全意地照顾着。小丽暗示过几次要和男友结婚，可他却迟迟不向小丽求婚，两个月前小丽开始感受到男友的疏远，还以为是他工作太忙了没有在意，直到两个星期前，男朋友忽然说喜欢上了别人，要和她分手，然后，就再也没有和小丽联系过。小丽的生活就这样崩溃了。没有了他，小丽心里的第一个感觉就是"我什么都没有了"。两个星期以来，小丽心里就像是放电影一样，一遍遍地播放着他们一起的快乐时光。那些快乐现在都变成了讽刺，让小丽变得更加难过。有时小丽又禁不住去设想男友现在的生活，和别人在一起的场景，越想越心痛。小丽心里有无数个声音在不断重复"我被抛弃了，没有人要我了""一定是我做错了，要不然他为什么会不要我""连自己的男人都守不住，真没用""我什么都没有了，也不会再有人爱我了"……这些声音，让小丽每天吃不好睡不好，也没有办法工作。家人和朋友用各种方式来劝说她不要为了这样的感情伤心，小丽虽然明白她们说的道理，却难以做到，特别是夜深人静的时候，总是辗转难眠，偷偷哭泣。如果你是她的朋友，你该怎么帮助她？

### 案例分析

每一份感情的逝去，都是一种丧失，特别是像小丽这样被提出分手的情况，还会带来对男友和自己的很多矛盾的情感。小丽是一个很重感情的女孩，男朋友在她心里是很重要的，忽然分手，肯定会很难过和伤心。而"被抛弃"是一个很糟糕的标签，当小丽认为自己"被抛弃"的时候，必然会带来对男友的怨恨，恨他放弃了自己，恨他让自己伤心；还会带来对自我的自责、不满意和怀疑，责备看错了人，责备自己会爱上这样的人；不满意自己陷入了被抛弃的境地，不满意自己没有办法摆脱；怀疑自己是不是不够好，才会被抛弃，开始不断寻找自己身上的缺点来证实自己不好，从而带来更多不好的感受。对于小丽来说，失恋除了失去感情之外，往往还会将自我也打破了，变得很自卑、自责，自我怀疑，对未来也失去了信心。同宿舍的小刘向班长表示，愿意在这方面帮助她。

**专家建议**

针对这样的情况，对小刘进行朋辈辅导的建议如下：

1. 运用倾听、陪伴等方法。让小丽宣泄出伤心、痛苦、怨恨、自责、不满、自我怀疑等负性情绪。

2. 找到对未来生活的信心。首先要找到周围的资源，看看生活里没有了男朋友之后，还剩下什么值得珍惜的人或事。经过引导，她发现，还有很多关心她的朋友；还有关心她的父母；还有不错的工作，还很年轻，有很多机会去开始新的生活，自己并不是真的一无所有。

3. 让她看到自己美好的未来。分析这份感情失败的原因，帮她看到自己可以做得更好。一份感情，当把对方当成一切时，这份感情就承载了太多压力，最终变得脆弱和容易破裂。让小丽对男朋友不再有那么多怨恨，让自己在感情上变得更独立，相信自己调整之后，未来还有更广阔的天地。

# 第三节　团队领导与决策

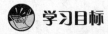 **学习目标**

➤ 理解管理与领导的区别。

➤ 熟悉团队领导者的胜任特征要求。

➤ 熟悉团体决策的影响因素。

➤ 掌握头脑风暴法的决策技术。

## 一、团队领导概述

### 1. 管理与领导的区别

（1）管理的关注点。管理的功能是计划、组织、领导、控制，其关键点是让别人去做事情。管理者在与被管理者的交往中，更倾向于按照规则办事情的目标管理，强调执行力，关注是否获得理想的绩效，达成预期目标。

（2）领导关注点。领导的功能是激励、指导、沟通、解决。领导者关心的是观点，通过开发远景确定方向、传达远景、激励他人克服障碍实现远景，以一种更为直觉和移情的方式与他人互动。其关键点是激励别人去做事情。所以，领导虽然也具有目标管理的职能，但它也是一门激励的艺术。

为了进一步说明管理与领导的差异，我们以管理工作中制订日程、培养人员、实施过程和工作总结四方面的工作内容，来比较管理者和领导者关注重点的差异，由此可以进一步明确管理与领导的区别，具体见表6—1。

表6—1　　　　　　　　　　管理者与领导者关注重点的差异对比表

| 工作内容 | 管理者的关注重点 | 领导者的关注重点 |
| --- | --- | --- |
| 制订日程 | 做计划和做预算 | 确定方向 |
| 培养人员 | 组织和配备人员 | 使人们的认识达成一致 |
| 实施过程 | 检查和解决问题 | 激励和鼓舞 |
| 工作总结 | 产生秩序和可预见性 | 产生变革 |

### 2. 团队领导者的胜任特征要求

团队领导是一种影响团队实现目标的能力。这种影响的来源可能是正式的，也可能是非正式的。过去对不少的领导理论进行过探索，领导者究竟要具备什么胜任特征才能取得职业生涯发展的成功：根据特质理论，主要发现了管理者与非管理者在人格、社会、生理或心理因素方面的差异，如进取心、领导意愿、正直与诚实、自信、智慧等特征；根据行为理论，主要探讨了有效管理者的行为有什么独特之处；根据权变理论，主要获取了领导的有效性依赖于哪些情境因素，哪些情况、条件可以被分离出来指导管理工作。

这些研究成果对于团队领导者同样具有重要的意义。下面对团队领导提出了一些胜任特征要求。

（1）基本自我要求

1）行业和企业知识。有广泛的行业知识（市场、竞争、产品、技术），广泛了解本企事业（或其他组织）的基本情况（如主要领导人及其成功原因、公司文化、历史、制度）。

2）人际关系。建立一整套广泛而稳固的人际关系。

3）信誉和工作记录。在组织内外的同行中有较高的声望和出色的工作记录。

4）管理技能。在思维能力方面，思维敏捷，具有相当强的分析能力、良好的判断力，以及能从战略上、全局上考虑问题的能力等；在人际交往能力方面，能迅速建立起良好的工作关系，感情投入，有说服力，注重对人及人性的了解。

5）个人价值观。能公正地评价所有的人和组织。

6）进取精神。有充沛的精力，且能进行良好的心理调试，抗逆力强；在领导动机方面，具有建立在自信心基础上的对权力和成就的追求。

（2）团队领导者的自我超越要求

1）建立个人发展远景，把焦点放在真心追求的终极目标上，始终保持创造性张力，能分清创造性张力与情绪性张力的区别，不靠感情冲动办事，把现实看做是盟友，不做违背客观规律、不符合实际情况的事情，看清不同层级的组织结构性冲突，从组织和个人协调的高度去工作和生活，达到工作与生活、家庭平衡。

2）促进心灵的变换，认同以人为本、积极主义的价值观，通过促进组织和员工的和谐，增强自身的社会责任。用潜意识去学习，不断对准焦点，认清生命的终极目标。

3）培养自我超越精神，要在整体思维中融合理性与直觉，使自己跟周围世界的变化保持协调性，对于他人要具有同理心，设身处地，与团队成员共谋发展，体现建设健康、和谐、幸福组织的整体使命感。

**3. 成为变革型领导者**

领导作为团队建设的领导者，在其中发挥着至关重要的作用。常常需要回答的一个问题是，所信服的领导应该具备怎样的心理素质？近年来，组织行为学界提出了变革型领导（Transformational Leadership）的概念，认为管理者必须采用变革型领导的方式和风格，在新的竞争环境和雇佣关系下，带领员工适应组织变革的需要，提高组织和员工的业绩水平（Bass，1985 年）。变革型领导理论一经提出，就受到了学术界和企业界的欢迎。目前，变革型领导理论已经成为领导理论研究的新模式，并被国外众多著名的企业用于企业高层领导的诊断和人才资源开发。我国学者李超平、时勘等（2005 年）在变革型领导的结构与测量方面进行大量研究后，提出变革型领导主要包括以下因素：

（1）德行垂范。包括奉献精神、以身作则、牺牲自我利益、言行一致、说到做到、严格要求自己等。

（2）愿景激励。包括向员工描述未来，让员工了解单位/部门的前景，为员工指明奋斗目标和发展方向，向员工解释所做工作的意义等。

（3）领导魅力。包括业务能力过硬、思想开明，具有较强的创新意识和事业心，工作上非常投入，能高标准要求自己的工作等。

（4）个性化关怀。包括在领导过程中考虑员工的个人实际情况，为员工创造成长的环境，关心员工的发展、家庭和生活等。

## 二、团体行为分析

沟通和团体决策涉及的主要问题是团体行为，具体包括团体内的行为和团体之间的行为，现分别予以介绍和分析。

**1. 团体内行为分析**

所谓团体结构式活动（Structured－exercise）是指管理者在团体活动过程中应用特定的顺序或规定，加速团体成员间的互动，使得团体活动有序地进行的过程。最早提出团体结构式活动的是 20 世纪 50 年代兴起的 T-Group（也称之为"敏感性训练"），20 世纪60—70 年代格式塔学派的心理治疗师提出了许多相关的团体结构式活动如口语表达、非言语的肢体动作、座位的安排、纸笔作业的应用等。团体结构式活动开始引发了研究者越来越多的注意。

现有的研究表明，结构式活动在团体的开始阶段和结束阶段都有着重要作用，在开始阶段能够加速成员间的互动，而在结束阶段能够帮助每一个成员更好地理解团体活动的结果。在我们第一次进入一个新团体时，马上与别人产生互动是一件困难的事，如果这时团体的主持人能够采取某种方式如讨论、游戏等，这种人际互动关系就能够较快地建立起来。这时，小组领导人已经在不自觉地应用团体结构式活动了。研究还发现，大量使用团体结构式活动的领导者比较受人喜欢，成员也觉得他比较有能力，团体活动的效果也比较好。

但也有人认为，过多地使用这种方法会使成员产生依赖，从而减少了真正互动活动的发生，不少研究也发现，尽管结构式活动有助于促进团体成员间的互动，但活动效果并不一定总能达到最佳。团体动力学者雅洛姆（Yalom，1985 年）指出，结构式活动并不能加速问题解决的过程，只是因为领导者利用结构式活动绕过了团体中的焦虑和难行阶段，它并不能使问题得以解决，但却是影响问题解决的重要方式。

### 2. 团体之间的行为分析

两个或两个以上团体通过互动过程发生的行为，称之为团体之间的行为。对团体之间行为的关注和企业组织不断发展有密切联系。这是因为现代企业的工作任务往往会牵涉众多部门的联合和配合，如何调节好部门之间的关系，成为管理中的一个重要问题。我们又称之为群际关系问题。目前，对团体之间的行为分析主要从绩效与权利两个方面进行。

（1）团体之间的绩效分析。任务的不确定性会影响团体的绩效，一般来讲，任务的明确程度越高，团体的绩效会越好。而执行任务的环境的稳定性越高，任务越容易被团体掌握，团体绩效也会随之增高。时间与目标取向也会影响团体任务绩效。团体的时间取向是指获得与任务绩效有关的结果所需时间的长短。团体的时间取向会随团体的任务不同而有所变化，在企业中从事制造与销售的团体其时间取向多以短期为主；而从事研发、规划的部门在时间取向上多以长期为主。目标取向包括团体看重的是个体目标的达成还是强调整个团体目标的实现。研究发现，管理者越注意团体目标的达成，越能影响成员朝团体目标努力，团体的绩效也将越好。

团体间目标的相互依存性也会影响到团体绩效。为了争取团体绩效的最大化，必须在制定组织规则和运作程序上进行明确分工，这不仅对于团体绩效的实现是有益的，同时也有助于整体绩效的改善。

（2）团体之间的权利分析。不同的团体在组织内部的地位是不一样的。如在同一个企业中，各部门的重要性对于企业是不同的，尽管企业强调所有部门都发挥着重要作用，但从团体领导的权利、团体成员的规模可以看出其重要程度的差异。团体地位的决定因素有很多，如企业的战略因素：如果企业认为营销是生存的关键，营销部门在企业中的位置就会显得重要；如果企业认为生产是企业的核心，则生产部门可会备受关注。团体动力学研究还发现，团体吸收其他团体不确定性的能力、整合其他团体的能力越强，其权利就越大。当团体间的权利分配不平衡，导致组织发生运作问题时，组织通常会采用下列方式来解决问题：

1）制定契约。团体之间通过协商，以书面形式制定契约，来保证双方的互动或相互控制。一些企业劳资协议的制定就属于这种形式。

2）扩大接受程度。为了避免团体之间的和谐性和稳定性遭到破坏，吸收不同意见者加入，使之成为团体的一员，由于其角色发生了改变，会在行为上发生很大变化。这种方法可以运用到团体之间的行为指导上，如那些因竞争常产生矛盾的部门，可以合并成一个部门，这样团体之间的冲突就会自然减少。

## 三、团体决策的影响因素

多年以来人们一直相信，"三个臭皮匠顶个诸葛亮""众人抬柴火焰高"，认为多个人的智慧优于一个人。尽管我们也常说"真理往往掌握在少数人手中"，但在进行判断时，仍然喜欢依据多数人的观点进行决策。研究表明，团体决策在以下四个方面优于个体决策：第一，团体决策时得到的信息较为完整，它汇集了所有成员提供的信息资源；第二，团体决策时，成员来自不同的背景，分析问题的角度不同，可能会提出多种解决问题的意见；第三，由于每一个成员都参与了决策，在最后确定的方案的实施上会顺利许多；第四，团体决策比个体决策更符合民主的观念，增加了决策的合法性。但是，团体决策也有自身的缺点，如在时间上，团体决策相对来讲浪费时间，并且由于从众压力，很容易被少数人把持，同时，团体决策容易造成责任扩散、大家都不负责任的局面。团体决策的优点包括：可以获得更完全的信息；增加观点的多样性；提高决策的可接受性；增加合法性。那么，怎样使团体决策更加有效？影响团体决策的因素有哪些呢？

### 1. 团体性思维

有过团体工作经历的人一定都有这样的体验，有时在会上大家就某一项建议默不做声，但在会下却纷纷表露不满。人们会很纳闷，为什么在会上大家都一言不发呢？这就是由于团体性思维的作用。因为在团体中，团体规范要求成员之间应达成共识，成员受这种压力，不愿公开表达自己的不同意见。在团体决策中，由于群体成员心理的相互作用影响，易屈于权威或大多数人意见，形成所谓的"群体思维"。团体性思维是客观存在的，有没有办法减少呢？团体动力学的研究表明，团体的高凝聚性、善于沟通的领导行为和开放性的团体气氛有助于减少团体性思维的发生。

### 2. 冒险性转移

研究表明，当由团体共同作决策时，团体的决定往往比个体的决定更为冒险，这种现象被称之为冒险性转移。对于冒险性转移的形成，有的学者认为，这种现象的发生是由于责任分散。决策是由大家一致达成的，没有人应该对由此产生的失败负全部责任。这样，无形中减少了参与者的个人责任，并可能会产生更冒险的决定。团体讨论会激发成员们显示自己至少和别人一样有探索精神，从而导致更加冒险的决定。

### 3. 从众行为

日常观察常常可以发现，员工单独处理某件事与共同处理某件事时，他们的态度和行为并不完全一致。心理学研究表明，在群体中发表意见容易受到其他成员的影响。这是什么原因造成的呢？请看下面的一个心理学实验：实验者把9人编成一组，让他们看上面两张卡片。一张卡片上画有一条直线 $X$，另一张卡片画有 $A$、$B$、$C$ 三条直线。要求大家比较三条直线中哪条直线与直线 $X$ 长短相等。在正常情况下，人们都能正确地判断为 $B=X$。但是，这个实验预先做了布置，即在9人的实验组中，实验者对8人要求他们故意做出一致的错误判断，即 $C=X$，而第 9 人并不知道这种预先布置。实验让第 9 人最后做出判断。许多实验组的实验结果表明，有 37% 的第 9 人放弃了原有的正确判断而顺从群体的意见。这种迫于群体压力而做出违背自己意愿而产生的完全相反的行为，心理学称之为从众（conformity）。管理中的从众问题很值得重视。从正面管理角度来看，我们提倡通过确立集体目标、舆论与规范和心理气氛、培养良好的道德品质，可以使心理尚未完全成熟的员工得到更顺利的发展；从预防不良的角度看，掌握了员工的思想不成熟、易受情绪渲染和暗示的特点，对群体活动中的某些行为做出科学预测，就可能把一些消极的、难以控制的社会行为的原因消除在萌芽阶段。

## 四、团体决策技术

团体决策最常见的形式发生在面对面的互动群体中，互动群体会对群体成员个人形成压力，迫使他们从众。头脑风暴法、名义群体法和德尔斐法是一些能够减少这些危害的有效方法。

### 1. 头脑风暴法

采用头脑风暴法组织团体决策时，要集中有关专家召开专题会议，主持者以明确的方式向所有参与者阐明问题，说明会议的规则，尽力创造融洽轻松的会议气氛。主持者一般不发表意见，以免影响会议的自由气氛，由专家们"自由"提出尽可能多的方案。采用头脑风暴法需要解决好遵循原则、参与者、主持人、系统化处理的实施程序四方面问题（参见阅读材料 6.4：头脑风暴法简介）。

### 2. 名义群体法

名义群体在决策制定过程中对于讨论有明显的限制，故称为名义群体法。正如参加传统会议一样，群体成员必须出席，但他们必须是独立思考的。名义群体法需要遵循以下步骤：

第一，成员应集合成一个群体，但在进行任何讨论之前，每个成员需要独立地写下他对问题的看法。

第二，经过一段沉默后，每个成员将自己的想法提交给群体。然后，一个接一个地向大家说明自己的想法，直到每个人的想法都表达完并记录下来为止（通常记在一张活动挂图或黑板上）。所有的想法都记录下来之前，不能进行讨论。

第三，群体开始讨论，以便把各种想法搞清楚，并做出评价。

第四，每一个成员独立地把各种想法排出次序，最后的决策是综合排序最高的想法。

这种方法的主要优点在于：群体成员参加了会议，但不限制每个人的独立思考，节省时间。但是，缺点在于缺乏互动式交流。这种方法可以用于情况比较紧迫，又需要团体综合意见的情况。

### 3. 德尔斐法

德尔斐法的特点是采用寄发调查表的形式，以不记名的方式征询专家对某类问题的看法，在随后进行的一次意见征询中，将经过整理的上次调查结果反馈给各个专家，让他们重新考虑后再次提出自己的看法，并特别要求那些持极端看法的专家，详细说明自己的理由。经过几次这种反馈过程，大多数专家的意见会趋向于集中，从而使调查者有可能从中获取大量有关重大突破性事件的信息。

为了提高德尔斐法的预测效果，一方面要慎重挑选专家组的成员，另一方面要将征询的问题限制在以下几个方面：

（1）对预测期间提出的各种课题的重要性进行评价。

（2）对课题范围内各种事件发生的可能性和发生的时间进行评价。

（3）对各种技术决策、技术装备、课题任务之间的相互关系和相对重要性进行评价。

（4）对需要采取的重大措施及其实施、完成的可能性和必要性进行评价。

美国的兰德公司对德尔斐法的特征有过这样的说明：让有极端答案的人负责证明自己的意见，这会对那些没有确实可靠信息的人产生影响，使他们改变自己的估计而向中间靠拢；同时，也使那些持有不同意见又觉得自己有充分论据的人，倾向于保留他们原来的看法，并为其辩护。德尔斐法不是没有缺点的，有人认为，这种方法的可靠性不够高，容易对不明确的问题过分敏感等。这些都需要预测者在提出问题和设计调查表中特别注意。

**【阅读材料6.4】头脑风暴法简介**

1. 遵循原则

头脑风暴法应遵守如下原则：

（1）庭外判决原则。对各种意见、方案的评判必须放到最后阶段，此前不能对别人的意见提出批评和评价。认真对待任何一种设想，而不管其是否适当和可行。

（2）欢迎各抒己见，自由鸣放。创造一种自由的气氛，激发参加者提出各种荒诞的想法。

（3）追求数量。意见越多，产生好意见的可能性越大。

（4）探索取长补短和改进办法。除提出自己的意见外，鼓励参加者对他人已经提出的设想进行补充、改进和综合。

2. 参与者

为方便提供一个良好的创造性思维环境，应该确定专家会议的最佳人数和会议进行的时间。经验证明，专家小组规模以 10～15 人为宜，会议时间一般以 20～60 分钟效果最佳。专家的人选应严格限制，便于参加者把注意力集中于所涉及的问题。具体应注意下述三点：

（1）如果参加者相互认识，要从同一职位（职称或级别）的人员中选取。领导人员不应参加，否则可能对参加者造成某种压力。

（2）如果参加者互不认识，可从不同职位（职称或级别）的人员中选取。这时，不应宣布参加人员职称，不论成员职称或级别的高低，都应同等对待。

（3）参加者的专业应力求与所论及的决策问题相一致。这并不是专家组成员的必要条件，但是，专家中最好包括一些学识渊博且对所论及问题有较深理解的其他领域的专家。

头脑风暴法专家小组应由下列人员组成：方法论学者（专家会议的主持者）、设想产生者（专业领域的专家）、分析者（专业领域的高级专家）、演绎者（有较高逻辑思维能力的专家）。所有参加者都应具备较高的联想思维能力。在进行"头脑风暴"（即思维共振）时，应尽可能提供一个有助于注意力高度集中于所讨论问题的环境。有时，某个人提出的设想，可能正是其他准备发言的人已经思维过的设想。其中一些最有价值的设想，往往是在已提出设想的基础之上，经过"思维共振"的"头脑风暴"迅速发展起来的设想，或者对两个或多个设想的综合。因此，头脑风暴法产生的结果，应当认为是专家成员集体创造的成果，是专家组这个宏观智能结构互相感染的总体效应。

3. 主持人

头脑风暴法的主持工作，最好由对决策问题的背景比较了解并熟悉头脑风暴法处理程序和方法的人担任。头脑风暴主持者的发言应能激起参加者的思维"灵感"，促使参加者感到急需回答会议提出的问题。通常在"头脑风暴"开始时，主持者需要采取询问的做法，因为主持者很少有可能在会议开始5～10分钟内创造一个自由交换意见的气氛，并激起参加者踊跃发言。主持者的主动活动也只局限于会议开始之时，一旦参加者被鼓励起来以后，新的设想就会源源不断地涌现出来。这时，主持者只需根据"头脑风暴"的原则进行适当引导即可。应当指出，发言量越大，意见越多种多样，所论问题越广越深，出现有价值设想的概率就越大。

4. 系统化处理的实施程序

会议提出的设想应由专人简要记载下来或录在磁带上，以便由分析组对会议产生的设想进行系统化处理，供下一（质疑）阶段使用。系统化处理程序应当包括：

（1）对所有提出的设想编制名称一览表。

（2）用通用术语说明每一设想的要点。

（3）找出重复的和互为补充的设想，在此基础上形成综合设想，并对设想进行评价。

现分述如下：

第一阶段：分组编制设想一览表

在决策过程中，对头脑风暴法直接提出的系统化的方案和设想，经常会采用头脑风暴法进行质疑和完善。这是头脑风暴法中对设想或方案进行估价的一个专门程序。在这一程序中，首先要求参加者对提出的每一个设想提出质疑，并进行全面评论。评论的重点是，有碍设想实现的限制性因素是什么。在质疑过程中，可能产生一些可行的新设想。这些新设想包括对已提出的设想无法实现的原因的论证，存在的限制因素以及排除限制因素的建议。其结构通常是："××设想是不可行的，因为……，如要使其可行，必须……"

第二阶段：编制评论意见一览表和可行性设想一览表

头脑风暴法第二阶段，是对每一个设想编制评论意见一览表和可行性设想一览表。在进行头脑风暴法时，主持者应首先简明介绍所讨论过的问题的内容，扼要介绍各种系统化的设想和方案，以便把参加者的注意力集中于对所讨论问题的评价上。质疑过程一直进行到没有问题可以质疑为止。质疑中的所有评价意见和可行性设想，应专门记录或录在磁带上。

第三阶段：形成最终设想一览表

头脑风暴法第三个阶段，是对质疑过程中抽出的评价意见进行估价，以便形成一个对解决所讨论问题实际可行的最终设想一览表。对于评价意见的估价与对所讨论设想的质疑一样重要。因为在质疑阶段，重点是研究有碍设想实施的所有限制因素，而这些限制因素即使在设想产生阶段也是处于重要地位。分析组负责处理和分析质疑结果。分析组要吸收一些有能力对设想实施作出较准确判断的专家参加。如果要在很短时间就重大问题做出决策时，吸收这些专家参加尤为重要。

实践经验表明，头脑风暴法可以排除折中方案，对所讨论问题通过客观、连续的分析，找到一组切实可行的方案，因而头脑风暴法在军事决策、企业管理决策中都得到了较广泛的应用。例如，在美国国防部制订长远科技规划中，曾邀请50名专家采取头脑风暴法开了两周会议。参加者的任务是对事先提出的长远规划提出异议。通过讨论，得到了一个使原规划文件变为协调一致的报告，在原规划文件中，只有25％～30％的意见得到保留。由此可以看到头脑风暴法的价值。当然，头脑风暴法实施的成本（时间、费用等）是很高的，另外，头脑风暴法要求参与者有较好的素质。这些因素能否得到满足，是影响头脑风暴法实施效果的关键。

# 第四节　合作型团队建设

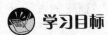 **学习目标**

➤ 理解合作型团队的组织过程。

➤ 熟悉合作型团队模型的价值。

➤ 掌握合作型团队建设的方法。

团队是组织成功的基础，团队合作是组织进行各种创新、提高产品和服务质量以及降低运作成本的重要组织方法。尽管团队对组织的价值和角色的重要性被越来越多的人所了解，但是，团队组织方式对多数领导者和成员来讲仍然是一种挑战。

## 一、团队合作的问题分析

### 1. 有效团队和无效团队

在团队工作中，最关键的一个要素就是团队合作。团队合作是一种为达到既定目标所显现出来的自愿合作和协同努力的精神，它可以调动团队成员的所有资源和才智，从而更高效地达成目标。尤其当团队合作是出于自觉自愿时，它必将产生一股强大而且持久的力量。因此，合作性团队是团队建设的一个核心目标。

有效团队与无效团队的特征对比见表6—2。

表 6—2　　　　　　　　有效团队与无效团队的特征对比表

| 有效团队的特征 | 无效团队的特征 |
| --- | --- |
| 1. 目标清楚且是合作构成的；目标的改变是为了使个人目标与团体目标更契合 | 1. 目标是强制的，是拼比之后产生的 |
| 2. 双向沟通，强调公开而正确地表达各人的意见和情感 | 2. 单向沟通，只表达意见而忽视或压制成员情感表达 |
| 3. 成员均参与且分享领导权；强调达成目标、内部和谐和发展性的改变 | 3. 谁来领导是根据职位指派的；成员不均等地参与，而由少数高权威者垄断；只强调完成目标 |
| 4. 能力与信息决定影响力；通过契约以满足个人目标和需要；权力均等而分享 | 4. 地位决定影响力；权力集中在高位者；要求顺从权威 |
| 5. 针对情境作决策；不同时间使用不同方法；重要决定必寻求共识；鼓励参与及讨论 | 5. 高位者决定一切，很少团体讨论，成员的参与很少 |
| 6. 把冲突看做是契机，促进成员的参与，提升决策的品质和创意，使团体继续健全地运作 | 6. 忽视、拒绝、避免或压制争议和冲突 |
| 7. 强调人际及团体间的互动；通过包容、关怀、接纳、支持和信任，以促进和谐；容许个性存在 | 7. 强调成员应执行的功能；忽视和谐，通过威胁控制成员；要求严格顺从 |
| 8. 问题解决的适切性高 | 8. 问题解决的适切性低 |
| 9. 成员评鉴团体效率并决定如何促进团体功能；对于目标达成、内部和谐和团体发展同等重视 | 9. 上级评鉴团体效率并决定如何促进团体目标的达成；强调安定，忽视内部和谐和团体发展 |
| 10. 鼓励人际效能、自我实现和革新 | 10. 鼓励做一个守秩序、求安定、讲条理的"机构人" |

### 2. 目标依赖性的三种可能

合作是相对于竞争和独立而言。Deutsch 认为，人们对彼此目标相互依赖性的认识，会影响人们的相互沟通和共同工作状态，进而影响他们最后的工作成果。在通常的人际互动中，目标的相互依赖性有三种可能：合作、竞争和独立。

在合作中，个人的目标达成之间呈现正相关。他们相信，当别人达到目标时，也会有利于他们达到自己的目标。这个时候，他们才能够有效合作，考虑每一个人的想法，并尝试将这些想法结合成对彼此都有益的解决方案。他们一起工作，完成任务，并加强他们之间的联系。在目标竞争的环境下，大家都争取抢在别人之前达成自己的目标，目标达成呈负相关。每个人都认为，当别人达到其目标时，自己就无法达到目标。他们会坚持自己的利益，希望看到别人工作失败。他们在一起讨论时，很难表达自己的观点，常常互相干扰和打击，试图单方面强行实施解决方案，这使工作和人际关系都很糟糕。目标之间也可能独立，人们目标达成之间没有关联。每个人都认为，不管别人是否能达到其目标，自己总能达到目标。因而每个人都会"做自己的事情"，而对别人成功与否并不关心。当然，多数情况是这三种状况的混合，而有一个相对占主导优势的模式。这种占主导优势的目标关系会对他们的合作有更大的影响。

该理论虽然是在西方发展起来的，但也能用于探索如何改进中国企业的团队工作。自1994年开始，学者们就开始用实验、问卷调查和访谈等方法在中国和其他东亚地区开展研究，结果表明合作和竞争理论对理解中国西方组织内的员工之间、领导和员工之间的关系均非常有效。

## 二、合作型团队的组织模型

在管理良好的团队工作环境下，人们会共享各方的信息，整合各自的知识和能力。各种观点的碰撞能激发创新，共同的参与能使创新方案得以更好地施行，最终以最快的速度应对环境的变化。合作型团队组织模型至少包括如下四方面的内容：

### 1. 团队组织过程

在合作型团队模型里，团队要建立愿景，成员要忠于团队的愿景，大家清楚应该如何努力来为实现团队的愿景和目标服务。团队的愿景将所有成员团结在一起，因为他们拥有合作性、一致性的目标和奖励方式，这使得他们愿意一起努力来获得成功。他们还有很强的力量感和自信心，因为它们具有足够的技术能力和人际交往能力，从组织内外所获得的各种资源，而且能整合这些能力和资源，来很好地完成任务、达到目标。他们通过相互交流和共享信息，公开讨论不同甚至相反的观点来深入探索要解决的问题，并提出新的解决方案。他们还能反省过去，总结经验教训，既庆祝进步，又从失败和错误中学习。

### 2. 领导与员工的权力共有关系

权力给予管理者影响他人的能力，但权力如何使用却取决于管理者视其目标为合作性还是竞争性的。在合作性目标情境中，领导和员工都认为双方具有资源和能力，他们之间发展的是共有的权力关系，这样，他们能直接和开诚布公地讨论他们不同甚至相反的观点，工作高效，领导方式民主。合作性目标情境中的管理者相对竞争性目标情境中的管理者而言，会以一种鼓励和支持的方式进行沟通并给予帮助。相比竞争性目标情境，合作性目标情境能促使高权力和低权力的人之间产生更多的支持、更多的沟通、更信任和更友好的态度。在合作情境下发展起来的领导，会显得更有人格魅力，对未来也更有信心。一个强有力的领导者应直接、开诚布公和富有自信地表达自己真实的、哪怕是不同的意见，并能进行有效的谈判和协调，反之，则会被看成是软弱和无效的领导。

### 3. 合作型团队工作

团队成员之间必须相互合作，才能真正达到和完成团队的愿景与目标。但是现实中，团队成员可能认为自己的工作与他人的工作之间没有什么关系，或者认为对某人有利的事情对他人则是不利的，这些对工作效率和人际关系都会产生不利影响。只有团队成员认为他们之间存在合作性目标，才能使他们之间的合作有意义。如果部门成员相信大家的目标、希望和利益息息相关，他们将会为共同的利益而奋斗，并从团队合作中获得更多的收益；他们都意识到，对个人有利的必然也对其他人有利，个人的效率会促进他人的效率。这样，人们会讨论他们如何步调一致和相互协调、如何建立良好的人际关系、如何更好地交流。他们拥有共同的命运，在这样的命运中，他们依赖于整个团队的绩效。他们是同一个团队的一分子，为彼此的进步欢欣鼓舞，分享彼此的成功和失败。

### 4. 合作型团队组织

只有一个成功的团队，哪怕这个团队是最高层的管理团队，并不能使整个企业获取成功。团队间的合作并不是管理学的新名词，它是组织有效运作的核心问题。企业开发新产品并将它成功投放市场需要广泛的团队合作；企业解决突然出现的质量问题或处理某种危机事件需要各部门的配合研讨；企业在跨国市场上销售产品，也需要那些可靠且了解各国市场的人员之间的合作。实际上，现在的问题已经不再是要不要建立团队合作，而是如何有效地开展团队合作。企业各部门的人员相互支持、开展团队合作非常重要，只有汇集企业全部的资源，将团队合作的理念贯穿在经营管理的各个方面，才能使企业形成独特的竞争优势。

## 三、合作型团队模型的价值

健康型组织概念最终体现在组织效率、学习和创新能力以及员工的身心健康与发展等方面。合作型团队模型能从如下方面促进健康型组织建设：

### 1. 促进团队学习与创新

团队在组织活动中扮演着日益重要的角色，团队学习是团队持久竞争力的根本解决方案，但是团队学习很大程度上取决于团队和组织的人际环境。在合作性团队组织模型中，团队成员能够积极地提问，讨论失误，进行尝试和反省，并且寻求外界的反馈；大家因为同舟共济，而相信团队不会为难、拒绝或者惩罚勇于发表意见的人；领导者也会因为共有的权力关系视角而积极支持和参与团队学习，这些都有助于保持团队活力和提高团队绩效。

### 2. 满足成就需求、归属需求和权利需求

当团队完成了个人所无法独立完成的挑战性工作时，团队成员会有自豪感和成就感。他们能看到各自的贡献，相互承认各自的价值，彼此接受，满足了归属的需要。他们还通过团队成员平等的努力来相互影响，满足他们的权利需求。

### 3. 员工的心理成熟和能力发展

员工在成长的过程中，会在自己独立和依赖他人的两个极端之间摇摆，不成熟的员工会很不现实地要求独立，但随后又变得非常依赖他人。员工的心理成功发展需要这两种相反趋向的总和。有能力的员工非常善于处理他们与别人的相互依赖关系。合作型团队组织模型中，员工认为自己既有权力和独立性，也会依赖别人；他们在从别人处寻求权力时，也在准备使用自己的权力。

### 4. 社会支持维系身心健康

社会支持为人们提供了必要的关心和信息，使人们能够从容应对压力、保持心灵安宁和自尊、维持身心健康。在合作型团队组织模型中，只有通过正式的和非正式的计划与组织高层和经验丰富的同事建立联系，新员工才能更容易适应组织的环境和工作。感到被关注和重视会鼓励员工更加尽职尽责地工作，努力成为优秀员工，为组织的创新做贡献。人们与支持他们的人交往，就有机会在帮助他人的同时，表现出他的同情心和能力。人们在帮助他人的过程中会更加激发自己的责任感和与他人的一体感。

### 5. 对组织的认同感

组织的价值观会影响员工对公司的认同感。大多数员工都崇尚社会主流的价值观，即公平、公正等，如果公司所倡导的价值观与员工一致，他们会更努力工作。因为这些会巩固他们自己的价值观。他们在推动公司发展的同时也会增强他们的自我观念和自我意识。

随着时间的流逝，公司对员工的奖励和接纳会导致员工心理上对公司的认同感。员工会将自身定义为组织的一员，归属于该组织，而组织也会成为他们自身的一部分。

## 四、合作型团队建设的要点

### 1. 建立信任关系

建立信任关系是合作型团队建设的第一条件。如果团队成员之间彼此没有信任关系，就很难形成共同的愿景，进行团队合作。因此，团队成员之间彼此熟悉，能够相互信任是建立合作型团队的第一步。

### 2. 鼓励良性冲突

如果经营管理中两个人意见总是一致，那么其中一人便是多余的。因此，团队成员之间的意见相左，存在冲突，有时是有益处的。在团队中需要保持良性的冲突，只有这样，团队才能源源不断地创新和发展。

### 3. 行动坚定不移

在团队形成共同愿景，确立共同目标后，团队成员要坚定不移的行动，想尽一切方法去完成任务。无论遇到什么困难，都不能放弃或气馁，尤其是团队领导更要坚定信念，带领团队成员同舟共济，共渡难关。

### 4. 彼此承担责任

团队不是某一个人的，它属于团队中每一个成员。在团队中一旦形成明确的愿景和目标，团队成员都要抱有"无怨无悔，彼此负责"的心态，要加强团队之间的合作与互助，要与团队形成"同生死、共存亡"的纽带关系。这是建立合作性团队的核心条件。

### 5. 平等友善相待

搭建平等、友善的工作环境是合作型团队建设的第一步。在这样的工作环境中，团队成员之间彼此信任，地位平等，每个人都能发挥其作用，贡献其智慧，且又能保持良好的合作与互助，发挥团队合作"1＋1＞2"的协同效果。

### 6. 交流沟通畅通

在合作型团队建设中，要营造积极交流、高效沟通的良好氛围，形成有效的沟通交流机制，保证信息的快速传递和决策的有效传达。特别要注意防止交流不通畅、沟通效果低效等不良现象的发生，一旦发现此类问题，要立刻着手解决。

### 7. 有效化解冲突

在合作型团队中，有一定的冲突是必要的。但是冲突不能具有破坏性，要善于将破坏性冲突转化为建设性冲突，善于从冲突中看到问题，并找到解决问题的方案，从而融洽团队关系，保证团队目标的顺利达成。

### 8. 适时小组奖励

在合作型团队中，既要鼓励团队成员发挥个体的独创作用，又要重视集思广益，注重集体思维的碰撞，发挥团队的创造力，同时，在此过程中，基于小组进行奖励能极大激发团队合作的动力，发挥团队合作的积极作用。

# 第五节　团队心理辅导方法

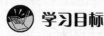 **学习目标**

➤ 理解团队心理辅导的目标。

➤ 熟悉团队心理辅导的基本原则。

➤ 熟悉团队心理辅导的领导行为。

➤ 掌握团队心理辅导的 7 种训练方法。

## 一、团队心理辅导的目标

团队心理辅导是一项专业的助人方法，是针对多个成员所具有的共同发展课题或者相似的困扰需要解决而进行的一种预防性、发展性的工作，通过运用团体的情境，设计出活动、课程，用来预防个体在各发展阶段会碰到的各类问题所引发的一般性困扰。美国心理咨询教育家 Gladding（1996）曾说："在帮助那些有着类似问题和困扰的人时，团队心理辅导是一种经济而有效的方法。"团队心理辅导在员工援助工作中应用广泛，操作性强，成效显著。团队心理辅导的目标可以分为一般目标、特殊目标和过程目标。

### 1. 团队心理辅导的一般目标

团队心理辅导的一般目标是指无论为哪种特殊目的而组成实施的团队心理辅导，在团体活动过程中都会包含的目标。具体可概括为以下七项：（1）通过自我探索的过程帮助成员认识自己、了解自己、接纳自己，使他们能够对自我有更合理的看法；（2）通过与其他成员沟通交流，学习社交技巧和发展人际关系的能力，学会信任他人；（3）帮助成员培养责任感，关心而敏锐地觉察他人的感受和需要，更善于理解他人，更有效地和人交往，而且懂得重视与人分享的价值和重要性；（4）培养成员的归属感与被接纳感，从而更有安全感，更有信心面对生活中的挑战；（5）增强成员独立自主、自己解决问题和抉择的能力，探索和发现一些可行而有效的途径来处理生活中一般发展性问题，解决冲突矛盾；（6）帮助成员确认个人的价值观，协助他们做出评估，并做出修正与改进；（7）帮助成员增强自我方向感，独立自主，自己解决问题和选择的能力，同时协助他们把这些能力应用到自己的日常生活和工作领域中。

### 2. 团队心理辅导的特殊目标

团队心理辅导的特殊目标是指不同的团队心理辅导要达到的独特目标。比如自信心训练小组的独特目标是增强自信心；人际关系训练团体的独特目标是改善人际关系、掌握交往技能；职业生涯辅导团体的独特目标是帮助成员理解职业生涯的发展规律和发展阶段，探索适合自己特点和期望的职业发展路径。

### 3. 团队心理辅导的过程目标

团队心理辅导是一个发展的过程，需要经历若干发展阶段。每个阶段都有不同的目标。团体初创期的目标是协助成员互相认识，了解团体的目标和结构，察觉自我的感觉和行为，建立团体的契约以保证团体顺利进行。团体过渡期的目标是协助成员分享感受和经验，经由团体练习促进成员之间的信任，并觉察自己与他人的感受和行为。团体工作期的目标是协助成员检视自我困扰、焦虑，觉察有效的社会行为，学习问题解决方法，激发自我的改变与成长。团体结束期的目标是协助成员总结已有的积极改变，巩固习得的适应行为，并制订今后的成长计划，将团体中所学应用于实际生活。

团队心理辅导之所以有效，是因为团队心理辅导能为成员提供更多的交往机会，能满足成员社会性的心理需要，使他们可以得到多个角度的交流回馈，所以成员之间的人际互动是丰富的，在团队心理辅导中可以形成"我助人人，人人助我"的心理氛围，团体成员不仅可以得到他人的接纳、援助，并且他对别人也能够给予援助，这种合作的、参与的关系既利于成员增进亲近感，促进互相教育，也能增强成员的自我价值感和成就感。而团队心理辅导在针对人际关系方面的心理问题调适更有优势。

## 二、团队心理辅导的基本原则

为了发挥团队心理辅导的作用，完成团队心理辅导的目标，团队心理辅导过程中应遵循如下基本原则：

### 1. 专业性原则

团队心理辅导和一般的团体活动有很大的区别，团队心理辅导不是普通的聚会，它是由专业人员带领的有组织有计划的活动，从团体准备、招募成员、制定规则、策划各种活动、团体的过程发展以及结果评估等都有极强的专业性，领导者应具有丰富的临床经验和较强的技术来引导团体的发展。有些领导者因专业基础较弱，容易将团队心理辅导变相为团体活动，只有部分成员在活动中感到愉悦和轻松，但不能促进成员进行有深度的自我探索，只是起到娱乐的功能而不能达到治疗的功能。

### 2. 民主性原则

虽然团体领导者的角色在团体中是起引导的作用，但实际上在团体中他也是一个成员，他应尊重每一位成员，努力建立安全的心理氛围，促使团体保持自在开放的气氛，增强团体的凝聚力。在团体中每个成员都可以参与团体活动，团体成员有权决定活动，领导者要鼓励成员发挥自己的创见，要成为与人平等沟通的楷模。团体的各种规则是以成员的需要来决定的，而不是领导者来左右的。领导者更多时候是扮演跟随者的角色，起到"催化"成员自由表达的作用，激发成员的能力和主见，使每个成员都承担起发展团体的责任。

### 3. 共同性原则

有效能的团队心理辅导是根据成员共有的问题而组织的，如人际沟通团体、情绪管理团体、领导技能团体、压力处理团体等。因此，在团队心理辅导过程中要注意成员共同的志趣和共同的问题，当某个成员谈论的话题是大多数成员不感兴趣时，领导者要及时调整团体节奏，以免其他成员感觉枯燥无味。领导者要使成员间相互关注，促进他们彼此互动，增强共鸣，以形成成员共同的利益和共同的目的。例如，人际关系团队心理辅导活动的参加者，都有想学习和他人相处的技术的共同愿望。

### 4. 启导性原则

辅导的根本任务是助人自助。因此，在团队心理辅导过程中，应本着鼓励、启发、引导的原则，尊重每个人的个性，鼓励个人发表意见，重视团体内的交流与各种反应，适时地提出问题，激发成员思考，培养成员分析问题与解决问题的能力。

### 5. 发展性原则

在团队心理辅导过程中，领导者要从发展变化的观点看待团体成员的问题，用发展变化的观点把握团体的过程。领导者不仅要在问题的分析和本质的把握上善用发展的眼光做动态考察，而且对问题的解决和咨询结果的预测要具有发展的观点。

### 6. 综合性原则

团队心理辅导的理论、方法、技术种类繁多，只局限于某种理论和方法往往难以使团队心理辅导获得满意的效果。因此，领导者应该了解各种理论和方法，根据团队心理辅导的任务和性质，综合选取有效的技术，以达成团队心理辅导的目标。

### 7. 保密性原则

尊重每一个团体成员的权利及隐私，是团队心理辅导中最基本的原则。在团队心理辅导过程中，团体成员出于对团体领导者和其他成员的高度信任，或者被团体真诚、温暖、理解的气氛所感染，而把自己多年不被人知道的隐私暴露出来，从成长的角度讲是非常有意义的。但是如果领导者或其他成员在团体之外有意或无意地议论个人的隐私，不仅会给暴露者带来极大的伤害，也会妨碍其他成员的自我探索，而且会严重损害团队心理辅导的形象和声誉，使成员对团体有所保留和担忧。领导者在团体开始时向全体成员说明保密的重要性，并制定保密规定要求大家遵守，不在任何场合透露成员的个人隐私。如果需要用于研究或发表，必须征得本人同意，并隐去真实姓名，确保当事人的利益不受损害。但保密不是绝对的，当当事人的情况显示他或其他人确实处在危险边缘时，应采取合理措施，通知有关人员或组织，或向其他专业咨询人员请教。从根本上讲，这样做仍是为了保护当事人的利益。

## 三、团队心理辅导中的领导行为

在团队心理辅导中人际互动丰富而多变，领导者面临的问题要比个别咨询中的复杂得多，这就要求领导者有较好的敏感力和观察力，不仅具有个别辅导的基本技术，还要有团队心理辅导特有的技术，促进团体动力的形成和发展。在团队心理辅导过程中领导者有助于发挥辅导效果的领导行为有如下几点：

### 1. 介入指导型行为

领导者可以使用对质、劝诫、解释、询问等技术，间接地要求成员反应，或者领导者以具体明确的语言，直接要求成员按照其希望的方式来反应。

### 2. 契约管理型行为

此类领导行为注重在团体开始时形成一定的契约，明确团体过程的规范、原则，成员会按照预定的契约行事。

### 3. 支持同理型行为

此类领导行为包括领导者采取关怀、鼓励、接纳、赞赏、尊重的态度和行为来运作团体，使成员在开放的、安全的、积极的、正面的氛围中，主动投入团体，积极与他人互动。在团队心理辅导过程中领导者最多使用的就是此类行为。

### 4. 澄清引导型行为

此类领导行为包括澄清问题、引导讨论等。在团体中表现为领导给予成员较大的空间让其自行决定团体导向、个人参与度、团体目标、活动内容、咨询地点等，领导者只是协助。采用此类领导行为的领导者一般具有客观判断、精确分析、清晰思考、过程敏捷等特点。

### 5. 认知教育型行为

领导者表现为运用讲解、说明等传统式教学方法来指导成员，领导者的角色就像老师，这在一些专业性的学习团体中多有介绍。

**【阅读材料6.5】团队心理辅导的常用练习**

团队心理辅导中有一些结构化的团体练习，有助于增加团队成员之间的互动。通过形式生动、内容有趣、方法灵活的不同团体练习，可以促进团队成员进一步地相互接触、相互了解，可以使人与人之间的情感慢慢培养和增进。在成员的互动和分享中，成员之间能逐渐建立起信任和相互接纳的关系，形成互助和合作的态度，融洽团队的气氛。以下介绍7种练习，团体领导者最好先接受培训，熟练掌握这些练习，进而才能带领团体达到目的。

练习1：高传信心

目的：松弛团体紧张情绪，增进团体成员间相互的信任。

时间：30分钟。

操作程序：成员排成一纵列，将最前面的一个成员高举后传至到最后放下，团体的第二个人变成第一个人，团体再举起最前面的人传至最后放下，依次轮流，团体每个人都被举过之后，大家一起讨论。

注意事项：被举者闭上眼睛，头部朝后，向后传递，在下面的人要尽量使被举者舒适安全，要把持住被举者的头部、腰部、臀部、双脚，被举者要身心放松，肌肉放松，下面的人要慢慢地进行，保持安静。

练习2：信任之旅

目的：通过团队中成员助人与受助的体验，增加对他人的信任与接纳。

时间：约60分钟。

准备：眼罩。

操作程序：成员两人一组，一位做盲人，一位做帮助盲人的拐杖，盲人蒙上眼睛，原地转3圈，暂时失去方向感，然后在拐杖的帮助下，沿着领导者选定的路线行走。其间不能讲话，只能用手势、动作帮助"盲人"体验各种感觉和行走。活动结束后两人坐下交流当"盲人"以及帮助别人的感觉，并在团体内交流。交流讨论集中在以下几个方面：对于

"盲人"，你看不见后是什么感觉？使你想起什么？你对你的伙伴的帮助是否满意，为什么？你对自己或他人有什么新发现？对于助人者，你怎样理解你的伙伴？你是怎样想方设法帮助他的？这使你想起什么？然后互换角色，再来一遍，并互相交流。

注意事项：领导者事先要选择好盲行路线，最好道路不是坦途，有阻碍，如上楼、下坡、拐弯，室内室外相结合。

练习3：搭金字塔

目的：通过团体合作，了解合作的过程与重要性，学习互相配合并且用非语言的表达，增进团体信任和生产力。

时间：约65分钟（作业40分钟，分享15分钟，评比10分钟）。

准备：每组8人，观察员1人，40张旧报纸，胶带两卷，剪刀一把，胶水一瓶。

操作程序：

（1）指导者说明活动规则：全程不许说话，只能用非语言表达。搭塔时间只有40分钟，到时间必须停下。结束后将评比出哪组的塔最坚固、哪组的塔最高、哪组的塔最美丽、哪组的塔最富创意。

（2）安排每组一名观察员。观察员必须记录作业过程中团体内发生的状况，如主意是怎样产生的？有分歧是怎样解决的？谁是团体中的关键人物？每个成员在团体过程中的表现和贡献如何？有无违反规定（说话）等。

（3）经过40分钟叫停，让各组成员自由走动去观摩其他小组的塔，然后回到自己的塔前，每组推荐一人代表小组向全体推介自己组的塔，说明塔名是什么，为什么？塔的特色是什么？搭塔过程的感受是什么？

（4）全部分享后，邀请每组观察员将搭塔过程中组内发生的现象说出来，引发小组成员的思考。

（5）领导者总结，强调团体成功需要合作，合作需要投入，合作需要找准自己的位置，合作需要扬长避短，合作需要创意。

练习4：同舟共济

目的：集思广益，团体合作，创新思维，努力尝试靠团体力量克服困难，良性竞争，完成任务，达到目的。

时间：约50分钟。

准备：每组1张大报纸（或其他替代物），可视为大海中的一条船，每组8人。

操作程序：

（1）练习开始时，指导者要求将图纸铺在地上，代表汪洋大海中的一条船，现在，需要团体成员8人同时站在船上，一个也不能少，必须同生死共命运。

（2）让成员们想方设法，使全体成员同时登上船。行动之间团体成员可以充分讨论，拿出最佳方案。常常会出现成员同心协力，集思广益，人拉人、人背人、叠罗汉等各种方法，体现团体的合作。

（3）当成功地完成任务后，领导者可以要求将面积减半，继续实验。

（4）完成后可以继续面积再减半，随着难度增加，成员的努力也会越来越加强，团队的凝聚力空前。在练习的过程中成员会忽略性别、年龄等因素，全组一条心，练习的结果常常出乎成员们的想象，创造性地发挥全组智慧，达到事先想象不到的效果，也让成员充分体会团结合作的力量。

练习5：突围与闯关

目的：体验团队合作的过程，理解团队成员的不同和差异，善用每个成员的特点、优势互补，感受团队的力量。

时间：90分钟。

准备：宽阔、安全、柔软的场地。

操作程序：

（1）突围：全体成员面朝里手拉手成一个圆圈，一人站在中间，可以用任何方式突围。如果最后仍然不能成功，可找一个人协助。每个成员轮流站在中间，尝试突围。

（2）闯关：全体成员面朝外手挽手成一个圆圈，一人站在圈外，用任何方式闯关进入圈内即成功。如果最后仍然不能成功，可找人协助。每个成员可以轮流尝试闯关。

（3）讨论和分享刚才突围和闯关的经验。讨论内容：活动中你是否感觉到团体的重要？你们或你是怎样阻止他人突围或突围成功的？被团体拒在圈外是什么感受？你如何理解堡垒是从内部攻破的？团体在合作中有些什么问题，怎样改进？活动对你的生活有哪些启示？

注意事项：事先必须注意移去威胁物品，包括桌椅、眼镜等。有健康问题的成员可以不参加。

练习6：图画接力赛

目的：培养团队成员合作的态度、合作的行为，训练联想及创造的能力。

时间：60分钟。

准备：有色画笔，图画纸。

操作程序：

（1）将团队成员分成8人组，分为若干个小组。

（2）领导者介绍活动：这是一种图画接力分组比赛活动，在领导者给定的主题（如未来的生活、考场、我们的学校、员工援助计划的明天等）中，各组在限定时间内，用各自的想象力（越新奇越好），轮流接力将图画完成，同组成员可以相互提供意见，但不能代替别人画。

（3）领导者宣布图画题材，并留大约五分钟让各自准备。

（4）各自开始进行图画接力。每位限时作画五分钟（不能超过时限），时间到就换下一个成员上场，轮流完为止。

（5）自圆其说：各组成员对该组所完成的图画做解释（大约十分钟）。

（6）评分：视各组表现合作程度、图画的新颖和成员自圆其说的表现作为评分依据，各组推派一个成员为评分代表（不评本组），宣布成绩（以取得大多数成员认同为宜）。

注意事项：成员轮流作画只能增添图画内容，不能修改前面人的画。

练习7：优点轰炸

目的：学习发现团队中别人的优点并欣赏之，促进团队成员相互肯定与接纳，融洽团队和谐的气氛。也称红色轰炸或戴高帽。

时间：约50分钟。

准备：每组一顶红帽子（如圣诞老人帽），或者发彩色纸和胶带，让各小组自己做帽子。

操作程序：5～10人一组围圈坐下。请一位成员戴上帽子，顺时针方向转，其他成员轮流说出他的优点及欣赏之处（如性格、相貌、处事等）。然后被称赞的成员说说被轰炸的感觉，有哪些优点是自己以前察觉的，哪些是不知道的。每个成员都有机会戴一次高帽子被表扬。规则：必须说优点，态度要真诚，努力去发现他人的长处，表扬要有依据，不能毫无根据地抽象吹捧，这样反而会伤害别人。参加者要注意体验被人称赞时的感受如何？怎样用心去发现他人的长处？怎样做一个乐于欣赏他人的人？练习结束时，大家心情愉快，相互接纳性增加，信任度提高，自信心也提升，团队合作更加有效。

（本章作者：时勘　梁社红　樊富珉　陆佳芳）

# 第七章　冲突管理能力

## 第一节　冲突与冲突管理

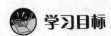 **学习目标**

➤了解冲突及其类型。

➤熟悉冲突的形成原因。

➤掌握冲突管理的技巧。

## 一、冲突概述

为了使群体有效地完成组织目标和满足个人需要，必须建立成员之间的良好关系，成员之间应互相支持，行动应协调一致。但是，现实的情况是，由于个体存在着各种差异，不同的群体有不同的任务和规范，对同一个问题就会有不同的理解和处理，于是就会产生不一致，或是不能相容。也就是说，冲突在组织和群体内是客观存在的。

### 1. 冲突的定义和特征

（1）冲突。人们由于价值观和目标不同，一方感觉到自己的利益受到另一方的威胁或者负面影响而产生对立或者争议，这种现象就是冲突。单一个体可能体验到内部冲突，诸如角色冲突、工作—家庭冲突。而个人之间、个人与群体之间以及群体之间的冲突更为常见。

（2）冲突的特征

第一，冲突的主体可以是组织、群体或个人；冲突的客体可以是利益、资源、目标、价值观、程序、信息和关系等。

第二，冲突是由于不同主体或主体的不同取向，在对特定问题的处置方式上存在差异，产生的行为与心理的对立或矛盾状态。前者主要表现为行为主体之间的行为对立状态，后者主要表现为主体内部的心理矛盾状态。

第三，冲突是一个过程，它是从人与人、人与群体、人与组织、群体与群体、组织与组织之间的相互关系和相互作用过程中发展而来，它反映了冲突主体之间交往的状况、背景和历史。

第四，组织冲突是行为层面的人际冲突与意识层面的心理冲突的复合。客观存在的人际冲突必须经由人们去感知、体验，当人们真正意识到不同主体行为中存在的内在冲突和内心矛盾后，才能感觉到冲突。

第五，冲突的各方既存在相互对立的关系，又存在相互依赖的关系，任何冲突事件都是这两种关系的对立统一。

### 2. 冲突的类型

（1）依照冲突的主体分类。依据冲突的主体性质，可将冲突分为自我冲突或个体冲突、人际冲突、群际冲突、组织之间的冲突、国家或民族之间的冲突。自我冲突或个体冲突指个体无法同时胜任多种角色期望所形成的心理压力，或者是因他人和个体自己对某一角色的期望不一致而造成的心理压力，如个体角色冲突、时间冲突等。在个体冲突中，比较经典的是勒温的接近—接近型冲突、回避—回避型冲突、接近—回避型冲突、双重接近—回避型冲突四种类型的分类。人际冲突即人与人在相互作用的过程中因看法与观点、感情与态度的不一致而产生的矛盾和冲突，如争吵等。群际冲突即群体与群体之间的冲突，如劳资冲突、群体性事件等。组织之间的冲突包括竞争单位之间的冲突、单位各部门之间的冲突等。国家或民族之间的冲突，大多指外交冲突、战争、恐怖事件等。

（2）依据冲突的客体分类。有一部分组织行为学家倾向于将冲突划分为关系性冲突和任务性冲突。关系性冲突的例子包括因为个人品位、价值观、人际风格等方面的差异造成的关系紧张。任务性冲突是指大家对于如何开展工作、如何分配资源、如何评价工作等方面有不同的意见和看法。持这种分类观点的组织行为学家通常认为，组织如果能够满足三个条件，它的有效和持续性发展都能够得到增强。这三个条件包括：

1）在各个层级保持中等程度的任务性冲突；

2）尽可能减少关系性冲突；

3）组织成员了解并掌握处理冲突的建设性技能。

（3）依据冲突的规模分类。依据冲突的规模，可将冲突分为局部冲突和全局冲突。局部冲突只涉及组织中少数个体，这种冲突规模较小，程度轻微，影响的范围窄，比较容易解决。而全局冲突是局部冲突的升级，即由于局部冲突没得到有效地处理，冲突的程度由轻微变严重，更多的个体卷入到冲突之中。

（4）依据冲突时间分类。按时间来划分，可将冲突分为持续冲突与非持续冲突（间断冲突）两类。持续冲突是组织内易于"记仇、报复"型的冲突主体间由于某种不一致而导致的情绪上的不满和行为上的对抗，而且这种不满和对抗会在冲突主体之后的交往和互动过程中不间断、长期的持续下去。间断冲突是指每当冲突主体遇到不兼容的争执和问题时会引发冲突，但仅仅是对事不对人，在冲突问题解决之后，冲突当事人不会把这些敌对的情绪和行为带入后续的交往之中，即冲突只是在双方或多方当事人遇到争执、分歧时出现，而随着问题解决之后，各方的不满和敌对就会消失，这种冲突是间断的，不是长期而持续的。

（5）依据冲突的影响分类。依据冲突的影响性质，可将冲突分为良性冲突和恶性冲突。当某些冲突对组织目标的达成具有促进作用时，这些冲突便是具有建设性的良性冲突。若某种冲突的存在会对组织目标的达成有阻碍时，这些冲突就是具有破坏性的恶性冲突。

### 3. 冲突对于组织的意义

作为客观存在的组织现象，我们并不能在冲突和消极的组织结果之间画上等号。实际上，冲突导致什么样的结果，更多取决于冲突的解决方式。如果冲突得以有效地解决，它就能够在个体、群体或组织层面带来积极的效果。在个体层面，有效地解决冲突能够让个体自信心增强，解决问题的能力和经验得到提升，并实现个体的职业成长；在群体层面，有效地解决冲突有助于促进互相的了解，增强人际关系，并建立起高质量的人际信任；从组织层面有效地解决冲突有助于开发更佳的产品和服务，增进组织活力，建设开放、有活力的组织文化。

许多冲突在现实中往往得不到有效的解决，从而导致一系列的负面问题。在个体层面，这些问题可能包括个人的情绪受困、事业发展阻滞；在群体层面，这些问题可能包括人际关系受损、相互间的信任度降低；在组织层面，失败的冲突管理可能导致的问题包括员工士气降低、工作不能如期完成、工作质量下降、公司名誉受损等。

### 4. 引发冲突的原因

冲突形成的原因是复杂多样的，在现实中主要表现为以下形式：

（1）个体差异。由于个体的性格、价值观、目标的不同，导致个体对问题的理解方式以及在工作和交往中采用的方式不同，从而导致了个体之间的分歧和差异，最终出现矛盾和冲突。

（2）沟通方式。沟通是指不同信息的有效传递与接受，是人们分享信息、思想和情感的过程。事实上，组织内大部分人际矛盾都是因为沟通障碍或无效沟通造成的。如果员工个体之间、群体之间、部门与部门之间存在信息交流不畅、信息被误解和曲解等沟通障碍问题，将会对企业的效率及整体和谐产生不利的影响。沟通能力差的员工在信息处理、信息传递、信息接收过程中更易出现信息交流不畅、低效甚至无效，致使他人产生误解，从而引发冲突。

（3）组织结构。组织结构是指组织内各构成要素以及他们之间的相互关系。目前不少企业上下层级多，等级分明，集权化程度高，虽便于统一指挥却不利于组织信息的传递。此外，随着社会分工、专业化程度越来越高，个体难以独立完成组织的目标任务，都需要紧密合作。相互依赖性是指一方任务的完成依赖于另一方任务的顺利进行。当这种相互依存关系必须依赖另一个部门的工作结果来实现目标时，就可能导致冲突的产生。此外，不完善的管理制度和企业文化也会引发组织冲突。

（4）利益和资源。资源对于个体与群体的发展及目标的实现都是至关重要的。利益是复杂而多样的，它包括个人的利益、团队的利益、正式组织的利益和非正式组织的利益，具体来说，既包括经济利益，也包括非经济利益，如权力、地位、声望等。任何个人和部门都希望获得更多的资源，但资源具有稀缺性，企业不可能做到谁要多少就给多少。因此，资源的有限性和对资源需求的无限性会导致个人以及各部门对有限资源的争夺。因此，各部门、各成员之间难免会为争夺资源而发生利益争斗和利益纠纷，冲突就不可避免。

虽然冲突有可能表现为多种形式，但其本质上还是活动的不相容性，即一方想要开展的活动受到另一方想开展的活动的阻挠、干涉。认清冲突的本质有助于我们更客观地看待冲突、解决冲突。

### 5. 冲突的发展阶段

一般而言，冲突的发展要经历五个阶段：

（1）潜伏阶段。潜伏阶段是冲突的萌芽期，这时候冲突还属于次要矛盾，主体对冲突还没有觉察。在这个阶段，冲突产生的温床已经存在，随着环境的变化，潜伏的冲突可能会消失，也可能被激化。

（2）认识阶段。主体已经感觉到了冲突的存在，但由于冲突还没有对员工造成实际的危害，这一阶段还没有意识到冲突的重要性，如果及时采取措施，可以将可能爆发的冲突缓和下去。

（3）感受阶段。在这个阶段，冲突已经给主体带来了情绪上的影响。比如，主体可能会对某些不公正的待遇感到气愤，也可能对需要进行的选择感到困惑。不同的个体对冲突性质的感受是不同的，这与当事人的个性、价值观等因素有关。

（4）应对阶段。在这个阶段，主体需要对冲突做出处理，应对的处理方式是多种多样的，比如逃避、妥协、合作等。对于不同的冲突有不同的处理方式，即便是同样的冲突，不同的个人采取的措施也不尽相同。对冲突的处理集中体现了个人的处世方式和办事能力，也体现了个人的价值体系和对自己的认识。

（5）结局阶段。冲突的处理总会有结果。不同的应对方式会产生不同的结果。结果有可能是有利于当事人的，也可能是不利于当事人的。当冲突被化解后，该结果的作用会持续下去。在很多情况下，冲突并没有因结局阶段的到来而解决，所以，冲突结果只是阶段性的，有时甚至处理了一个冲突，又会带来其他几个新的冲突。

## 二、冲突管理

### 1. 冲突管理的概念

所谓冲突管理是指以冲突各方的相互依赖关系为基础，以相互对立关系状况的转化或诊治为重点，寻找矛盾冲突的正面效应，制约其负面效应，调整彼此的对立，并达成一致的管理过程。

### 2. 冲突管理的不同理论

关于冲突管理，目前存在三种不同的理论观点：

（1）传统的冲突理论。传统的冲突理论认为，冲突是有害的，会给组织造成不利影响。冲突已成为组织机能失调、非理性、暴力和破坏的同义词。因此，传统观点强调管理者应该尽可能避免和清除冲突。

（2）人际关系理论。人际关系理论认为，冲突是任何组织无法避免的自然现象，不一定给组织带来不利的影响，而且有可能成为有利于组织工作的积极动力。既然冲突是不可避免的，管理者就应该接纳冲突，承认冲突在组织中存在的必然性和合理性。

（3）互动作用理论。新近出现的有关冲突的互动作用理论观点，强调管理者要鼓励有益的冲突，并且认为，融洽、和平、安宁和合作的组织容易对变革和革新表现出冷漠和迟钝，有益的冲突会使组织保持旺盛的生命力，因此，通过倡导在组织中自我批评和不断革新，可以促进组织成员之间的互动作用和交流，能够增进组织的创新和发展。

从以上冲突管理理论的发展趋势来看，应该在员工援助计划中，不仅倡导一般的和睦相处，还要适度地鼓励建设性冲突。

### 3. 冲突管理的处理方式

在冲突管理方面，一般管理者主张，对个人或群体绩效有消极影响的冲突应该消减，而对于个人或群体绩效有积极影响的冲突，应该培养并适度保持。组织中的领导者及其成员都应该采用积极的、建设性的方式来处理冲突。目前，一些学者也就冲突管理的处理方式进行了研究和实践探讨。下面介绍几种常见的冲突处理方式：

（1）托马斯冲突处理方式。从"关注自我利益"和"关注他人利益"两个维度对个体冲突管理方式进行界定的角度，托马斯模型包括了关心自己的利益和关心他人利益的两个维度。在该模型中，关心自己的利益取决于追求个人目标的强烈程度，关心他人的利益取决于与他人的合作程度。在此基础上，托马斯提出了有关冲突处理方式的五种类型的管理方式，分别为"抗争型""合作型""迁就型""回避型"和"妥协型"。如图 7—1 所示，从模型要素构成可以看到，抗争与迁就、合作与回避分别处于两个对立的方面，而妥协居于中心地位。

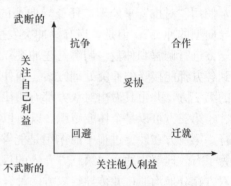

图 7—1 冲突管理方式分类

第一，回避型实际上表现的是既不关心自己的利益，也不关心他人的利益。采取这种冲突处理方式的人通常避免讨论有分歧的意见和问题。对于不重要的冲突事件，这种冲突管理方式通常是有效的；在冲突双方情绪都比较冲动的时候，回避也不失为暂时的好方法，因为它帮助冲突双方冷静下来。但是对于重大一些的冲突事件，回避只是徒劳地拖延争端，丧失共同解决问题的机会，最终会导致关系的恶化。

第二，迁就表现的是照顾他人利益，不关注自己的利益。在组织中，权力较弱的一方更容易迁就权力较强的一方，以获得对方的肯定和认可。偶尔的迁就是合适的，而且从中国看重"面子"和遵从互惠原则的传统观念来看，你敬我一尺，我敬你一丈；这一次我迁就你，你下一次会回馈我。如果能够保持这种互惠交换的关系，迁就的处理方式也省时省力。但是习惯性的、单方面的迁就不值得提倡，因为迁就的一方自身的利益总是得不到关注，长期扮演牺牲者的角色，最终会导致内心的憎恨。

第三，竞争表现的是高度关注自己的利益，不考虑他人的利益。竞争者通常执著于自己的立场，甚至不惜欺骗和攻击对方，也可能会采用强硬的方式压逼对方顺从自己的立场。这种方式很不可取，因为它不可避免地会引发关系紧张、憎恨和敌意。它也抑制双方去积极思考更有效解决问题的方式。

第四，妥协表现的是折中的冲突处理方式，它既部分考虑自己的利益，也部分考虑他人的利益，这也意味着双方都放弃自己的部分利益。妥协的冲突管理方式比较有效率，唯一不足的是，它不鼓励双方共同思考、积极寻求更有创意的解决方案，双方的利益也无法最大化。

第五，合作表现的是高度关注自己的利益和高度关注他人的利益。在合作的情形下，大家经常齐心协力，以求找到能够最大化双方利益的解决方案。合作并不意味着没有分歧。实际上，在合作的时候，冲突更容易被视作需要双方来解决的共同问题，而这个问题的解决，对双方都有好处。在合作的框架下，双方更容易开放地交流信息和观点，以协助寻找更有效的方案。合作的冲突处理方式最具建设性，不少研究证实，合作对个人的自尊、满意感、人际信任、人际关系和组织效率都有积极的影响。

（2）第三方解决方式。在日常生活中，人际冲突是最常见的冲突类型，一些管理者通常使用"对抗"来处理"任务导向型的冲突"，使用"强迫"或者"退缩"来处理"情感导向型的冲突"。但是，当有些冲突发生后，双方并没有办法自行解决冲突，需要引入第三方进行调解和仲裁。调解是在冲突双方都不失面子的情况下，由第三方帮助冲突主体找到各方都能接受的冲突处理方案。而仲裁是冲突当事人将矛盾与分歧交付给双方都能接受的第三方，并由其做出对双方都有法律效力的裁决。

第三方可以是个体或组织，既可以按照法律程序进行，也可以按照冲突主体的要求进行。第三方在冲突过程中的作用是能够营造一种坦诚的氛围，促进冲突双方的良好沟通。为了有效地解决冲突，第三方介入的目的不应仅仅立足于快速地处理冲突，而是应该帮助双方充分地沟通，并传导给双方一种合作和解决问题的态度。第三方参与到冲突处理可以缓解冲突双方的紧张和威胁程度，有效地将注意力集中到需要解决的问题上，并充分发挥冲突双方的积极作用，使得最后的结果能够满足双方的利益。通过第三方介入来解决冲突问题，冲突双方能够感觉到解决过程的公平性和公正性，有助于实现冲突主体的双赢。所以，当冲突双方不能自行解决冲突问题时，第三方的干预是有必要的。虽然在冲突过程中引入第三方可以有效地帮助冲突主体解决矛盾与分歧，但是，这种方法也有弊端，比如会使冲突解决的过程过长，或在调解的过程中加入第三方自己的利益或判断等。

冲突管理并没有固定的方法，在选择冲突管理方式时必须充分考虑冲突的起因、类型及影响，不同的情境需要采用不同的冲突管理方式，程度上也有强硬、柔弱的等级差别。所以，员工援助师在冲突管理过程中，应根据不同的情境采取不同的冲突管理模式。

## 三、冲突管理技巧

在工作场所中，冲突是一种司空见惯的正常现象，因此，要及时识别冲突状况，控制当事人情绪和过激行为，将损失控制到最小。为了更好地实施冲突管理，有如下实施技巧供参考：

### 1. 追根溯源

要解决冲突，首先要了解冲突产生的根源。目标、利益和价值观的不同是导致冲突产生的主要原因，不同的人对待相同的问题可能有不同的看法。判断冲突是否与利益或需求有关是非常重要的。利益是比较表象和暂时性的，例如土地、金钱或工作等；而需求则是更为基本且不可妥协的，例如身份、安全感和尊严等。许多冲突看起来是为了利益之争，实际上却是与需求密切相关。例如，某人没有获得晋升的机会，看起来是没有获得加薪，真正的痛苦可能来自尊严受损或地位丧失。为了预防冲突情境的发生，要注意在问题出现之前，就将事情公开讨论。

### 2. 重塑信任

当了解冲突产生的根源后，如果冲突迹象出现时，就要及时做出反应。这时，解决冲突的关键，是降低与周围人的人际关系的紧张程度。对于有争议的对方，结盟或重新结盟是一种可取的选择。这里，结盟并不意味着你要喜欢对方，只是与对方形成共同的目标，把对方当朋友而不是敌人，在相互尊敬、积极关注和协同合作的基础上，重新塑造信任关系。团队的领导者必须学会就事论事，真心实意地与对方交流，用实际行动提供帮助，避免在遭受攻击或者情绪紧张的情况下，完全放弃努力或者做出消极的反应。

### 3. 缓解冲突

冲突的消除需要一定的时间和过程，所以，维系冲突的现状，甚至通过努力，让冲突在局部得到缓解，也是一个了不起的进步。为了缓解冲突，可以召开专门的会议，让双方派员参加讨论，力争在某些问题上达成共识。在冲突管理过程中，每个人都可能面临争论升级的情形，要让冲突降级，切记以下几点：

（1）撤销自己的一些陈述。

（2）控制表达的语调，尽量缓和一点。

（3）避免攻击性的身体语言出现（如翻白眼、双臂在胸前交叉、跺脚等）。

（4）交流时，尽量不要直接称呼对方的名字。

（5）谈话只针对具体的事实和具体的问题，对事不对人。

（6）休息一下也是万不得已的办法。

### 4. 对话协商

协商是指在对话的基础上进行商榷、交谈。对话协商要化干戈为玉帛，需要对问题进行开诚布公的讨论，从中理清头绪，既要直截了当，又要设身处地，照顾到对方的尊严。在解决争端的过程中，通过对方交流中体现的非语言信息，对对方的感觉和观点感同身受，在协商中要做出恰当的让步。如果对方也做出同样的反应，说明对话协商取得了初步的进展。

虽然冲突无处不在，但冲突不仅带来消极的结果，也可能带来积极的结果。总之，冲突管理技巧是可以通过学习获得的，善于运用这些管理技巧可以提高我们的工作效率。

- + - + - + - + - + - + - + - + - + - + - + - + - + - + - + - + - + - + - + - + - + - + - + -

**【阅读材料 7.1】如何解决亚通公司的管理冲突**

**问题背景**

亚通公司是一家专门从事通信产品生产和计算机网络服务的中日合资企业。公司自1991 年 7 月成立以来发展迅速，销售额每年增长 50%以上。因为是合资企业，尽管日方管理人员带来了许多先进的管理方法，但是日本式的管理模式未必完全适合中国员工，例如，在日本，加班加点不仅司空见惯，而且没有报酬。亚通公司经常让中国员工进行无偿的长时间加班，引起了大家的不满，一些优秀员工因此离开了亚通公司。与此同时，公司内部存在着不少冲突，使得公司近几年的绩效出现了明显的下滑。

亚通公司的组织结构由于是直线职能制，部门之间的协调沟通也非常困难。例如，销售部经常抱怨研发部开发的产品偏离顾客的需求，由于生产部效率低，也使销售部错过了不少时机；生产部则抱怨研发部开发的产品不符合生产标准，特别是研发部胡经理，虽然技术水平首屈一指，但是心胸狭窄，还常常压制其他工程师。这使得研发部内部人心涣散，士气低落。请根据以上情况，分析一下：亚通公司出现的上述冲突主要包括了哪些类型？原因是什么？如何解决亚通公司存在的这些冲突？

### 案例分析

亚通公司的管理层与中国员工之间的冲突存在于不同组织层次之间，属于群际冲突。产生这种冲突的原因有多种，主要问题在于：

1. 要求员工加班，需要提供合理的加班费作为补偿；而主管们则希望把人力成本维持在一个较低的水平。有能力的员工则会想方设法跳槽到更好的工作环境。管理者仅把外企管理方法照搬过来，而不能因地制宜地灵活运用，会加剧企业的劳资冲突。

2. 各部门冲突存在于同一组织层次下不同部门之间，属于横向冲突，它是另一种群际冲突。由于亚通公司采用的组织结构是直线职能型，出现这种类型的冲突就不足为怪了。产生这种冲突的原因主要有：

(1) 任务相互依赖 (Task Interdependence)：由于各部门之间存在着任务依赖性，而组织结构的先天缺陷却削弱了各部门之间必要的沟通，从而导致任务的不协调。

(2) 目标不相容 (Goal Imcompatibility)：各部门都有自己的绩效目标，例如销售部希望增加产品线的广度以适应多样化的市场需求，生产部则希望减少产品线的广度以节省成本，即销售部门的目标是顾客满意，生产部门的目标是生产效率。

3. 胡经理与其下属之间的冲突存在于两个或两个以上的个体之间，这属于人际冲突 (Interpersonal Conflict)。产生这种冲突的原因主要有：

(1) 缺乏信任：人与人之间越是相互猜疑，越会产生冲突；胡经理心胸狭窄，总是疑心别人超越自己，抢了自己的饭碗。这会极大地影响团队的凝聚力。

(2) 归因失误：当个体利益受到他人侵害时，如果确认对方是故意的，就会产生冲突和敌意，归因行为在很大程度上依赖于人格特质与行为动机，归因失误还会导致信任程度减弱。

### 专家建议

通过以下举措解决亚通公司的冲突问题：

1. 根据情况重新设计加班报酬系统，激发员工的积极性，在人力成本与绩效之间取得动态平衡。

2. 通过信息管理系统来促进各部门的沟通，增强企业信息管理的效率。

3. 实施关联性绩效评估，把具有依赖性的部门的绩效关联起来，实现整体最优绩效管理体系。

4. 对胡经理进行专门的心理疏导，根据沟通效果，决定去留。由于胡经理有技术特长，也要考虑冲突的处理方式，如果处理不当，也可能把胡经理送到竞争对手那里。

# 第二节 沉默与谏言

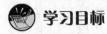 **学习目标**

➤理解员工沉默和谏言的原因。

➤熟悉员工沉默和谏言的影响因素。

➤掌握如何打破员工沉默，提供积极谏言的渠道。

## 一、沉默与谏言概述

### 1. 关注沉默与谏言

（1）问题。谏言（voice）还是沉默（silence）是很多员工经常面临的选择，这种选择不但关系到个体的发展，更关系组织整体的命运，不管这个组织是一个民族、国家，还是一个企业可能均存在类似问题，如倒闭前的安然公司，员工对公司的危险金融行为保持集体缄默，最终导致了无可挽回的倒闭；澳大利亚昆士兰一家医院护士的集体噤声使得医生缺少对手术的全面了解，造成了巨大的医疗事故；前美国中央情报局负责人 George Tenet 宣称，当时一些分析家选择了保留对发动伊拉克战争基础的质疑，使得最终呈现给国会、总统、美国以及世界的信息存在很多的问题，而其直接结果是一场带来灾难的战争。

（2）必要性。企业组织对业绩和速度的追求可以让我们在相对短的时间内清晰认识这个问题。知识经济时代要使企业具有核心竞争力，需要不断改革创新，相应就要求员工不单单是劳动力，更重要的是要有主动性，愿意承担责任，积极贡献具有创新性的观点和想法。纵观管理科学发展的历史可以看到，组织对员工的定位和要求正在发生着前所未有的变化，管理者或者说相当一部分管理者是作为专家对工作进行设计和分配，员工的角色就是执行任务，提高效率。随着信息化、国际化的发展，很多企业领导者不再具有建立重要愿景的特定知识，企业为了生存，就会要求员工除了完成工作任务外，还要能够应对来自环境的挑战，愿意与他人分享信息和知识，坚守自身和团队的信念。也就是说，企业希望员工以一种主动负责的态度面对工作，愿意与企业分享有关改进和完善生产、经营等方面不足的意见和建议，共同推进企业的健康发展。

### 2. 退出、谏言和忠诚

（1）谏言的合法性。一个不可避免的问题是大多数员工经常担心自己的谏言行为的合法合理性，担心挑战领导的权威会影响组织的和谐氛围，最终不但不能影响管理层的决策，而且会给自己的职业发展带来负面影响。所以，要让员工积极参与到工作设计和企业发展中来，并不是一件容易的事情。因为我们常发现这样一种现象：作为一线员工，他们往往比管理者更早发现运行中的问题，也知道解决的方法，但是，在具体的情境下，有时候一些员工会选择说出来，表达自己的想法；而多数时候他们会选择沉默，保留自己的观点。前一种行为是员工的谏言行为（employee voice），后一种就是员工的沉默行为（employee silence）。

（2）忠诚问题与组织衰落。赫希曼的著作《退出、谏言和忠诚：回应公司、组织和国家的衰落》让我们对这个问题开始有深度的认识和思考。该书讨论了公司、组织和国家是如何衰落及如何防止衰落的几种途径。根据他的研究，组织衰落的主要原因在于失去组织成员的"忠诚"，即如果组织成员"退出"了组织，那么组织必然衰落。所以，如果要防止组织的衰落，就要维持组织成员对组织的"忠诚"。保持这种忠诚的途径可以简单概括为组织不断努力为成员提供满意度的服务。当成员不满意时，要允许他们发出声音以便组织找到有效的改善提升途径；如果在组织成员不满的情况下不容许发出"声音"，或者在组织成员发出"声音"后服务依然得不到改善，如果存在"退出"机制的话，那么组织成员就会选择"退出"。一旦选择了"退出"，那么组织的衰落将变得不可避免。随后的研究虽然大多承认该著作的经典，也会引用书中的相关观点，但是大部分已经超越了最初的框架。

（3）中国企业文化的独特性。各种文化下的员工都会面对谏言或沉默的选择，但是，中国背景下的员工对谏言和沉默的选择更多情况下反映出了一种文化的特色。传统价值观和文化规则对员工谏言和沉默的影响已经引起了很多研究者和从业者的思考。例如，有研究显示权力距离比较大的文化下，管理者倾向于跟员工更少交流，给下属提供很少的支持，更少指派代表。在这些国家，下属倾向于遵守权威制定的规则，很少挑战老板的决策。跨文化研究表明，来自权力距离大的国家的员工倾向于遵守权威的规则，而且把组织内的等级不平等认为很正常，因此，他们就会对管理层的开放性和员工参与不加以关注，而且中国传统文化中既有对"从谏如流"的鼓励，同时也有"防民之口甚于防川"的说法。鉴于中国目前所处的发展时期以及相对复杂的管理理念和传统，我国管理者对员工谏言和员工沉默行为进行关注对企业发展具有十分重要的意义。

### 3. 谏言和沉默引入 EAP 的意义

在我国员工援助计划中引入对员工谏言和员工沉默的探讨，其意义和价值在于：

（1）变革和不确定性环境下需要员工谏言，而风险与不确定性导致更多的沉默。中国社会正处于转型期，社会结构的变化、利益分配的调整、信息急剧的膨胀、社会节奏的加快、各种思潮的冲击使得社会发展过程中的不确定因素增大。作为社会的重要组成单元，企业也面临着组织变革，这就需要组织员工必须在一个不确定的、高速运转的情境中相互协调，针对自己对事物的关注、观察，发现问题，进而发表意见，相互交流。对于企业发展来讲，经验、技能和足够资源的恰当组合是非常必要的，而且需要团队合作完成任务。此时如果交流不当、有人际冲突或者关键时刻判断失误就会导致合作的破坏。从这一点来讲，促进员工的谏言行为就是希望在企业做决策时尽可能了解全面的信息，避免不确定情境下的失误。

（2）健康型组织（Healthy Organization）的建设需要信息流畅，过度追求和谐一致会导致员工沉默。中国文化推崇圆满和谐，认为只有组织内处处融通一致，才能形成一个广大而和谐的系统。打破这一系统，组织便不得安宁。近几年来，中央政府提出了科学发展观，建设社会主义和谐社会的思想，以保证整个社会、社区、企业、群体和个人等多层次的劳动关系处于和谐状态。在这种大背景下，和谐并不等于完全一致，不是没有不同意见。只要有组织和团队存在，就必然存在着成员之间的理念、观点、做事方法和原则等方面的差异，这些差异和异议处理得当，团队的凝聚力和创造力才能够得到加强。

（3）我国文化传统带来的社会权力距离较大使得员工谏言面临更多的文化理念问题，谏言或沉默的选择顾虑更为复杂。中国是一个高权力距离、高集体主义和高关心长期结果的国家。跨文化研究显示，权力距离大的国家的员工倾向于遵守权威的规则，与这样的文化规则相适应，中国的管理者也有自己独特的管理风格，例如家族式领导、威权领导以及所习惯的隐喻间接的沟通方式。对中国的员工来说，管理者、组织氛围和文化因素结合在一起，会对员工沉默现象产生一系列无法简单解释的影响。随着年轻一代逐渐成为工作主力，他们相对独立，看待问题的角度不尽相同，这种客观要求的变化使得对员工谏言或沉默的研究更为必要。

（4）中国产业面对进入价值链上游的转型，如何从中国制造走向中国创造，必须充分发挥员工的价值，激发他们的参与性和创造性。在过去30年的时间里，我国的大部分产业集中于生产低端产品，低劳动力成本、低利润率的产品。只要员工成本低廉、工作勤奋，就已经足够了。如今向价值链上游移动的努力使得很多企业面临紧迫转型，必须有高端技术人员才能承担高端制造和高端服务的职责，这不是单单的技术培训和努力工作就可以解决问题的，更需要的是员工积极性和创造性的激发。这种素质已完全不同于过去合格员工的标准，过去形成的领导方式和工作方式都需要调整以适应此种变革性的要求。

## 二、员工沉默与员工谏言

### 1. 员工沉默（employee silence）

员工沉默是指当员工有能力改进当前组织状况时，却保留对组织环境在行为、认知或情感上的评价，没有把这种真实感受报告给自己认为能做出改变或矫正的人，是一种员工对组织中潜在问题保留个人观点的组织文化现象。沉默是员工表达不满的一种方式，这对企业的发展非常不利。在权力距离比较大的文化背景下，激发员工发言需要做出更大的努力。因为员工已经习惯于不加批判地遵循权威的命令，不愿发表自己的观点。因此，如何培养一个开放的氛围，促进员工谏言，对于企业的民主管理尤其重要。在面对工作中的一些重要问题时，员工经常会面临谏言还是沉默的选择。对管理者而言，如果员工不发表意见，保持沉默，会限制决策者获得对决策有益的不同意见，从而危害组织决策和组织变革的有效性。对员工而言，如果在公司对存在的问题提出建议是有风险的，那么就会保持沉默，而保持沉默会引发一系列不良后果。如果对问题和关注的事件不能提出建议，会使员工产生无助感，进而降低员工的工作满意度、提高离职率以及对员工产生长期的不良影响。同时，员工沉默容易使其产生各种放弃与顺从行为，不利于员工主人翁精神的培养，将严重影响员工对组织的忠诚度。对于组织而言，员工的沉默影响着信息的传递，使组织内部的沟通存在障碍，影响组织的决策。

员工沉默行为分为两种：

(1) 默许沉默。默许沉默指消极地保留观点，意味着消极顺从。

(2) 无作为沉默。无作为沉默是比较积极地保留观点，目的是保护自己或担心发表意见会产生人际隔阂。

员工保留沉默涉及的问题很多，具体包括：

第一，与上级或同事的能力或绩效相关的问题。

第二，组织绩效或改进意见等方面的问题。

第三，报酬的公平性、公司政策和个人职业生涯发展问题。

第四，伦理方面的问题、性骚扰或职权滥用以及同事之间的冲突等。

### 2. 员工谏言 (employee voice)

在运转良好的组织中，员工更愿意主动发表自己的意见，较少出现沉默行为，这就是沉默的另外一面：谏言。员工谏言是指以改善环境为目的、以变化为导向、富有建设性的人际之间的交流行为。这些行为主要包括为组织提供建设性意见，如怎样使组织状况得到改善、本部门其他员工如何开展工作，以及说服同事接受组织的观念、意见和指导等。员工谏言说明员工愿意对组织中的重要问题发表意见，这也是大多数企业管理愿意看到的景象。企业需要知道的不仅是问题，更重要的是解决问题的办法。所以，通过有效的工具和手段着力引导员工"说话"的同时，更重要的是引导他们"说有用的话"。

## 三、员工沉默的负面影响

### 1. 员工沉默对组织的影响

员工沉默对组织的负面影响是多方面的：

(1) 员工沉默影响着企业的决策效率。组织中的员工掌握着大量的第一手信息，这些信息对于企业领导者的决策效果产生着重要的影响，而员工沉默则阻断了这些信息来源。

(2) 员工沉默使得组织缺乏负面的反馈信息，很容易使管理者误将员工的沉默当成组织的和谐，不利于组织及时有效地发现和纠正存在的问题。

(3) 员工沉默不利于组织健康氛围的形成。组织需要积极的心理氛围，企业成员之间良好的沟通氛围及和谐的人际关系，是健康积极的组织氛围形成的前提条件。员工的沉默妨碍了平等、团结、信任互助的人际关系的形成，阻碍了人与人之间的信息和情感的交流。

### 2. 员工沉默对员工的影响

(1) 员工沉默意味着员工对组织发展的认同产生了偏差或者意见，其最直接的后果就是导致员工自身感受到工作压力、不满意和顺从行为。

(2) 影响着员工与组织的关系，降低了员工的工作满意度和参与工作的积极性。

(3) 最典型的影响就是员工的流失率升高和组织忠诚度降低。

## 四、影响沉默与谏言的原因

### 1. 个体因素

在同样的环境中会出现有的员工选择发表意见，而有的员工选择保持沉默的现象，这主要是由于员工的个体差异造成的。开放、具有责任感的员工更愿意进谏，而内向的员工则更愿意保持沉默。

### 2. 组织因素

组织结构的开放性与员工沉默出现频率呈负相关。当组织的开放性越高，员工则倾向于对组织发表意见。组织政治行为是基于共同利益建立的一种结盟关系，是公司的潜规则，是一套真正的控制系统。组织结构很大程度上是组织政治行为的副产品，组织政治行为直接导致了员工沉默。现实中所谓"识相"的、保持沉默的员工在职位升迁中反而更顺利。组织政治行为一方面通过降低员工满意度而降低员工对组织的关心，诱发默许性沉默；另一方面通过引发员工的工作焦虑和保护意识，从而引发了防御性沉默。

### 3. 领导因素

领导者行为是导致员工沉默的最大因素。其主要根源有两方面：

（1）管理者害怕负面反馈。研究显示：人们通常在接收到负面反馈时会感到威胁，因此，人们总是试图去避免收到负面反馈，或当他们获得这些信息时，就会质疑其可信性。这种恐惧在管理者中尤为强烈，当负面反馈来自下属时，这种信息经常会被视为不合理且管理者会感到权力受威胁。

（2）管理者的个人偏见。如员工是利己主义者从而不值得信任；管理者拥有更多的信息，比下属更了解组织意图和行为；认为争论和不一致对组织是不健康的。

### 4. 文化因素

员工沉默是一种文化现象。不同的社会环境就有不同的文化模式，文化氛围是员工沉默的发生机制。中国文化是一种典型的儒家文化：集体主义盛行，等级观念强，重情面，主张以和为贵。这样的文化更容易导致员工沉默。如果我们提倡集体主义，就会导致管理者和同事之间很难容忍异己分子出现。当员工感觉到自己有可能是少数时，就不敢坦诚自己的观点。此外，等级制度强化了组织之间的官僚关系，下级员工由于地位低下不敢向上级进谏；人情和面子使员工在进谏时需要更多地考虑他人的感受；以和为贵的思想使员工经常把问题埋在心里。

### 5. 同事因素

员工沉默是一种集体现象，大多数同事的行为和表现必然对其他员工产生重要的影响。员工在决定如何发表意见时，很大程度上会考虑其公众印象是否受到影响，是否会影响到自己在组织中的晋升机会和职业生涯发展。当员工感到个人看法是少数人的观点时，则会由于担心被孤立而不会坦诚自己真实的想法。此时，沉默则成为一种自我强化的结果。另外，对新员工而言，沉默的很人一部分原因来自于对组织原有老员工的模仿。

## 五、如何促进员工谏言

### 1. 塑造积极的组织文化

打破员工的沉默，既要从精神层面上培养员工的主人翁精神、敬业精神和责任意识，强化员工的组织认同感，又要从物质环境层面上入手，努力地营造一个和谐融洽的组织环境，建立一个平等、团结、信任、互助的人际关系环境。

### 2. 建立顺畅的沟通体系

领导者要丰富沟通渠道，如 e-mail、公共邮箱、留言簿等方式，从多个方面鼓励员工表达自己的意见和建议。同时，领导和相关意见收集人要及时给予反馈，表现对员工谏言的重视和积极关注。如果合理的建议在组织中被采纳，会激发员工的主人翁精神和工作积极性，助长员工更多地谏言。

### 3. 运用有效的激励措施

领导者要鼓励员工积极发表意见，如果建议对企业具有一定的作用，可以通过多种方式给予激励，让员工感觉到自己的建议受到重视，从而更乐于提出自己的想法和意见。

### 4. 建立员工提案管理系统

员工提案管理系统是指通过创建有效的激励机制和回报机制，鼓励员工尤其是基层员工在工作之余更多地考虑企业的发展，为企业提出真正有价值的建议的系统。这些激励措施包括，对员工的任何非劳动合同规定范围内的贡献提供相应的回报，并通过各种形式的回报和利益分享激发员工"说有用的话"的动机与行为。通过由相关部门负责人出面，制定相应的制度和规章，包括管理指南和员工提案手册、提案单，由专门委员会进行提案管理，定期公开提案被采纳的结果，对有价值的提案进行物质鼓励。

### 5. 善用第三方参与

第三方是除了员工和管理者之外的其他外部专家、员工，由他们通过多种方式，可以更加真实、有效地了解到员工的真实想法，从而促进员工表达意见的意愿和行为。

### 6. 淡化关系政治

过度的办公室政治所带来的内耗，无论对团队还是员工本人都是十分不利的。员工援助师要提醒领导者不要有过重的政治倾向，在站稳自己立场的同时，要努力倡导和营造团队"凡事就事论事、对事绝不对人"的健康风气，注意保持组织内人际环境的均衡，对专注拉帮结伙、搬弄是非的人和事要进行必要的制约和遏止。

# 第三节　沟通与协调的技巧

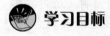 学习目标

➢ 了解沟通与协调的基本概念。

➢ 熟悉有效沟通与协调的技巧。

➢ 掌握沟通协调能力提升的途径。

## 一、沟通概述

### 1. 沟通的含义

沟通是人与人之间、人与群体之间思想与感情的传递和反馈的过程，目的是求得思想

达成一致和感情的通畅。松下幸之助有句名言："企业管理过去是沟通，现在是沟通，未来还是沟通。"管理者的真正工作就是沟通。不管到了什么时候，企业管理都离不开沟通。良好的沟通不仅能充分体现企业对员工的尊重与重视，也能够及时发现企业在生产管理方面的问题，是化解危机的主要工具。

沟通是一个双向的过程，它的有效性依赖于是否能抓住听者的注意力和正确地解释个体所掌握的信息。沟通的要素包括沟通的内容、沟通的方法、沟通的动作。就其影响力来说，沟通的内容占7％，影响最小；沟通的动作占55％，影响最大；沟通的方法占38％，居于两者之间。

一般说来，人们通过三种主要的渠道来沟通信息。最明显的就是言语沟通，即个体言谈的内容，包括口头和书面语言沟通。另一个渠道是非言语沟通，它提供了更加细微的线索。非言语沟通是我们使用语言以外的其他沟通方式的总和，采用一种可见的方式进行，包括面部表情、动作、姿态和外貌。另外，沟通还可以采用泛言语渠道，也就是将内容去掉后剩余的言语信号，譬如音调、振幅、语速、音质和言语轮廓。

### 2. 沟通的作用

在工作中不管是对上司、下属、同仁、客户，或对各接洽商谈的单位，都需要更好的沟通技巧。在职场中难免会碰到许多不如意的事，也会遭遇挫折。这时，自我心情的调适或自我不断的激励，就是所谓的自我沟通。同时，沟通在管理中起着十分重要的作用：

（1）提高决策的质量，化解冲突。任何决策都会涉及干什么、怎么干、何时干等问题。每当遇到这些急需解决的问题，需要从内部的沟通中获取大量的信息情报，然后进行决策，或建议有关人员做出决策，以迅速解决问题。下属人员也可以主动与上级管理人员沟通，提出自己的建议，供领导者决策时参考，或经过沟通，取得上级领导的认可，自行决策。企业内部的沟通为有效决策提供了信息，增强了判断能力。

（2）便于员工协调工作。企业中各个部门和各个职务是相互依存的，依存性越大，对协调的需要越高，而协调只有通过沟通才能实现。没有适当的沟通，相互之间容易出现冲突，使工作任务不能圆满地完成，从而导致企业在效益方面的损失。

（3）有助于提高员工士气。通过有效沟通可以激励职工，建立良好的人际关系和组织氛围，提高员工的士气。

（4）有助于协调与外部的关系。在达成企业目标时，往往会由于各方利益的不同而产生冲突，而良好的沟通技巧能够及时化解冲突，减少人际摩擦，促进合作，形成双赢的局面。

### 3. 人际沟通

人际沟通是指信息传送者通过选定的渠道把信息传递给接收者的过程，如图7—2所示。

当人们之间有进行沟通的需要时，沟通的过程就开始了，人与人之间的交流是通过信息的互相传递及了解进行的，因此人际沟通实际上就是互相之间的信息沟通。信息沟通过程开始于需要沟通的主动者，即信息的发送者。

实际的人际沟通常常是多人一起参与的，多人参与的沟通形成了信息沟通的网络，典型的沟通网络如图7—3所示。

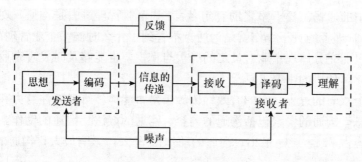

图 7—2　人际沟通模型

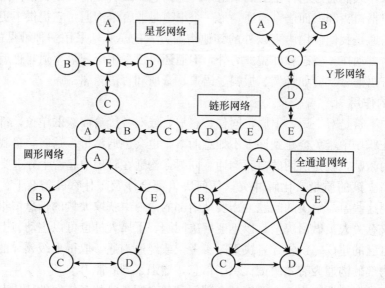

图 7—3　典型沟通网络模型

#### 4. 沟通的要领

在沟通的过程中，要学会倾听，并有效表达，同时要掌握以下要领：

（1）赞美。对沟通对象所说的话，有道理的地方，应适度予以赞美。

（2）平心静气。沟通双方如无"平心"的准备，沟通就易于"斗心"。

（3）灵活。要记住解决事情的方案绝不止一个。

（4）表达清楚。能用数据说明的问题就尽量用数据说话，做到简单、明了、易懂。

（5）幽默。将批评与教育放在幽默中，往往能收到意想不到的效果。

#### 5. 高效沟通的技巧

掌握人际沟通技巧，关键要注意以下几点：

（1）聆听的技巧。大自然赋予人两只耳朵，却只有一个舌头，这是一个温和的暗示：人应该多听少说！一个出色的沟通者，一定是一个有效的倾听者。在沟通中，最关键的是要学会倾听，包括尽量少说话，集中注意力，倾听全部信息。交流是听和说的艺术，聆听比表达更重要。聆听是一种确认和赞美，确认您对表达者的理解和对沟通信息的关注。

（2）观察的技巧。认真观察是有效沟通的基础所在。观察的内容包括形象、语调、外表、语气、眼神、面部表情、手势、体势、空间距离等。有效观察要注意两方面：一是准确把握传达信息的非言语行为，诸如眼神要对视 3 秒钟，对视时要看双眼与鼻尖的三角区；介绍人不能用单指，要手心向上；坐椅子要坐椅子面的前三分之一；要注意人们之间合理的空间距离等。二是掌握科学观察的技能：

1）事先制订观察计划，确定观察的目的和要点。

2）观察中避免"先入之见"，特别是"定势"的消极影响。

3）抓住观察的实质性要点。

4）学会记观察笔记。

5）对于观察的结果及时概括。

（3）提问的技巧。一般问题分为以下几类：结尾式问题、开放式问题、直接式问题、间接式问题、非言语问题。有效提问的前提是：

1）容纳异己，赞扬对方。

2）以双赢为目的。

3）沟通的态度重于沟通的内容。

4）多采用反馈技术。

（4）反馈的技巧。沟通是双方的行为，为了确保信息被对方理解，要及时给对方以反馈，并表达自己的基本看法。反馈分为正面反馈和负面反馈：

1）正面反馈的要点包括：

①具体地说明员工在表现上的细节。

②说明这些细节反映了员工哪方面的品质。

③这些表现所带来的结果和影响。

2）负面反馈的要点包括：

①对事不对人。具体、耐心地描述员工的行为，不做判断性表述。

②不指责。客观、准确、不带有情感色彩地描述行为后果。

③多听。多征求员工的看法，换位思考，从员工角度看问题。

④建议。探讨下一步的做法时，应提出具体建议，说明这种建议的好处。

3）提供负面反馈的技巧。在日常工作中，如何向上司提供负面反馈也是一门艺术。具体来说，有以下技巧：

①在非正式场合提意见比在正式场合好。

②以个人身份提意见比以上下级身份好。

③个别提意见比公开提意见好。

④在领导心情舒畅时提意见比其紧张疲劳时提好。

⑤在轻松气氛下提意见比在严肃气氛下好。

⑥以间接的方式提意见比直接好。

此外，在沟通的过程，要注意选择合适的媒介。不同的沟通技术效果不一样，电子邮件、手机、音频、网络、视频、移动通信、在线聊天等，这些新技术使人们之间能够更快、更好地沟通，并能比以前更有效地合作，这也使员工能够同多种多样的部门交流。但是，传统的面对面沟通，无论是言语沟通、书面沟通还是非言语沟通，仍是不可思视的沟通方式。

## 二、有效协调的方法

### 1. 协调工作的类型

在组织中，协调就是正确处理组织内外各种关系，为组织正常运转创造良好的条件和环境，以促进组织目标的实现。协调依据其工作内容的性质可划分为：计划协调、人事协调、财务协调、经济协调、政策协调、关系协调、工作部署协调、社会协调。作为员工援助师，经常涉及的协调工作类型有：

（1）政策协调。辅助决策是人力资源部门的中心任务，在决策过程中，辅助与配合领导搜集信息，研究政策，提供决策方案，或者参与试点工作，发挥着辅助决策的重要作用。但是，必须明确员工援助部门不是决策机构，不能"越俎代庖"，不能越权，这是应该特别注意的。

决策在组织中是非常重要的。一项政策的制定既要具备全面性，又要具有针对性；既要具备原则性，又要具有灵活性；还要注意与现行政策之间的协调性。比如，协调现行政策与原有政策，协调政策条文与实际情况的关系，协调政策制定机构与政策执行机构的关系等。因此，只有了解情况，掌握政策，积极协调，才能进行正确的决策与指挥。

（2）人际协调。员工援助师要针对不同的对象，采用灵活多样的协调方法，"以不变应万变"，学会和掌握协调人际关系的艺术，在次要问题上适当让步；在文字协调中使用必要的模糊语言的艺术、寻求最佳协调的艺术，在特殊条件下迂回前进的艺术等，这样就会应付自如，达到协调的目的。与此同时，还要创造和谐友好的人际关系，保持融洽舒适的环境，以达到配合恰当、同步运转的目的。

（3）工作协调。工作协调是根据工作的主要目标，考虑工作的轻重缓急，具体安排工作项目、工作步骤与活动日程等，使各项工作环环紧扣，密切配合，不使一环失灵影响全盘工作。

（4）社会协调。社会协调包括两个内容。一是协调本单位与外部单位的关系，二是协调外部单位之间的关系。它们之间是相互联系、互为条件、相互制约的。在进行社会协调时，一定要注意平等协调，以诚相待，力求做到互相支持，互相配合，协调一致，同舟共济，使各单位的目标都能高效率地实现，以达到双赢的效果。

### 2. 协调的范围

在组织机构运行的过程中出现的各种矛盾和冲突，都在协调的范围之内。这些矛盾和冲突按其与组织的关系，可分为内部和外部两大类。对组织内部的各种矛盾和冲突的协调，称之为内部协调；对组织与其他组织、个人的矛盾与冲突的协调，称之为外部协调。无论是内部协调或外部协调，主要是协调好三方面关系：

（1）上下级之间的关系，包括上下级单位、上下级领导、管理者与职员的关系。

（2）同级之间的关系，包括平行的单位、部门及职位之间的关系。

（3）外部单位之间的关系，包括所在地区的其他单位、部门与个人之间的关系。

只有把组织内部和外部这些方面的关系都协调好了，才能创造良好的内部和外部的关系环境，保证计划、决策的顺利推行和组织目标的最终实现。

**3. 不同冲突的协调方法**

（1）企业内部协调。企业内部协调主要体现在两方面：

1）协调上下级关系。上下级工作冲突是工作中人际冲突的主要类型之一，处理上下级工作冲突的方式主要有三种：退让、协调和对抗。下属比领导更倾向于采用退让的方式，领导比下属更倾向于采用对抗方式。具有协调职能的部门或人员，则需要协调上下级之间的关系，具体协调时，要注意以下几点：

①强调信息沟通，尤其是上下级之间要沟通思想、交流情感，要采用多种方式进行沟通，诸如正式渠道和非正式渠道并用。

②优化心理品质。良好的心理品质是实现上级和下级协调的基础，在全面提高上级和下级素质的同时，努力培养他们优良的心理品质，如宽容、正直诚实、谦虚谨慎、平和等。

③注意心理调适。上下级的沟通协调问题涉及许多社会因素和心理因素，要实现上下级之间的沟通，双方要共同努力，注意心理的自我调适，以积极的刺激去影响对方，以利于形成良好的行为反应。

2）部门之间的协调。部门冲突直接关系企业目标的实现，部门之间完全没有冲突不利于企业内部的创新，适度的冲突有利于保持企业的活力，但冲突过多则是组织结构失效的典型特征，也是企业寻求组织结构变革的最主要原因之一。处理部门冲突的常见方法有：

①高层管理者为解决或压制冲突而行使规章制度和合法职权。这是最常见的一种方法，特别是在某些决策、行动对不同部门的目标实现和利益造成相反方向的效果时，这种方法短期内可以解决冲突，但缺陷是没有改变双方的合作态度。

②成立整合机构。包括成立跨职能的团队、临时任务组、跨部门委员会，设立项目经理、产品经理、品牌经理等。必要时指定专人负责理解各团队的问题所在，在进行必要沟通的基础上以双方的共同目标为基础，提出双方可以共同接受的解决方案。

③对话和谈判。当冲突双方直接接触试图解决分歧，就会出现对话和谈判，这样可以把冲突双方的代表聚集在一起来寻求解决争端的方案。对话和谈判不一定就能获得成功，但一旦成功，冲突双方就会互相尊敬，将来的合作就会变得容易。

④聘请外部专家。外部专家扮演解释者的角色，有助于重建部门间遭到破坏的沟通渠道；要保证部门之间的信息被正确理解，而不被偏见所扭曲；将各部门的固有认知和行为模式公开，使其认识到局限性；把其他部门的积极行动和影响植入部门成员中，改变其对其他部门的认知立场，确定和解决特定的冲突源。外部专家的参与有利于消除消极情绪，以建立和培养合作的态度。

⑤强化共同使命和高级目标。当不同部门的员工看到他们的目标被拴在一起时，共享资源和信息就具有了潜在的动力。

（2）企业外部协调。外部协调通常是对组织与社会中其他各种团体和人员（如政府各部门、社会公众和新闻媒介等）的关系进行协调，它是企业正常经营的必要条件，有助于促进企业提高自身素质，完善内部管理，更有利于企业建立广泛的经济联系网络和树立良好的企业形象。虽然企业对这些利益相关者能够施加的影响是有限的，然而企业长期利益的稳定与增长又离不开这些群体的协作与配合，尤其在危机事件中，这些群体的影响是举足轻重的。

## 三、提升组织协调能力

提高组织协调能力的技巧主要体现在坚持一个核心，遵循两个法则，运用三种策略，掌握四种技能。具体包括以下内容。

### 1. 以加强修养，提高情商为核心

修养展现出的是个人的魅力，而魅力就是夺人魂魄，让人心旷神怡；情商体现出的是自我认知、自我激励、自我控制能力，是认知他人情绪、融洽自己人际关系的必要因素；智商高情商不高的人，往往怀才不遇；智商不高情商高的人，必有贵人相助，如"刘备的江山是哭出来的"，另外，像刘邦等也都是这类人的代表；智商高情商也高的人，就更加完美。

### 2. 遵循黄金法则和白金法则

黄金法则是你希望别人怎么对待你，你就怎么对待别人；白金法则就是别人希望你怎么对待他，你就怎么对待他。真正情商高的人就会知道如何将两个法则相结合，进行换位思考，既站在自己的角度处理问题，也站在别人的角度思考问题。

### 3. 知己、知彼、权变

知己要认识自己、把握自己；知彼要了解别人并善待他人，对别人的道德品行、工作作风、需求好恶、性格特点、生活习惯、知识结构、工作能力、思维方式等都要知道；权变就是权衡利弊而随机应变，因人因时因地的不同而调整沟通协调策略。

### 4. 掌握四种沟通技能

提高善于倾听能力、有效运用语言能力、恰当运用态势语言能力和化解对抗冲突的能力。真正想拥有一种能力必须从细微处磨炼自己，如倾听别人的话时要做到静心、虚心、专心、诚心、留心、耐心等。

---

**【阅读材料7.2】如何协调企业内部的人际冲突**

**问题背景**

一家生产化工产品的企业，规定不能在工作时间吸烟。一天，该公司的办公室主任去员工更衣室时发现有一个人抽烟。他一看主任来了，就赶紧把烟掐灭，并且对主任表示道歉。主任说："你这是违反纪律。""对，这事是我错了。"主任说："你得受处罚。""我接受批评，我接受处分。"话说到这会儿，双方还没有什么冲突。但主任又说了一句话："你还是共产党员呢！"抽烟者开始不高兴了，说："共产党员就不能抽烟了？共产党员也犯烟瘾，邓小平还抽烟呢！"主任说："你还不服管，还敢顶嘴？""顶嘴，你又不是我爸，我跟你说话还是顶嘴吗？"主任也非常生气，说："我饶不了你！"结果这个员工干脆又把烟点

上了，还把烟圈吐在主任的脸上，冲突不断升级。主任回来跟总经理告状，总经理也决定要处分抽烟者。但总经理居然发现大多数人都支持抽烟者，反对主任的处理方式。这时，总经理向公司内部的员工援助师求助，要求其妥善处理该冲突。

**案例分析**

该案例需要员工援助师协调公司内部的跨部门上下级关系冲突，是属于个体之间的一种人际冲突。分析该案例当事人产生冲突的原因如下：

1. 个体原因

该案例所产生的冲突虽起因于个体行为与企业规章制度的背离，但该员工已经承认了抽烟是违反企业纪律，而且接受处罚。让冲突产生及升级的主要原因在于办公室主任不适宜的批评方式，比如"你还是共产党员呢。""你还不服管，还敢顶嘴？""我饶不了你"。这种典型的成人对小孩式的批评、沟通方式、甚至是打击报复式的说话语气，引起当事人的强烈不满，并激发了当事人的对抗行为。

2. 组织原因

从该企业办公室主任处理该事的工作作风来看，该企业的文化的权力距离较大，处理问题的流程不够清晰。比如上级与下级的沟通地位不平等，遇到冲突纠纷的处理流程比较混乱等。

**专家建议**

作为员工援助师，在此要充当第三方，帮助解决跨部门上下级之间的冲突。

第一步：主动联系两个当事人，分别倾听其对该事件的看法，以及对对方的看法；分析其分析冲突产生的根本原因。

第二步：针对冲突产生的个体原因，要与当事人进行充分的沟通，了解其感受，并让双方了解平等沟通和换位思考的重要性，让其重新审视自己的沟通方式和处事风格，并帮助双方建立平等沟通的观念。

第三步：作为冲突协调的第三方，要让当事人双方明确冲突产生的根本原因以及相应的后果，并引导责任方勇于认错，学会适当的沟通方式，从而冰释前嫌，解决冲突矛盾。

**【阅读材料7.3】冲突管理能力训练：智力大辩论**

**训练目的**

在冲突、沟通管理中有一些结构化的课堂活动有助于帮助成员更深刻意识到冲突的本质以及有效处理冲突的行为方式，促进问题的高质量解决。以下介绍智力大辩论的一个练习，该程序不仅可以运用于室内培训，也可以用于解决组织内部重大的分歧问题。培训者或者团队领导最好先接受培训，熟练掌握这些技巧，进而带领团队成员实现有效管理冲突，让参加成员意识到冲突更多是由于不同的观点、相抵触的活动引致，理解建设性冲突管理的价值。

**操作程序**

1. 选择一个辩论的议题，时间控制在30分钟以内。
2. 将一半参加学员分配为正方的立场，一半参加学员分配为反方的立场。

3. 准备小组：两人一组，正方搭配正方，反方搭配反方，为各自的立场准备论据。

4. 辩论小组：两人一组，正方搭配反方，开始激烈辩论。

5. 在两组中各选一人，刚才的正方转换成反方，刚才的反方转换成正方。

6. 准备小组：两人一组，正方搭配正方，反方搭配反方，为各自的立场准备论据。

7. 辩论小组：两人一组，正方搭配反方，开始激烈辩论。

8. 所有参加学员部分地放弃先前分配的立场，综合辩论过程中的观点，就辩论议题得出一个更全面的认识。

9. 学员分组总结和培训教师总结。

### 专家建议

1. 训练之前，培训教师需要对课堂讲授的冲突管理理论做简要提炼，如在管理中一般存在三种基本的冲突合作模式：

(1) 合作：目标正向相关，双赢，一起成功。

(2) 竞争：目标负向相关，你赢我输，即一方的成功以另一方失败为代价。

(3) 独立：双方目标不相关，即一方成功或者失败不会影响另外一方。

2. 选择辩论的议题时，建议最好与大家有兴趣了解的工作问题相关，且具争议性。如果一时选择不出来，可以提供培训教师事先准备的议题，如"中国是否需要大力发展轿车业？"

3. 在第一次分配立场的时候，有些学员可能觉得不符合个人的立场。培训教师此时不要顺从学员的要求，不要容许其更改立场，但可以告诉学员在下一阶段，他们有机会分配到相反的立场，他们在这个阶段需要遵从活动指示，尽可能为分配的立场准备和辩论。

4. 讨论的关键是，在前15分钟，争论双方各执己见，但在后15分钟，要求持相反意见的争议者交换观点，继续争议。以便感受冲突管理的如下道理：

(1) 合作性的态度：有不愉快，但是为了双方的利益。

(2) 你胜我负的态度：有不愉快，但是为了自己的利益要牺牲对方的利益。

(3) 回避冲突的态度：可以平抚不愉快，但回避讨论。

5. 学员冲突管理训练的总结要点

(1) 与他人观点产生分歧时你的感受是什么？

(2) 与他人观点产生分歧时，你喜欢哪种方式？

(3) 与他人观点产生分歧时，你认为可以改进的一种方式是什么？

(4) 冲突管理最重要的好处有哪些？

6. 培训教师冲突管理训练的总结要点

(1) 日常团队工作的主要的障碍是什么？

(2) 团队或者变得更为合作，冲突更有建设性；或者变得更为竞争，冲突更具破坏性。

(3) 需要持续的进步就要依据何种方式来一起工作，并且改进与其他成员、甚至合作者共事的方式。

(4) 在今后的工作中如何关注建设性冲突的价值，做好冲突管理工作。

# 第四节　工作场所的欺负与暴力行为

## 学习目标

➢ 理解工作场所欺负行为的伤害模式及影响。

➢ 熟悉暴力倾向的前兆特征。

➢ 掌握欺负行为和暴力行为的干预方法。

## 一、工作场所的欺负行为

### 1. 基本概念

工作场所中的欺负是指一种个体长期接受难于反抗的、负性的行为的情境，这些行为来源于一个人或者几个人。这些负性行为包括隔离和排除、贬低某人工作价值、戏弄某人、给某人起诬蔑性的外号、生理上的侮辱、性骚扰等，如图7—4所示。

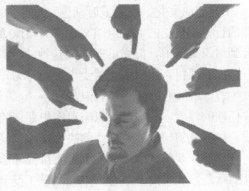

### 2. 发生过程

工作场所欺负行为的发生过程机制如图7—5所示。员工在一段时间内遭到上级或同事重复的负性行为之后，受害者会从最初感知到的心理压力转变为情感虐待，进而感受到严重的被欺负。在这个过程中，欺负对受害者的伤害程度也是逐渐增大的，并会导致

图7—4　工作场所的欺负或暴力行为

严重的精神创伤。研究发现，有精神创伤的受害者，即使不再继续遭受这些负性行为，当他们想起这些情境时也会持续体验到情感虐待。

### 3. 产生原因

欺负行为的产生原因主要包括个体层面和组织层面。

（1）个体因素。主要包括：

1）人格特点。不自信、好逃避、内向、独立性较差的人容易被欺负，有嫉妒、故意的人倾向于实施欺负。

2）社会技能。社会技能较低的员工，更有可能成为受害者。那些缺少沟通、缺少协调、避免冲突或为小组付出很少努力的员工，易成为欺负的对象。当然，并不是所有的受欺负者都是社会交流技能较低者，较为沉默的个体也易遭受欺负。

3）员工资格。资格低的个体在工作中容易遭受欺负。造成这种结果的原因可能是，资格低的员工的职位较低，所获得的支持比较少，导致了他们的低自尊、感知的是无力和

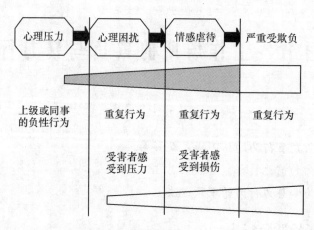

图7—5 工作场所欺负的发生过程

顺从，因而容易受资历较深或地位较高的人欺负。

（2）组织因素。主要包括：

1）组织文化。在一段时期内，如果欺负行为被组织容忍或忽视，并且作恶者相信他们的行为被接受的话，组织文化将会使欺负行为规范化。在一些组织中，欺负可能并未整合到组织文化中，但它可能被间接地"允许"，如果没有反欺负的政策，没有对欺负者进行监控和惩罚，组织文化接受了这种行为，就会滋长欺负行为。

2）负性领导风格（诸如权威型、分裂型、放任型）给欺负的滋生提供了肥沃的土壤。放任性的领导容易容忍和忽略组织中存在的欺负问题，导致欺负成为一种可接受的行为范式。以独裁领导或独裁方式解决冲突和争议也与欺负行为有显著的相关。

此外，欺负行为的产生也受人口统计学因素的影响：从性别上来看，女性容易受到男性的欺负。从年龄上来看，年轻的员工受到的欺负比年长员工多。与其他职业人群相比，在心理健康和急救中心等特殊部门工作的护士受欺负的发生率更高。那些需要与顾客面对面工作的员工报告的欺负经历，比那些不常与顾客面对面工作的员工要高出很多。一般来说，在服务业或与他人接触量大的职业中，欺负发生率较高。

### 4. 负面影响

（1）欺负与身心健康。工作场所欺负严重影响职工的心理健康。欺负行为会导致员工的心理不适，许多被欺负的员工在欺负发生后，出现恐惧、自尊下降、压抑、焦虑甚至抑郁等心理问题。工作场所欺负也给职工带来了一系列的生理问题。职工在受到欺负之后，容易患上一些生理疾病，心血管疾病的发生率也远远高于非受欺负者。此外，工作场所欺负也会导致头痛、慢性疲劳、精力不足、注意力分散和过度警觉等问题。

（2）欺负与创伤后应激障碍。在欺负行为发生后，职工容易患有创伤后应激障碍，出现抑郁、孤独倾向、情绪波动、害怕及一提到受害情境就身体紧张等现象。

（3）欺负与自杀行为。欺负导致一些被害者最终无法忍受而结束自己的生命。欺负是导致自杀的一个显著原因。虽然，员工自杀的原因可能是多方面的，但欺负作为自杀的一个风险因素应该重点关注。

（4）欺负的"涟漪效应"。欺负具有"涟漪效应"，它能影响到目击者以及受害人工作以外的社会关系。对 1 137 名被测试者进行的一项调查发现，22％的目击者辞掉了工作，70％的目击者感到紧张。欺负事件会使受害者的朋友或家人卷入进来，造成受害者与朋友或家庭关系的紧张，并减少了受害者所获得的社会支持。另外，工作场所欺负也会导致工作—家庭冲突的加剧。

（5）欺负对组织的影响。欺负给组织带来了大量的资源损耗。直接的消耗包括：员工因欺负造成身心问题及慢性疾病，员工因病缺勤而导致的实际工作时间减少，增加了公司对员工的资源投入，增加了员工健康关注计划的成本等。间接的消耗包括：低工作满意度所导致的生产率降低，员工创造力的下降，招聘和保留员工所增加的成本等。这些结果从总体上降低了组织绩效，最终影响了组织健康。

总之，欺负的消极影响是多方面的，这些影响后果并非彼此孤立，而是相互联系，相互影响。欺负引起的心理问题可能会导致生理疾病，而生理疾病反过来会加重心理问题，进而导致创伤后应激障碍甚至自杀等问题，最终也影响了组织绩效。

## 二、工作场所的暴力行为

### 1. 基本概念

国家职业安全卫生研究所（NIOSH）将工作场所暴力定义为工作或上班时直接对人的暴力行为，范围从攻击性或威胁性语言直至杀人，包括"欺凌、骚扰、欺骗、胁迫、恐吓、排斥、散布无端言论、侵犯的姿态、侮辱性的手势、敌对行为、阻碍、身体撞击、踢、咬、推、啐人、强奸等伤害直至杀人"。暴力分为三个行为阶段：相对平静期、攻击前期和攻击期（也称急性激动期）。在攻击期施暴者会出现失控的语言和伤人的行为。

### 2. 分类

根据专家对卫生保健工作者工作场所暴力的分类方法，将暴力分为：

（1）躯体攻击：吐唾沫、咬、打、推等。

（2）攻击威胁：口头或书面威胁。

（3）情感虐待：伤感情的态度或评论（如辱骂、羞辱、强人所难等）。

（4）语言性骚扰：反复谈论不想提及的性隐私或性生活。

（5）躯体性骚扰：不愿接受的抚摩、爱抚以及其他任何形式的性行为。

### 3. 伤害模式

工作场所的暴力行为可按其严重程度划分等级，这些等级也被称为伤害模式，它们依次是骚扰、挑衅、愤怒、故意伤害等。

（1）骚扰。这是伤害模式中的第一个级别，这种行为可能会给别人带来伤害，也可能不会造成伤害，但通常认为这种行为对工作是不恰当的。例如，同顾客交流时盛气凌人，当着别人的面摔门，对同事怒目而视，对单身员工频繁地搞恶作剧等。值得注意的是，工作场所是性骚扰的高发地，被骚扰者出于工作上的种种顾虑，常忍气吞声。因为这种骚扰通常具有职务权力背景，且事关性别弱势者的就业权利，所以尤为恶劣。性骚扰不仅严重侵犯了被骚扰员工的人格尊严和荣誉权，也侵犯了员工的工作权和就业权，还影响到劳动关系的和谐与稳定。

（2）挑衅。这种敌对行为会对员工造成伤害或带来不愉快。例如，对顾客大声叫嚷，传播同事的谣言，损坏别人的财物等，这类行为对工作而言是很不恰当的。

（3）愤怒。这种过激行为常让人感到恐惧，并给人造成精神或肉体上的伤害，对财物也会造成破坏。例如，推扯顾客，故意破坏同事的工作计划等。

（4）故意伤害。这是伤害模式中最恶劣的一个级别，是一种故意对其他人进行人身攻击和破坏财产的行为。例如，殴打顾客，洗劫财物，甚至朝同事开枪等。

## 三、欺负行为与暴力行为

工作场所的暴力行为与欺负行为的区别体现在：首先，欺负行为具有持续性和频繁性的特征，就是在很长一段时间内，具有一定发生频率的负性行为才被称为欺负，孤立的单个事件或者同事之间偶尔的冲突不能称为欺负。而暴力可能是孤立的事件，工作场所的暴力行为并不经常发生。其次，暴力行为本质上更接近身体上的攻击行为。由此可见，所有的欺负行为都是暴力行为，但并不是所有的暴力行为都是欺负。潜在的攻击行为会逐渐升级为身体上的冲突，并最终导致暴力行为。攻击行为的这种程度变化，在工作场所中都很明显，在工作场所身体上遭受暴力的受害者在此前可能都经历过非身体上的攻击行为。

## 四、工作场所管理面临的挑战

20世纪80年代中期开始，工作场所的欺负和暴力行为已被认为是主要的职业应激源，并且受到越来越多的关注。目前，工作场所管理面临着一系列新挑战，主要有以下方面：

首先，面对来自"作恶者"的挑战。"作恶者"由于害怕受到惩罚而不配合或者阻止对于欺负行为和暴力行为进行调查和干预。这需要员工援助师具有专业的沟通和干预技能，并注重经验的积累和自我保护。

其次，面对来自受害者的挑战。由于一系列的原因，员工们可能不愿意承认自己是受害者。他们可能会担忧自己的个人档案上会留下不良记录，或者是他们会被别人认为是一个麻烦制造者。所以，他们干脆选择什么都不说，沉默着忍受一切，或者会选择和他们值得信任的人一起讨论。因此，在对受害者进行辅导时，一定要注意自己的态度和言语，以免造成进一步的伤害，使事情变得更加棘手。

最后，面对来自组织文化的挑战。如果组织对内部滋生的欺负和暴力行为不加以严厉制止或处罚，久而久之，会形成一种恶性循环的文化氛围。因此，要从根本上解决问题，则必须得到组织高层的重视与支持，建立反欺负和暴力行为的规章制度，并严格执行，从而形成良性的组织文化氛围。

## 五、如何制定反欺负行为策略

### 1. 发现欺负行为的迹象

发现可能产生欺负行为的迹象是有效预防欺负行为的第一步。作为员工援助师，要能够觉察到问题的存在，并以一种谨慎、敏感的方式接近易产生或遭遇欺负行为的员工，从感情上真诚以待，并引导其认识欺负行为的利害关系。

如何识别欺负行为的发生迹象？

具体体现在三方面：一是组织方面，如组织缺乏团队精神、存在普遍的不愉快气氛、员工容易愤怒、同事之间互不信任和猜疑、员工自私、员工要求调职或离职率居高不下。二是受害者，如员工是否失去自信、焦虑、沮丧、缺乏动力、莫名其妙地缺席或出现过失错误和糟糕的工作成绩。三是欺负者，如工作中欺负者总会有一些征兆：总是吼叫、咒骂、辱骂员工、漠视员工的权利、损害别人的利益、让员工成为替罪羊——连续不断地责备、挑错和吹毛求疵等。

### 2. 评估欺负行为发生的可能性

对欺负行为的评估需要运用测试和问卷调查，借助一些欺负行为的量表来进行测评。如果采用匿名形式，那么员工会更加信任地"说出真实发生的事情"。工作场所欺负的测量主要基于三种视角：欺负经历的内在视角（自评方式）、外在视角（他评方式）以及整合的内外视角（自评和他评相结合）。相应测量方法主要有自我报告法、同伴提名法和多角度测量法。员工援助师可以根据组织的具体情境选择恰当的方法和量表来对组织员工进行调查，简明扼要地解释清楚调查问卷的缘由，然后分发问卷，要求大家诚实、坦白地作答，并且告诉他们，对问卷结果都是保密的。

### 3. 对欺负行为的反馈

如果在评估的过程中确定了欺负者，让他们承认自己的行为还存在着许多问题，这并不是一个简单的任务。欺负者很可能会出现惊诧、一口否认或者是愤怒。一个适用于任何反馈情况的形式应该是：肯定—否定—肯定。肯定——肯定评估所得出的好的结果。否定——这就是问题的实质部分。评估的结果应该再次被用来突出问题的焦点。关于该员工的许多方面都需要讨论，比如说沟通技巧、人事管理等。反馈的目的是为了前进而不是"痛打某人"。肯定——用肯定的语气来结束这次会谈，或询问一些家常话，这有助于会谈在一种良好的氛围中结束。

### 4. 对欺负行为的干预

（1）和欺负者一起工作。作为一名员工援助人员，你打算和一个被认为有欺负行为的人一起工作，你需要衡量一下他们参与到你可能关心的任何行动计划的能力。如果他们不打算改变的话，任何方法都没有用。除非他们自身真正准备好要改变，他们才会仔细审查自己的行动。

人们在一次成功的行为改变期间需要检查的四个层次的愿望：一是遗忘，这并不是说人们不想找出解决方案，只是他们看不到问题所在且否认自身存在着需要改变的方面，并抵制任何企图帮助他们的尝试。二是沉思，在这个阶段的人开始看到他们有需要改变的地方，而且开始考虑他们该如何进行改变。三是准备工作，在这个阶段，人们开始把焦点集中在寻找一些更好的新方法来改进环境。四是行动，这就是可见的改变开始发生了，当事人已经开始改变他们的思维模式和行为模式了。

（2）帮助欺负行为的受害者。作为员工援助师，可以采用以下方法来帮助受害者：一是认真对待当事人所陈述的情况，先不要预先做出判断，确保开展全面、公正的调查。二是在和当事人刚开始会谈时不要把焦点集中在对问题的评价或者是分析上，而是应该倾听并鼓励当事人说出或揭发问题。三是运用行为分析工具（如问卷调查或测试），提供必要的背景资料。四是在一对一的基础上和当事人一起工作，确保让他们感到轻松自在，打消疑虑并支持他们，寻求可以选择的方法，不要强迫任何人去做他们不愿意去做的事情，并帮助他们逐步地建立自信心。五是定期和他们碰面。六是提供心理咨询报告，并使用带有公正的承诺来确保机密性，以示谨慎。

### 5. 建立培训支持体系

组织中的全体员工都应该知道如何来对抗欺负行为和寻求帮助，而培训不应该仅仅把焦点集中在欺负行为问题本身上，培训内容应该更加宽泛、更加全面。因为欺负者通常缺乏人员管理技巧，他们没有接受如何最有效地管理员工的培训。他们自己的人际交流技巧环节非常薄弱，只是依赖短期见效的方式，而不是去学习同时考虑到长期影响的、更有效的策略。同样的情况是，那些欺负行为的受害者通常不具备处理问题的技巧。他们只是被动地接受，而不是自信地去面对，或者是发现自己很难重新找回自信和自尊。他们可能对员工援助人员有误解，而且可能在不注意的情况下使问题无限期地延续下去。培训就是使人们明确有可供选择的处理事情的方法，而不会那么依赖之前所认为的"有效的策略"了。因此，建立一个培训支持体系对于有效预防欺负行为至关重要。

## 六、如何预防工作场所的暴力行为

### 1. 鉴别暴力倾向的信号

为了降低暴力事件的发生，员工援助师要能提前发现暴力行为的征兆，在暴力事件失控之前采取先发制人的措施，对暴力行为进行遏制。制订预防性方案的前提是冲突的当事人还没有进入狂热的暴力状态。在制订预防暴力事件的方案中，员工援助工作的难点在于判断当事人行为和言论方面的哪些变化可能是引发暴力事件的先兆信号，并对相应的员工进行训练，使他们能够及时鉴别出那些具有暴力倾向的信号。从行为举止中鉴别出真正具有威胁性行为是一项很富有挑战意义的工作。威胁可以通过言谈、手势、行为等方面表现出来，威胁可分为三类：一是直接型威胁，如某员工说"我要杀了你"等；二是条件型威胁，如某员工说"如果你再威胁我，我就不客气"；三是含蓄型威胁，如询问管理人员的家庭状况，或者说"我知道你住在哪儿"，或员工说"我再也受不了了"，这些都暗含着一些威胁因素。

### 2. 对威胁进行评估

暴力事件的发生其实都有先兆，抓住这些预警信号，管理者及时干涉就会避免一些暴力事件的发生。暴力事件的先兆行为通常包括：工作效率或工作质量下降；毫无理由地旷工或迟到早退；由家庭或经济问题引发的行为和情绪上出现的一些极端变化等。实际上员工的顶头上司最容易发现这些异常现象，一旦有某个管理者汇报说发现了异常行为，公司最好即刻成立内部威胁评估小组或聘请外部专家来处理这件事，并要确保客观公正。

许多大型机构都设有威胁评估小组，小组成员通常由安全部门、人力资源部门、员工援助部门（EAP）、公司内部或外界的律师组成。因为没有任何个人或任何管理部门具有准确评估威胁所需的全部关键信息，所以，需要这些部门协调工作。小型机构的威胁评估小组通常由员工援助人员以及外界的顾问组成。这些威胁评估小组具有三种职能：第一，评估汇报上来的可疑案例的有效性，进一步确定行凶者、受害者以及威胁状况；第二，利用伤害模式来判别当事人在特定时间内造成的威胁级别，这时要把暴力事件和当时的环境联系起来进一步细化；第三，处理有暴力倾向的员工并控制由他带来的风险影响。所做的威胁评估工作一定要局限在某个特定的案例之中，就事论事，不能随意扩大调查范围。

### 3. 对暴力事件进行干预

工作场所内所有的暴力行为都会影响到正常工作的开展，因此，对于发生在工作场所内的挑衅行为，要给予坚决的制止。作为员工援助人员，要学会用一种非对抗性的态度同员工们讨论行为问题，如使用柔和的语调和非挑衅性的肢体语言来逐渐缓解紧张气氛，安排适当人员把情绪过分激动的员工护送回家等。同时，必须向公司汇报影响正常工作的非暴力性事件，公司要认真调查事件，并对此做出相应的处分。

### 4. 制定反暴力规章制度

组织要制定一套系统的反暴力规章制度，明确组织对暴力事件处理的责任部门和人员，明确组织对暴力事件的界定范围、惩罚措施和预防措施，从而让全体职工更加明确应该遵守的行为规范以及违反规章制度所应受到的处罚，以避免暴力事件的发生。

+·+·+·+·+·+·+·+·+·+·+·+·+·+·+·+·+·+·+·+·+·+·+·+·+·+·+·+·+·+·+·+·+·+·+·+·+·+·+·+·+·+·+·+·+·+·

### 【阅读材料7.4】他为什么总是受"欺负"

#### 问题背景

如图7—6所示，刘刚是一位行政秘书，工作出色，去年还被评为"优秀员工"。因其个性随和，人缘很好，别人找他借钱、帮忙，他总是爽快地答应，有时还会主动关心、帮助别人，于是导致钱、时间总是不够用，内心十分苦恼。部门同事总让其帮忙做其他岗位的事，所以，他不得不多次加班以完成同事的工作。一次，销售部领导让他帮忙处理一个销售客户的投诉（因他曾有过客户服务的工作经历），这本该属于销售部门的事宜，让刘刚很是恼火，但面对领导的权威，他也不好拒绝，但其内心又感到十分不公平、委屈。他不明白为什么自己从小到大一直是被人欺负的：从幼儿园到高中同学们都不喜欢他，不跟他玩，还常常嘲笑他、戏弄他。在小刘的感觉中，自己是个一无是处的人：他个矮胆小，离自己理想中白面书生的形象相去甚远；他读的大学不是国内最好的大学，让他在人前矮三分；他工作做得不错，但因要帮助别人，所以不得不经常加班，把自己搞得特别劳累，所以，觉得自己很失败。部门同事或其他部门的领导找他做额外的工作，他不敢拒绝，担心"我若不帮忙，他们会不会以后故意在哪儿刁难我"，或"故意编一些小报告到部门领导那里，我岂不遭殃"……由于刘刚过度苦恼此事，已经严重影响其正常

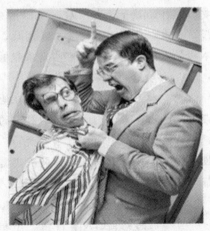

图7—6　欺负行为

工作了，他主动向企业内部的"员工援助师"求助了。

**案例分析**

1. 个人原因

（1）自我价值过低，自以为需通过"贿赂"建立关系。正因为刘刚觉得自己不值得别人尊重，当刘刚去交朋友的时候，他会想要用另外的东西去"贿赂"别人，如很主动地问对方是否需要帮忙或需要借钱。久而久之，他交到的朋友自然是容易占便宜的类型。

（2）安全感差，内心恐惧，难以拒绝他人。在这种担忧中，刘刚除了忍受也别无他法；但也正因为他的这种忍受，促使了周围的人更加肆无忌惮地对待他。

2. 组织因素

（1）企业跨部门协作的工作流程不清晰。如销售部要求行政部的人员协作，必须要通过行政部领导来出面安排该项工作，而非销售部领导直接要求刘刚协助帮忙。

（2）部门内部分工不当，部门领导督察不力。如部门内部同事经常找刘刚帮忙，是其他同事工作量真的过大或是其故意的行为？作为部门领导，要能妥善分工，并清楚每位员工的实际工作内容及工作量的安排。

**专家建议**

遇到类似问题，具体辅导方案如下：

第一步：认真倾听。让该员工倾诉自己的想法，包括对该类事件的认识、感受以及自我评价等。通过倾听，给予其认同，帮助其缓解不良情绪。

第二步：分析原因。协助其分析导致目前现状的原因，通过认知治疗法等，让其明确自身存在的问题，明确努力的方向。

第三步：共同探讨解决方案。充分征求该员工的意见，引导其提出可行的解决方案。其同意后，可与该员工的直接上级进行沟通，寻求其上级的关注和支持，注意教导其对工作界限的区分。具体措施如下：

1. 帮助建立人际交往和工作的界限

很多受欺负的人从小就是父母的"情绪垃圾桶"，导致孩子会很注意观察周围人的需要。这样的孩子长大以后，难以区分自己与他人的需要，容易把别人的责任往自己身上揽，也难以拒绝别人的要求。因此，要帮助刘刚建立起人际交往及工作的界限，学会区分不同的人际关系，明确哪些需求能够帮助，哪些不能帮助。

2. 学会合理地"拒绝"

很多人不是不想拒绝，而是在他们的感觉中，说"不"就意味着关系的终结，甚至是毁灭。所以，当他们学会用不对抗的方式来说"不"的时候，就可以拒绝了。刘刚只要对想要给他额外工作的销售领导说："我很愿意给您帮忙，只是我最近确实很忙，而且处理投诉这个工作我不熟悉，如果确实需要我帮忙的话，我要先学习一下处理技巧，两周后再帮您。"如果这样说，该领导肯定就会让别人去做了，因为处理投诉一般都是比较紧急的。

3. 加强自我价值和安全感教育

当人们感觉自己没有价值、不被爱的时候，其行为方式就容易坠入"被欺负"的深渊，所以，要改变这种状况，需要改变内在的感觉。可以让其每天在心中反复告诉自己

"我是有价值的，我是被爱的，我是独一无二的"，并体味这种美好的感觉。当他们确实相信自己的时候，外在的世界也会发生改变。

　　此外，作为员工援助师，要定期梳理因组织原因而导致员工存在心理问题的事件，并向相关领导反映，提供改善建议，以不断完善工作流程，提升组织管理水平。

　　　　　　　　　　　　（本章作者：陆佳芳　时勘　龚会　江南　高利苹　刘晔）

# 第八章　协商谈判能力

随着全球经济一体化的不断发展，劳动者同工同酬的呼声越来越高。尤其是2008年《中华人民共和国劳动合同法》（以下简称《劳动合同法》）颁布与实施以来，我国员工的维权意识也在日益增强，随之而来的是劳动争议事件的日益增多。作为员工援助师，如何面对这些新变化和挑战呢？本章将从劳动合同管理、集体合同管理、工资集体协商、执法检查与劳动监督，以及权益代表如何进行协商谈判、如何代表劳动者进行维权、如何规范组织的人力资源管理制度等内容进行介绍。

## 第一节　劳动合同管理

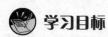 学习目标

➤ 理解劳动合同的定义、类型、内容。
➤ 熟悉劳动合同管理的主要环节、注意事项及经济补偿标准。
➤ 掌握处理劳动合同纠纷的应对措施。

### 一、劳动合同

#### 1. 劳动合同的定义

劳动合同亦称劳动契约，是员工与用人单位（包括企业、事业、国家机关、社会团体、雇主等机构）确立劳动关系、明确双方权利和义务的协议。其条款包括劳动合同期限、工作内容、劳动保护和劳动条件、劳动报酬、劳动纪律、劳动合同终止的条件、违反劳动合同的责任等。订立和变更劳动合同应当遵循平等自愿、协商一致的原则，不得违反法律和法规。

#### 2. 劳动合同的类别

根据期限不同，劳动合同可分为固定期限劳动合同、无固定期限劳动合同和以完成一定工作任务为期限的劳动合同。根据在同一份劳动合同上签约的员工人数的不同，劳动合同可分为个人劳动合同和集体合同。

#### 3. 劳动合同的内容

劳动合同的内容一般分为必备条款和可选择性条款：

（1）必备条款。必备条款主要包括：用人单位和员工的信息，劳动合同期限，工作内

容和工作地点，工作时间和休息休假，劳动报酬、社会保险，劳动保护、劳动条件和职业危害防护等内容。法律、法律规定也应当纳入劳动合同的其他事项内容。

（2）可选择性条款。可选择性条款是指除法定的必备条款外，劳动合同可以具备的条款。如用人单位与员工约定的试用期、培训、保守秘密、补充保险和福利待遇等。

**4. 劳动合同的作用**

签订劳动合同对员工和用人单位都有着重要的作用。具体体现在：

（1）保护员工的基本权益。劳动合同对于员工基本权益的维护，能使员工劳有所报，心有所依。

（2）规范单位的用人行为。劳动合同规范单位的用人行为，能够促进企业不断提升管理水平，增进单位绩效。

## 二、劳动合同管理的主要环节

劳动合同管理主要有三个环节，即订立环节、履行与变更环节、解除与终止环节。不同环节需要关注的事项是不同的。

**1. 订立环节**

在劳动合同订立环节，要依据《劳动合同法》的规定，注意以下主要事项：

（1）主体的合法性。劳动合同的主体是员工和用人单位双方。作为劳动合同关系当事人一方的员工，必须达到法定的最低劳动年龄。同时，还必须具备用人单位根据工作需要规定的资格条件。作为劳动合同另一方当事人的用人单位，必须是依法设立的机构。

（2）订立原则。订立劳动合同应当遵循合法、公平、平等自愿、协商一致、诚实信用的原则。

（3）订立程序。劳动合同的订立程序包括要约和承诺两个阶段。要约阶段：由用人单位提出要约，寻找并确定被要约方——员工。用人单位确定了要约人，即完成了要约阶段的订立工作。承诺阶段：由用人单位提出劳动合同草案，员工如果完全同意，即视为承诺，劳动合同成立。劳动合同自双方当事人签字之日起生效，当事人对生效的期限或者条件有约定的，以约定期限为准。

（4）订立时间。建立劳动关系应当订立书面劳动合同。已建立劳动关系、未同时订立书面劳动合同的，应当自用工之日起一个月内订立书面劳动合同。若超过这个时间仍未订立书面合同的，用人单位必须向员工每月支付两倍的工资；超过一年仍未订立书面劳动合同的，则视为用人单位与员工已订立无固定期限劳动合同。

**2. 履行与变更环节**

在劳动合同履行与变更环节，主要是检查用人单位是否履行了劳动合同的相关约定。当劳动合同发生变更时，则应特别关注变更的条件是否合法、变更后的责任主体是否清晰等问题。

（1）劳动合同的履行。用人单位与员工应当依照劳动合同的约定，全面履行各自的义务。合同履行时主要是检查劳动报酬、工作时间、休息休假和保险福利等执行情况是否符合劳动合同的约定以及国家的规定。

（2）劳动合同的变更。用人单位与员工协商一致，可以变更劳动合同约定的内容。变更劳动合同应当采用书面形式。变更后的劳动合同文本由用人单位和员工各执一份。

以下两种情况属于法定变更：一是当用人单位变更名称、法定代表人、主要负责人或者投资人等事项，不影响劳动合同的履行；二是当用人单位发生合并或者分立等情况，原劳动合同继续有效，劳动合同由承担其权利和义务的用人单位继续履行。除此之外，用人单位与员工协商一致可以变更劳动合同期限、劳动报酬、工作岗位、工作时间等劳动合同等内容，但是，变更的内容不能与国家法律、法规相抵触。

### 3. 解除与终止环节

在劳动合同的解除和终止环节，主要包括以下四种情况，不同情况下处理的程序与要求是不同的：

（1）协商解除。《劳动合同法》第三十六条规定："用人单位与员工协商一致，可以解除劳动合同。"从实践上来看，协商解除只要双方达成协议，即可即时解除，无须提前通知。但在协商解除劳动合同中，谁先提出最为关键。如果由企业一方提出解除劳动合同的，必须依法向员工支付经济补偿金。由员工提出解除劳动合同的，企业无须支付经济补偿金。

（2）员工辞职。《劳动合同法》第三十七条规定："员工提前 30 日以书面形式通知用人单位，可以解除劳动合同。员工在试用期内提前三日通知用人单位，可以解除劳动合同。"因此，员工辞职所担负的义务就是提前 30 日书面通知用人单位，这里所说的"通知"仅仅是员工的告知义务，不需要上级批准。

（3）用人单位解聘。用人单位解聘员工，有以下两种类型：

一是即时解除，是指用人单位可以解除劳动合同，无须提前 30 天书面通知，也不用支付任何经济补偿的情况，主要适用于劳动合同的试用期内和员工存在过错的情况。《劳动合同法》第三十九条对此有相关规定。

二是预告解除，是指在劳动合同履行中，用人单位需通过预先书面通知员工的方式，在经过 30 天之后方可解除劳动合同的行为，这是一种非过错性解除，适用于员工没有过错的情况。预告解除需要按照员工工作年限支付经济补偿金。《劳动合同法》第四十条对此有相关规定。

此外，《劳动合同法》第四十二条也规定了用人单位不得以职工不胜任工作、客观情况发生变化、经济性裁员为由解除劳动合同。同时，在程序上用人单位单方解除劳动合同，应当事先将理由通知工会。用人单位违反法律、行政法规规定或者劳动合同约定的，工会和员工援助师有权要求用人单位纠正。用人单位应当研究工会的意见，并将处理结果书面通知工会或者员工援助人员。

（4）终止。当《劳动合同法》第四十四条规定的情况出现时，劳动合同即终止。但《劳动合同法》第四十五条规定："劳动合同期满，有本法第四十二条规定情况之一的，劳动合同应当续延至相应的情况消失时终止。但是，本法第四十二条第二项规定丧失或者部分丧失劳动能力的员工的劳动合同的终止，按照国家有关工伤保险的规定执行。"

### 三、劳动合同的经济补偿

当用人单位解除或终止劳动合同时，在一些情况下应向员工支付经济补偿；在用人单位违法解除劳动合同时，除了支付经济补偿外，还要承担相应的赔偿；而在员工违约解除劳动合同时，员工也要承担相应的责任。

#### 1. 经济补偿金、违约金和赔偿金的区别

经济补偿金、违约金、赔偿金是三个不同的概念，具体区分见表8—1。

表 8—1　　　　　　　　经济补金、违约金与补偿金的区别

| 区别 ＼ 类别 | 经济补偿金 | 违约金 | 赔偿金 |
|---|---|---|---|
| 法律性质 | 法定的 | 约定的（可约定的情况属法定） | 法定的 |
| 支付对象 | 用人单位支付给员工 | 员工支付给用人单位 | 双方都有可能 |

#### 2. 经济补偿金的支付

在不同情况下，用人单位解除与终止劳动合同是否需要支付经济补偿，见表8—2。

表 8—2　　　　　　　　经济补偿金支付的不同情况表

| 解除与终止 | | 条件 | 期限 | 经济补偿金 |
|---|---|---|---|---|
| 协商解除 | 单位提出 | 不论何种类型的劳动合同，不需要任何条件，都可以协商解除 | 无要求 | 需支付 |
| | 员工提出 | | 无要求 | 不需支付 |
| 单位解除的情况 | 即时通知解除合同（过失性解除合同） | 试用期内不符合录用条件 | 随时 | 不需支付 |
| | | 严重违纪 | | |
| | | 造成重大损害 | | |
| | | 兼职，对本职工作有严重影响或经提出拒不改正的 | | |
| | | 以欺诈、胁迫手段等乘人之危订立劳动合同 | | |
| | | 被追究刑事责任 | | |
| | 预告通知解除合同（非过失性解除合同） | 患病或非因工负伤医疗期满不能从事原工作也不能从事另行安排工作的 | 提前30天或支付一月工资 | 需支付 |
| | | 不能胜任工作，经培训或调岗后仍无法胜任的 | | |
| | | 劳动合同无法履行且无法达成变更劳动合同协议的 | | |
| | 裁员解除 | 破产，经营困难，转产、重大技术革新或者经营方式调整，客观情况发生重大变化 | 履行法定程序后可以裁员 | 需支付 |
| 员工解除的情况 | 提前30天通知解除 | 不论何种类型的劳动合同，不需要任何条件，员工都可以提前30天通知解除劳动合同 | 提前30天通知 | 不需支付 |
| | 提前3天通知解除 | 在试用期内的 | 提前3天通知 | 不需支付 |

| 解除与终止 | | 条件 | 期限 | 经济补偿金 |
|---|---|---|---|---|
| 员工解除的情况 | 随时通知解除 | 未提供约定的劳动保护和条件 | 随时通知 | 需支付 |
| | | 未按时足额支付劳动报酬 | | |
| | | 未缴纳社会保险费 | | |
| | | 规章制度违法损害员工利益 | | |
| | | 以欺诈、胁迫手段或者乘人之危订立劳动合同的 | | |
| | | 法律、法规规定的其他情况 | | |
| | 不需通知立即解除 | 以暴力等手段强迫劳动 | 不需通知 | 需支付 |
| | | 违规违章强令冒险作业 | | |
| 劳动合同终止 | | 劳动合同期满的 | | 有条件支付 |
| | | 员工开始享受基本养老保险待遇的 | | 不需支付 |
| | | 员工死亡或被法院宣告死亡或失踪的 | | |
| | | 单位被宣告破产的 | | 需支付 |
| | | 被吊销营业执照、责令关闭、撤销或用人单位决定提前解散的 | | |
| | | 法律、行政法规规定的其他情况 | | 不需支付 |
| 不得解除或需逾期终止的情况 | | 从事接触职业病危害作业的员工未进行离岗前职业健康检查,或者疑似职业病病人在诊断或者医学观察期间的 | | |
| | | 患职业病或者因工负伤并被确认丧失或者部分丧失劳动能力的 | | |
| | | 患病或者负伤,在规定的医疗期内的 | | |
| | | 女职工在孕期、产期、哺乳期内的 | | |
| | | 在本单位连续工作满15年,且距法定退休年龄不足5年的 | | |
| | | 法律、行政法规规定的其他情况 | | |

### 3. 经济补偿金的标准

对员工的经济补偿金由用人单位一次性发给。依据《劳动合同法》第四十七条规定,经济补偿按员工在本单位工作的年限,每满一年支付一个月工资的标准向员工支付。六个月以上不满一年的,按一年计算;不满六个月的,向员工支付半个月工资的经济补偿。员工月工资高于用人单位所在直辖市、设区的市级人民政府公布的本地区上年度职工月平均工资三倍的,向其支付经济补偿的标准按职工月平均工资三倍的数额支付,向其支付经济补偿的年限最高不超过十二年。第四十七条所称月工资是指员工在劳动合同解除或者终止前十二个月的平均工资。表8—2中各种情况下需要支付的经济补偿金标准是不相同的,详见相关法规《违反和解除劳动合同的经济补偿办法》《违反〈劳动法〉有关劳动合同规定的赔偿办法》《劳动合同法》和《中华人民共和国劳动合同法实施条例》(以下简称《劳动合同法实施条例》)等。

## 四、员工援助师的任务

随着企业组织类型的纷繁复杂及员工维权意识的不断增强，涉及劳动合同纠纷的事件日益增多，员工援助师在处理劳动合同纠纷时也面临着日渐增多的挑战：

### 1. 劳动法律法规

《劳动合同法》规定了劳动合同的各个方面，但因其涉及的范围较广泛，而实际遇到的劳动纠纷情况却复杂多样，因此，员工援助师仅仅掌握《劳动法》《劳动合同法》已不能满足解决各种劳动纠纷问题的需求。

### 2. 来自员工的需求

随着员工维权意识的增强，员工希望通过法律进行自我保护的需求日益增多，但大多数基层员工对劳动法律、法规的认识不足，于是需要向员工援助师或类似的人员或机构进行咨询，因此，员工援助师需要承担起各类提供咨询服务的角色。

### 3. 用人单位

（1）随着世界经济一体化及全球信息化的到来，外资企业、合资企业不断增多，网络组织、虚拟组织等新型组织形式不断涌现，不同国家的劳动法律制度会给用人单位在执行政策时带来一定的冲突，同时，与这些企业组织的沟通也会存在一定障碍，这是员工援助师面临的问题。

（2）用人单位在实际经营过程中，由于存在着"利润最大化"和"员工是成本"的经营观念，导致"不尊重员工"，甚至"压榨员工"的情况出现。一些企业仅仅维持劳动法律、法规要求的底线，还有一些企业甚至搞投机、钻空子，能够少支付工资就少支付工资，能够少缴纳保险就少缴纳保险，能够拖延支付工资及保险费用就尽可能拖延。因此，如何转变企业经营理念、提升企业经营者的素质，实现维护员工合法权益和保持企业可持续发展的双赢，是员工援助师面临的挑战。

## 五、员工援助师的自我要求

### 1. 熟练掌握劳动法律法规

（1）熟悉国际劳工规则，掌握我国劳动法律、法规，不断提升自身劳动法规理论水平。

（2）积极参与劳动争议处理实践，把握劳动合同纠纷的处理原则和流程，不断提升判断、处理劳动合同纠纷的能力。

（3）主动对求助的员工提供咨询服务，为其解决实际困难。

### 2. 强化员工的维权意识

（1）利用各种宣传形式，加强员工对劳动法规的认识，增强其法制意识和维权意识。

（2）与用人单位、社区建立良好的沟通渠道，定期组织劳动法规的学习和培训，逐步普及《劳动法》《劳动合同法》等劳动法律、法规。

（3）加强与劳动行政部门的联系，协助监督、检查用人单位的用工情况，发现问题及时解决。

### 3. 加强外部沟通与培训学习

（1）协助政府劳动行政部门组织用人单位之间或用人单位与劳动行政部门之间的沟通交流会，总结经验教训，发挥先进单位的模范榜样作用，推广优秀的用工管理经验。

（2）对用人单位负责人组织开展培训教育活动，增强其法制意识和服务观念，提升综合素质，使其真正意识到劳动合同管理的重要性，把员工当做企业最宝贵的资产，充分尊重员工。

（3）加强对企业用工管理制度的指导，在制定涉及员工自身利益的制度时，要让员工充分参与、平等协商，真正尊重员工民主参与管理的权利。

### 4. 加强对用人单位的指导

（1）在劳动合同拟定阶段，要加强对劳动合同文本的审核，具体包括：必备条款是否缺失或违法，约定条款是否合法、合理，文字表述是否清晰、无歧义。

（2）在劳动合同订立阶段，要关注劳动合同的订立时间、订立期限、工作时间、工作岗位和劳动报酬五个主要问题。

（3）在劳动合同解除和终止阶段，无论是哪种情况的劳动合同解除和终止，其程序均要符合劳动法律、法规规定，要区分不同情况下用人单位是否需要支付经济补偿金及支付标准。

（4）在劳动合同续订阶段，当劳动合同期满后，是否续签要提前征求员工的意见，因单位原因提出不续签的，应给予员工经济补偿。

---

### 【阅读材料 8.1】小黄要求补偿双倍工资的诉求合法吗？

#### 问题背景

小黄是某电器公司的一名检测员，于 2007 年 11 月 8 日进入公司工作，未与单位签订书面劳动合同。2008 年 8 月 20 日，公司因订单减少，业绩下降，要求调低小黄的劳动报酬。同时，考虑到《劳动合同法》已经开始施行，故要求小黄一周内与单位签订书面劳动合同。但是小黄认为，签订了劳动合同后便不能随时离开公司，对他是个束缚，因此没有签订。一周后，公司向小黄发出了终止劳动合同的书面通知，且没有对小黄做出任何补偿。小黄认为，公司不与他签订劳动合同是违法行为，应当给予经济补偿；而公司认为，小黄不愿意签订劳动合同，不是公司不与他签订，鉴于双方没有书面合同，所以，公司可以随时通知小黄不用上班，不需要进行经济补偿。双方协商不成，小黄投诉至劳动争议仲裁委员会，要求公司支付 2007 年 12 月 8 日至 2008 年 8 月 20 日期间的双倍工资，并要求支付相当于一个月工资的经济补偿金。小黄的诉求能得到支持吗？

#### 案例分析

1. 一个月的"宽限期"及双倍工资

《劳动合同法》的第十条第二款规定，已建立劳动关系，但未同时订立书面劳动合同的，应当自用工之日起一个月内订立书面劳动合同。这里的一个月俗称为"宽限期"。如果用人单位过了一个月未签订书面劳动合同的，用人单位就应当支付双倍工资了。

本案例中，小黄是在 2007 年 11 月 8 日进入电器公司的，此时双方已建立了劳动关系，由于双方未签订书面劳动合同，那么，是否从用工之日起的第二个月（2007年12月8日）起，公司要向小黄支付双倍工资？答案是否定的。因为《劳动合同法》是从2008年1月1日起实施的，根据法无溯及既往的原则，该法规定的"一个月内"是指2008年1月1日至1月31日，即公司应当在2008年2月1日前与小黄签订书面劳动合同，否则自2008年2月1日起，公司就应当支付小黄的双倍工资。因此，小黄主张的自2007年12月8日起支付双倍工资的要求无法得到支持，仲裁仅能支持2008年2月1日至8月20日期间的双倍工资。

2. 经济补偿问题

根据《劳动合同法实施条例》第五条、第六条的规定，在一个月的"宽限期"内，如果由于员工不愿签订劳动合同，用人单位终止劳动合同的，可以不支付经济补偿。超过一个月的，由于员工不签订书面劳动合同，而用人单位终止劳动合同的，用人单位必须依法支付经济补偿。本案例中，电器公司是在与小黄形成事实劳动关系一个月后，即2008年2月1日后与其终止劳动关系的，依据《劳动合同法实施条例》的规定，电器公司应当向小黄支付经济补偿。而关于经济补偿年限的起算时间应当自用工之日起，即从2007年11月8日起计算小黄的工作年限。根据《劳动合同法》的规定，电器公司应当支付小黄相当于一个月工资的经济补偿。

**专家建议**

1. 对用人单位的建议

用人单位在一个月的"宽限期"内必须与员工签订书面劳动合同，否则，该用工形成一个月的事实劳动关系后，就必须给员工支付经济补偿。此外，若员工在一个月的"宽限期"内不与用人单位签订书面劳动合同，用人单位可与员工终止劳动关系，但必须符合三个条件：

第一，书面通知员工签订劳动合同，但员工不与其签订的。

第二，书面通知员工终止劳动关系。

第三，必须在用工之日起一个月内，即在"宽限期"内，完成上述两个步骤。

用人单位在实际操作过程中，应当注意留存证据：一是要留存两次书面通知及签收回执的凭证；二是要留存支付劳动报酬的凭证。

2. 对员工的建议

对处于弱势地位的员工，在一个月的"宽限期"内，应当注意保护自己：

第一，尽量在用工之前或用工当日与用人单位签订书面劳动合同，或者书面的录用信。

第二，在一个月"宽限期"内，保留事实劳动关系的凭证，如工作证、考勤卡、工资条等。

第三，注意收集同岗位其他员工劳动报酬的相关资料。

（韩智力）

# 第二节　集体合同管理

## 学习目标

➢理解集体合同的定义、特点、内容及其与劳动合同的区别。

➢熟悉集体合同的签订原则、程序及监督检查规定。

➢掌握熟练处理集体合同劳动纠纷的方法。

## 一、集体合同

### 1. 集体合同的定义

集体合同是指用人单位与本单位职工根据法律、法规、规章的规定，就劳动报酬、工作时间、休息休假、劳动安全卫生、职业培训、保险福利等事项，通过集体协商签订的书面协议。

### 2. 集体合同的特点

集体合同除具有一般协议的主体平等性、意思表示一致性、合法性和法律约束性以外，还具有如下特点：

（1）集体合同是规定劳动关系的协议。集体合同反映的是以劳动条件为实质内容的关系，整体性规定员工与企业之间的劳动权利与义务，现有劳动关系的存在是集体合同存在的基础。

（2）集体合同的当事人一方是企事业或产业部门、雇主及雇主团体，另一方不能是员工个人或员工的其他团体或组织，而只能是工会组织的代表，没有建立工会组织的，则由员工按照一定的程序推举代表。

（3）集体合同是定期的书面合同，其生效需经特定程序。根据规定，集体合同文本须报送政府劳动保障行政部门备案，通过备案的集体合同才具有法律效力。

### 3. 集体合同的主要内容

（1）劳动条件标准。劳动条件标准是用人单位按照国家安全、卫生法规的标准为劳动者提供必要劳动保护和工作条件的标准，从而使劳动者能够顺利完成劳动合同约定的工作任务（见图 8—1）。劳动条件标准是劳动者顺利履行劳动合同的重要条件，也是用人单位的重要义务，必须约定得具体实在，否则难以保障劳动者的合法权益。除了劳动报酬和劳动条件，劳动合同也应当明确约定劳动合同期限、工作内容、工作地点、社会保险等事项，这些事项都与劳动合同的履行紧密相连，不能仅仅做简略、模糊的约定，否则将会引发争议。

（2）过渡性规定。过渡性规定一般是指当集体合同履行过程中发生纠纷时可以采取的解决措施，以及集体合同的监督检查办法等。

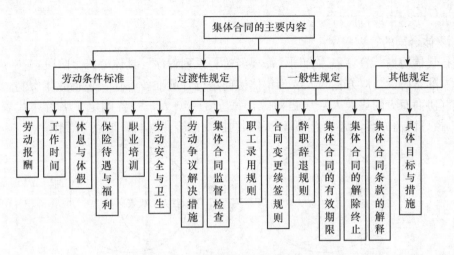

图 8—1　集体合同的主要内容

（3）一般性规定。一般性规定是指对集体合同本身的一般性规定，主要包括集体合同的有效期限、变更解除条件等。

（4）其他规定。主要是一些相关的补充条款，例如制定集体合同的目标以及相关具体措施。

### 4. 集体合同与劳动合同的区别

（1）目的不同。实行集体合同的目的是为了维护员工整体的合法权益，订立劳动合同的目的是为了维护员工个体的合法权益。

（2）内容不同。集体合同以集体劳动关系中全体员工的共同权利和义务为内容，全面、复杂，带有整体性。劳动合同以单个员工的权利和义务为内容，比较简单。

（3）产生的时间不同。集体合同产生于劳动关系运行过程中，它不以单个员工参加劳动为前提。而劳动合同产生于当事人一方的员工参加工作时，是以员工就业为前提的。

（4）当事人不同。集体合同的当事人一方是企业，另一方是工会组织或职工代表。而劳动合同的另一方当事人是员工个人。

（5）生效时间不同。集体合同是定期的书面合同，拟定好的集体合同文本须提交劳动行政部门备案，通过备案才具有法律效力。而劳动合同只需当事人双方签字或盖章后即行生效。

## 二、如何签订集体合同

### 1. 集体合同的签订原则

进行集体协商，签订集体合同或专项集体合同，应当遵循下列规则：

第一，遵守法律、法规、规章及国家有关规定。

第二，相互尊重，平等协商。

第三，诚实守信，公平合作。

第四，兼顾双方的合法权益。

第五，不得采取过激行为。

## 2. 集体合同的签订程序

进行集体协商，签订集体合同，需要经过一系列程序。具体分三个阶段：

（1）准备阶段。双方签约人要为集体协商进行各项准备工作：包括收集资料，确定协商代表（协商双方的代表人数应当对等，每方 3～10 人，并各确定 1 名首席代表，见图 8—2），拟订协商方案，起草合同草案，预约协商内容、时间、地点等工作。

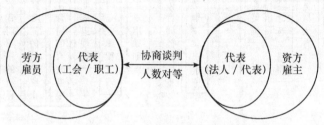

图 8—2　集体协商代表产生示意图

在签订集体合同过程中，一项重要的准备工作就是确定协商代表。《集体合同规定》明确规定，职工一方的协商代表由本单位工会选派。未建工会的单位由职工民主推荐，并经本单位半数以上职工同意。职工方进行集体协商的主体可以是工会也可以是职工代表。

工会作为集体协商代表必须具备的条件：一是工会必须是合法的组织，在我国，企业工会要具备社团法人资格，才可以与身为法人的企业方进行协商谈判；二是工会可以是企业工会也可以是产业工会或全国性工会；三是工会必须具有代表性，集体谈判权本质上是员工的权利，工会实施谈判是要代表员工，并向员工负责的。

担任职工协商代表的条件：一是职工代表应有较强的事业心和责任感，关心企业，遵纪守法，办事公道，作风正派，在职工群众中有较高的威信，敢于维护广大职工的合法权益；二是职工代表应具备一定的素质，包括熟悉法律、法规和有关政策，懂得企业经营管理知识，了解本企业生产经营状况，具有一定业务技术知识，具备一定协商谈判的素质，能够代表职工完成谈判任务。

具体而言，协商代表在进行集体协商前应做的准备工作如下：

1）熟悉与集体协商内容有关的法律、法规、规章和制度。

2）了解与集体协商内容有关的情况和资料，收集用人单位和职工对协商意向所持的意见。

3）拟定集体协商议题，集体协商议题可由提出协商一方起草，也可由双方共同起草。

4）确定集体协商的时间、地点等事项。

5）共同确定一名非协商代表担任集体协商记录员。记录员应保持中立、公正，并为集体协商双方保密。

（2）审议阶段。集体协商会议由双方首席代表轮流主持，最后争取达到双方均能接受的协议草案。协商后的集体合同草案必须提交职工代表大会或职工大会审议通过。

（3）签字阶段。此阶段双方代表在得到职工代表大会审议通过的集体合同上签字，之后将集体合同送交劳动管理部门审核备案。审核通过，正式生效的集体合同应向企业内职工公布。

## 三、集体合同的监督检查

企业工会、企业职代会及其职工代表、劳动行政部门、企业主管部门、地方产业工会，都应当对集体合同的履行实行监督。全国总工会就企业工会和职代会对集体合同履行的监督规定如下：

第一，企业工会应当定期组织有关人员对集体合同的履行情况进行监督检查，发现问题及时与企业协商解决。

第二，企业工会可以与企业协商建立集体合同履行的联合监督检查制度，定期或不定期对履行集体合同的情况进行监督检查。

第三，工会小组和车间工会应当及时向企业工会报告本班组和车间履行集体合同的情况。

第四，职代会有权对集体合同履行实行民主监督，企业工会应当定期向职代会或全体职工通报集体合同履行情况，组织职工代表对集体合同履行进行监督检查。

## 四、员工援助师的任务

### 1. 社会要求

随着群体罢工事件的不断涌现，社会和谐稳定受到很大挑战，因此，推行集体协商与集体合同签订工作在当前有着极其重要的社会意义。否则，用工不和谐、社会不稳定势必带来新的问题和社会矛盾，这对于员工援助师而言是最大的挑战。

### 2. 用人单位

（1）用人单位负责人对集体合同管理工作的认识深度和重视程度不够，势必会导致忽视此项工作，对集体合同管理工作采取走形式、应付了事的态度。

（2）在进行集体协商的过程中，用人单位是否按照法定程序开展集体合同签订工作，集体协商的内容是否合法，是否避重就轻，是否符合公司的实际情况，如何检查、指导用人单位工作的开展是员工援助师面临的主要任务之一。

### 3. 协商代表

一是协商代表的产生程序是否合法，是否存在事先指定或其他违法现象；二是协商代表的综合素质和能力水平，是否能够满足真正代表员工权益的需要，站在员工的立场上提出协商问题。

## 五、集体协商的工作建议

### 1. 协商代表的合法性

在协商代表产生阶段，员工一方代表的产生要严格依据《集体合同规定》，由工会选派或职工代表大会选举产生。确保协商代表产生的合法性，让协商代表能够真正代表员工的真实意愿，与用人单位进行协商、谈判，而非依附于用人单位，受制于用人单位。

### 2. 严格按规定程序进行

在集体协商进行阶段，由于员工一般难以形成整体力量来与掌握资本的企业对抗，这种地位的不平等性，导致有些企业在签订集体合同的过程中往往走过场，把集体合同变成了由用人单位事先制定好的格式合同，忽视应有的程序及集体协商的关键内容，从而使员工的利益难以得到保障。因此，集体协商要严格依据《集体合同规定》的程序进行，避免走形式。

### 3. 保障员工的根本利益

目前，在集体合同的推进过程中存在重形式、忽视内容的弊病，许多企业并没有与工会进行实际的协商。因此，要确保集体合同的内容具体、细致，且具有可操作性，只有这样才能真正保障员工的根本利益。

### 4. 加大执法检查和劳动监察力度

在集体合同的履行阶段，有些企业往往会以各种理由拖欠工资、医疗费、养老保险金，甚至不为员工缴纳养老保险等，而员工迫于势单力薄，只有默默地承受，以求保有现在的工作。因此，员工援助师要协助工会加大执法检查和劳动行政部门的劳动监察力度，确保员工的合法权益得到保障。

### 5. 确保及时续签合同

在集体合同到期时，用人单位要提前与协商代表进行协商，及时续签。如果涉及需要重新集体协商的内容条款时，仍需按照规定程序进行集体协商，确保工会或职工代表与用人单位始终处于博弈的过程，争取最大限度地保障员工的利益。用人单位也要自愿、主动地与员工签订集体合同，以避免用工风险及劳动纠纷，从而形成良性互动的集体合同管理机制。

---

### 【阅读材料8.2】公司签订的集体合同有效吗

#### 问题背景

2005年12月1日，某中外合资企业为了稳定劳动关系，与该企业的工会组织就职工的劳动报酬、工作时间、休息休假、福利待遇等事项签订了集体合同，该集体合同的期限为2006年1月1日至2008年12月31日。其中，集体合同规定职工的月工资不低于1 500元。2005年12月25日，双方将集体合同提交当地劳动和社会保障部门审查。截至2006年3月25日，劳动和社会保障部门仍未给予答复。该企业认为，集体合同没有被劳动和社会保障部门批准，因此，该集体合同未生效。于是，该企业于2006年10月，分别同每一个职工签订劳动合同，职工的月工资标准分为1 200元至1 400元不等。这种做法合法吗？

#### 案例分析

本案例是关于集体合同是否有效以及个体劳动合同纠纷问题，具体分析如下：

#### 1. 工会代表职工签订集体合同的主体资格合法

《劳动合同法》第五十一条规定：集体合同由工会代表企业职工一方与用人单位订立；尚未建立工会的用人单位，由上级工会指导员工推举的代表与用人单位订立。该中外合资企业的工会组织代表职工与该企业就职工的劳动报酬、工作时间、休息休假、福利待遇等事项签订集体合同，符合法定主体资格，是合法的。

2. 该企业签订的集体合同已经生效

《劳动合同法》第五十四条规定：集体合同订立后，应当报送劳动行政部门；劳动行政部门自收到集体合同文本之日起十五日内未提出异议的，集体合同即行生效。该企业与其工会组织于 2005 年 12 月 25 日将双方签订的集体合同提交当地劳动和社会保障部门审查，截至 2006 年 3 月 25 日，劳动行政部门仍未给予答复。根据上述规定，双方签订的集体合同于 2006 年 1 月 11 日即行生效。

3. 企业后来同每一个职工签订的条款无效

《劳动合同法》第五十四条规定：依法订立的集体合同对用人单位和员工具有约束力。第五十五条规定：集体合同中劳动报酬和劳动条件等标准不得低于当地人民政府规定的最低标准；用人单位与员工订立的劳动合同中劳动报酬和劳动条件等标准不得低于集体合同规定的标准。该企业签订的集体合同期限为 2006 年 1 月 1 日至 2008 年 12 月 31 日。其中集体合同规定职工的月工资不低于 1 500 元，这一条对该企业及其职工都有约束力。而该企业在 2006 年 10 月同每一个职工签订的劳动合同中，职工的月工资标准分为 1 200 元至 1 400 元不等，低于集体合同的规定的标准，因而是不合法的，是无效的。

**专家建议**

针对上述案例中发生的集体合同是否有效及个体劳动合同纠纷问题，专家建议如下：

1. 对用人单位的建议

第一，要加强《劳动合同法》和《集体合同规定》等法律、法规的学习。

第二，要搞清楚集体合同和劳动合同的具体区别。

第三，要确保签订集体合同的主体、程序和内容合法。

第四，确保集体合同的有效履行，变更、续签或终止集体合同时亦要遵循相关程序。

2. 对员工的建议

第一，增加自身权益保护意识，多关注用人单位及工会的活动信息。

第二，积极参加工会活动，踊跃参与职工代表大会的职工代表选举工作。

第三，多了解、多关注劳动法律、法规，遇到问题及时向工会或相关机构咨询。

# 第三节　工资集体协商

 **学习目标**

➢ 理解工资集体协商的定义及其与集体合同的关系。

➢ 熟悉工资集体协商的内容和程序。

➢ 掌握工资集体协商的指导工作方法。

## 一、工资集体协商概述

### 1. 工资集体协商的概念

工资集体协商是指职工代表与企业代表依法就企业内部工资分配制度、工资分配形式、工资收入水平等事项进行平等协商，在协商一致的基础上签订工资协议的行为。

工资协议指专门就工资事项签订的专项集体合同。已订立集体合同的，工资协议作为集体合同的附件，并与集体合同具有同等效力。

### 2. 工资集体协商与工资协议的关系

工资集体协商与工资协议之间是程序与结果的关系。工资集体协商是签订工资协议的必要程序和重要阶段，而工资协议则是工资集体协商的结果。工资集体协商并不一定都要形成工资专项协议，即使已经签订了工资专项协议，经常性的工资集体协商也是必要的。因此，工资集体协商的积极作用在于建立了员工与用人单位之间就工资问题经常性的对话机制，从而奠定了劳动关系协调的基础。

### 3. 工资集体协商与集体合同的关系

工资是员工的基础生活来源，是用人单位人工成本的主要组成部分，关系到企业劳动关系双方的利益。因此，工资分配问题是集体合同的核心内容，工资协商是集体协商的重要组成部分。工资集体协商的结果既可以作为工资问题的专项合同，也可以作为集体合同的附件，与集体合同具有同等的法律效力。集体合同的期限一般是 1～3 年，而工资集体协商一般情况下一年进行一次。

### 4. 工资集体协商的作用

建立工资集体协商制度是维护劳动者自身利益的一种有效途径，它一方面能够维护一线职工的权益，使工资增长与企业效益提高相适应，确保每个职工分享企业发展的成果。另一方面，它有利于建立和谐稳定的企业劳资关系，增强企业凝聚力，调动所有职工的积极性。

在构建和谐社会、全面建设小康社会的背景下，加大收入分配调节力度，重视解决部分社会成员收入差距过分扩大问题，是完善社会主义市场经济体制的重要内容，是建立新型劳资关系、实现劳资双赢的需要，也是广大工薪阶层的劳动者共享改革发展成果的具体体现。

## 二、工资集体协商的内容

### 1. 工资协商的实质内容

（1）工资分配制度、工资标准和工资分配形式。

（2）职工年度平均工资水平及其调整幅度。

（3）奖金、津贴、补贴等的分配办法。

（4）工资支付办法。

（5）企业最低工资标准及职工保险福利方面的待遇。

（6）双方认为应当协商、约定的其他事项。

**2. 工资协议本身的规定**

（1）工资协议的期限。

（2）变更、解除工资协议的程序。

（3）工资协议的终止条件。

（4）工资协议的违约责任。

## 三、协商程序与协议审查

**1. 工资集体协商的程序**

职工和企业任何一方均可提出工资集体协商的要求，其程序如下：

（1）工资集体协商的提出方应向另一方提出书面的协商意向书，明确协商的时间、地点、内容等。另一方接到协商意向书后，应于 20 日内予以书面答复，并与提出方共同进行工资集体协商。

（2）在不违反有关法律、法规的前提下，协商双方有义务按照对方要求，在协商开始前 5 日内，提供与工资集体协商有关的真实情况和资料。

（3）协商形成的工资协议草案，应提交职工代表大会或职工大会讨论审议。

双方达成一致意见后，由企业行政方制作工资协议文本。工资协议经双方首席代表签字盖章后生效。

**2. 工资协议的审查**

（1）工资协议签订后，应于 7 日内由企业将工资协议一式三份并附说明，报送劳动保障行政部门审查。

（2）劳动保障行政部门应在收到工资协议 15 日内，对工资集体协商双方的代表资格、工资协议的条款内容和签订程序等进行审查。

（3）劳动保障行政部门经审查对工资协议无异议，应及时向协商双方送达《工资协议审查意见书》，工资协议即行生效。

（4）劳动保障行政部门对工资协议有修改意见的，应将修改意见在《工资协议审查意见书》中通知协商双方。双方应就修改意见及时协商，并修改工资协议，重新报送劳动保障行政部门。

（5）工资协议向劳动保障行政部门报送经过 15 日后，协议双方未收到劳动保障行政部门的《工资协议审查意见书》，视为已经劳动保障行政部门同意，该工资协议即行生效。

（6）协商双方应于 5 日内将已经生效的工资协议以适当形式向本方全体人员公布。

（7）一般情况下工资集体协商一年进行一次。职工和企业双方均可在原工资协议期满前 60 日内，向对方书面提出协商意向书，进行下一轮的工资集体协商，并做好新旧工资协议的相互衔接。

## 四、员工援助师的任务

**1. 社会要求**

近年来，我国企业群体罢工事件不断涌现，究其原因多是由于劳动报酬偏低、同工不同酬等问题导致。如果任其自由发展，势必最终导致社会不稳定，因此，合理确定员工的报酬是员工援助师面临的挑战之一。

### 2. 用人单位

随着市场经济竞争愈加激烈，企业利润额不断受到挤压，导致不少企业采取各种不同的措施来压缩人工成本，诸如裁员、降低工资标准等。所以，如何既能保障企业经营效益，又能保障员工收入水平逐步提高是企业面临的挑战，也是员工援助师需协助企业解决的问题。

### 3. 员工需求

来自员工的挑战主要体现在两方面：一是随着物价水平的不断上涨，员工生活压力不断升级；二是随着员工群体的多样化，不同群体间的差异日渐明显。这就需要员工援助师能够采取相应的措施和手段，帮助不同层次及需求的员工解决问题。

## 五、员工援助工作的建议

面对来自各方工资集体协商的挑战，熟练掌握工资集体协商的策略与技巧，合理指导企业开展工资集体协商工作至关重要。在进行集体工资协商、谈判的过程中，要注意以下事项：

### 1. 选择时机、把握原则

（1）恰当选择首次工资协商的时机，把握好第一次谈判的时机。一般情况下，经济效益较好的用人单位侧重协商工资的增长机制；经济效益一般的用人单位侧重协商工资关系的调整；经济效益较差的用人单位侧重协商工资的保障机制。选择最佳时机向资方提出工资集体协商要约，是成功开展首次工资集体协商的关键所在。

（2）把握工资协商过程中的原则。在工资集体协商过程中，员工援助师要注意把握以下原则：

1）控制原则。工会或职工代表要始终把协商目标放在首位，想方设法通过协商谈判靠近目标。

2）协调原则。工会或职工代表必须明确每名代表的角色，以及选择在何种时机发表看法。

3）听取原则。工会或职工代表必须要注意聆听和理解对方观点和实质内容，适时应对。

4）休会原则。若双方协商陷入僵局时，应及时建议休会，以便各自做出应对和调整的准备。

### 2. 做好协商前的准备工作

（1）了解员工对工资调整的要求。员工援助师要协助工会召开座谈会，或采用单独交流等方式了解职工的意见和要求。同时，也要向职工介绍有关政策和企业生产经营情况，使职工对工资调整的要求趋向合理。

（2）提前与用人单位代表进行交流。正式协商前，应就协商中的重要问题进行事先沟通，了解单位的想法和打算，做好谈判的准备工作，同时提出职工方的基本要求。在前期交流中要注意留有余地，不要全部交底。

（3）确定弹性、可控的协商目标。只有如此，协商代表才能随机应变，成功的可能性就增大。事先商定好的弹性协商目标可分为最优期望目标、可接受目标和最低限度目标三类。最优期望目标是理想的目标，在实际谈判过程中要提出最优期望目标，争取可接受目标，确保最低限度目标。

（4）明确协商代表的内部分工。协商代表产生后，要明确内部分工，尤其是在集体协商会议上，要事先沟通明确各自的发言顺序、角色定位。一般来讲，一个成功的协商小组中需要有人分别充当"首席代表""黑脸者""调和者"和"记录者"。集体协商时以首席代表的发言为主，其他代表为辅。同时，要注意发挥"黑脸者"和"调和者"的作用。

（5）事先收集相关事实和数据资料。在每次协商前，要通过调查研究，对企业的生产经营状况、主要经济效益指标计划和历年完成情况、职工的意愿和要求、地方政府发布的工资指导线、劳动力市场指导价位、居民消费价格指数、劳动力市场供求状况等信息资料有全面的了解。这样，在协商时，才能熟练运用大量的事实和准确的数据资料来证明自己提出的意见是有充分依据的。

（6）拟订工资集体协商方案。根据搜集的资料和职工的要求，员工援助师需要协助拟订出工资集体协商方案，包括对企业行政的反应做出预测，并拟订应对措施等。

在拟订企业工资集体协商计划或方案时，制定目标非常重要，一般制定目标，要分为三个层次：希望达到的目标，是谈判者想获得的最高利益；必须达成的目标，也就是协商的底线；灵活机动的目标，在必要时可以放弃。把目标分出主次，使目标具有弹性，可增加协商的回旋余地。

**3. 掌握工资协商的策略**

（1）协商双赢策略。在集体协商过程中，提出协商的问题，既要考虑职工的利益，也要兼顾企业方面的利益，要确保能够使双方共同受益。

（2）重点切入策略。从不同角度对工资的增长幅度进行测算，在此基础上准备几种方案，并从中选择理由最充分、最有说服力、对谈判最有利的方案作为工资协商的切入点，争取满意的结果。

（3）适度妥协策略。当协商形成僵局时，可以考虑妥协。双方首席代表要提前召集本方代表磋商折中方案，明确基本要求，研究对关键问题的让步程度，及时启动替代方案，以争取更多的利益。

（4）留有余地策略。对劳方来说，留有余地一是体现在劳方的增资建议书里，二是体现在整个协商过程中，在建议书中的增资比例留有一定余地，能给协商留有更大的空间。

（5）借用第三方策略。协商会议可邀请劳动保障部门、工会组织、企业主管部门代表和专家等作为第三方参加，当双方不能达成共识、陷入僵局时，可请第三方出面调解。一方面这些部门和人员具有一定权威性；另一方面协商不涉及自身利益，第三方处理问题比较公道，较容易被接受。

**4. 运用工资协商的技巧**

（1）协商语言的技巧。由于协商语言要兼顾客观性、针对性、逻辑性和规范性等特点，因此，在协商过程中，要善于倾听对方观点，能够准确、委婉表达本方的观点，当出现新问题时，要善于灵活应变。

（2）成功说服的方法

1）苏格拉底法（被誉为最聪明的说服术）。其原则是，开始时不要讨论双方的分歧点，而着重强调彼此共同的特点，取得完全一致以后，再转向自己的主张。

2）摆事实法。摆出大量的准确无误的事实——对对方不利的或证明己方正确的事实。

3）设身处地法。站在对方的立场，设身处地地为对方着想。

4）对比说服法。将正反理由、得失情况、优劣程度等进行全面分析。

5. 工资协商中关注的问题

（1）避免两种倾向。一是警惕对方代表采用温和态度的心理战术并避免其消极影响。二是要防止因对方代表持强硬态度，对己方代表施加压力而降低协商要求的现象。

（2）及时同职工或职工代表沟通。说明协商谈判的进展情况，取得职工的支持和理解。

（3）整理好协商结果。每次协商会议结束后，协商记录都要双方参加协商的代表或首席代表签字，然后，委派一个人整理协商结果，这个人可以是劳方的，也可以是企业方的。协商结果的整理力求条款式，语言要简明，协商结果整理完后，双方所有的协商代表，无论是否参加协商，都要在协商结果表上签字，认同和接受协商结果。经双方协商代表签字的协商结果具有法律效力，企业和劳方都应该遵守。一个信誉良好的企业会较好地履行协商结果，有时也会遇到不履行协商结果的企业，员工援助师要协助工会监督协商结果的履行。

（4）拓宽谈判思路。谈判增加工资的思路很多，谈判不要仅仅局限在"职工工资随着企业经济效益增长而增长"的一个框框里，物价指数的升高、同类企业的工资对比等都可以作为要求增加工资的理由。

（5）上级和政府部门的支持。基层工会进行工资集体协商前后，要主动向上级工会汇报有关情况，争取上级工会的指导和帮助。

（6）重视机制建设。工会要通过开展工资集体协商，建立起企业工资集体协商制度，使之经常化和规范化，避免因相关人员如工会主席换人，工资集体协商工作就停滞不前的现象。

---

**【阅读材料 8.3】如何有效地开展工资集体协商？**

**问题背景**

A 公司是一家外方控股的合资企业，该企业原为劳动强度高、高污染的国有企业，车间工作条件较差。目前，企业处于投资建设期间，项目前期投资额大，企业所处行业竞争激烈，几年来连年亏损，外资方一直努力降低人工成本，员工工资水平、福利待遇比当地其他合资企业差。企业目前有正式员工 2 000 余人，建有工会。公司采用了外方的多层级工资制度，工资级别层次多，每层之间间隔较小，普通员工工资增长缓慢，每年的增长率仅为 2%。因此，员工对工资待遇不满，企业缺乏凝聚力。针对该企业的困境，员工援助师如何有效开展工资集体协商工作，促进企业与职工利益的双赢呢？

**案例分析**

本案例是关于如何与公司开展工资集体协商的问题，具体剖析如下：

1. 找准集体协商的切入点

合资企业由外方控股，企业经营管理基本由外方控制。外方在企业经营决策时，不通过工会征求员工意见，因此，决策中很少主动考虑员工福利和职业发展。工会方一直寻找方法改变这种现状，积极地参与到企业管理之中，以保护员工利益。工会提出集体协商起因于一起公司内的劳动纠纷。当时企业针对员工劳动纪律松散，上班溜岗、串岗现象，开展了劳动纪律检查工作。在纪律检查期间处理了一名串岗员工，责令其待岗 3 个月，每月只发 400 元生活费。该员工待岗期满要求复岗，但是，外方总经理对此事一直搁置不管，造成该员工一直无法上岗。于是，该员工在待岗期间另找了一份工作。一年后，该员工外面的工作丢失，便回公司提出 5～6 万元的补偿要求，后经企业和员工的反复协商，最终补偿 1 万多元。经过这一事件，工会想到通过集体协商并和企业签订集体合同来规范外方管理，减少企业内部劳动关系纠纷，维护职工合法权益。因此，工会正式向外方提出工资集体协商谈判，要求企业与员工签订集体合同。

2. 关注集体协商的程序和成果

自 2000 年开始，公司集体合同每两年签订一次，工资协商谈判每年举行一次。工会根据当地工资指导线、物价上涨率提出了每年的工资增长幅度，经过职代会民主讨论通过，再由工会代表员工与企业方进行工资协商集体谈判，签订工资增长集体协议，工会和职代会监督企业执行。工会还根据员工提出的具体福利要求和企业方进行专项集体协商，并签订了专项的集体协议：提前退休职工经济补偿的集体协议和特殊岗位的专项劳动保护协议等。

开展集体工资协商的几年来，员工工资增长幅度达到了 80%～90%，平均每年增长率达到近 10%，员工工资水平达到当地合资企业的中上水平。另一方面，由于工会积极开展集体协商，维护员工的合法权益，稳定了员工队伍，增强了企业凝聚力，提高了企业的经营水平与经济效益，在集体协商的当年，企业亏损大幅降低，企业经济效益不断提升，集体协商工作也得到了外方的理解和支持，实现了企业和员工双赢的局面。

**专家建议**

根据上述的成功经验，专家对工资集体协商的建议如下：

1. 树立明确实际的协商目标

在开展工资集体协商工作时，要树立合理的谈判目标，既要保证员工收入逐年增长，又要保证企业经营效益的快速提升，达到企业和员工双赢。同时，工会对集体协商的具体目标要进行层次划分，明确每次谈判的主要目标与次要目标，明确利益取舍的标准，提高在谈判中的灵活性。

2. 选择合适的谈判时机

在开展工资集体协商时，要选择合适的谈判时机，结合企业的实际情况与职工的需求，提出谈判要求。时机选择得当，企业易于接受，工资谈判工作便能顺利进行。

3. 做好谈判前的资料准备

谈判前的资料准备是否充分直接关系到协商的结果，因此，在进行工资集体协商前，工会要做充分的准备，收集大量的事例、数据和法律法规，以支持自己的观点。

4. 谈判中要善于用数据说话

要坚持深入调研，用获得的数据分析结果，以理服人。比如在谈判中要善于将企业主要经济指标和员工工资收入的增长幅度进行比较，善于将本公司员工工资收入与所在城市其他同等规模企业员工的收入水平进行对比。只有提供的资料数据翔实、分析透彻、说服性强，才能取得好的协商效果。

# 第四节　执法检查与劳动监督

 **学习目标**

➤理解执法检查的定义、主体和劳动监督体系。

➤熟悉劳动监察的执法主体、主要内容和程序。

➤熟悉工会监督和群众监督的内容、方式。

➤掌握执法检查工作的配合要求。

## 一、执法检查与劳动监督简介

### 1. 执法检查

执法检查在此处专指劳动执法检查，是法律规定的行政主体或法律授权的社会组织，为了保护员工的合法权益，对用人单位、劳动服务主体遵守劳动法律、法规的情况进行的监督检查，又称劳动执法检查或劳动监督。

### 2. 执法检查的主体

执法检查的主体为法定机关，或者是法律、法规授权的社会组织。其他普通的社会组织、有关单位和个人可对用人单位的违法行为进行控告，但不享有检查权和处罚权。

### 3. 劳动监督体系

我国的劳动监督体系由行政监督和社会监督两部分组成：

（1）行政监督。行政监督指国家机关和法律、法规授权的部门进行的劳动监督。行政监督又分为劳动行政部门监督和相关行政部门监督。前者是指各级劳动行政主管部门对劳动法律、法规的遵守情况进行的监督，也称劳动监察，是法定监督中最重要的一种，也是最基本的监督形式，其他形式的监督都是对其的配合和补充。

（2）社会监督。社会监督具有法定监督职权以外的其他社会组织和人员对用人单位进行的劳动监督。

我国劳动监督体系的组成如图8—3所示。

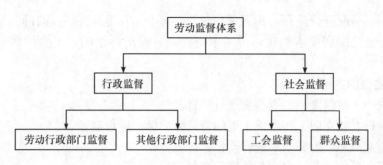

图 8—3　我国劳动监督体系结构图

## 二、劳动监察

### 1. 劳动监察的概念

劳动监察即人力资源和社会保障行政部门的监督，是依法对用人单位遵守劳动法律、法规的情况进行监督，并对违反劳动法律、法规的行为进行制止、责令改正和给予处罚的具体行政行为。

### 2. 劳动监察的执法主体

劳动监察的执法主体是县及县以上人力资源和社会保障行政管理部门，即各县级以上的人力资源和社会保障（厅）局。劳动监察员是人力资源和社会保障行政部门具体从事劳动监察工作的人员。

### 3. 劳动监察的主要内容

劳动监察包括对用人单位执行劳动合同管理、就业管理、工资管理、保险管理、工作时间和休息休假管理、女职工和未成年工特殊保护，以及职业技能培训鉴定管理的监督检查，并对上述内容的违法行为进行纠正和行政处罚。

## 三、其他行政部门的监督

### 1. 监督主体

（1）来自用人单位上级主管部门的监督检查。

（2）来自公安、卫生、工商、财税、审计、防疫等专项行政管理部门的监督检查。

### 2. 监督方式

（1）依法独立开展劳动监督检查活动。

（2）会同劳动监察部门等监督主体进行劳动监督检查。

（3）依法对劳动监察部门、其他行政部门或工会组织的建议进行调查处理。

## 四、工会监督

工会分为中华全国总工会、全国或地方的产业工会、县级以上地方各级总工会、基层工会和相关社区的街道工会。

我国《劳动合同法》规定：工会依法维护员工的合法权益，对用人单位履行劳动合同、集体合同的情况进行监督。用人单位违反劳动法律、法规和劳动合同、集体合同的，工会有权提出意见或者要求纠正；员工申请仲裁、提出诉讼的，工会依法给予支持和帮助。

### 1. 工会监督的内容

（1）对执行工时制度、工资制度进行监督。

（2）对执行有关女职工和未成年工的特殊劳动保护进行监督。

（3）对企业辞退、处分职工进行监督。

（4）对用人单位的劳动保护条件进行监督。

（5）对企业危害职工安全的行为进行监督。

（6）对用人单位其他危害员工身心健康、侵犯职工合法权益的行为进行监督。

### 2. 工会监督的方式

《企业工会工作条例（试行）》规定了两种制度保证工会监督权的实现：

第一，建立劳动法律监督委员会，地方总工会及产业、乡镇（街道）工会应当设立工会劳动保障法律监督委员会。职工人数较少的企业应设立工会劳动法律监督员，基层工会根据实际需要可以设立工会劳动保障法律监督委员会，对企业执行相关劳动法律、法规情况进行监督。

第二，建立劳动保护监督检查委员会，在生产班组中设立工会小组劳动保护检查员。建立完善工会监督检查、重大事故隐患和职业危害建档跟踪、群众举报等制度，建立工会劳动保护工作责任制。依法参加职工因工伤亡事故和其他严重危害职工健康问题的调查处理。

## 五、群众监督

群众监督主要是指除了上述监督主体以外的其他群众性组织及个人对劳动执法情况的监督。

### 1. 群众监督的形式

（1）直接以口头或书面形式进行监督。

（2）通过报刊、广播、电视等传媒监督。

（3）通过其他群众组织进行的监督，如妇联、共青团等组织的监督。

### 2. 群众监督的特点

（1）监督主体具有分散性和广泛性。

（2）监督方式具有特定性和任意性。

## 六、员工援助师的任务

当前，国内外经济形势正在发生着深刻的变化，企业面临的运营环境竞争激烈，员工面临的生存环境更加恶劣，因此，员工援助师在进行劳动监督时也面临着新的挑战。

### 1. 把握国内外劳动法规

随着国内外劳动法规的日益庞大和复杂，适用范围交叉重复，职责界定不清晰，而相应的国际法规培训机会不多，有时会让员工援助师无所适从。

### 2. 熟悉劳动监督体系

我国劳动监督体系的执行力度不够，存在执法不严、违法不究、缺乏相应处罚和教育的情况。同时，各监督体系有时职责不清晰，执法人员素质不高，存在重复执法、违规执法等现象。

### 3. 掌握用人单位情况

随着国际化进程的推进，外资、合资企业不断增多，其文化氛围及管理制度与内资企业差异较大，加上用人单位不配合劳动行政部门的检查，用新技术销毁违法证据，从而带来新的用工风险。

## 七、劳动监督的协助建议

### 1. 加强法规学习，树立服务意识

员工援助人员要加强国内外劳动法律、法规的学习，增强法律、法规的实际运用能力，树立为员工服务、为基层服务、为企业服务的意识，坚持走规范化、专业化和职业化的发展道路。

### 2. 加强协同合作，破解执法难题

员工援助人员要主动加强与人力资源和社会保障行政主管部门、劳动争议处理机构、工会等的沟通协调，要加强部门间的合作，实现 $1+1>2$ 的执法效果。同时，要积极向上反映问题，分析执法热点，破解执法难点，改进执法手段，规范执法程序，严格执法管理，做好执法检查的好助手。

### 3. 加强工作指导，转变经营理念

员工援助人员要加强对企业负责人的专项劳动法规培训，使其转变经营理念，改善管理模式，规范用工制度；并指导用人单位积极配合执法检查部门的检查，及时纠正、整改违规、违法用工情况。

+·+·+·+·+·+·+·+·+·+·+·+·+·+·+·+·+·+·+·+·+·+·+·+·+·+·+·+·+·+·+·+·+·+·+·+·+·+·+·+·+·+·+·+·+·+·+

**【阅读材料 8.4】劳动监察人员的处罚合法吗？**

**问题背景**

2007 年 2 月 12 日，江西省某市劳动保障监察大队办公室围着 13 位打工妹，她们个个泪流满面，委屈地诉说着她们被老板克扣一个月工资及押金的遭遇。经了解，她们一年前被该市某饮食有限公司录用为服务员，并签订了劳动合同。一个月前，劳动合同期满未续签，按照原合同约定和公司规章的规定，这 13 位打工妹在 30 天前已向公司提交了书面辞职报告，可公司未予批准，她们找老板理论，老板说："公司没来新人接替你们，你们就不能走，否则按旷工处理，公司的损失用你们的工资和押金来补偿。"老板还说："这在合同里有约定，你们告状都无门。"顿时，这些打工妹深感委屈和辛酸，自己的行为真的违约吗？劳动监察人员能够给予她们帮助吗？根据本案例中陈述的情况，监察执法人员一边安慰打工妹，一边到该饮食服务公司进一步核查事实，并送上《劳动保障监察条例》《江西省劳动保障监察条例》单行本，向用人单位法人认真宣传劳动保障法律、法规，指出其

违法事实，并当场下达了限期改正指令书。

**案例分析**

本案例是关于用人单位违法用工时，劳动监察机构如何解决的问题，具体剖析如下：

1. 不批准打工妹辞职是不合法的

我国《劳动合同法》第三十七条规定："员工提前30日以书面形式通知用人单位，可以解除劳动合同。"这里所说的"通知"仅仅是员工单方面的告知，不需要上级领导批准。超过30日，员工向用人单位提出办理解除劳动合同的手续，用人单位应予以办理。本案例中，13位打工妹在30天前已向公司提交了书面辞职报告，公司应依法给予办理离职手续，并结清她们应得的工资，同时，扣留押金更属于违法行为。

2. 劳动监察员的处理收到了成效

虽然公司老板认为一下子这么多人辞职，对公司正常经营影响很大，但是在法律的威慑下，第二天，老板就带着公司会计、出纳主动到劳动保障监察大队，在执法人员的监督下，当场发放了13位打工妹的工资并退回了收取的押金。

**专家建议**

1. 对用人单位的建议

第一，深入学习、掌握《劳动法》《劳动合同法》等相关劳动法律、法规的精神，严格遵照执行。

第二，当出现违法用工现象时，要及时予以纠正或整改，并及时修改完善相关规章制度，防范用工风险。

第三，积极配合劳动监察部门及其他监督机构的执法检查工作，认真遵从上级主管部门的工作指导。

2. 对员工的建议

第一，主动学习《劳动法》《劳动合同法》等相关劳动法律、法规，增强劳动法律意识。

第二，多关注周围的劳动纠纷事件，当遇到劳动纠纷时，及时向相关机构或人员进行劳动法律咨询，增强自我保护的意识。

第三，积极举报本单位或周围单位的违法用工现象，学会利用法律保护自身的合法权益，同时，要注意自我保护和安全。

# 第五节　权益代表的协商谈判

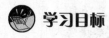 **学习目标**

➢理解权益代表的内涵和工作职责。

➢熟悉权益代表的沟通对象和素质要求。

➢掌握权益代表的沟通、谈判技能。

➢掌握协商谈判的心理学技巧。

# 一、权益代表的工作职责

## 1. 定义

权益代表是指能够代表员工与用人单位相关负责人、人力资源和社会保障行政主管机构、仲裁机构，以及其他相关社会机构进行沟通、协商或谈判，以最大限度地保障员工合法权益的人员。权益代表可以是职工代表、工会成员，也可以是员工援助师、社区工作者，只要其拥有为员工维权的强烈意识和助人精神，坚持原则，办事公道，熟悉相关劳动法律、法规，具有劳动争议处理的相关工作经验，都可以成为员工"权益代表"的人选。

## 2. 工作职责

权益代表要能够帮助职工解决工作中产生的劳动纠纷，使职工的合法权益得到保障。同时要帮助和指导用人单位依法开展工资集体协商、集体合同签订及相关劳动争议处理工作。权益代表具体工作职责与义务详见表8—3。

表8—3                                        权益代表的工作职责与义务

| 权益代表的工作职责 | 权益代表的义务 |
|---|---|
| 1. 参与工资集体协商和集体合同签订工作，指导和帮助用人单位建立集体协商共赢机制，共同推动集体合同制度和工资集体协商制度的落实 | 1. 认真执行国家相关劳动政策、法规，坚持原则，能够真正代表员工的意志，保障员工的合法权益 |
| 2. 为员工提供劳动法律咨询服务，宣传国家和地方劳动法律、法规、政策和集体协商相关专业知识，并贯彻执行相关法律、法规 | |
| 3. 监督、检查用人单位劳动法律、法规的执行情况，遇违法用工情况及时与其协商，若其坚决不予纠正，则上报人力资源和社会保障行政主管部门进行处理 | 2. 主动接受人力资源和社会保障部门、总工会、企业家协会的业务指导，定期汇报工作情况，积极参加业务培训 |
| 4. 参与劳动争议协商调解工作，指导和帮助员工处理劳动争议问题，必要时代表员工进行维权 | |

# 二、权益代表的沟通对象

在实际开展工作中，权益代表的主要沟通对象有三类：

## 1. 员工

员工是权益代表的重要沟通对象之一，与员工进行沟通时，要注意以下几点：

（1）了解员工的工作实际情况及需要切实解决的问题。

（2）询问员工是否留存或能够提供用人单位违法用工的证据。

（3）告知员工该类劳动纠纷处理的工作流程，给员工做出处理承诺的大致时间。

## 2. 用人单位

当员工向权益代表求助时，往往是用人单位不能满足员工提供的请求，需要权益代表向用人单位进行沟通、协商和谈判，查明事实详情，并督促用人单位给出处理意见。因此，在与用人单位进行沟通时，要注意以下几点：

（1）找准用人单位事件处理的主要负责人，表明自己的观点和沟通目的。

（2）询问并查明用人单位和员工之间发生劳动纠纷的事实真相和原因。

（3）了解用人单位的相关用工规章制度，准确判断其是否符合国家相关劳动法律、法规。

（4）了解用人单位对该员工的处理意见，要站在第三方的角度公正地提出处理建议。

（5）遇到用人单位违法用工情况，要坚决责令改正，遇不从者，要上报劳动行政部门处理。

### 3. 工会组织

在与用人单位的工会组织进行沟通时，要注意以下几点：

（1）要明确权益代表和工会组织的主要职能是一致的，都是为了保护员工的合法权益。

（2）权益代表要和工会组织一起代表员工与用人单位进行沟通、协商和谈判，保护员工的合法权益不受侵犯，并为员工争取最大可能的利益。

（3）遇到某些用人单位工会组织不作为的情况，要查明原因，尽可能促进工会组织发挥应有的作用。

### 4. 社会保障部门和劳动争议处理机构

当员工和用人单位发生劳动争议时，如果用人单位确实存在违法情况，权益代表务必要与劳动争议处理机构、人力资源和社会保障行政部门进行沟通和协商，共同监督用人单位遵守劳动法律法规。在与这些部门进行沟通时，要注意以下几点：

（1）了解该类部门的工作流程和工作方式、手段，给予积极配合。

（2）提供用人单位违法用工的确凿事实和证据，并有书面陈述。

（3）保护员工或举报者的身份，避免信息外传，给员工或举报者带来不必要的损害。

（4）向该类部门询问清楚事件的处理流程和时间，并积极推动事件处理进程。

（5）保持与监管部门的信息互动和沟通，及时学习最新法律、法规，成为监管部门的执法助手。

## 三、权益代表的能力培养

### 1. 协商沟通程序

（1）明确沟通目的。在进行沟通之前，首先要明确沟通目的，也就是希望通过沟通所达到的效果，一切围绕欲达到的效果而设计沟通的过程及策略和技巧。

（2）营造良好氛围。在沟通开始阶段，要注意设计良好的开场白，营造轻松愉快的沟通氛围，增进彼此的沟通距离，适当运用幽默的开场白来消除对立或戒备的情绪。

（3）准确表达观点。沟通开始后，要以对方能够理解、听懂的语言简要说明沟通的要点，在简述要点时不要做评论和批判，简述完毕后，针对对方的反应再进一步详述各观点。

（4）多用倾听技巧。在沟通的过程中，要认真聆听对方的观点，密切关注对方的反应，细致观察对方的情绪，以便从对方言谈中的反应掌握对方的心理，并迅速地采取必要的行动。

（5）运用肢体语言。在沟通过程中，要运用合适的身体语言，并善于从对方不自觉的姿势表情或神态中领悟对方的真实想法。

（6）不断聚焦问题。在沟通过程中，要不断将注意力集中于谈话的要点，遇到分歧时，要尽可能抑制争论的念头，以事实依据为基础提出申述，并重申自己的观点，不断地、耐心地进行问题聚焦，争取对方的认同。

（7）验证沟通内容。避免任何可能导致误会的最好方法，是用"自己"的话表达对方观点，一方面表示对对方的尊重，另一方面是要求对方予以确认，这种及时的确认是谈判沟通过程中双方达成一致的转折点。

**2. 谈判能力的培养**

（1）明确谈判目标，设定谈判底线。在进入谈判前，必须先确认对对方的要求，可把要求的内容分成"必须实现"及"可视情况有所让步"两种，法兰西斯·格林巴克把前者称为"基本目标"，后者称为"非基本目标"。然后，定出"最高上限"与"最低下限"，即最高限度可要求到什么地步，最低限度可让步至何种程度。在进入谈判前，应预先告知对方最高限度的要求事项。在谈判开始的时候，不要提及底线要求，必须等到妥协至不可能再妥协时才可提出。

（2）掌握对方情况，准备应对方案。谈判之前，要尽可能通过各种渠道了解谈判对方的整体情况和实际状况，了解其过去、现在及未来的状况，有助于准确判断对方进行谈判的想法，并相应地针对谈判中可能出现的问题，积极准备各种应对方案。

（3）共同基础优先，对立问题居后。假定谈判开始之初，双方期望的谈判目标已经发生对立，这时若彼此各自坚持、互不相让，事情很可能因此全面瘫痪。所以，在谈判开始，要先提出双方共同的谈判基础，希望达成的双赢目标，以缩短谈判双方的距离。在谈判的过程中，先对最有希望达到一致的议题进行谈判，最后谈较为对立的议题，若对立严重，无法继续谈判下去，可选择暂时休息，择时进行下一轮谈判。

（4）强调最高目标，创造双赢选择。最高目标指的是不管双方产生分歧的原因是什么，双方都愿意接受的目标。明确最高目标后，双方可提出新的双赢选择，从而为双方达成最佳效果创造更多的机会。

## 四. 协商谈判与冲突管理

在本章各节中，我们反复讨论的有关劳动关系协调的问题，核心点在于劳动者及代表他们的权益代表（工会干部、人力资源管理师）与用人单位的领导者、谈判代表，以及政府行政机关的第三方，对待协商谈判的看法或观念：是和谐呢，还是冲突？这个总体的看法和观念问题不解决好，不论谈什么问题，方向把握不好，也就很难达到协商谈判的最终目的。

### 1. 协商谈判冲突的思考

（1）冲突的利弊分析。在团队建设能力一章，我们讨论了在组织内团队建设中冲突的意义。如何评价谈判协商中出现的冲突呢？在一些管理者看来，冲突就是"对着干""非理性"或者"破坏"，冲突导致组织机能失调。那么，作为协商谈判的双方代表，要接纳冲突，要承认冲突在协商谈判中存在的必然性和合理性，也就是说，谈判各方既存在相互对立的关系，又存在相互依赖的关系，任何冲突事件是这两种关系的对立统一。

（2）冲突管理的思考。在与人进行沟通谈判时，肯定会存在分歧。因为不存在分歧，就不需要进行协商谈判了。问题的关键在于，当我们与他人观点产生分歧时，自己的感受是什么？与他人观点产生分歧时，自己喜欢以哪种方式来进行协商谈判？反观自己，与他人观点产生分歧时，自己是否考虑过采用改进自己的协商谈判方式，那么，这种新的方式是什么？在成功的管理实践中有一段名言："如果经营管理中两个人的意见总是一致的，那么其中一个人便是多余的！"因此，冲突管理是一种在管理中倡导积极的、建设性冲突，最终促进达成共同目标的管理方式。应该在协商谈判中引入冲突管理的思想和方法。

### 2. 冲突管理的方式

（1）协商谈判的博弈关系。协商谈判的双方实际上存在一个博弈关系。协商谈判的出发点是构建和谐，劳资双方达成一致，实现双赢。要强调的是，双方是利益共同体，劳动者一方需要谋取合法的权益，但不是损害资方，多谋利益；用人单位一方需要依法办事，给予劳动者一方利益，也不是利人害己。这就是以人为本的态度，多看到谈判对方的长处，多从积极的正面角度来解决问题。为此，在协商谈判中，鼓励有益的冲突，因为融洽、和平、安宁、合作，善于自我批评和不断革新，一定水平的有益的冲突才会使企业保持旺盛的生命力。

（2）争端的解决方式。有了前述的共同认识，谈判双方进行协商谈判之前，就需要约定争端的解决方式，也就是确认一个谈判的规则，来保障博弈的成功。具体有以下三点建议：

第一，确定基本规则并付诸实施。也就是说，要先约定谈话的规则，例如，在一方发言的时候，另一方要耐心地听；一方发言的时候，要控制时间，每次一般不超过 5 分钟；在发言时不要采用攻击性的言辞；最好能设置一个展示屏，让双方围绕谈判的内容进行，不要偏离主题等。

第二，制定书面的调解协议。在谈判之前，双方需要确定将要形成的调解协议的主要内容和方向，一定要是有限目标。这时只需规定谈判的方向，有了方向，谈判就不会漫无边际。

第三，确定各方是否有权解决问题。这个步骤更为重要，主要是以此来确认谈判者在多大程度上能代表自己一方说话，否则，即使达成一些共识，但是无法签字确认，也是一种浪费。

第四，确定谈判的具体内容。这种方式可以促使谈判的内容进一步细化。比较成功的基于利益的协商谈判，往往遵循如下要素来分别进行，这些要素包括人、利益、选择、标准。例如，首先来谈"人"的问题，这次劳资纠纷直接涉及哪些人，间接有关的是哪些人，可以排除哪些无关的人。然后分清涉及的关键利益是什么，谁会损失利益，谁会获取利益，怎么做才算合法、合情、合理。再次，双方共同选择解决问题的方案，可以多列举出一些拟选方案，双方来比较优劣。最后，如果直接选择有困难，双方可再讨论出选择的标准，或者确定谈判终止的标准等。

第五，选择解决争端的方式。在面对谈判中的争端时会有多种选择，如竞争、协作、妥协、规避和通融。在协商谈判中没有彻底的大赢家，最明智的选择还是通融。

#### 3. 协商谈判的心理学技巧

（1）情绪要点。协商谈判要保持积极的情绪，一定要认识到，首先要让自己保持冷静，然后才能让对方冷静。当谈判中遇到棘手的问题，出现僵局，难以谈下去时，最好的情绪控制方法就是换一个时间谈问题，或者换一个问题再接着谈，前提是双方都同意。

（2）言语要点。言语交流说来大家都会，但是，使用起来效果差异很大。谈判遇到冲突时，有时问题不在于谈判的内容，而是沟通言语出现了问题。这时，改变一下使用语言的方式，就可能是一个缓解矛盾的途径。例如可以说，"咱们慢慢把问题说清楚""我能体验您的心境，我尽量听明白您表达的意思""我再给您强调一次，我们都愿意跟您一起解决问题，没有您的同意，这事肯定是办不好的！"另外，还有一点十分重要，有时候听比说更有用，协商谈判也是"听和说的艺术"。

（3）行为要点。协商谈判还有一些行为技巧，这看起来比较简单，但是，要在解决争端的谈话方式中，让对方能接受这些行为建议，如一起坐下来，身体前倾、目光正视，双方轮流发言，双方交换立场（从对方角度考虑后）发言。

（4）认知要点。在协商谈判中，要经常问自己：我是不是理解了对方的想法？如果我是对方，我又会怎么样？设身处地的考虑谈判如何推进的问题，应该是最理性的选择。一定要确认，冲突需要双方来共同解决，对双方都有益的方案才是好方案。

总之，在协商谈判中，当我们的意图是善良的、希望去理解和帮助他人的时候，关系会变得融洽。我们的态度会更积极，人会变得更自信，也更坚强，事情也会越办越好！

**【阅读材料 8.5】协商代表的权益能得到保障吗**

**问题背景**

2005 年 3 月 7 日，某民营邮电器材公司经职工大会选举出 3 名协商代表——段某、王某、李某，与该公司进行协商签订集体合同事宜，其中段某为首席代表。由于协商代表与公司就工资和休假时间等条款没有达成共识，谈判陷入僵局，双方遂约定于 2005 年 4 月 6 日继续进行协商和谈判。在此期间，王某与公司签订的 5 年劳动合同于 2005 年 3 月 29 日到期；李某因与公司谈判期间精神压力较大，心脏病复发不能继续进行谈判工作。该公司因在集体协商谈判期间对段某、王某、李某十分不满，扣发了三人 3 月份的工资，并通知王某，公司将不再与他续订劳动合同。同时，公司认为，李某是全体职工推选出来的协商代表，不能更换，进行集体协商谈判可以等李某病情痊愈后进行。

段某、王某、李某对公司扣发三人工资、将终止与王某的劳动合同、不允许更换协商代表等决定不服，与公司多次协商未果，于是将该公司诉至劳动争议仲裁委员会。需要分析的问题是：协商代表的权益能得到保障吗？

**案例分析**

本案例是关于企业集体协商中协商代表的权益保障问题，具体剖析如下：

1. 集体协商期间劳动合同到期该如何处理

《集体合同规定》第二十八条规定："职工一方协商代表在其履行协商代表职责期间劳动合同期满的，劳动合同期限自动延长至完成履行协商代表职责之时，除出现下列情况之一的，用人单位不得解除劳动合同：第一，严重违反劳动纪律或用人单位依法制定的规章制度的；第二，严重失职、营私舞弊，对用人单位利益造成重大损害的；第三，被依法追究刑事责任的。职工一方协商代表履行协商代表职责期间，用人单位无正当理由不得调整其工作岗位。"

在本案例中，王某被推选为协商代表与公司协商、谈判签订集体合同，王某也未出现严重违反劳动纪律、严重失职、被依法追究刑事责任等情况。因此，虽然王某在其履行协商代表职责期间劳动合同期满，他的劳动合同期限应当自动延长至其履行完协商代表职责之时。

2. 进行集体协商期间能否被扣除工资

《集体合同规定》第二十七条规定："企业内部的协商代表参加集体协商视为提供了正常劳动。"本案例中，段某、王某、李某被全体职工选为协商代表，2005 年 3 月份虽未在其原有工作岗位上工作，但其作为企业内部的协商代表参加了集体协商。因此，这三人可被视为提供了正常劳动，应当获得 2005 年 3 月份的工资报酬。

3. 协商集体合同期间协商代表能否被更换

《集体合同规定》第三十条规定："工会可以更换职工一方协商代表；未建立工会的，经本单位半数以上职工同意可以更换职工一方协商代表。用人单位法定代表人可以更换用人单位一方协商代表。"第三十一条规定："协商代表因更换、辞任或遇有不可抗力等情况造成空缺的，应在空缺之日起 15 日内按照本规定产生新的代表。"本案例中，李某因病不能继续履行协商代表的职责，属于不可抗力的情况造成了协商代表空缺，因此，应在 15 日内提请召开全体职工大会，经半数以上职工同意后，即可更换职工一方协商代表。其他两位代表不得更换。

**专家建议**

针对以上案例中发生的情况，专家建议如下：

1. 对用人单位的建议

第一，深入学习、掌握《集体合同规定》《中华人民共和国工会法》（以下简称《工会法》）等劳动法律、法规的精神，并严格遵照执行。

第二，积极配合工会开展集体协商工作，接受上级工会的工作指导，保障协商代表的合法权益。

2. 对协商代表的建议

第一，掌握《集体合同规定》《工会法》等相关劳动法律、法规，增强劳动法律意识。

第二，积极推进企业开展集体协商工作，最大限度地争取员工的合法权益和利益。

第三，和上级工会建立密切联系，争取上级工会的工作指导和支持。

第四，加强与劳动执法部门的联系，坚决抵制企业的违法用工行为。

第五，加强自我保护的意识，确保自己的合法权益得到保障。

（本章作者：韩智力　梁社红　陆佳芳）

# 第九章 法律援助能力

法律援助制度在世界各国由来已久，它对弱势群体的援助起到了很大的作用，维护了社会稳定。当前，随着人们经济文化水平的提升，其面临的法律纠纷也越来越多，尤其是劳动争议、伤残人员的康复、理财纠纷、消费纠纷，以及婚姻家庭纠纷等常见问题日益突出，因此，迫切需要一支新生力量加入这支援助队伍，帮助人们解决这些工作和生活难题。而这也恰是新时期员工援助师的工作范围，由于员工援助师的角色更具有普遍性、亲和性和公益性等特点，因此，员工援助师在法律援助中发挥着其他法律援助人员无法替代的重要作用。本章将从法律援助制度的起源、特点、劳动争议的法律援助、裁员与离职管理、伤残人员的心理康复与辅导，以及常见法律问题咨询等内容进行介绍。

## 第一节 法律援助概述

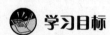 **学习目标**

➢ 理解法律援助制度的基本概念、性质和宗旨。
➢ 熟悉法律援助的实施主体、机构和申请对象及程序。
➢ 掌握员工援助师在法律援助中的主要工作范围和义务。

## 一、法律援助制度

法律援助制度起源于 15 世纪的英国，在西方国家已有 500 多年的历史。作为发展中的大国，为了保障社会弱者的基本社会权利，我国于 1994 年建立了法律援助制度。自此之后，法律援助制度发展迅速，已经成为我国司法制度的一个有机组成部分，在维护社会稳定，促进司法公正，实现社会公平正义方面，发挥着越来越显著的作用。

### 1. 基本概念

广义的法律援助是指为经济困难的或者特殊案件的当事人（社会上的弱势群体）提供免费的法律帮助的一种制度。而狭义的法律援助制度是指在民事、行政、刑事诉讼代理中，为符合资格的申请人提供代理律师（法律援助工作者）的服务，其目的在于确保任何具备充分理由提出诉讼或答辩的人，不会因缺乏经济能力或处于弱势地位，而无法通过打官司来维护自己的合法权益。当今世界各国的法律援助制度基本上是一致的。

我国的法律援助是指在国家设立的法律援助机构的指导和协调下，律师、公证员、基层法律工作者等法律服务人员为经济困难或特殊案件的当事人给予减、免收费以及提供法律帮助的一项法律制度。在政府管理之下，它利用各种社会力量，提倡广泛的社会参与，同时具有多样性的服务形式，并逐步扩大援助的范围，推动法律援助走上社会化发展道路。

### 2. 特点

法律援助制度具有以下特点：

（1）法律援助资金的公助性。我国的法律援助资金主要由政府从财政中拨款，另外，还可通过法律援助基金（由国内外各界的赞助和捐助资金构成）和专项提取基金（从律师管理费或者公证管理费中适当提取）获得，因此，这些资金均具有公助性质。

（2）法律援助的无偿性和优惠性。一方面，受援助的当事人虽然得到了法律帮助，但无须承担任何与此相关的义务，如无须缴纳服务费用等。另一方面，对经济困难的民事当事人，人民法院实行司法救助，采用减、免、缓交诉讼费的办法，为其顺利参加诉讼提供有利条件。对于这两种形式，前者体现了接受援助的无偿性，后者则体现了参加诉讼的优惠性。

（3）提供法律援助的专业性。法律援助人员无论是律师还是公证员或法律服务人员，他们服务的前提均为熟知法律，具备丰富的办案或解答咨询、代写文书等经验。其职责主要分为两个方面：

1）在诉讼活动中，为受援人提供法律咨询、法庭辩护、撰写法律文书等服务。

2）在非诉讼活动中，为受援人解答法律问题、代写法律意见书等。

这些服务都是非专业人员无法提供的，从而充分体现了律师、法律服务人员提供法律援助的专业性。

### 3. 性质

法律援助制度是现代国家的一种法律保障制度，其实质是扶贫、助弱的。法律援助的性质可界定为保障全体社会成员在暂时或永久丧失法律服务费支付能力，且需要通过法律途径保障其自身合法利益时，能够获得法律帮助的法律保障手段。亦可简单归纳为法律扶贫或法律救助。

### 4. 宗旨

法律援助制度的宗旨主要是为伸张正义和维护权利的困难者提供服务，依照法律规定给予他们必要的援助。具体来说，是贯彻"公民在法律面前人人平等"的宪法原则，保障公民享受平等、公平的法律保护，完善社会保障制度，健全人权保障机制，教育和处罚侵权人，维护社会稳定，促进经济发展和精神文明建设。我国法律援助的目标是：让所有符合法律援助条件的人都享受到免费的、合格的法律服务。

### 5. 意义

法律援助制度是现代社会文明进步的标志，是加强社会主义民主、健全社会主义法制的客观要求，是健全社会主义精神文明建设的重要内容和实际步骤，是构建社会主义和谐社会的重要法律措施，其意义主要包括以下几个方面：

（1）法律援助制度体现了国家对法律赋予公民的基本权利的切实保障，有利于实现法律面前人人平等的宪法原则。

（2）法律援助制度为诉讼当事人提供平等的司法保障，有利于实现司法公正。

（3）法律援助制度有利于健全和完善律师制度。

（4）法律援助制度有利于健全和完善我国社会保障体系，保障社会稳定，促进经济发展和和谐社会的建设。

## 二、法律援助的实施

### 1. 法律援助人员

法律援助人员主要是指法律援助机构中从事法律援助工作的人员（含管理类人员和法律援助机构中的律师），以及承办法律援助案件的社会律师和其他组织中专职、兼职从事法律援助服务的人员（包括社会律师、公证员、基层法律服务工作者、司法助理员、人民调解员、司法鉴定人员、法律援助志愿者，以及新兴的员工援助师等专业人员）。

### 2. 法律援助机构

法律援助机构是负责组织、指导、协调、监督及实施本地区法律援助工作的机构，统称"法律援助中心"。司法部目前已经成立法律援助工作司，各省市均设立法律援助中心，指导和协调全国的法律援助工作。

我国的法律援助机构已基本形成了四级组织的架构：

（1）在国家一级，建立司法部法律援助中心，统一对全国的法律援助工作实施指导和协调。

1997年5月26日，司法部法律援助中心在北京正式成立。司法部法律援助中心主要负责对法律援助工作进行业务指导，制定全国性的法律援助规章制度，中长期发展计划和年度工作计划，协调全国法律援助工作事宜，开展与国外法律援助团体及人士的交流活动等工作。

同日，中国法律援助基金会成立。中国法律援助基金会的主要职责是募集、管理和使用法律援助基金，宣传国家的法律援助制度，促进司法公正。其基金来源主要包括国内社团、企业、商社及个人的捐赠和赞助，基金存入金融机构收取的利息，购买债券和企业股票等有价证券的收益等。

（2）在省级地方，建立该省（自治区）法律援助中心，对所辖区内的法律援助工作实施指导和协调。

（3）在地、市（含副省级）地方，建立该地区（市）法律援助中心，行使对法律援助工作的管理和组织实施的双重职能。

（4）在具备条件的县、区级地方，建立该县（区）法律援助中心，具体组织实施本地的法律援助工作。不具备建立法律援助机构条件的地方，由县（区）司法局具体组织实施法律援助工作。

### 3. 法律援助的对象

我国法律援助的对象如下：

（1）具备以下条件的中华人民共和国公民，可申请法律援助：一是有充分理由证明为保障自己合法权益需要帮助；二是确因经济困难，无能力或无完全能力支付法律服务费用。法律援助的经济困难标准按照当地人民政府规定的最低生活保障标准执行。下列人员应当被认定为经济困难无能力承担法律服务费用：

1）农村"五保"对象。

2）社会福利机构中由政府供养的人员。

3）无固定生活来源的重度残疾人。

4）正在享受最低生活保障待遇的人员。

5）总工会核定的特困职工。

6）依靠抚恤金生活的人员。

（2）盲、聋、哑和未成年人为刑事被告人或犯罪嫌疑人，没有委托辩护律师的，应当获得法律援助。其他残疾人、老年人为刑事被告人或犯罪嫌疑人，因经济困难没有能力聘请辩护律师的，可以获得法律援助。可能被判处死刑的刑事被告人没有委托辩护律师的，应当获得法律援助。

（3）刑事案件中外国籍被告人没有委托辩护人，人民法院指定律师辩护的，可以获得法律援助。

（4）经审查批准的法律援助申请人或符合条件、接受人民法院指定的刑事被告人、嫌疑人为受援人。在法律援助过程中，受援人可以了解为其提供法律援助活动的进展情况；受援人有事实证明法律援助承办人员未适当履行职责的，可以要求更换承办人。

（5）受援人因所需援助案件或事项的解决而获得较大利益时，应当向法律援助机构支付服务费用。

**4. 法律援助的范围**

我国法律援助的范围如下：

（1）公民对下列需要代理的事项，因经济困难没有委托代理人或辩护人的，可以申请法律援助或由人民法院指定辩护：

1）依法请求国家赔偿的。

2）请求给予社会保险待遇或者最低生活保障待遇的。

3）请求发给抚恤金、救济金的。

4）请求给付赡养费、抚育费、扶养费的。

5）请求支付劳动报酬的。

6）因见义勇为行为产生的民事权益的。

（2）刑事诉讼中有下列情形之一的，公民可以向法律援助机构申请法律援助：

1）犯罪嫌疑人在被侦查机关第一次询问后或者自采取强制措施之日起，因经济困难没有聘请律师的。

2）公诉案件中的被害人及其法定代理人或者近亲属，自案件移送审查起诉之日起，因经济困难没有委托诉讼代理人的。

3）自诉案件的自诉人及其法定代理人，自案件被人民法院受理之日起，因经济困难没有委托诉讼代理人的。

（3）公诉人出庭公诉的案件，被告人因经济困难或者其他原因没有委托辩护人，人民法院为被告人指定辩护时，法律援助机构应当提供法律援助。

（4）被告人是盲、聋、哑人或者未成年人而没有委托辩护人的，或者被告人可能被判处死刑而没有委托辩护人的，人民法院为被告人指定辩护时，法律援助机构应当提供法律援助，无须对被告人进行经济状况的审查。

### 5. 法律援助的形式

法律援助主要采取以下形式：

（1）法律咨询、代拟法律文书。

（2）刑事辩护和刑事代理。

（3）民事、行政诉讼代理。

（4）非诉讼法律事务代理。

（5）公证证明。

（6）其他形式的法律服务。

### 6. 法律援助的申请程序

法律援助的申请程序为：咨询→领取申请表→递交申请表及有关材料→援助中心对申请人案件情况及经济状况审查→做出受理或不予受理的决定→（对决定受理的）签订法律援助合同→指派承办法律援助事项的法律服务机构。

申请法律援助需要提供的材料：

（1）身份证或者其他有效的身份证明，代理申请人还应当提交有代理权的证明。

（2）乡镇人民政府、街道办事处和县以上民政部门出具的申请人经济状况证明。

（3）与申请法律援助事项有关的案件材料。

法律援助机构受理申请后，应当按照法律援助的条件进行审查，并在 7 个工作日内做出是否给予法律援助的书面决定。申请人如果对不予援助的决定有异议，可在接到决定书之日起 30 日内向主管该法律援助机构的司法行政部门（司法局）提出。申请人对司法行政部门做出的书面审查意见不服的，可以在收到司法行政部门书面审查意见之日起 60 日内向本级人民政府或者上一级司法行政部门申请行政复议。

### 7. 法律援助的管辖原则

法律援助案件按下列原则管辖：

（1）已立案的刑事、民事、行政等诉讼案件，由有管辖权的人民法院所在地同级法律援助中心受理。

（2）非诉讼法律事务由申请人向住所地或工作单位所在地的法律援助机构提出申请。

（3）两个或两个以上法律援助中心对同一案件均有管辖权的，由最初收到法律援助申请的援助中心审查、决定。

## 三、法律援助的权利义务

### 1. 受援人的权利和义务

受援人是指符合法律、法规、规章和法律援助的条件，获得法律援助的刑事被告人或者民事、行政等法律事务的当事人。

（1）受援人享有的权利

1）了解为其提供法律援助活动的进展情况。

2）有事实证明法律援助承办人员未适当履行职责的，可以要求更换承办人。

3）向法律援助中心或者行政机关检举法律援助承办人员疏于履行法律援助职责或违反职业道德、执业纪律的行为。

4）法律、法规、规章规定的其他权利。

（2）受援人应当履行的义务

1）如实提供能证明自己合法权益的事实和相关材料。

2）如实提供足以证明经济困难，确需减、免收法律服务费用的证明材料。

3）给法律援助承办人员以必要的合作。

4）受援人因所需要法律援助的案件或事项的解决而获得较大利益时，应当按国家规定的收费标准向法律援助中心支付为其提供法律服务的部分或全部费用。

**2. 法律援助人员的权利和义务**

法律援助人员是指从事一切与法律援助活动有关事项的社会个体，主要包括法律援助管理人员、法律援助服务人员和法律援助志愿人员。

（1）法律援助人员依法享有的权利

1）要求受援人提供与法律援助事项相关的材料。

2）法律援助人员依法进行调查取证，有关单位、个人应当提供便利。

3）在法律援助中，受援人出现不履行义务，严重影响其办案的，法律援助人员可以向指派的法律援助机构申请终止法律援助。

4）法律援助人员办理法律援助案件，需要调阅、查询有关材料的，经出具法律援助机构的有关证明，有关机关应当免收相关费用，需要复制有关材料的，经出具法律援助机构的有关证明，有关机关收取费用的标准不得高于复制所需原材料的成本费。

5）案件办结后，从法律援助中心获得办理援助事项的补助费。

（2）法律援助人员依法履行的义务

1）依法维护受援人的合法权益。

2）接受法律援助机构的监督，无正当理由不得拒绝、延迟、中止或终止承办的法律援助案件或事项。

3）保守国家秘密和有关的商业秘密，不得泄露受援人的隐私。

4）及时向受援人通报法律援助事项的进展情况。

5）不得向受援人收取钱物或者牟取其他不正当利益。

6）法律援助事项办结后，应在 15 日内向法律援助中心提交结案报告和卷宗。

**3. 相关部门在法律援助中的义务**

法律援助是政府的责任，也是全社会的共同义务。国家机关、政府各部门有责任和义务关心、支持和协助做好法律援助工作。它不仅是司法行政管理一个部门的责任，也是法律援助涉及的所有部门的共同责任。主要相关部门有公安、法院、检察、民政、财政、人力资源和社会保障、建设、工商、卫生、国土资源、档案管理等部门。法律援助的实施需要方方面面的配合和落实，这些部门在法律援助中要积极配合其工作，提供相应的支持和便利条件。

## 四、工会和社区在法律援助中的作用

### 1. 工会在法律援助中的作用

工会法律援助制度是指工会组织依据《工会法》《劳动法》《法律援助条例》《中国工会章程》和《工会法律援助办法》等法律法规和工会规章，为保证职工、工会工作者和工会组织的各项法定权利在现实生活中得以实现，对需要通过法律手段维护自身合法权益，但因经济困难无力支付法律服务费用或有其他特殊困难的职工当事人，权益受到侵害的工会工作者和所属工会组织，由工会及其法律援助机构依法为他们提供诉讼或非诉讼的无偿法律服务，使其合法权益免受非法侵害，保障其合法权益得以实现的法律制度。

工会法律援助是工会为保护职工、工会工作者和所属工会组织合法权益而依法履行的责任和义务，同时也是职工、工会工作者和所属工会组织依法享有的一项权利。工会法律援助制度是工会法律保障体系的组成部分，也是政府法律制度的重要补充。

依据《工会法》《中国工会章程》和全国总工会《工会法律援助办法》等规定，县级以上总工会可以设立法律援助机构，开展法律援助工作。因此，工会是我国法律援助机构的重要社会组织之一，在法律援助工作中有着极其重要的地位。

### 2. 社区在法律援助中的作用

通过政府购买基本公共法律服务的方式，用少量财政基金发挥乘数效应，目前，我国一些地区在这方面有成功的尝试。如某市财政每年拨款 300 多万元，为每名社区律师每月补助 6 000 元，市律师协会组织各律师事务所与相关社区挂钩结对，各律师事务所负责向结对社区派驻 1 名律师，该市高校法学院与相关社区挂钩结对，作为社会实践协助律师开展服务工作，各社区负责提供工作室，并以醒目的方式向全体居民公开驻点律师的姓名、照片、联系方式、工作职责等信息，方便社区居民随时寻求法律咨询和帮助。

律师每周定期到社区工作室工作半天，为社区居委会和居民提供法律咨询；每季度至少在社区举办 1 次法制讲座，对社区各种组织和居民进行法律培训；每年至少对基层人民调解员进行 1 次业务和法律知识培训，提高基层民众调解工作水平。

该活动自开展以来获得了巨大成效，受到了居民、社区与基层政府的欢迎。律师进社区活动提高了广大市民的安全感和幸福感，也因此被社会各界评为"年度生活品质现象"。

虽然"律师进社区"被认为是一种双赢模式，也获得了成效，但在实际推行过程中还是遇到一些阻碍。比如在律师进社区讲课，某些居民对律师表示不信任，怀疑律师身份，甚至怕律师讲完课就收钱。此外，在社区，律师为居民提供咨询并没有单独办公室或固定办公场所，一旦牵涉家庭纠纷等比较隐私的事件，不利于律师提供服务。"律师进社区"活动的推行才刚迈出艰难的第一步，未来任重而道远（参见阅读材料 9.1：律师进社区）。

### 五、员工援助师与法律援助

#### 1. 员工援助师在法律援助中的作用

员工援助师是我国的新兴职业，其职责是协助员工解决社会、心理、经济和健康等方面的问题。其日常工作在于发现和解决企业（机构）中影响劳动生产和工作绩效的个人问题，如员工的情绪困扰、人际冲突、工作压力、婚姻爱情等。由于员工援助师的角色更具有普遍性、亲和性和公益性等特点，因此，员工援助师在法律援助中也发挥着其他法律援助人员无法替代的重要作用。

#### 2. 员工援助师在法律援助中的权利和义务

（1）员工援助师在法律援助中享有的权利主要有：

1）要求受援人提供与法律援助事项相关的材料。

2）依法协助法院援助机构进行调查取证，有关单位、个人应当提供便利。

3）依法协助相关机构调解相关纠纷，并获取相应的补助费用。

（2）员工援助师在法律援助中应承担的义务主要有：

1）依法协助维护受援人的合法权益，向受援人提供法律援助相关咨询。

2）帮助受援人向相关机构进行申请，协助其解决实际困难。

3）帮助受援人准备相关材料，协助法律援助机构顺利办案。

4）不得泄露当事人的商业秘密或者个人隐私。

5）不得收取受援人钱物或者牟取其他不正当利益。

6）协助司法行政部门和法律援助机构做好法律援助的宣传工作。

#### 3. 员工援助师在法律援助中的工作范围

律师、公证员及基层法律工作者是目前法律援助工作的主体，然而，员工援助师作为一支新兴的社会帮助力量，也正在纳入法律援助人员的队伍之中。只不过员工援助师在法律援助中的帮助工作涉及的范围有所不同。其侧重的工作范围主要有：

（1）婚姻家庭纠纷。从大范围来讲，可以分三大阶段，婚约同居纠纷、结婚纠纷，以及离婚纠纷，而离婚纠纷本身又包括离婚时的共同财产分割纠纷、离婚后的财产纠纷及损害赔偿纠纷、子女抚养纠纷等一系列的矛盾纠纷。此外，还有老人赡养纠纷、家庭财产继承纠纷等也属于婚姻家庭纠纷范畴。

（2）人身伤害。主要包括民事侵权赔偿和行政、司法侵权赔偿，前者包括精神损害赔偿、交通事故、医疗事故、工伤事故、未成年人伤害事故损害赔偿，以及产品质量人身损害赔偿等，后者包括行政赔偿和刑事诉讼中的司法赔偿等。

（3）劳动争议。主要包括在劳动合同订立、履行和终止时的个体劳动争议和集体劳动争议，尤其侧重于企业员工的离职和裁员补偿、工伤赔偿，以及伤残人员的心理康复与辅导等工作。

## 【阅读材料 9.1】律师进社区

### 问题背景

"小女儿不孝顺，从不关心我的生活，我不想把房子分给她，咋办？""楼下有人养鸡，早上打鸣影响到我的生活，该怎么处理？""房子租给别人，结果租期到了他硬是不肯搬，有什么办法？"面对社区涉法纠纷不断这一现状，2009 年，某市政府以"政府购买服务，长期有效运作"的理念，开展"律师走进社区，法律服务生活，法治提高品质"为主题的"律师进社区"活动，成功地将法制宣传与法律服务融合起来，将化解矛盾与社会管理创新结合起来，服务民生，促进社会和谐稳定。

### 案例分析

法律咨询既是针对某些特殊弱势群体的社会福利服务，又是面向全体社区居民的便民便利服务。社会经济日益发展，居民对法律的需求也在不断攀升，本案例提出了一个值得关注的社会问题，即社区提供的简单法律咨询已经无法满足基层群众的需要，居民需要更为专业化的服务。具体剖析如下：

1. 社区状况

现代社区所面对的不仅仅是邻里日常口舌之争，随着居民法律意识加强，居民的邻里矛盾都常常会上升到法律层面，难以调解。社区干部虽然了解具体的居民情况，但缺乏专业的法律知识，对此就显得有些力不从心。

2. 居民需求

面对社区纠纷，一方面，某些居民自我保护意识过强，但又缺乏法律常识，不肯参与调解，难以妥协，更有甚者，使用粗暴简单方式处理问题，使得矛盾深化。而另一方面，某些居民，尤其是老年人法律维权意识薄弱，出行又不方便，在侵权案件面前无能为力。因此，居民对专业化的法律援助的需求日益迫切。

3. 律师素质

法律纠纷日益增多，一边是大名鼎鼎的律师忙得不可开交，案子堆积如山，更不愿插手简单而报酬较低的社区法律纠纷，一边是初入行的实习律师门庭冷落，苦于没有练习机会，更没有渠道接触了解法律案例，艰难维生。律师行业遭遇如此"冰火两重天"并不利于其行业长远发展，而事实上居民对法律需求如此迫切，这就急需政府发挥桥梁作用。

### 专家建议

1. 对政府和社区的建议

第一，社区工作人员积极配合律师工作，满足居民法律需求。遇涉法纠纷，社区就应当及时通知社区律师，迅速解决，避免矛盾扩大，防患于未然，也使得纠纷各方心服口服。

第二，加强法律服务宣传力度，普及法律知识，强化居民法制观念。

第三，支持律师参与社区管理制度创新，推进民主法治。社区律师能够对小区规章制度进行完善，对社区管理提供法律意见，为社区选举提供法律意见。

2. 对居民的建议

第一，加强维权意识，采用法律手段合理解决问题。

第二，积极参与社区普法活动，做到法律在心中。通过法律咨询服务，学会在日常生活中维护自己的物权、债权、知识产权等财产权，以及健康权、名誉权等人身权。

3. 对律师的建议

第一，社区律师以矛盾纠纷调解员的身份，坚持正面引导，采用法、理、情结合的调节手段，解决困惑，平息不满情绪，减轻基层调解矛盾的难度和压力。

第二，社区律师以法制宣传员的身份，为社区居民举办各类法律讲座。潜移默化地增强居民法治观念，强化居民学法、守法、用法的意识。

第三，社区律师以法律服务者的身份，为社区居民提供免费、快捷、优质的法律服务，使社区居民形成"有法律问题找社区律师"的意识，让普通居民也能拥有自己的私人律师。

第四，社区律师以社区管理顾问的身份，推进社区管理创新，发挥专业优势，为社区民主管理与依法治理提供专业法律支持。

# 第二节 劳动争议的法律援助

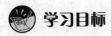 学习目标

➤理解劳动争议的定义、分类及基本特征。

➤熟悉集体劳动争议的法律援助手段。

➤掌握劳动争议处理的基本流程和劳动争议预防的主要方法。

## 一、劳动争议概述

### 1. 劳动争议的概念

劳动争议也称劳动纠纷，是指劳动法律关系双方当事人（即员工和用人单位），在执行劳动法律、法规或履行劳动合同过程中，就劳动权利和劳动义务关系所产生的争议。

劳动争议的发生，不仅使正常的劳动关系得不到维护，还会使员工的合法利益受到损害，不利于社会的稳定。因此，应当正确把握劳动争议的特点，积极预防劳动争议，对已发生的劳动争议及时进行合理的处理。

### 2. 劳动争议的分类

根据引发劳动争议的不同原因，可以把劳动争议归纳为以下几种：

（1）因用人单位开除、除名、辞退职工和职工辞职、自动离职而产生的劳动争议。开除是用人单位对严重违反劳动纪律，屡教不改，不适合在单位继续工作的员工，依法令其脱离本单位的一种最严厉的行政处分。除名是用人单位对无正当理由经常旷工，经批评教

育无效，连续旷工超过 15 天，或者 1 年以内累计旷工超过 30 天的员工，依法解除其与本单位劳动关系的一种行政处分。辞退是用人单位对严重违反劳动纪律、规章、规程或严重扰乱社会秩序但又不符合开除、除名条件的员工，经教育或行政处分仍然无效后，依法与其解除劳动关系的一种行政处分。辞职是员工辞去原职务，离开原用人单位的一种行为。自动离职是员工自行离开原工作岗位，并自行脱离原工作单位的一种行为。上述情况均导致劳动关系终止，也是产生劳动争议的重要因素。

（2）因执行国家关于工资、保险、福利、培训、劳动保护等规定而产生的劳动争议。工资是员工付出劳动后应得的劳动报酬。保险主要是指工伤、生育、失业、养老、医疗、死亡丧葬抚恤等社会保险。福利是指用人单位用于补助职工及其家属和举办集体福利事业的费用。培训是指职工在职期间的职业技术培训。劳动保护是指为保障员工在劳动过程中获得适宜的劳动条件而采取的各种保护措施。由于上述规定较为繁杂，又涉及员工切身利益，不仅容易发生纠纷，而且容易导致矛盾激化。

（3）因劳动合同而产生的劳动争议。劳动合同是用人单位与员工为确立劳动权利义务关系而达成的一致协议。劳动合同争议在劳动合同的订立、履行、变更和解除的过程中均有可能发生。

（4）因劳动关系确立而产生的争议。劳动关系确立争议，即因是否存在劳动关系而产生的争议。此类争议往往发生在对事实劳动关系确认产生争议时，由于没有书面劳动合同，无法确认事实劳动关系存在与否而发生争议。确认劳动关系的存在也是具有劳动权利义务的前提。

（5）与法律、法规规定有关的其他劳动争议。劳动争议往往主要集中在劳动关系（包括未签订劳动合同的经济补偿金、违法解除劳动关系、解除或终止劳动合同的经济补偿以及赔偿等）、劳动工资（包括拖欠、克扣工资以及拒付加班费等）、社会保险（少缴、欠缴社会保险费）三大方面。从涉及的行业来看，主要集中在工作收入相对较低，用工稳定性较差的劳动密集型企业，特别是制鞋制衣业、餐饮服务业、物业管理和建筑等行业。

### 3. 劳动争议的基本特征

（1）劳动关系当事人之间的争议。劳动关系当事人，一方为员工，另一方为用人单位。不具有劳动法律关系主体身份者之间所发生的争议不属于劳动争议。如果争议不是发生在劳动关系双方当事人之间，即使争议内容涉及劳动问题，也不构成劳动争议。比如，员工之间在劳动过程中发生的争议，用人单位之间因劳动力流动发生的争议，员工或用人单位与行政管理部门发生的争议，员工或用人单位与劳动服务主体在劳动服务过程中发生的争议等，都不属于劳动争议。

（2）涉及劳动权利和劳动义务。劳动关系是劳动权利义务关系，如果员工与用人单位之间不是为了实现劳动权利和劳动义务而发生的争议，就不属于劳动争议的范畴。劳动权利和劳动义务的内容非常广泛，包括就业、工资、工时、劳动保护、劳动保险、劳动福利、职业培训、民主管理和奖励惩罚等。

（3）非对抗性矛盾和对抗性矛盾。劳动争议的产生具有客观性，就其性质上的特点来说，一方面，基于劳动关系双方当事人之间共同的利益和合作的基础，劳动争议可以表现为非对抗性矛盾；然而，由于当事人之间所具有的利益上的差别，劳动争议又可以表现为对抗性矛盾。然而，劳动争议一般表现为非对抗性矛盾，但它容易激化，若处理不当或者不及时，会转化为对抗性矛盾，给社会和经济带来不利影响。

## 二、劳动争议处理的基本流程

当劳动争议发生后，对劳动争议的处理及咨询一般应遵循以下流程：

### 1. 劳动争议协商

劳动争议协商是指劳动争议双方当事人就协调劳动关系、解决劳动争议进行商谈的行为。当劳动争议发生后，工会干部及员工援助师可以接受职工及用人单位请求参与协商，促进争议解决。当劳动争议双方当事人不愿协商或协商不成的，工会干部及员工援助师可以告知当事人依法申请调解或仲裁。

### 2. 劳动争议调解

工会干部及员工援助师应督促、帮助用人单位依法建立劳动争议调解委员会。劳动争议调解委员会一般由职工代表、用人单位代表和工会代表组成。职工代表和工会代表的人数不得少于调解委员会成员总数的 2/3；女职工人数较多的单位，调解委员会成员中应当更多地考虑女职工代表。工会代表担任劳动争议调解委员会主任，主持劳动争议调解委员会工作。

劳动争议调解委员会调解劳动争议，一般包括如下步骤：

（1）申请。

（2）受理。

（3）调查。

（4）调解。

（5）制作调解协议书。

### 3. 劳动争议仲裁

劳动争议调解不成功，或者劳动争议当事人双方不满劳动争议调解的，可申请劳动争议仲裁。所谓仲裁，也称公断，是指由一个公正的第三方对劳动争议当事人之间的纠纷做出评断。劳动争议仲裁案件由劳动争议仲裁委员会受理后依法进行仲裁处理。

### 4. 劳动争议诉讼

劳动争议逾期没有做出仲裁裁决，或者劳动争议当事人双方对劳动争议仲裁裁决不服的，可提请劳动争议诉讼。劳动争议诉讼是人民法院按照民事诉讼法规的程序，以劳动法规为依据，按照劳动争议案件进行审理的活动。

## 三、集体劳动争议的特征和法律援助

### 1. 集体劳动争议的主要特征

集体劳动争议一般会呈现出如下特征：

（1）规模逐渐扩大，造成较大影响。一些人抱着"法不责众"以及"事情闹得越凶，领导越重视，越容易解决"的心态，成团结伙，集体越级上访、重复上访，在社会上造成较大的负面影响。

（2）行为容易偏激，容易冲动。表现为谩骂工作人员，堵路、堵门、阻碍施工，造成社会人员围观，使事态扩大，给处置工作带来难度。

（3）有一定的人为操纵和组织倾向。有些人为了个人私利，统一口径，明确分工，造谣生事，挑动、胁迫群众盲目参与。

（4）分布相对集中。集体争议的分布具有明显的地域特征和行业特征。从地域看，主要集中在经济发达和流动人口较多的地区；从涉及的行业看，主要集中在加工制造、建筑、服务等劳动密集型产业。

### 2. 集体劳动争议的法律援助

（1）处理集体劳动争议的原则

1）坚持有利于社会稳定原则。对集体劳动争议，要高度重视，妥善处理。对那些可能激化矛盾、影响社会稳定的案件，要做好疏导工作，稳定当事人情绪，并及时与有关部门沟通，争取支持。

2）坚持合法与合理并重原则。在适用法律规定时要充分考虑现实情况，不简单、机械地运用法律，避免不切实际和僵化，避免双方矛盾的进一步激化，力争达到法律效果和社会效果的统一。

3）坚持及时处理原则。劳动争议案件，特别是劳动报酬争议案件往往影响到当事人的生产、生活，对其处理必须及时，否则会导致矛盾激化，影响社会稳定。对那些严重影响到当事人生活的此类案件，要快立案、快审理、快执行，从而及时妥善化解矛盾。

4）坚持以调解为主，彻底化解纠纷的原则。在劳动争议处理中，调解具有"第一道防线"的功能，在协调劳动关系，化解社会矛盾，维护社会稳定，促进经济发展和社会进步方面，发挥着重要作用。调解不仅可以使大量劳动争议及时化解，促进企业劳动关系和谐，建立正常生产经营秩序，而且有利于创造良好的社会环境，维护大局稳定。

（2）具体的法律援助措施

1）健全预防及化解集体劳动争议的长效机制。集体劳动争议或集体上访一旦发生，往往会在社会上产生不良影响，给政府造成一定的压力，且要花费大量的人力、财力去化解和处理。因此，应组织成立一个由政府牵头、政府各职能部门骨干人员组成的协调联动机构，设立常务理事会，形成工作体系，采取联动和分散相结合的工作机制，一旦出现重大集体劳动争议便可马上投入工作，坚持协调原则，以教育、疏导、劝阻等方式协调劳资双方，解决矛盾纠纷。同时，建立预警制度，避免企业突然蒸发而引发的集体劳动争议。劳动、税务、海关、工会等部门要加强对企业财务状况、工资支付状况、企业运营状况、员工权益保护状况等方面的实时监控力度，建立相关职能部门的联席例会制度，及时互通信息，适时为企业提供咨询与服务，掌握劳资关系动态，防止因企业突然倒闭而引发的群体性劳动争议。

2）建立工资担保制度，切实保障员工利益。如参照建筑业的农民工工资支付担保制度，将工资支付担保制度覆盖到所有企业；设立专门机构建立企业信用的动态评定机制，对不同信用等级的企业实行不同的担保额；在没有信用评定机制前，重点要对无固定资产、借用办公场所经营的企业实行较为严格的企业准入制度，在不能提供工资担保的前提下不予经营许可。

3）完善现有的调解、仲裁机制。加快基层劳动仲裁实体化建设，依托现有街道劳动保障平台，成立基层仲裁部门，加强基层劳动争议调解工作。基于节约行政成本的原则，可赋予街道劳动保障机构调解劳动争议的法定职责，在每个街道增加2～3名员工援助师，专司劳动争议的调解工作，将集体劳动争议尽量化解在基层。

## 四、如何预防劳动争议

### 1. 员工援助师面临的挑战

劳动争议案件大多数是企业方败诉，这几乎已成社会共识，而败诉对企业来说就意味着管理权威的减弱甚至丧失，后续不良影响甚大。而且，随着一系列新的劳动立法的出台，劳动者的权利将得到更加强力的保护，劳动争议也将明显增加，因此，员工援助师的工作内容和工作能力也越来越受到来自现实的挑战。如何预防劳动争议的发生，已成为员工援助师的重要工作内容之一。

### 2. 劳动争议的预防工作

除了健全完善劳动法律法规，加大劳动监察执法力度，建立监督体系，从行政方面预防劳动争议外，员工援助师可以开展如下工作进行劳动争议预防。

（1）引导员工树立依法平等的就业理念。针对当前劳资双方地位不平等的现实情况，社会各界应引导员工树立依法平等的就业理念，在签订劳动合同时依法行事，与用工单位建立平等的劳动关系，不能因就业形势严峻而委曲求全，甚至放弃自己的权利，要改变员工的就业弱势地位，避免损害员工权益的事件发生。

（2）加大劳动法律法规宣传力度，增强劳动关系双方主体法律意识。要充分利用广播、电视、报纸、杂志、网络等媒体，加大对《劳动法》《劳动合同法》等法律法规的宣传力度，一方面提高员工的法律意识，促使员工正确理解劳动法，依法维权，避免滥诉和不理性的诉讼发生；另一方面提高用人单位的劳动法律意识，规范企业在用工、管理及工资方面的制度，从源头上避免和减少劳动纠纷的发生。通过广泛宣传教育，从企业管理层开始，自上而下地强化全员普法教育，营造人人知法、懂法、守法、护法的良好氛围，形成科学、客观、理性的管理理念，为劳动用工管理实现法制化、程序化、规范化和人性化奠定基础。

（3）帮助用人单位及时完善单位规章制度。完善规章制度是预防劳动争议的基础，很多劳动争议的产生都是由于单位内部规章制度的不健全或在执行过程中不够规范而引发的。一旦争议发生而进入调解或仲裁程序，用人单位就会发现诸多制度漏洞。《劳动合同法》赋予了企业依法制定规章制度和依法管理的权力，企业应建立职工职业道德、劳动纪律、作业纪律和绩效考核等方面的工作标准，依法依规对职工实施管理。

（4）帮助企业提升各级管理人员科学管理的意识和能力。企业的各级管理人员是管理的主体，要强化科学管理意识，尤其是在接待处理职工上访时，不应回避矛盾，应从正面进行疏导，既不能用行政手段代替法规，也不能以感情代替政策。管理人员应主动换位思考，通情达理，不激化矛盾，对职工的合法、合理诉求，在力所能及的范围内尽快予以解决，对职工不合理的诉求要耐心细致地予以解释，并进行相关法律法规的教育。提倡企业各级管理人员主动"下访"，倾听职工呼声，关心群众疾苦，用真情关爱职工，增强企业的凝聚力。

（5）加强和改进企业劳动争议调解组织建设，充分发挥调解职能。第一，要健全、优化企业内部调解机构，配备具有相应能力且相对稳定的调解人员队伍。第二，要结合企业实际，建立健全调解工作的原则、任务、要求、纪律等，做到调解工作程序化、规范化。第三，要完善培训制度，加强对企业调解人员法律知识、政策水平的培训，提高调解人员的素质和能力。第四，企业应给予多方面的支持，赋予调解人员利于工作的相应职权，并对优秀的调解人员给予适当的荣誉、补贴、安排休养或其他待遇，以充分调动调解人员的积极性。

（6）加强队伍建设，提升工作能力。随着社会主义市场经济的快速发展，企业的用工管理必须实现从消极、被动管理向积极、主动管理的转变，而这种转变需要人力资源管理系统始终将自身建设置于首要位置。从事人力资源管理的人员要切实增强法律观念，主动加强学习，掌握比较完备的专业知识和法律、法规知识，强化责任心，不断提高自身业务能力，提高管理水平，严格按照法律、法规和相关政策办事，既保护员工的利益，推动企业健康发展，又最大限度降低企业可能承担的风险。

（7）建立沟通和应急机制，化解纠纷隐患于萌芽状态。除守法、执法之外，企业管理者还应该强化日常员工管理过程中的沟通，建立畅通、多元的员工关系沟通渠道，尽早发现问题、解决问题。同时，应急机制也应该成为企业员工关系管理的基本内容，一旦出现纠纷，能够及时启动应急机制，避免争议纠纷扩大化，减少损失。

总之，劳动争议的预防和处理是一项复杂、长期的工程。用人单位应该认真学习贯彻国家及地方的法律、法规，做到有法可依，有法必守，不断提高各级人事管理人员的业务素质，增强人事干部运用法律手段解决劳动争议问题的知识和技巧。同时要不断建立完善单位的各项规章制度，依照法律程序进行告知公示，收集保留文字证据，加强工作流程内部管理。提前预防，把握机会，积极主动做工作，妥善解决劳动争议问题。

**【阅读材料9.2】怎样进行劳动争议调解**

**问题背景**

劳动争议调解是在调解组织或劳动争议仲裁庭的主持下，通过积极的工作，促使当事人双方达成一致协议，最终使劳动争议得到解决的一种方式。怎么结合员工援助师的工作实际，做好劳动争议调解？

**专家建议**

需奏好"三步曲"，即调解前做好充分准备，调解中讲究方式方法，调解后关注跟踪监督。

第一步，调解前做好充分准备。

在调解工作开始前，仲裁员要做好如下准备：

**1. 吃透案情**

要对争议案件进行仔细分析、研究，认真听取双方当事人对争议内容的陈述和对本案的真实要求，才能对争议有全面的掌握，调解工作也才能做到"有的放矢"。在这个过程中，仲裁员切忌偏听偏信，不能急于发表对争议处理的结论性意见或流露对此案的倾向性态度。

**2. 吃透当事人**

实践证明，要调解好一个争议案件，必须熟悉双方当事人的情况，这便于调解时实施有针对性的措施与方法。特别是对职工一方，要尽可能地了解其性格特点、工作经历、家庭状况、社会关系等，这对采取何种调解方法，妥善、圆满地调解好争议，有着非常重要的作用。

**3. 吃透法律规定**

了解案情后，就要认真搜寻相关的、适用本案的法律规定。对法律规定是否适用拿不准的，要注意沟通，仲裁庭可以集体研究，集中大家的智慧。

在"三个吃透"之后进行调解。调解是一个当事人自由选择的劳动争议解决方式，所以必须坚持自愿的原则，包括：

（1）争议双方当事人申请调解是自愿的。也就是说，当事人对于解决争议，是选择调解方式还是直接裁决方式，都由当事人自己确定，这是当事人的权利。

（2）调解协议的达成是自愿的。在仲裁庭调解的过程中，仲裁员要引导当事人以和解的方式解决争议，仲裁员也可以提出调解意见，但不能强迫双方当事人接受。调解协议的内容必须反映当事人双方的真实意思，是双方自愿的结果。否则，即使达成协议，也可能得不到履行。当事人在实践中不履行调解协议，大部分原因就是因为仲裁庭违反了自愿原则，没有做到让当事人心服口服。

第二步，调解中讲究方式方法。

调解争议如同老师教书、医生治病一样，仲裁员必须采取行之有效的调解方法，才能处理好劳动争议，取得事半功倍的效果。要从维护社会稳定的大局出发，既坚持原则，遵照法律规定，又要从实际出发，在维护双方当事人合法权益的情况下，处理方式可以灵活多样，不必拘于定式，以双方都能接受为原则。先"背靠背"，后"面对面"，这是一种调解程序上的常用方法。在掌握案情、理清思路的基础上，先分别做双方的工作，待双方当事人情绪稳定、意见要求接近时，再把双方叫到一块儿面对面地做工作。这样做能有效避免吵闹而导致矛盾激化的情况发生，提高调解的成功率。可以推荐的有以下八种调解技巧：

**1. 巧借外力法**

（1）友情调解。就是请出当事人信服的、对其有影响力的人来做其工作。借亲情、友情进行劝导、疏通、说服，以便达成调解协议。当然，要先向帮忙的人讲明案情、法律规定、当事人的不利因素、调解的好处，让他先明白其中的利害，他帮着做工作时才能理直气壮、有的放矢。帮忙的人一般都担心熟人吃亏，事后落埋怨，所以，必须先向他讲明白情况。

（2）部门联动调解。用人单位情况复杂，有时可以邀请其上级主管等相关部门帮助做工作，会收到很好的效果。

（3）代理人帮助调解。争议双方一般会聘请代理人，帮助"打官司"。申请人对自己选择的代理人，一般有依赖感，对代理人的意见有着相当高的认同。

2. 晓之利害法

从时间、精力、财力、物力、关系存续等方面，向当事人讲明调解与诉讼的利害得失，促使当事人明智地权衡利弊，为顺利调解排除障碍。

3. 冷热相宜法

当事人特别是职工，找到仲裁机构往往情绪激动，这时仲裁员要用时间差给当事人一个理智思考的空间。待当事人心平气和后，抓住有利时机，趁热打铁，一气呵成。另外，在争议双方或一方暂不接受初步调解意见的僵持阶段，也可以采取冷处理的措施，表面上袖手不管，实际上施加压力，促使他们求同存异。

4. 案例助调法

对有些当事人，仅凭口头说服动员，效果不明显，可以运用调解成功的相似案例，以案说法进行剖析，让双方当事人结合案例，对争议重新思考，最终达成调解协议。也可以选用仲裁委裁决的典型案例进行认真的剖析，让当事人加深对裁决后果和成本的认识，促使当事人选择对自己最有利的调解方式解决争议。采用这种方法帮助调解，一定要选择适当的典型案例，同时需要仲裁员早下些工夫。平时要注意将自己调解成功的案例进行提炼归类，早做准备，做个有心人。此法要求仲裁员将工夫下在调解前。

5. 讲堂帮调法

对于有些案件，采用组织同类案件的多方当事人听法律知识讲座的方式，向当事人阐明相关法律规定的内容，使当事人充分理解法律精神，提高法律意识，最终达成调解协议。通过此种方式可以一次解决数起案件，提高效率，也能有效避免当事人互相观望，拖延达成协议的时间。

6. 协作共调法

仲裁案件虽然多是仲裁员独任审理，但在调解时，应该发挥团队精神，利用好集体的力量。可以根据当事人的不同情况由不同的仲裁员分别做当事人的工作，分工合作同心协力，同时进行往往起到事半功倍的效果。而有些当事人的沟通工作由担任一定职务的仲裁员来做，效果会更好一些。因为这样的人一出面被认为是对这件事的重视，极易获得当事人的认可。

7. 化整为零法

适用于一起争议涉及几个请求事项或人员较多的争议。采取各个击破，先解决简单的，后解决复杂的，先易后难、先简后繁，最终达到妥善解决的目的。这种方法，类似于蚂蚁啃骨头，一点儿一点儿地来。仲裁员必须从最简单的事项入手，一项一项地解决。同样，对于多人因同一事项来申请的，也可以进行分解，一人一案，各个击破。

8. 对症攻心法

调解的对象是人，因此仲裁员要懂得心理学，调解过程中要善于捕捉双方当事人的心理活动，充分掌握当事人的内心想法，从而寻求解决问题的最佳途径。

当然，由于当事人的性格特点和处事行为的差异，案件的请求事项和事实、理由也不同，在调解工作中，不可能千篇一律统一模式和技巧，在案件调解中，应该因人而异，因案而异。俗话说，功到自然成。只要仲裁员方法得当，把道理和法律法规讲明、讲透，当事人大都能够做到尽释前嫌，化干戈为玉帛。

第三步，调解后要跟踪督促。

调解结束后，对有可能出现单方悔约或无故迟迟不履行调解协议的，要利用不同形式进行回访，发现苗头及时做工作，使调解成果落到实处。这个环节是检验调解成效的重要一环，也是维护调解工作法律尊严的需要。协议落不到实处，很大程度上就意味着调解失败了。所以，从这个角度讲，及时回访很重要。同时，还可以借机向用人单位提出改进建议，避免类似争议再度发生。

（韩智力）

## 【阅读材料 9.3】职工违约"跳槽"，新雇主需承担连带赔偿责任吗

### 问题背景

郑某于 1983 年毕业后分配到某电气股份有限公司从事科研工作。1986 年单位出资派其到国外公司学习。回国后，郑某即从事国外引进技术的消化吸收及国产化开发工作。1992 年 3 月，郑与单位签订了为期 11 年的劳动合同，合同期至 2003 年 3 月终止。根据合同约定，单位出资培训过的技术人员服务年限不得少于 10 年。

1995 年 4 月郑某提出调动申请，在本单位没有同意的情况下，郑某即到另一公司任职，从事技术服务工作。郑某离开原单位后，其所负责的 YPC500F6 产品的生产量、产值、销售利润与往年同期相比，分别下降 18 台、45 万元、13.5 万元。

1995 年 11 月，原所在单位以郑某单方违反劳动合同，不辞而别，到当地有关部门申请仲裁，要求郑某及其任职的新公司共同承担本单位直接经济损失、培训费、技术引进费、科研投入费用等 350 万元。

原用人单位的仲裁请求有效吗？新公司需承担连带赔偿责任吗？

### 案例分析

本案是一起职工"跳槽"违反劳动合同，与另一用人单位依法应连带承担赔偿责任的劳动争议案件。根据《劳动法》第十七条的规定，"劳动合同依法订立即具有法律约束力，当事人必须履行劳动合同规定的义务。"郑某与原所在单位签订了 11 年期限的劳动合同，在合同期内郑某不辞而别，不履行相应义务，属违约行为，应负主要责任。而《劳动法》第九十九条规定："用人单位招用尚未解除劳动合同的劳动者，对原用人单位造成损失的，该用人单位应当依法承担连带赔偿责任。"在本案中，郑某不顾与原所在单位签订的劳动合同，擅自出走，去另一单位工作。而另一单位在录用时不查验郑某与原单位终止、解除合同的证明，与郑某形成事实劳动关系，致使原用人单位遭受重大经济损失。因此，郑某与新单位均应依法承担赔偿责任。

**专家建议**

在市场经济条件下，鼓励人才流动可以更大限度地发挥人才的潜在能力。但是人才的流动不是随心所欲、不受任何限制的，也应当依法进行，不能无序。

1. 对员工的建议

（1）跳槽要谨慎，切忌违法。在日常劳动关系中，劳动者通常处于弱势，遭遇用人单位不合理的辞退，从而利益受到损害。但有时劳动合同的违法解除并非全是用人单位的责任，也有劳动者违法解除劳动合同、违反劳动合同约定事项的情况发生。因此，员工在寻觅"下家"，奔赴前程之际，必须明确已通过合法、正规途径与"上家"解除劳动合同关系。

（2）看准时机，避免盲目跳槽。选择适当的时间跳槽需注意以下几点：1）选择职业目标正在上升的时期进行跳槽，将为自己带来有利时机。2）每个行业都有季节性，若要选择跳槽，必须考虑这个行业的时间因素，为自己争取最佳时机。3）跳槽必须建立在明确个人职业定位的基础上，否则，盲目地寻觅"下家"，将耗费不必要的人力、物力以及财力，错失最佳跳槽时机。

（3）结合自身要求，剖析未来公司的实际情况。所谓薪水与职位往往只是表象，跳槽者必须明确未来公司的发展计划、晋升机制是否有利于自身的发展。而跳槽者能否认同未来公司的企业文化更是选择"下家"的关键。

2. 对用人单位的建议

（1）企业应当建立和完善招聘程序，使招聘工作有章可循，有法可依。过于随意地进行招聘工作会给企业带来不必要的麻烦，甚至引发劳动争议。

（2）企业通过职业生涯管理了解员工发展愿望、动机与职业兴趣，在组织设计中结合员工特点，充分实现人岗匹配，最大限度地提高员工工作效能与忠诚度，降低因人员流失造成的损失。

（3）加强沟通管理，健全反馈机制。为员工营造一个充分沟通，信息知识共享的工作环境，并广泛开通反馈渠道，使企业能及时了解员工想法，采取应对措施增强组织凝聚力，减少员工流失。

# 第三节 企业裁员与离职管理

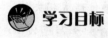 **学习目标**

➤理解企业裁员的内涵、分类及员工离职手续的办理程序。

➤熟悉企业经济性裁员的必备条件、程序及企业应承担的责任。

➤掌握企业经济性裁员过程中应注意的问题及离职沟通技巧。

## 一、企业裁员概述

### 1. 企业裁员的内涵

企业裁员是指用人单位在法律规定的情形出现时，单方面解除聘用合同，终止雇佣关系的行为。企业裁员虽然可以降低人工成本，但也会造成员工队伍的不稳定，影响员工积极性，还会产生负面社会评价效果，因此，裁员是企业管理中需慎重使用的手段。

《劳动法》第二十七条规定："用人单位濒临破产进行法定整顿期间，或者生产经营状况发生严重困难，确需裁减人员的，应当提前30日向工会或者全体职工说明情况，听取工会或者职工的意见，经向劳动行政部门报告后，可以裁减人员。"

### 2. 企业裁员的分类

根据企业裁员的动机可以把裁员行为划分为三种类型：

（1）经济性裁员。由于市场因素或者企业经营不善，导致经营状况出现严重困难，盈利能力下降，企业面临生存和发展的挑战，为降低运营成本，企业被迫采取裁员行为来缓解经济压力。

（2）结构性裁员。由于企业提供的产品或服务遭遇市场需求的变化，必须及时调整业务方向，对产品线进行调整、压缩或撤销，从而导致企业内部组织机构的重组、分立或撤销而引起的集中性裁员。由于企业组织结构的调整比较灵活，因而结构性裁员既可以发生在企业处于困难时期，也可以发生在企业快速成长时期，具有更大的广泛性。这类裁员比较典型的例子就是2002年5月康柏与惠普的合并，引起全球数万员工的被裁减。

（3）优化性裁员。企业为保持人力资源的质量，根据绩效考核结果解聘不合格员工的行为。优化性裁员的目的是淘汰不适合岗位的人员，调剂出岗位空缺，并补充新的人员，以保持组织的活力。如某集团2001年底以优化组合的名义裁员10%，其目的就在于裁减冗员，保持组织的活力。

## 二、企业经济性裁员

### 1. 企业经济性裁员的解读

经济性裁员包括以下三方面内涵：

（1）经济性裁员属于用人单位解除劳动合同的一种情况。只要符合经济性裁员的条件，用人单位就有权进行经济性裁员。

（2）经济性裁员的原因主要来自企业，而不是员工个人原因，员工本身没有任何过错。

（3）经济性裁员只发生在企业中。《劳动合同法》第二条规定了其适用范围，用人单位的范围比较广，包括各类企业、个体经济组织、民办非企业单位等组织，只有企业才有可能进行经济性裁员。

### 2. 企业经济性裁员的条件

《劳动合同法》第四十一规定，企业具备下列情况之一者，需要裁减人员二十人以上或者裁减不足二十人但占企业职工总数百分之十以上的，用人单位需提前三十日向工会或者全体职工说明情况，听取工会或者职工的意见后，裁减人员方案经向上级劳动行政部门报告，方可裁员：

（1）依照企业破产法规定进行重整的。

（2）生产经营发生严重困难的。

（3）企业转产、重大技术革新或经营方式调整，经变更劳动合同后，仍需裁减人员的。

（4）其他因劳动合同订立时所依据的客观经济情况发生重大变化，致使劳动合同无法履行的。

### 3. 企业经济性裁员的程序

《企业经济性裁减人员规定》第四条规定，用人单位确需裁减人员，应按下列程序进行：

（1）提前30日向工会或者全体职工说明情况，并提供有关生产经营状况的资料。

（2）提出裁减人员方案，内容包括被裁减人员名单、裁减时间及实施步骤，符合法律、法规和集体合同约定的被裁减人员经济补偿办法。

（3）将裁减人员方案征求全体职工的意见，并对方案进行修改和完善。

（4）向当地劳动行政部门报告裁减人员方案以及工会或全体职工的意见，并听取劳动行政部门意见。

（5）由用人单位正式公布裁减人员方案，与被裁减人员办理解除劳动合同手续，按照有关规定向被裁减人员本人支付补偿金，出具裁减人员证明书。

## 三、员工离职管理

### 1. 员工离职的类型

离职是指员工和用人单位之间结束雇佣关系，员工离开公司的行为。离职在性质上可分为：

（1）非自愿离职。非自愿离职的决策主要由用人单位做出，脱离用人单位的原因是员工无法控制或自然发生的。例如遭公司解聘、退休、遣散或死亡等。

（2）自愿离职。自愿离职是指员工的离职行为是自愿的，没有受到他人的胁迫或压力，属于个人选择性的离职。其产生的原因可能由组织方面的因素造成，如薪酬、升迁、外在工作机会的变化等；也可能是员工个人因素造成的，如员工的健康、家庭因素等。

对于企业的管理者来说，非自愿离职往往是确定的，是可以被企业所控制的，但自愿离职相对而言却往往是事先不可预测的。因此，大量的自愿离职会给企业的发展带来不利的影响。

### 2. 离职管理的主要环节

（1）员工离职前的管理

1）制定完善的员工离职管理制度，规范员工各种离职行为及违约责任，以制度的形式来保障用人单位和员工双方的合法权益。在制定员工离职管理制度时应注意以下几点：一是内容和程序必须合法；二是不得违反劳动合同和集体合同的约定以及相关劳动法律、法规；三是必须要向全体员工公示，最好让员工在阅读完毕时签字确认。未经公示或让员工签字确认阅知的规章制度，对员工不具有约束力。

2）做好不同级别员工的定期沟通工作。针对不同级别的员工建立定期沟通机制，有助于及时了解不同级别员工的内心想法和工作动态，及时消除员工的一些疑虑和误解，解答员工的一些困惑和问题，即使沟通不能挽留员工，也可能及时发现员工离职的原因，采用必要措施以减轻员工离职对用人单位的负面影响。

（2）员工离职过程中的管理

1）建立员工离职面谈制度，并做好与离职员工的深度面谈工作。在此要注意区分自愿离职与非自愿离职员工的谈话内容重点及谈话氛围的营造。一般来说，员工非自愿离职面谈比员工自愿离职面谈更具有挑战性、更复杂，需要沟通人员综合运用法律、管理和心理疏导等相关知识和方法。

2）做好离职员工的工作交接，并让员工体面地离开。离职员工的工作交接是离职管理的重要一环。首先，要与员工协商一个双方认可的离职日期，让离职员工详细梳理各项工作事宜，尤其是未完成或待办的工作事宜。其次，指定工作交接的负责人，确认工作交接事宜清晰无误后再办理其他离职手续。再次，多站在离职员工的角度考虑，让员工体面地离职，这不仅可以避免因用人单位与员工关系紧张而导致劳动关系纠纷，而且有助于维护用人单位的雇主品牌，增强用人单位的吸引力。

（3）员工离职后的管理

1）正确认识离职员工的价值，保持与离职员工的联系。离职员工一般多是在同行业发展，保持与离职员工的联系，有助于获得行业的整体发展信息，及时把握发展机遇。离职员工也可能是公司产品及服务的潜在购买者或宣传者。因此，要正确认识离职员工的价值，并保持与离职员工的联系。

2）建立离职员工数据库，分类跟踪，重点维系。建立离职员工数据库的主要目的是对离职员工的相关信息进行搜集、整理和分析，以便于分类跟踪不同类型的离职员工，尤其是维系曾是公司核心技术人才和管理人才的关系，这有助于获得对公司发展有价值的信息。例如，麦肯锡咨询公司将员工离职视为"毕业离校"，并且将所有离职"校友"的信息汇总成"麦肯锡校友录"。麦肯锡的管理者深知，随着这些离职咨询师职业生涯的发展，他们将会成为公司潜在客户，形成一大笔资源。事实证明，麦肯锡用其遍布各行业的"毕业生网络"的投资为公司带来了巨大的回报。

3）转变观念，建立员工返聘制度。由于离职员工更为熟悉企业文化和公司业务，同时相比新员工还降低了招聘和培养成本，而且员工离职后，会在不同的企业和工作环境下工作，能给企业带来更多的新经验，为企业的多元文化带来积极因素。因此，对公司来说，雇用一个熟悉本职工作的在职员工比招募一个新手的成本要低得多。因此，鼓励离职员工返聘，建立返聘制度对于企业的发展显得尤为重要。

**3. 员工离职手续的办理**

（1）准备好劳动合同解除的相关文书。劳动合同解除的文书主要包括：员工辞职申请书、员工处罚单、协商解除劳动合同协议、辞退通知书、劳动合同终止通知书等。

（2）文书的送达。文书制作好之后，需要送达对方，只有对方接到后，才产生相应的法律效力。对于用人单位而言，文书不但要送达，而且要保存好对方收到的证据。送达的主要方式有直接邮寄送达和公告送达等。

（3）离职手续的办理。离职手续的办理主要包括：办理离职手续通知书；做好工作交接表，相关方签字确认后留存公司人事档案；确保员工离职的审批手续齐全。同时，在办理离职手续过程中，用人单位应注意如下问题：

1）对从事有职业危害作业的员工进行离职体检，这既符合劳动合同法的相关规定，也有利于用人单位分清责任，避免员工在离职后患上职业病，再来要求单位承担相关责任。

2）立即支付员工的工资、经济补偿等，不得拖欠。但现实中由于企业自身财务制度的原因，大多拖到工资发放日结清，有些企业为了防止员工不配合交接工作以及其他一些原因，故意扣留员工的一部分工资，这些做法都是错误的。

3）为员工出具解除、终止劳动合同的证明，并让员工签收。

4）及时转移员工社会保险、档案关系。《劳动合同法》第五十条规定，在解除或终止劳动合同十五日内为员工办理档案和社会保险关系转移手续。

5）与工伤职工终止劳动合同时，还应当按照国家有关工伤保险的规定支付一次性伤残就业补助金。

## 四、企业裁员过程中应注意的问题

### 1. 裁减人员的范围

依照《劳动合同法》第四十二条规定，员工有下列情形之一的不得被裁员：

（1）从事接触职业病危害作业的员工未进行离岗前职业健康检查，或者疑似职业病病人在诊断或者医学观察期间的人员。

（2）在本单位患职业病或者因工负伤并被确认丧失或者部分丧失劳动能力的人员。

（3）患病或者非因工负伤，在规定的医疗期内的人员。

（4）在孕期、产期、哺乳期的女职工。

（5）在本单位连续工作满十五年，且距法定退休年龄不足五年的人员。

（6）具有法律、行政法规规定的其他情形的人员。

### 2. 提前 30 日通知

公司应提前 30 日通知被裁员工，如果不提前通知，就要多支付一个月的工资以替代提前通知期。

### 3. 被裁人员有优先被原单位录用的权利

如果被裁员工在被裁后的半年内，发现原单位（裁减人员的单位）又在招聘，可以重新报名应聘，而单位有优先录用的义务。当然，劳动合同要重新签订。

### 4. 被裁员工依法获得经济补偿金

经济补偿金的计算标准应按被裁员工之前 12 个月的平均工资收入计算。这里的工资收入，包括基本工资、奖金、津贴等，而非单指基本工资。如果前 12 个月平均工资收入低于当地职工最低工资的，按当地职工最低工资标准计算。补偿的期限是根据员工在本单位工作年限而定的，每满一年，就有本人1个月工资收入的经济补偿。满6个月不满一年的按一年计算。

## 五、员工离职面谈技巧

离职面谈指的是在员工离开公司前，公司与其进行的面谈。离职面谈的主要目的是了解员工离职的原因，以促进公司不断改进，同时也是企业将离职人员的知识和经验转移给其接任者的一次机会。

### 1. 对自愿离职员工的面谈技巧

（1）面谈场所选择轻松明亮的空间，面谈时间一般20～40分钟为宜。

（2）请员工谈出个人做离职决定的原因和想法，以及对个人发展的考虑和设想。

（3）了解员工对公司、主管和同事的评价，进一步确认离职的真实原因。

（4）代表公司沟通，以了解对某些事实的看法，善意提醒应注意的违约责任、附属协议和禁止条款。

（5）关注员工离职的反应，对核心岗位的员工做进一步劝留努力，并听取其意见和想法。

（6）就员工本人关注的问题进行解答和咨询，明确提出保持联系的建议。

### 2. 对非自愿离职员工的面谈技巧

（1）面谈场所选择轻松明亮的空间，面谈时间一般20～40分钟为宜。

（2）告知公司解除或终止劳动合同的决定和理由。

（3）认真倾听离职员工的抱怨，不要过分安慰，不承诺做不到的事，不谈及他人。

（4）告知员工具体的解除或终止劳动合同的方案，涉及合同认定情况、工资支付、福利享用、工作交接安排、经济补偿等条款。

（5）听取员工的辩解，观察员工的情绪和心理变化，适时地加以引导。

（6）对员工关心的实质性问题进行政策解答和咨询，向员工提供相应的政策帮助，必要时可邀请专家从第三方的角度提供支持。

（7）遇有集体性裁员时，可以引进法律专家共同进行，为员工提供面对突发情况的应对建议，说服他们接受裁员现实，防止出现意外事件。

- - - - - - - - - - - - - - - - - - - - - - - - - - - - - - - - - - - - - - - - - - - - - - - - - - - - - - -

**【阅读材料9.4】辞退员工的纠纷怎么处理**

**问题背景**

赵某于2001年10月20日进入某化妆品公司工作，担任某化妆品品牌的美容顾问，双方的劳动合同约定至2004年6月30日，月工资约三千元。赵某在职期间，多次发生上班时间串岗、未按要求化妆和佩戴首饰等行为。特别是违反该公司的明文规定，擅自发放公司转轨时的价值不菲的试用品和赠品。同时还存在多次迟到、旷工的违纪行为。

2004年7月14日，该公司将赵某辞退，并于次日采用邮件快递方式向赵某送达了《违纪处理辞退通知书》，并指出其存在以下违纪行为：

一、上班时间串岗，引起商场投诉；

二、上班时间未按要求化妆、佩戴首饰；

三、不按公司要求，擅自发放公司专柜的试用品和赠品；

四、在职期间因各种理由多次迟到，且有时迟到达 30 分钟以上。

上述行为严重违反了公司《员工手册》中第 10 条有关员工纪律的要求，属于严重违纪，故公司做出与赵某解除劳动关系的处理。

该化妆品公司《员工手册》第 10 条规定：对员工做辞退处理时，必须由员工的直接主管与员工面谈，并且邀请另一名员工旁听，并做面谈记录，最后，三方在记录上签字，表示对记录的认可。面谈时，直接主管必须指出员工的过失及处分的种类。而该公司却没有履行这些程序便向赵某下发了《违纪处理辞退通知书》，解除了与赵某的劳动关系。赵某对该处理决定不服，认为她并不存在上述行为，向律师咨询到底她的表现是不是属于违纪，公司是否有权按照违纪员工将她"扫地出门"。

## 案例分析

首先，该公司《员工手册》中规定了员工的过失种类及进行处理的程序，因此就应该严格执行。本案例中，公司以赵某存在严重违纪行为为由，做出对赵某辞退的处理，却没有遵循《员工手册》第 10 条的规定，履行其处理程序，故其做出的辞退决定是可以予以撤销的。

其次，如果员工确实存在诸如上述行为的违纪行为，那么，公司应该在员工行为发生的同时，及时地予以指出或制裁。例如，公司规定上班时间串岗、未按要求化妆和佩戴首饰的，予以口头警告。公司就应该在发现员工出现这种情况时，由 2～3 名负责人监督，实施警告处分。如果迟到达一定时间的，属于严重违纪，公司是可以解除与其的劳动关系的。但是，公司管理者应该及时地按照考勤记录，依据公司规章中的程序，由 2～3 名工作人员以书面形式，将解除劳动合同通知书或相关处理决定当面交给违纪员工本人。如果少了这些程序，就会出现在诉讼中企业举证难，员工否认违纪行为存在的风险。用人单位想要根据《劳动法》第二十五条第二款的规定："严重违反劳动纪律或者用人单位规章制度"来解除同员工的劳动合同，就会有很大的难度。因此，在该案例中，该公司需要依据国家有关规定支付赵某解除劳动关系的经济补偿金。

## 专家建议

为避免案例中类似问题的出现，就需要用人单位在制定出完善、合法的规章制度后，严格遵照规章制度规定的每一条、每一款执行，这样才能使公司做出的决定有充分的理由和依据。

# 第四节　伤残人员的心理康复与辅导

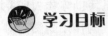 **学习目标**

➢ 理解工伤康复的基本分类。

➢ 熟悉伤残人员心理辅导的程序

➢ 掌握心理辅导遵循的基本原则与常用技巧。

## 一、工伤康复

### 1. 工伤、工伤保险与工伤康复

（1）工伤。工伤是指员工在生产劳动或者其他职业活动中因意外事故和职业病造成的伤残或死亡，是工业化进程中企业和职工难以避免的劳动风险。据国际劳工组织统计，每年工伤及职业病所造成的经济损失，高达全球国民生产总值的 4%。

（2）工伤保险。工伤保险也称职业伤害保险，它指的是员工由于工作原因在工作过程中遭受意外伤害，或因接触粉尘、放射线、有毒有害物质等职业危害因素引起职业病后，由国家或社会给负伤者、致残者以及死亡者供养亲属提供必要的物质帮助的一种社会保障制度。

（3）工伤康复。工伤康复作为工伤保险的一个重要环节，在工伤职工回归家庭、回归社会的过程中，发挥着不可替代的作用。工伤康复指的是利用现代的康复手段和技术，为工伤残疾人员提供医疗康复、职业康复等服务，最大限度地恢复和提高他们的身体功能和生活自理能力，尽可能恢复或提高伤残职工的职业劳动能力，从而促进伤残职工全面回归社会和重返工作岗位。工伤康复工作是工伤保险的重要职能之一，与工伤预防、工伤赔偿一起构成了新型的工伤保险体系。

### 2. 工伤康复的分类

在工伤康复中，残疾的主体是员工，残疾的原因是工伤事故或职业病。因此，工伤康复可粗略划分为工伤医疗康复和工伤职业康复两类。工伤医疗康复主要是利用各种临床诊疗和康复治疗的手段，改善和提高工伤职工的身体功能和生活自理能力，包括物理治疗、作业治疗、言语治疗、义肢矫形、心理治疗、中国传统康复治疗六大治疗支柱。康复医学是一门强调团队合作的学科，在日常的康复治疗中，患者需要专业的康复医生、运动治疗师（PT）、作业治疗师（OT）、理疗治疗师、假肢矫形师、言语心理治疗师和护理人员等的帮助。在运动治疗中，治疗师通常以一对一的方式，帮助患者以徒手或借助器械的方式，进行平衡协调、关节活动和步行能力等训练。如脊髓损伤站立训练、悬吊网架训练和减重步态训练等。而作业治疗则主要是针对上肢和手功能障碍患者进行的训练。同时，开展认知障碍的训练，以及对患者的衣、食、住、行等日常生活自理能力的训练，均有各种实用的治疗项目。工伤的职业康复使工伤残疾职工重新恢复职业劳动能力，并根据他们的职业兴趣和身体功能，从事力所能及的职业劳动，从而促进他们参与或重新参与社会。

工伤康复是一个十分复杂的系统，可以细分为家庭康复、社区康复、心理康复、职业康复和社会康复等子系统：

（1）家庭康复。家庭康复是指在康复医生或教师指导下，由家庭成员协助残疾人所完成的康复工作。在各类残疾人的康复过程中，家庭康复都发挥着不可替代的作用。因为对残疾人而言，康复并不仅仅只在医院或康复机构中进行，而是在他们回归家庭、回归社会后，仍然需要康复。如视力残疾、肢体残疾（如截瘫等）手术治疗后，智力残疾、精神残疾住院治疗后，以及听力残疾者在康复中心进行听力语言训练后，都需要配合实施家庭康复。

（2）社区康复。社区康复是 20 世纪 70 年代发展起来的一种新的康复形式，简称 CBR。1981 年，世界卫生组织康复专家委员会把它定义为："在社区层次上采取的康复措施，这些措施是利用和依靠社区的人力资源而进行的，包括依靠有残损、残疾、残障的人员本身，以及他们的家庭和社会。"

（3）心理康复。心理康复是以心理学为指导，通过对残疾人的心理诊断、心理治疗及训练，使其认知功能、情感障碍及不良行为得到改善，并帮助他们尽快回归社会的康复工作。残疾人除具有普通人共同的心理特点外，还有其特定的心理表现，且因其残疾类别、残疾程度、残疾时间等因素的不同而有所差异。心理康复措施主要包括心理治疗和心理咨询。心理治疗即帮助残疾人减轻或消除躯体及心理的创伤，包括从患者致残到实现全面的康复过程中的所有心理学工作；心理咨询指对残疾人进行心理咨询活动，必须分析与把握残疾人的心理特点。

（4）职业康复。职业康复指为残疾人获得和保持适当职业，并为他们参与或重新参与社会生活而提供帮助的一项社会工作，具有连续性、统一性，是全面康复过程中的一部分。职业康复始于 19 世纪后期，近年来，残疾人职业康复事业有了长足发展。许多医院、疗养院等均附设职业指导室，社区街道办也设置了康复站、工疗站，许多省市还开设了职业培训中心、康复中心以及康复研究中心。

（5）社会康复。社会康复是通过医院临床康复和社区康复等途径，开展对残疾人的社会化管理、服务以及全面康复的工作。换言之，社会康复是在医疗康复的基础上，配合教育、心理、工程和职业康复，进一步促进残疾人全面康复，实现回归社会的工作。

工伤康复的流程如图 9—1 所示。

### 3. 工伤康复的影响因素

成功的工伤康复过程主要受到以下因素的影响：

（1）有效的功能恢复及康复治疗。

（2）工伤的严重性对重新回到工作岗位没有直接影响。

（3）良好的健康状况、较高的工作满意度被认为是家庭的经济支柱，年龄较低，较少的疼痛。

（4）不（或少）吸烟、个人压力和自我健康的评价。

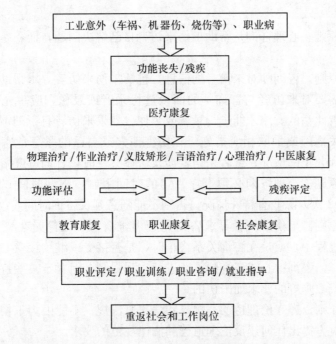

图9—1  工伤康复的流程图

（5）离开工作的时间较短。

（6）有工作需要和较高的工作价值观。

（7）感觉得到了雇主的重视。

## 二、心理辅导

### 1.基本概念

心理辅导是指心理辅导者与受辅导者之间建立一种具有咨询功能的融洽关系，以帮助工伤员工正确认识自己，接纳自己，克服障碍，改变消极意识和倾向，充分发挥个人潜能，重新融入社会，回到工作岗位的过程。心理辅导的具体形式有很多，包括：

（1）门诊咨询。在心理咨询室坐等来访者上门咨询。

（2）书信咨询。通过书信交流形式进行心理辅导。此方法操作简单，运用方便，非常适合对自己的心理障碍有顾虑，比较胆小、怯懦的人群，这种咨询方式可随时进行，能及时得到回复。

（3）电话咨询。公布办公室电话，与辅导对象通过电话进行沟通。

（4）网络咨询。通过网络进行聊天、沟通，这是一种新型的咨询方式。

（5）专栏咨询。专栏咨询是结合实际，通过广播、报纸等形式对工伤群体的典型问题进行心理辅导公开解答，可充分调动辅导对象来参与完成。

（6）团体心理讲座。针对团体中存在的普遍问题，进行面对面的集中指导和咨询，可结合群体对象的实际需求，开展团体辅导项目。

#### 2. 辅导原则

（1）自助性原则。心理咨询是帮助工伤来访者自己解决问题，而不是代替来访者解决问题。

（2）保密性原则。咨询师对来访者的信息，包括工伤来访者寻求帮助的事实都应严格保密。如果咨询需要对来访者与咨询师的面谈进行录音或录像，应事先征得来访者的同意，并告知来访者此举的意图才能进行录音或录像。如果来访者有下列情况时，需将来访者的情况报告有关部门或采取相应措施：有伤害他人或自己的紧急危害情况；有虐待他人，尤其是老人和儿童的情况；或者来访者涉及法律案件时，咨询应遵循法律规则行事。

（3）限时性原则。心理咨询必须遵守一定的时间限制，咨询时间、频率固定在每次1小时，每周1~2次，除非有特殊情况，否则不能随意延长咨询时间或改变咨询间隔。

（4）自愿性原则。工伤来访者寻求咨询完全出于自愿，无论是在咨询关系确立的时候，还是在咨询过程中，或是在咨询关系终止时，是否接受或继续接受心理咨询完全尊重来访者个人的选择，咨询中心或咨询师不能进行主观强制。但对于一些特殊来访者可以接待，如迫于父母或教师等的要求而来访的。

（5）伦理性原则。遵守伦理道德、规范和法律、法规。不能因为工伤来访者处于求助状态，咨询者向对方提出任何违反伦理道德和法律规范的要求。

（6）守时性原则。由于心理咨询工作是咨询双方商定的、具有契约性质的双边活动，对于咨询师来说守时是必须遵守的原则，咨询一定要按计划进行，不能随意更改，该开始就开始，当结束就结束。

#### 3. 基本程序

心理咨询或心理辅导是一个过程。在这个过程中，一位受过专业训练的心理咨询师或辅导员，致力于与当事人建立一种具有治疗功能的关系，协助对方认识自己、接纳自己，进而欣赏自己，以致可以克服成长中的烦恼和障碍，充分发挥个人的潜能，使其人生有综合、丰富发展，达到康复和自我实现的目的。心理咨询的步骤一般分为开始阶段、指导与帮助阶段、巩固与结束阶段。

（1）开始阶段。该阶段需要完成的任务有三项，即建立咨询关系，掌握来访者的资料及进行分析、诊断。首先，咨询师与来访者必须建立起信任、真诚和接纳的咨询关系，这是心理咨询的起点和基础。这种关系有助于咨询师了解来访者的真实情况，明确咨询目标并有效达到目标。其次，对于来访者而言，基于上述积极的关系，才会与咨询师积极合作，对心理咨询抱有热情和信心，从而有助于提高咨询效果。再次，这种积极的关系也给来访者提供了一种良好的人际关系的范例，使其能在咨询环境之外加以运用，提高人际交往的能力。能否建立起积极的咨询关系，咨询师担负着重要责任。

（2）指导与帮助阶段。经过开始阶段，心理咨询进入了解决问题阶段，即指导与帮助阶段。这一阶段主要完成的任务有三项：制订咨询目标、选择咨询方案和实施指导与帮助。心理咨询的目标就是所追求的结果与所要达到的目的相符合。咨询目标必须由咨询双方共同确定，这样的咨询目标才会比较客观、真实，才能使双方共同努力去实现目标。咨询目标要有针对性，中间目标要与终极目标相统一。同时，目标还需有具体性和可行性。

选择咨询方案包括咨询方法的选定，以及为实施这些方法而制订的具体计划。解决来访者心理问题的方法是多种多样的，有许多咨询方法可供利用，如"支持与安慰""内省与领悟""训练与学习""疏导与宣泄""暗示"等。每种咨询方法对解决心理问题均有一定的针对性，并有其相应的实施过程。选择咨询方案，首先要根据心理咨询的目标，选取相应的咨询方法，然后，按其实施过程的要求制订具体操作计划，实施指导和帮助。

（3）结束与巩固阶段。经过前两阶段咨询双方的共同努力，基本达到既定的咨询目标后，就进入了心理咨询的巩固与结束阶段。这一阶段的心理咨询工作主要是巩固效果和追踪调查。巩固已取得的咨询效果是结束咨询之前必须完成的一项任务。具体工作有：

1）咨询师应向工伤来访者指出其已经取得的成绩与进步，说明已基本达到既定的咨询目标，咨询师和来访者对此应达成共识。

2）咨询师应和工伤来访者一起就其心理问题和咨询过程进行回顾总结。这有助于帮助来访者加深对自己问题的认识，总结咨询经验，了解未来努力的方向，获得有益的启示。

3）指导工伤来访者巩固已有的进步，将获得的经验运用到日常生活中去，并逐步稳定、内化为来访者的观念、行为方式和能力，使之能独立有效地适应环境。应当指出，从学习"经验"到运用"经验"尚有一段距离，能否顺利完成这一过渡，是能否实现"结束"咨询的前提条件。

咨询结束后，为了了解工伤来访者能否运用获得的经验适应环境，促进心理康复，进而最终了解整个咨询过程是否成功，咨询师必须对工伤来访者进行追踪调查。追踪调查应在咨询基本结束后的数月至一年间进行。时间过短，调查结果的真实性难以保证；时间太长，亦不能及时了解情况，发现问题，同时也增加了调查工作的难度。

## 三、如何提升心理辅导能力

心理辅导在工伤心理康复中发挥着重要作用。心理辅导能力由一些具体的能力组成：

### 1. 关系建立能力

在初次会谈时，咨询师要向来寻求指导和帮助的来访者进行简明扼要的自我介绍，并就咨询的性质、限度、角色、目标，以及特殊关系等向对方做出解释。解释的内容包括时间的限制、会谈的次数、保密性、正常的期望等。对这些问题的说明可以减少对方的困惑，消除因此而引发的焦虑，也使对方不至于对咨询产生不当或过高的期望。

咨询师的装束需整洁得体，其行为举止应落落大方，对来访者要热情有礼、耐心、慎重。初次会谈，来访者往往比较紧张、局促，因此，咨询师的态度会对其心理产生很大的影响。热情友好的态度给人以亲切感，可有效地拉近双方的距离，特别是他们在受心理困扰时，热情友好的态度本身就是一种力量、一种希望、一种安慰，能在很大程度上降低来访者的焦虑。要建立并保持积极的咨询关系，还需要咨询师掌握一些有效的方法，如无条件的积极尊重、准确的共情和真诚。

### 2. 信息收集能力

指收集与来访者有关的各种资料，通过会谈、观察、倾听、心理测验等方式，了解工伤康复者的基本情况及存在的心理问题。基本情况包括：姓名、年龄、家庭及社会生活背景、自身的生活经历、兴趣爱好、工作生活近况及有无心理咨询经验等。通过对基本情况的了解，掌握来访者过去、现在各方面的活动及生活方式，有助于对其主要心理问题的把握。了解来访者的想法与情况是确定心理咨询目标的基础，这比收集基本情况要复杂很多，因为来访者往往心存顾虑，不愿直截了当地把面临的心理问题如实暴露出来，或是他们自己也弄不清问题的实质，只是感觉到困扰。需要了解的心理问题涉及多方面，咨询师要通过收集有关资料弄清困扰来访者的问题的性质、持续时间及产生原因。

### 3. 综合分析能力

在收集资料的同时，分析、诊断就已相伴出现，分析、诊断是在收集资料，包括一些受伤原因及治疗情况的基础上，进一步明确心理问题的实质、程度及原因，并对其做出正确的评估的技能。分析、诊断包括的内容有：

(1) 确定心理问题的类型及性质。咨询师首先要确定心理问题的性质：属于工作问题，还是人际关系问题，或者是其他方面的问题；属于发展性问题、适应性问题，还是障碍性问题。这是因为，有些问题不属于一般心理咨询能解决的范围，如是器质性疾病，应及时介绍到医院就诊；如是精神疾病，则及时转送精神病院接受治疗；如是障碍性心理问题，则介绍到综合医院开设的心理咨询门诊接受心理治疗。

(2) 寻找各种心理问题产生的原因。分析并确定心理问题的程度之后，就要寻找导致来访者心理问题的原因。这需要从两个不同侧面入手，即一般性原因分析和深层次原因分析。一般性原因分析就是针对心理问题形成的生物学因素和心理社会因素进行全方位的搜索。深层次原因分析是对产生工伤康复的心理问题的主要原因进行剖析。不同的心理咨询理论和方法往往从不同的角度寻找并发现心理问题的根源。如精神分析理论重视从无意识的矛盾冲突、幼年生活经历中寻找根源；行为主义理论重视对行为的分析，并发现原因；认知理论认为，不良情绪、反应是认知错误造成的，来访者的非理性认知是其心理问题产生的原因；人本主义理论则认为，人有各种需要，而造成心理失调的原因是人的需要不能得到满足，从而使得自我意识发生扭曲，内在潜能无法发挥出来。如果能够把握住心理问题产生的深层次原因，将为心理康复问题的解决奠定最重要的基础。

### 4. 沟通协调能力

首先，咨询师要鼓励并引导来访者全面、深入地倾诉和反映，同时咨询师也必须将自己的认识、看法、结论反馈给来访者；其次，咨询师要引导和鼓励来访者思考和提出自己的要求。若双方意见有分歧，应认真分析，是表述上的不同还是内容上的差异，是掌握材料不够还是看问题角度不同，是不是局部目标与整体目标上的差异等，在此基础上逐步达成一致，为工伤康复者的心理康复发挥促进作用。

---

**【阅读材料 9.5】手术后的他还能康复吗**

**问题背景**

今年 44 岁的黄某原本是湖南广铁集团车辆段的一名工班长，2008 年 10 月他在检修铁路时，不慎被火车撞飞 10 余米，头部撞击在铁轨上，当场昏迷。后被诊断为"右顶骨骨折""颅内血肿"，先后进行了开颅去骨瓣、血肿清除术和颅骨修补术。处于重型颅脑损伤后康复期的黄某，术后仍存在左侧肢体活动障碍，双脚不能平衡站立，日常生活都需人帮助。受伤后他不仅身体状况不好，而且由于受伤后家庭出现变故，心理状况非常不稳定。

**案例分析**

从"健全人"到"残疾人"，工伤职工无奈地面临家庭地位和社会角色的变化。以医疗康复为基础，以早期介入和职业社会康复并重的康复发展模式，为身心受到重挫的工伤职工带来的不止是身体机能的恢复、心灵创伤的愈合，还有让他们通过自己的劳动，回归社会，过上有尊严的生活的新机遇。工伤是人类工业生产和社会经济发展过程中，不可避免的劳动风险，而工伤职工则是这种发展过程中付出代价的承载者。工伤医疗康复能有效地预防残疾和各种并发症、后遗症的发生和发展，减少工伤职工的后续治疗费用。更为重要的是，在医疗康复的基础上开展职业康复，最大限度地恢复工伤职工的职业劳动能力，从而降低因工伤而造成的人力资源丧失（工伤减员）的影响。这不仅有利于维护工伤职工的个人生存和发展，还有助于促进社会的公正、安定与文明。

**专家建议**

1. 对治疗单位和用人单位的建议

（1）康复身体，也康复心理。观念决定行动，工伤职工能否真正康复的关键，在于他们的心理是否完全康复。工伤职工的心理治疗从工伤职工入院的第一天起就开始进行，除了依靠定期分析、评价的心理量表外，建议心理治疗师有针对性地对每个患者做不定期的心理辅导和跟踪治疗，设置互助组、交流群，让患者互相鼓励对方，并组织观看励志电影，举办演讲讲座等各类交际活动。定期举行社会适应能力训练营，由治疗师带领患者们集体去超市购物，去公园烧烤，帮助他们重建融入社会的信心。评估患者实际情况，对其家居环境进行无障碍设施的改造，如将台阶改成斜坡，在厕所安装扶手，调节橱柜高度等，最大限度地方便工伤职工康复后回归家庭、融入社会。

（2）早期介入，把握康复黄金时间。让工伤患者能够回归家庭、回归企业、回归社会，越早地进行康复介入治疗，效果就会越好。工伤事故发生后，工伤职工被就近送进综合医院接受临床治疗。了解到相关信息后，专职人员应及早上门与工伤职工取得联系，进行工伤康复治疗的早期介入。在条件允许的情况下，积极调动康复医生参与到工伤职工的救治过程中，根据工伤职工的伤情、治疗以及心理情况，提出有利于其医疗救治和康复的意见。要与综合医院的医生协调沟通治疗方案，使其身心功能能够最大限度地得到恢复。早期介入不仅是"送温暖、送知识、送政策"，更重要的是把握工伤康复治疗的黄金时间，介入得越早，职工发生残疾的可能性越小，或者残疾程度会越低，康复效果会越好，另外，工伤保险基金也能得到更有效的使用。但由于康复意识的相对薄弱及信息化覆盖的有限，有些需早期介入的患者却无法在第一时间得到早期介入服务。未来通过信息化手段的进一步完善和加强，有望弥补这方面的缺失。

2. 对工伤员工的建议

最好的心理康复就是提高工伤康复者的主动性，让他们走出自己的心理阴影。以下一些措施都有助于工伤员工的自我调节：

（1）表达情感。跟家人、朋友或者是可以信任的其他亲友谈谈受伤后的感受。

（2）分享经验。跟有相似经历的人讨论如何面对困难，勇于谈论受伤时的体验，或者用间接的方式讨论。

（3）平衡情绪。受伤后人们的情绪可能会变得容易激动、缺乏安全感、容易发怒、焦躁不安等。要认识到这是正常的反应，可以通过以下途径来平稳自己的情绪：首先，评估事件的重要性以决定是否值得自己产生较大的情绪波动。其次，应意识到自己情绪上的变化只是一种正常的创伤后反应，同样的情况也会在别人身上发生，不必过分担心而无谓地增加心理负担，也不要刻意压抑或隐藏自己的情绪。最后，尝试放松地表达出自己的内心感觉，并与周围的人们一同分享；也可以选择适当的方式进行发泄，比如在野外尽情哭泣或者进行适度的运动锻炼。总之，要谨防这种暂时的情绪变化持续弥散，演变成一种稳定的心境。心境不是对某一事件的特定体验，而是以同样的态度对待所有事件，让所遇到的各种事件都具有当时心境的性质。当这种偶然事件引发的焦躁情绪弥漫成心境时，会使人觉得沉重，心灰意冷等。只有平衡情绪之后，才能真正从阴影中走出来，实现真正的心理康复。

# 第五节　常见法律问题的咨询

 **学习目标**

➢ 理解理财产品及理财原则。

➢ 熟悉新型的消费纠纷及应对方法。

➢ 掌握离婚纠纷的处理技巧。

➢ 掌握遗产继承纠纷中关注的问题及应对技巧。

## 一、理财问题咨询

### 1. 理财

钱是用来买东西的，可是固定数量的钱随着时间推移，能够买到的东西越来越少，学会理财将有助于使自己的资产保值增值，从而为更美好的幸福生活奠定物质基础。个人或家庭的资产可划分成三部分：

（1）生活开支。可用来支付未来几个月的生活费用的开支。

（2）应急资金。可用来支付各种突发事件的应急钱。天有不测风云，对于未来，谁也无法准确预测会遇到哪些突发事件，例如，家中老人或小孩突然生病等。大到国家小到企业或个人均有可能发生意外，只有保持充分的资金储备，才能保证个人或家庭的正常生活。

（3）闲钱。扣除前两个部分的资产后余下的钱。这部分钱便可用来理财。

**2. 理财产品的分类**

学会理财，首先要看看什么是"财"。可用来"理"的"财"主要是个人或家庭中三五年内暂时不用的闲钱。再来看看怎么"理"。简单地说，"理"就是投资，即如何投资暂时不用的闲钱。为此，需要了解理财产品的分类。

（1）根据产品流动特征可分为不动产和动产。前者主要是指房产、矿产等，后者主要有股票、基金、债券、保险、金融衍生品、收藏品、黄金等。

（2）根据风险大小可分为高风险产品和低风险产品。高风险产品主要有股票、股票型基金、收藏品，低风险产品主要有债券、债券型基金、货币型基金、保险、房产等。

**3. 理财的原则**

（1）坚持"不懂不做"。每个人做任何生意都应该在明确行业经营特点的前提下，制订具体的经营计划。在选择下一个投资产品时，必须将自己的生意规模限定在一个可控制的范围内。可是，国内很多股民在对股票不了解的情况下，选择先进入，然后再熟悉的经营方式，这样一来便很难避免损失。对任何一款理财产品，在没有弄懂它之前最好不要大量介入，虽然钱放在银行会贬值，但至少在数量上是保值的，这样总比把钱投入到自己不能把握的产品中而不幸亏损的情况要好。

（2）考虑风险承受能力。每个人可根据自己的收入和年龄来评估风险承受能力，然后，再根据各种产品的风险特征来选择适合自己的理财产品。例如，一个高收入者可把每个月薪水的一定比例用来投资股票型基金，年轻人可尝试股票、股票型基金等高风险的理财产品。而对于一个退休老人就不适合投资股票、股票型基金等高风险的理财产品，他们适合买国债、货币型基金等低风险的理财产品。

（3）一定要用闲钱理财。不能把个人或家庭正常生活费拿来理财，这是很危险的。因为有些理财产品投资风险可能很大，投资周期可能很长，如果期间赶上家庭正要用钱而不能从理财产品中套现，这样生活就会陷入危机。理财的目的是为了将来生活得更好，实现财务自由。然而，如果为了将来的发展而把现在的生活弄得混乱不堪，则是不科学、不理性的。

（4）保值基础上再增值。这是理财的最根本原则，如果不能保值就谈不上增值。所谓保值，就是让钱在数量上不减少的前提下实现数量增长，跟上实际通货膨胀率，让钱的购买力不减少，然后，再追求收益的最大化。

**4. 理财的技巧**

对一个工薪阶层来说，应该为自己设定一个理财制度，再用这个制度来约束自己。例如，把一个月薪水的20%先存起来，然后再去花余下的80%。做好计划，科学理财，一年下来就可积累可观的资金。当然，也可提高每个月固定存起来的资金，去银行购买定投基金，这种方法既不影响平时生活水平，同时又可积累财富。每个月需存起来的薪水比例可根据实际状况作适当调整。此外，了解理财收益与哪些因素有关也非常重要。总的来说，理财收益与三个因素有关：一是初始资金，资金越雄厚收益越多；二是理财年收益的复合增长率，增长率越高收益越多；三是理财的时间，时间越长收益越多。

## 二、消费纠纷的咨询

目前，涉及个体消费纠纷的类型很多，消费金额较大的有医疗纠纷、教育纠纷、购车及车险纠纷、购房及物业纠纷，以及其他大金额购物消费纠纷等。近几年，出现了三种新型的消费纠纷值得引起关注和防范：

### 1. 教育服务纠纷

近年来，各类校外辅导、职业培训、出国留学中介服务蓬勃兴起，由此而产生的各类纠纷也日渐增多。这类消费纠纷的问题主要表现在：提供教育服务的机构不具备相应资质；在家教类及专门考试类辅导中，对外宣传所称的"名师家教""保过班"等往往与实际情况及消费者预期相差甚远；在各类职业培训方面挂名校招牌企图鱼目混珠、培训内容严重缩水等情形严重；而在厨师、机械师、计算机工程师之类培训中，更是以结束培训后安排工作为诱饵，对消费者进行欺诈。由于对教育辅导结束后效果的认定主观性较强，因此，在发生此类纠纷后，消费者维权举证是关键。如何应对该类纠纷？专家建议：

（1）理性对待教育类消费，选择有相应办学资质的机构。尤其在选择出国留学中介时，应注意根据我国有关法律法规的规定，从事该类中介服务的机构必须经过主管部门审批。故应选择已经取得相应经营资质的机构。

（2）学生家长应根据孩子学习接受程度等制订适合他们的校外辅导计划，不盲目跟风攀比，不"以辅代学"。

（3）摆正学习心态，慎重选择"保过班"，避免因产生心理依赖，致使主观学习的能动性反而减退，在预期效果没有达到时，造成不必要的金钱浪费。在签订教育服务协议时应注意查看条款内容，尤其注意对教学预期效果未实现的认定标准、经济补偿或教学补助方面的条款，如有疑问应立即提出，看是否可以通过补充条款予以明确。

### 2. 美容、生育服务纠纷

美容、生育服务类消费的增长与科技和经济发展有密切关系，目前，美容、整形等消费已逐渐为大家所熟悉。美容业作为我国的一个新兴产业，目前仍存在制度不完善、管理不规范、从业机构良莠不齐等问题。由此引发的纠纷在法院审理的服务类案件中占到相当比例。这类消费中存在的共同问题是：美容"皮包公司"现象层出不穷，兜售、办理美容卡的人员频繁出现在超市、购物中心门口，以办卡送礼、多办多优惠等方式，诱使消费者预先支付费用办理美容卡，消费者发现上当后所受经济损失往往难以追索；美容人员没有美容手术资质、不具备进行美容手术条件的单位超范围经营，或者具有美容手术资质，但手术安全、卫生方面出现问题。此外，在生育服务方面，提供生殖培育服务的单位没有相应资质，以"保生男孩""保证优生优育"等超出现有科技水平的承诺，收取高额费用，但承诺内容与实际情况严重不符。如何应对该类纠纷？专家建议：

（1）消费者不要贪图便宜，应对美容实体店经营资质、经营范围、店面卫生、店内设备、美容师资质等综合情况有所了解后再交费选择相关服务。

（2）尽量选择大型的、有一定商誉或者正规医院的美容部进行美容手术，避免手术风险。

（3）对于超越现有科技水平的服务承诺，即使其宣传描述的效果再好，也不要盲目消费，以免造成经济及精神两方面损失。

（4）对消费的各类票据、单证等应妥善留存，以免日后发生纠纷却没有相应证据来证明消费服务关系存在，导致索赔无门。

### 3. 网络、电视购物纠纷

随着网络与电视技术的普及，网络、电视购物等新型消费方式也应运而生，由于电视购物、网络购物省时省力，已经成为时下一种时尚的消费形式。由于消费者与商家在时空上的距离也导致了不少隐患。目前该类消费存在的问题主要表现在：

第一，商家的信息无法查证与核实，消费者在付款后，可能并不会实际收到货物。

第二，消费者在付款后实际收到的货物质量、性能、款式等与网站图片或电视演示不符。

第三，售后服务没有保障，货品在使用中遇到的故障与问题无法得到商家的帮助与解决。

第四，商家消费协议中约定，商家所在地的法院或仲裁机构对纠纷具有管辖权，发生纠纷后，异地购物消费者维权不便。

如何应对该类纠纷？专家建议：

（1）尽量选择具有较高商业信誉的购物网站，采取支付宝等货到确认后付款的支付方式。

（2）不要一味追求价廉而忽视商品的质量，在选购明显低于市场平均价格的商品时，应慎重，防止买到假冒伪劣或者过期产品。

（3）保存好购物单据等，以备发生纠纷时证明买卖关系及产品质量。

（4）网购商品侵权提起诉讼，侵权行为地或者被告所在地法院均有管辖权。如果网站规定有专属管辖条款，异地购物的消费者可以在起诉后提出管辖异议，法院将根据便于查清案件事实、减少弱势一方消费者诉讼成本的原则，酌情移送就近且有管辖权的法院进行审理。

## 三、婚姻家庭纠纷的咨询

婚姻家庭纠纷是常见的法律纠纷之一。从大范围来讲，婚姻家庭纠纷可以分婚约同居纠纷、结婚纠纷、离婚纠纷及遗嘱纠纷，老人赡养纠纷、家庭财产继承纠纷等也属于婚姻家庭纠纷范畴。这里主要分析一下常见的离婚纠纷及遗嘱纠纷。

### 1. 离婚纠纷

离婚纠纷包括离婚后财产纠纷、离婚后损害赔偿纠纷、共同财产分割纠纷和子女抚养纠纷。在司法实践中，大量的协议离婚后的财产、人身纠纷都是由于离婚协议不够详细或者由于离婚协议约定不具有操作性所致。一般有以下几种情况：

（1）离婚协议内容理解出现分歧。具体体现在：一是离婚协议内容过于简单，不具有可操作性。例如，协议约定："双方同意离婚；女儿归女方抚养；财产分割已经完毕，双方对此无争议。"这里，关于子女抚养的争议不大，即便存有争议，也可以起诉法院解决。

但是财产问题却存在很多漏洞，"财产分割已经完毕"意味着双方对财产的数额、分割的方案、分配的数额均已处理完毕，但是，有哪些财产、如何进行分割在离婚协议书中没有体现，一旦发生争议，很难得到法院支持。二是在离婚协议中，若某些概括性条款的约定过于宽泛，将很可能伤及弱势方。例如，协议约定："男女双方名下的其他财产归各自所有"或者"男女双方无其他财产争议"。在一般情况下，在协议离婚时，双方签订协议的前提是双方已知对方财产。根据这一前提，即使离婚后一方发现另一方隐匿了房产或者存款，也很可能失去了胜诉的机会。

（2）涉及房产的纠纷存在潜在风险。一般而言，对于夫妻双方就房产分割达成离婚协议而变更主贷人的情况，银行会予以认可，并配合办理贷款合同变更手续。但是，若夫妻贷款周期较长，加之变更后的还贷人月工资收入不足贷款金额的2倍，银行一般不会同意变更主贷人或者减少共同抵押人，除非当事人另行提供担保人或者采取其他担保措施。因此，夫妻在协议分割房产前，要注意银行对变更主贷人或者减少共同抵押人是否同意。此外，在办理银行贷款变更手续中，银行往往会严格要求当事人双方到场，若只有一方到场，银行会拒绝办理变更手续。如果一方当事人无法到场，可以委托代理人（包括律师）办理变更手续，相关委托书必须办理公证。如果不涉及银行贷款，当事人到房产交易中心办理产权变更手续时，在正常情况下房地产交易中心也会要求夫妻双方均到场。离婚协议的签订固然重要，但离婚协议的执行更为重要。离婚后的双方当事人应当以诚信为本，相互配合。但在很多时候诚信只是一句空话，离婚后双方常常怨恨交融，一方不履行离婚协议的现象比比皆是。因此，离婚协议应该明确一方没有履行义务的惩罚措施，如逾期不支付房屋对价的惩罚办法、不配合办理产权变更手续的法律后果等，这样才能促使义务人履行义务。

（3）银行存款的约定和处理。在夫妻共同生活中，一般银行存款主要存在一方名下，而另一方往往对于家里的存款数目，甚至是家中积蓄存于哪家银行都十分茫然。为了使财产分割透明化，防止财产的漏分，在离婚协议中应明确共同存款的数额，以及现存于谁的名下、存于哪一家银行都是非常有必要的。如果给予义务方在离婚后不履行义务，另一方也可及时到法院起诉，根据离婚协议记载的存款信息及时查到存款的支取情况及钱款的去向来处理。在很多离婚协议中，对于银行存款的处理往往是这样约定的：各自名下的存款归各自所有。这样的约定，可能会使夫妻的财产分割出现不公平现象。因此，为达到公平公正的目的，建议夫妻在离婚协议中，将截止到离婚协议签订之日，将双方名下的存款情况详细列出，包括开户行、账号、存款余额、币种等，在离婚后，一方若发现另一方在离婚协议上没有记载的存款，便可以通过诉讼形式要求分割，甚至要求故意隐匿一方少分或者不分该存款。

（4）股票的约定和处理。离婚协议中，当事人一般只会笼统地约定一方名下股票的总市值，这样，如果一方不履行义务，而另一方在起诉到法院时，由于不知对方的具体股市信息，查询起来就会比较困难。因此，在签署离婚协议时，应注明股票的股东代码、账户，以及在何证券交易所开户，这将大大省去不必要的麻烦。

（5）公司股权的约定和处理。越来越多的婚姻纠纷涉及公司股权的分割。如果遇到夫妻一方或者双方在公司拥有股份时，通常的做法是：夫妻共同约定一方持股，给予另一方对价补偿。如果这样约定，只需要双方协议并书面明确价款及支付方式即可。但是，如果夫妻双方经过约定，决定将一方拥有的公司股权部分或者全部给予另一方时，就必须符合《中华人民共和国公司法》的相关规定。

（6）给付金钱义务的处理。在离婚协议中，夫妻双方仅对给付另一方的数额和给付期限做了约定。例如，男方在办理完离婚手续后的 1 个月内向女方支付人民币 10 万元。可是，这样的约定对于故意迟延履行的一方并未规定惩罚措施。因此，对此约定建议再加上一条："若不按期支付，延期给付部分按同期银行贷款利率的双倍计算罚息。"这样，若给付义务人不按期履行，便会感到罚息的压力，从而达到对其惩罚的目的。

### 2. 遗嘱纠纷

目前，常见的遗嘱纠纷主要有以下几种：

（1）遗嘱不"公平"，子女起争议。现实中有许多这样的情况：明知自己父母的遗愿，且父母已经通过一定方式立下遗嘱，但因为遗产分配"不公平"，当事人将自己的兄弟姐妹告上法庭，造成亲人间反目成仇。实际上，这样的争议是可以避免的。遗产是老人经营了一辈子最后留下的财产，子女应当尊重老人的遗愿。从法律上讲，被继承人可以对自己的财产以遗嘱的形式指定继承人。若被继承人去世且遗嘱的形式符合法律规定，则该遗嘱有效，继承人应该按照遗嘱的内容继承财产。

（2）遗嘱的形式不合法，导致继承人之间发生纠纷。遗嘱应当具有一定的法定形式。在实践中常遇到被继承人虽立下遗嘱，但由于形式不符合法律规定，导致遗嘱无效，最终按照法定继承处理的情况。《中华人民共和国继承法》第十七条和第十八条对各种遗嘱的法定形式做出比较明确的规定，建议有意立遗嘱者应先阅读《中华人民共和国继承法》，以便使自己的意愿能通过合法形式体现出来。自书遗嘱必须亲自书写，注明年、月、日并签名。而无法自书遗嘱的当事人，必须尤为注意以下的具体规定：代书遗嘱应当有两个以上见证人在场见证，由其中一人代书，注明年、月、日，并由代书人、其他见证人和遗嘱人签名。以录音形式立的遗嘱，应当有两个以上见证人在场见证。遗嘱人在危急情况下，可以立口头遗嘱。口头遗嘱应当有两个以上见证人在场见证。危急情况解除后，遗嘱人能够用书面或者录音形式立遗嘱的，所立的口头遗嘱无效。

由于许多老人无法自书遗嘱，需要两个以上见证人代书并见证。所以，对见证人的资格也应当加以注意。按照继承法的规定，无行为能力人、限制行为能力人、继承人、受遗赠人，以及与继承人、受遗赠人有利害关系的人都不能作为遗嘱见证人。因此，当事人的亲属以及与当事人在金钱上有利害关系的人都应尽量避免成为见证人。最佳人选应当为能够客观公正地反映遗嘱事实又懂法律的人，如律师等。若条件允许，当事人还可考虑到公证处进行公证，这样能更好地保障遗嘱的合法性。

（3）涉及的财产不完全属于"遗产"，处分部分或全部无效。当事人，尤其是老人大多存在这样一种误区：老伴已经去世甚至已经去世多年了，家里的财产都是自己的遗产。于是老人在立遗嘱的时候，往往将全部财产视为其处分遗产。事实上，已故老伴的部分财产在法律上一直处于未分割的状态，此时应当对这部分财产进行重新分割。具体处理时，还要按照死亡的先后顺序分割遗产，分割完已故老伴的财产后，才是老人的遗产。

此外，由于中国某些地区，尤其是在农村，仍然盛行男方当家的情况，在通常情况下，女方并不立遗嘱。因此，男方若立下遗嘱，处分的遗产往往是全部的财产，而女方只是作为"待选"的继承人之一。实际上，《继承法》第二十六条规定："夫妻在婚姻关系存续期间所得的共同所有的财产，除有约定的以外，如果分割遗产，应当先将共同所有的财产的一半分出为配偶所有，其余的为被继承人的遗产。遗产在家庭共有财产之中的，遗产分割时，应当先分出他人的财产。"由此可见，女方应首先享有一半的财产，其余的才是男方的遗产，即男方遗嘱中应涉及的部分。若遗产中有他人的份额，也必须先将他人的财产排除在外，剩下的才可作为在遗嘱中处理的遗产。

### 【阅读材料 9.6】债务人借"假离婚"逃债怎么办

#### 问题背景

胡某夫妇与李某关系甚好，2008 年 8 月，胡某因做生意从李某手中借了 50 万元，当时以胡某名义立下借据，言明 2010 年 1 月连本带息归还。不料胡某生意赚了钱却没有还款之意，2010 年 4 月，当李某找胡某讨账时，胡某却说与老婆到民政局协议离了婚，生意所赚与存款及住房全部作为儿子的抚养费用归妻子所有，他现在是身无分文，无力还债。不久，李某知道了实情：原来胡某夫妇是假离婚，离婚后的胡某与妻子一直在一起生活。李某想不到自己竟被朋友如此要了一把，准备运用法律手段讨回公道。请问，债务人借假离婚逃债时，债权人该怎么办？

#### 案例分析

《婚姻法》第十九条第三款规定："夫妻对婚姻关系存续期间所得的财产约定归各自所有的，夫或妻一方对外所负的债务，第三人知道该约定的，以夫或妻一方所有的财产清偿。"第四十一条规定："离婚时，原为夫妻共同生活所负的债务，应当共同偿还。共同财产不足以清偿的，或财产归各自所有的，由双力协议清偿；协议不成时，由人民法院判决。"据此规定，在夫妻间未对财产做出约定或者虽做约定但不为第三人知晓的情况下，对债权人而言，夫妻所负的债务均应共同偿还。而且，夫妻关系存续期间所负的共同债务，不能因夫妻离婚而自然转移为夫妻一方的个人债务，除非债务的转移经债权人同意。

#### 专家建议

胡某与其妻离婚，不管是真是假，其实对逃债并无多大意义。因为对李某而言，虽然欠条上的署名仅有胡某，但那是他在婚姻关系存续期间为共同生活所负的债务，因而也就是胡某夫妇的共同债务，债务人不是胡某一个人，而是胡某夫妇。李某可以以胡某夫妇为被告到法院起诉索赔。

（本章作者：韩智力　贾振涛　姚翔　梁社红　陈阅）

# 第十章 社区关爱能力

为了提高员工援助师的社区关爱能力，做好社区的心理关爱服务，本章将从社区管理与社区援助、社区人员的就业帮扶、困难人员的医疗救助、困难子女的助学帮扶、外来务工人员的咨询援助和员工的亲情化关爱六方面进行介绍。

## 第一节 社区管理与社区援助

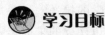 学习目标

➢ 理解社区管理与社区服务的内容。
➢ 熟悉社区心理援助的主要领域。
➢ 熟悉社区心理咨询存在的问题。
➢ 掌握增进社区居民心理健康服务的举措。

近年来，作为社会管理重要组成部分的社区管理已经成为全社会关注的热点之一。在社区建立街道总工会，使社区服务工作从完全的社区居民自我管理转化为政府、企业的参与和服务。目前，从事街道总工会的工作人员多数要接受员工援助师的职业资格培训，以提升社区服务的系统化和科学化水平。因此，社区成为我国员工援助计划新近拓展的领域。

## 一、社区管理与社区服务

### 1. 社区管理

社区管理是指在政府的指导下，社区职能部门、社区单位、社区居民对社区的各项公共事务和公益事业进行的管理活动。可以从以下几方面进行理解：

（1）社区管理的范围主要是指经过社区改革做了规模调整的居民委员会辖区。

（2）社区管理的主体是多元的，包括：作为主导的街道党工委和街道办事处、政府各职能部门在社区的派出机构、社区范围内的企事业单位、居住于社区的民众（居民）。

（3）社区管理的内容是社区的各项公共事务、公益事业和居民利益的维护。

（4）社区管理的性质是群众性的自我管理和工会服务。

（5）社区管理的目的是促进社区经济的发展，满足社区居民的物质和精神文化生活需

要，全面提高社区居民的素质和生活质量，建设居民和谐和家庭幸福的社区。

**2. 社区服务**

社区服务是社区建设的重要内容。它是指在政府的倡导和扶持下，为满足社区居民的多种需求，依托街道、工会和居委会，发动社区各方面力量开展的具有社会公益性质的居民服务，是社会保障服务体系中的重要组成部分。开展社区服务对改善和提高居民生活质量有着十分重要的作用。社区服务主要是面向老年人、儿童、残疾人、社会贫困户、外来务工人员和其他优抚对象的社会救助和福利服务，面向社区居民的便民利民服务，面向社区单位的社会化服务，面向下岗职工的再就业服务和社会保障服务。社区服务的主要内容包括：

（1）面向特殊群体的社会福利服务

1）面向社区老年人的服务。中国社会是"未富先老"，做好社区老年人的服务至关重要。服务项目有：日常生活料理、家庭护理、精神安慰、应急服务、医疗保健和文化娱乐等。可以建立的老人服务设施包括：老人生活料理中心、老人公寓、老人保健站、老人法律咨询、老人婚姻介绍所、老人交心站和老人文化娱乐等。

2）面向社区未成年人的服务。服务项目有：婴幼儿照料、少儿上下学的接送、午餐制作与配送、课外看管、假期托管、智力开发和兴趣与特长的培养等。可以建立的未成年人服务设施包括：托儿所、幼儿园、学前班、学生小饭桌、儿童阅览室、少年之家、校外特长培训中心等。在一些外出务工人员较多的地区，特别强调对于留守儿童的关心和帮助。

3）面向社区残疾人的服务。服务项目有：生活保障、康复医疗、就业安置、婚姻合法权益保障、文化生活等。可以建立的残疾服务设施包括：伤残儿童日托所、弱智儿童辅导班、残疾人生活料理中心、康复中心、福利工厂、法律咨询中心、婚姻介绍所和文化娱乐活动中心等。

4）面向社区优抚对象的服务。服务项目有：定人定期上门包户服务、辖区内商业网点"一条龙"服务、逢年过节慰问送温暖活动、子女入托上学就业优先解决等。

5）面对社区特困家庭的服务。服务项目有：对贫困户和鳏寡孤独家庭定期救济，进行包户服务；对因下岗造成的新的特困家庭发放生活必需品、优先安排就业，实施再就业培训、送温暖活动等。

（2）社区居民的便民便利服务。这是与社区居民联系最密切、最能体现社区一般居民生活需求，同时也最能反映社区经济的广度和深度的服务。可以分为：

1）一般家居生活服务。包括：日常生活用品的购置与配送、家用电器维修、卫生清理、服装制作、代收公共事务费等。可以建立与之配套的服务设施有：便民商店、早点铺、家电维修部、服装加工部、理发店、钟点工介绍所等。

2）社区环境综合治理服务。包括：绿化面积的维护和扩大、"四害"治理、环境噪声控制、垃圾的袋装与分类、居民楼以及门前环境的保护、民事纠纷的调解、火灾隐患的消除、辖区内刑事案件的防范、外来人口的管理等。

3）社区医疗卫生服务。包括：疾病预防、医疗诊断、病人护理、健康咨询、卫生宣传和防疫等。可以建立与之相配套的设施有：社区医疗诊所、便民医疗服务信箱、家庭病床、家庭医生全程服务和居民健康信息资料信息库等。

4）社区生活服务。包括：文化、教育、科普、咨询、培训、体育、娱乐、健身服务等。可以建立与之相配套的设施有：文化活动中心、市民学校、科普实践基地、各类知识讲座、业余特长培训班、图书阅览室、法律咨询室、运动场、健身房等。目前，在一些发达地区，在社区，开展的文化广场活动极大地丰富了居民的娱乐生活，对于增进居民之间的相互了解，建设和谐、幸福型社会发挥了重要的作用（参见阅读材料10.1：丰富新生代农民工精神文化生活）。

## 二、社区心理援助及其服务内容

### 1. 社区心理援助

社区心理援助就是动员和组织社会各界专家、员工援助师和广大青年，运用心理学、管理学、法律的知识，深入城镇社区，开展多种形式、多方面的专业援助服务。其目的在于推动广大专业人员、青年及学生深入城市居民的社会生活，解决居民生活、工作和其他方面的心理问题，同时体现服务者的社会责任感、服务社会的意识和奉献精神，锻炼和提高自身综合素质。

### 2. 社区志愿者

社区志愿者是社区心理援助的主要构成人员之一。"志愿者"（Volunteers）是一个没有国界的名称，它指的是在不为任何物质报酬的情况下，为改进社区管理而提供的服务、奉献个人时间及精神的人；也就是指不受私人得益的驱使，不受法律强制，是基于某种道义、信念、良知、同情心和责任感，而从事社会公益事业的人或人群。在世界各地，在有战争、自然灾害、流行疾病、环境保护等重大问题出现的地方，都可见到志愿者的身影，见到志愿者充分利用自身有利条件、凭借坚强的意志、克服种种困难，为无数有困难的人们提供志愿服务，其中不少志愿者还为志愿事业奉献出宝贵的生命。志愿者是一个新生而暂时性的社会角色，只有在发生志愿服务活动的时候，这个社会角色才得到真正的落实。在目前阶段，社区援助还需要政府和企业适度的投入和支持，以保障社区援助工作顺利发展。总之，社会援助服务机制的形成和发展，是未来社区生活发展的一个重要趋势，是我国社会主义市场经济体制建立与发展的客观要求，也是社会主义精神文明建设的一个新的生长点。开展社区心理援助服务，在适应现代生活方式、推进精神文明建设方面具有前瞻和先导的意义，有利于强化城市居民的社区意识，促进社区功能的发育和完善，同时，也是培养援助者的良好途径。

### 3. 社区心理援助的服务内容

社区的心理援助工作主要包括五方面内容：

（1）就业帮扶。主要是针对社区的失业人员开展的就业服务活动。

（2）医疗救助。主要是针对社区的困难人员在发生重大疾病或伤残时给予的社会救助。

（3）助学帮扶。主要是针对社区的困难学生进行的帮扶活动，比如具有特殊困难者的子女的就地入学问题，或者子女在职业技术学校、高等学校的需要进行助学帮扶的家庭。

（4）外来务工人员的咨询服务。主要是对社区范围的外来务工人员给予的有关生活或工作的咨询活动。

（5）企业员工社区关爱。主要指社区所管辖的企业，调动员工援助计划服务资源，从"工作—家庭"平衡服务的角度，深入员工居住地，与社区、街道总工会联合进行的服务，以解决员工的"工作—家庭"平衡问题。

本章将在后5节系统介绍这些服务内容。

### 三、社区工作者的管理

为了加强对社区工作者的统一管理，应建立规范的社区工作者准入、培训、管理和考核制度，同时，也促进社区工作者自身的职业生涯发展，加强相关的管理工作。社区的员工援助师是执行社区管理的人员，在管理过程中，要关注如下问题：

#### 1. 建立社区工作者准入制度

对于社区工作者的选拔录用，应依据社区工作者的胜任特征要求，即基本素质要求和专项职业能力要求，严格规范"入口"，推行职业资质准入制度，参照现行的社区党务工作者持证上岗的做法，从源头上解决社区工作者的综合素质问题。另外，应构建民主开放的考试录用机制，采取面向社会公开招聘社区工作者，规范笔试、面试、考核、聘任等法定民主程序，优先录用专业对口的高校毕业生，吸纳一批高素质社会人才充实到社区工作者队伍中。员工援助师属于被社区正式聘用的管理人员，为了做好社区工作者（包括志愿者）的选聘工作，要学习掌握人力资源管理的基本知识和技能，把握相关的录用程序，以便保证工作人员的质量。

#### 2. 健全社区工作者培训机制

根据社区工作的实际需要，逐步建立和完善社区工作者培训制度，加强社区工作者的再教育、再培训工作，全面提高社区工作者的思想政治素质和职业道德水平、专业化水平。可采取正规教育和短期培训相结合的方法，进行系统的岗位培训，依托区委党校建立社区工作者培训基地，规范培训师资、培训教材、培训时间、培训方式及培训内容，也可借助所在地区大专院校的师资力量，引入现代社区理论，增强社区工作者的专项职业能力。员工援助师可以通过系统的培训活动，将员工援助计划中介绍的相关职业能力要求，特别是心理疏导、沟通协调和危机应对的技巧进行介绍，从整体上提高社区工作人员的能力。

#### 3. 完善社区工作者激励制度

应从政治上、生活上、工作上关心爱护社区工作者，支持和帮助他们依法行使政府赋予的职责，通过举办社区工作者论坛、经验交流会和开展社区业务能力竞赛等形式，培养社区业务骨干和行业标兵，塑造现代社区工作者群体形象。选送社区优秀人才进行继续教育，对于有创新思维、工作表现优秀、成绩突出的社区工作者进行广泛宣传，并给予一定的物质奖励和精神奖励，积极倡导社区工作者通过自身努力，提高社会地位、职业威望，赢得社会的尊重。

### 4. 健全社区工作者考核制度

积极探索建立符合实际、易于操作的社区工作者晋升、奖惩制度，调动社区工作者积极性和主动性。完善相应的年度考核机制，制定统一的考核标准和考核模式，发挥考核成果的应用价值。公开考核结果，并把百分量化考核与民主评议结合起来，将考核结果作为评选优秀社区工作者的重要参考，并与每个人的收入挂钩。实行优胜劣汰，畅通"出口"，形成动力与压力并存、激励与约束相连的考评体系。

## 四、健康型社区建设

### 1. 社区心理健康工作的必要性

社区是城市发展的载体，社区建设是社会管理的基础，事关城市工作的全局。我国社区建设正处于工业化、城市化、市场化和国际化步伐明显加快的重要时期，城市在保持经济快速发展的同时，一些社会经济矛盾，如基础设施欠账、管理滞后、民众心理失衡、公共服务不适应需要等问题也日益凸显出来，这些问题如果得不到及时解决，将严重制约城市的发展。因此，建立健康型社区已经成为和谐社会建设的关键组成部分。从组织行为学的角度来看，我国健康型社区除了要转变政府职能、强化社区管理、改善居民环境之外，更为重要的是要为居民们营造出一个健康的心理环境。个体的心理健康是和谐社会建设的基础。然而，我国民众的心理健康状况不容乐观。2004 年的有关统计数据表明，有心理及精神疾病的个体竟有 1 600 万人（占总人口数的 1.23%），而上班族更有着明显的压力症候群。这些心理问题不解决，可能会导致社会不和谐因素的加剧。目前，我国每 26 万人才拥有一名心理医师，与发达国家相比，属于严重短缺状态。在和谐社会的建设中，心理健康工作是基础性保障，它与身体健康同等重要，而社区心理健康工作不能仅仅为志愿性服务工作，应该得到全社会的关注。全面开展社区心理健康工作是完全必要的。

### 2. 社区工作存在问题的原因分析

我国社区心理健康工作的基础还相当薄弱，机制不够健全，其存在问题的主要原因如下：

（1）心理保健服务体系不健全。尽管我国的社区建设正在迅速完善中，但社区的公共心理健康咨询服务还十分落后。1999 年一项在广州 10 个社区的调查结果发现，尽管这些社区增设了很多服务项目，却没有社区心理咨询项目。即便在社区发展比较完善的北京，社区中设有心理咨询中心的也仅占调查总体的 10%。

（2）心理服务体系专业性不强。我国大部分社区的心理健康工作主要采用两种方式：第一种是初级行政组织居委会的传统工作方式；第二种为群众自发的身心调节团体。然而，这两种方式显然都不够专业。社区心理服务体系的专业性较低将直接导致居民对社区服务的不信任。在 SARS 期间的一项调查表明，人们选择向社会机构求助的比例偏低，仅占 5%。这说明由于社区服务尚没有很好地开展起来，人们对社区能够给予居民的帮助持怀疑态度。

（3）沿袭临床生物医学模式，而非心理服务模式。目前，很多社区心理健康咨询机构还沿袭着生物医学模式，虽然这种模式在识别和治疗精神疾病方面非常有效，但是在解决带有心理问题的健康方面，社区心理援助模式则更有优势，单纯的生物医学模式往往会造成很多心理疾病的漏诊。

### 3. 增进社区心理健康机制的建议

和谐社会的建立要从健康型社区入手。2000年12月，我国卫生部制定了《城市社区卫生服务中心设置指导标准》，其中第一部分提出要"提供精神卫生服务和心理卫生咨询服务"。这个标准既为社区心理咨询体系的建立提供了依据，又从一个侧面反映出我国在该体系的建设方面还处于起步阶段。健康型社区的建立可从以下几个方面入手：

（1）建立健全社区心理关爱服务体系。强调以人为本不仅要引领民众走向物质上的共同富裕，更是帮助民众实现心理上的幸福最大化。有关社区实施员工心理关爱计划的研究发现，在经过一段时间的社区心理关爱咨询之后，居民的心理状况（特别是在敌对的人际关系、偏执的认知方式和焦虑、抑郁的情绪等方面改变最为突出）出现了显著的进步。由此可见，社区心理服务体系的建立正是帮助民众改善心理状况，提高主观幸福感的主要途径之一，同时也是构建和谐社会的重要内容之一。各地政府应提高对心理健康咨询的重视程度，加大相关资金投入，在城市，以居委会、小区物业管理处为单位；在农村，以乡、村为单位，并依靠周边大学、医院和相关机构建立咨询服务体系。

（2）加大社区关爱专业人员的培训力度。目前，国内从事社区心理关爱咨询的人员大部分来自于其他学科的爱好者和志愿者，专业背景的薄弱使得我国的心理咨询行业曾一度出现了鱼龙混杂的局面。目前，员工援助师职业资格鉴定制度较为有效地保证了社区心理关爱专业人员的水平，并在一定程度上促进了对专业人员的培训力度。2004年9月20日，卫生部又进一步发文指出：精神问题为重大公共卫生问题和突出的社会问题，需加强非精神卫生专业医护人员以及其他从事精神卫生工作者的培育，并首次将"自杀防止条例"列入重点防范讨论工作。由此，当地政府应在社区有专门的投入，由专业心理援助咨询机构、医院和院校的工作人员定期为这些身处心理问题防治第一线的社区咨询员提供专业的培训，同时，参照一些地区的成功经验，在社区开展员工援助师准入资格培训，从整体上提高专业人员的素质，以保障社区关爱工作的服务质量。

（3）宣传与普及心理学知识。一项有关社区居民的调查表明，有80%的人对心理卫生常识缺乏认识：其中41%的人认为，心理病不是"病"；10%的人把所有的心理疾病都误认为是"精神病"，觉得不光彩而不去就诊；17%的人认为自己的事不应该向别人透露而不会去找医生；12%的人不知道到哪里找心理医生。这说明，民众对心理学知识和心理咨询的必要性还缺乏认识，应以社区服务为突破口，加大宣传的力度，如举办各种讲座、张贴并发放宣传材料等。

（4）开展社区幸福管理体系建设。社会主义和谐社会并不是没有矛盾、没有差别，而是具有高度的物质文明、精神文明，充满生机和活力，蕴涵着强大的可持续发展潜力的现代社会。英国经济学家曾经指出，经济绩效本身并不令人感兴趣，没有人会真正意义上地关心去年的GDP或者是明年的汇率，也不会对货币供应量、通货膨胀、社会不公、失业等问题有天然的兴趣。经济绩效只是鉴别社会的健康水平的一个中介指标。也就是说，鉴别健康型社会的最终标准并不是食品的消耗量、电视机的库存量和银行利率，而是民众心目中的幸福感受。建立社会主义和谐社会的根本目的，在于促进社会经济的迅速发展的同时，提高人民的生活水平，保障其合法权益，使其幸福最大化，因为人们最终追求的是幸福，而不是金钱。因此，作为我国和谐社会建设最基础的单元，开展和谐社区的建设，增加人们的幸福感，实际上是最重要的和谐社会的建设举措。

全社会的幸福管理体系是指以其成员的幸福感为目标的社会管理系统。它寻求个体与社会的共赢，使每一个人能够快乐地工作和生活，促进社会高效地运转和产出，这种管理目标和方式不仅有利于人们总体幸福感水平的提高，而且还能够加速社会财富和资本的增加。我们不仅应通过减少贫富差距、增大就业机会、扩大住房面积等方式来提高物质文明，还应当注重提高民众的精神文化生活，尽可能地增加民众的受教育机会，丰富民众的休闲方式，从而减少民众的消极情绪。总之，幸福管理不仅能够提高个体的主观幸福感，促进组织绩效的增长和社会运作的顺利开展，更能够对人们的生活幸福感受产生积极的影响。

**【阅读材料 10.1】丰富新生代农民工精神文化生活**

在日前举行的福建省政协十届五次会议上，共青团福建省委提交的有关丰富新生代农民工精神文化生活的提案引起了有关部门的重视。这份提案是福建省团委抽调专门人员在对服务业和加工制造业的新生代农民工所做的调查基础上形成的。调查显示，福建省新生代农民工精神文化生活方面存在三大问题：一是精神文化生活较为贫乏。82.5%的受访新生代农民工下班后选择"待在家中或宿舍"，主要的娱乐是上网、看电视或逛街散步，很少参加集体活动或光顾书店、图书馆、体育馆等文化场所。二是新生代农民工心理压力较大，缺少人文关怀。在被访的新生代农民工中，67.8%的新生代农民工是一线工人或职员，主要从事技术含量低、临时性、高强度的工作，感觉"工作压力很大"和"工作压力较大"的比例超过三分之一，而企业和社会对他们的人文关怀相对缺失。三是他们有较强的发展提升需求，但缺乏有效的提升渠道。44.1%的受访新生代农民工表示进城务工的首要目的是"寻找发展机会"，但是多数人并没有明确的学习计划、职业发展规划和行动。50.8%的受访者称自己用在学习培训上的花费不到收入的10%，政府、企业和社会各界对他们提升职业发展能力的帮助也不多。

调查结果表明，导致新生代农民工精神文化生活出现问题的主要原因有三：一是新生代农民工闲暇时间较少。68.1%的受访者表示每天工作时间在 8 小时以上，87.6%的人每周工作超过 6 天。二是收入较低。福建省新生代农民工的月收入主要集中在 1 000~2 000元及 2 000~3 500 元这两个范围，其中 2 000 元以下的占 55.9%，远低于 2010 年全省城镇单位在岗职工月平均收入 2 571 元的收入水平。三是缺乏有效组织。72%的用工企业没有为农民工提供任何休闲娱乐设施，58.6%的企业仅在逢年过节时才举办活动。政府、社会团体及社区等提供的针对新生代农民工的文娱设施和活动也很少。同时，新生代农民工的社会融入程度不高，他们的日常玩伴主要是同事、同乡、同学，近一半的人参加了老乡会或同学会活动。解决新生代农民工精神文化生活问题，关键要破除城乡二元结构，逐步消除户籍、就业、住房、社会保障等各种歧视性制度，使新生代农民工享受与城市居民无差别的公共服务。

为此，给政府和社区管理者提出以下四点具体建议：

第一，积极提供适合新生代农民工精神文化需求的文化服务。用工企业要经常组织新生代农民工开展文化体育活动，并建立必要的文化体育设施。社区要因地制宜，举办农民工文化节，开展"露天电影""广场演出"等免费的群众性文化活动。基层文化部门和有关社会团体要积极开展"流动图书馆""周末剧场"网络文化艺术节等活动，并与社区合作在新生代农民工聚集地建立文化广场或文化活动中心。城市的图书馆、文化馆（站）、博物馆、美术馆、青少年宫等公益性文化场所要对新生代农民工免费开放。

第二，广泛开展新生代农民工职业技能培训。采取"政府拨一点，社会支持一点，学校减一点，自己出一点"等方式，开展新生代农民工的职业技能培训和成人学历教育，提升新生代农民工的就业创业能力，帮助他们有机会获得更高的收入。积极整合政府、企业和社会资源，设立新生代农民工培训基金，采取政府购买公共服务的方式，委托与新生代农民工联系紧密的工会、共青团等组织开展新生代农民工订单式培训。

第三，大力加强对新生代农民工的人文关怀。用工企业要建立心理咨询室，帮助新生代农民工缓解工作压力。有关部门和社会组织要开通心理热线、维权热线，为新生代农民工提供心理疏导。要建立"新市民学校"，为新生代农民工免费提供文明礼仪、心理健康、家庭教育等方面的培训，提升新生代农民工的人文素养。

第四，不断完善维护新生代农民工文化权益的保障机制。政府部门在制定文化建设与发展总体规划和公共文化服务体系规划时，要突出新生代农民工的精神文化需求。要加大财政支持力度，鼓励、引导和调动各种社会力量参与新生代农民工文化工作，使之成为政府公共文化服务的有益补充。此外，应通过立法、执法等有效措施，严厉查处用人单位恶意拖欠农民工工资、不按规定落实最低工资标准、要求超时间工作等行为，为新生代农民工营造良好的工作和生活环境。

（资料来源：陈强，《中国青年报》，2012年1月22日第2版）

# 第二节　社区人员的就业帮扶

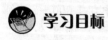 学习目标

➢ 理解社区人员就业帮扶的基本原则。

➢ 熟悉灵活就业与自主创业。

➢ 熟悉伤残人员的家庭化就业帮扶。

➢ 掌握社区人员就业帮扶的基本措施。

## 一、社区就业帮扶的基本原则

### 1. 以人为本的原则

社区就业既依托社区，又服务于全社会。社区就业是关系到社会和谐稳定的大事。在发展社区就业问题上，应把社区就业与城市经济的发展、社区自身的发展有机地结合起来，做好统筹安排，发挥整体效用，彼此促进、协调发展。社区就业帮扶要体现出以人为本的精神，因为解决就业问题是对弱势群体最重要的关爱。

首先，社区就业应以有利于社区建设、有利于社区居民生活为原则。鼓励和扶持那些为社区建设和社区居民生活服务的企业和经营项目；限制和取消那些不利于社区建设和社区居民生活的企业和项目，如经济利益增长以损害社区公共利益为代价，危害社区环境、社区公共安全，与国家经济、社会进步相矛盾的项目等。

其次，遵循社区成员参与原则，发展社区经济是为了提供更多的就业岗位，解决民生的基本问题，同时，社区服务业也是为了服务社区居民，使社区居民的生活水平得到改善和提高。发展社区就业应挖掘各方面资源，鼓励和引导各方积极参与社区经济建设。全面考虑当前发展和未来发展的需要，坚持人口、经济、社会三维复合系统的运行。走以科技含量高、经济效益好、资源消耗低、环境污染少、人力资源优势得到充分发挥为主要特点的新型社区发展的道路。

### 2. 政府引导的原则

由于我国社区的管理者是政府或政府的派出机构，社区的资源也大部分掌握在政府手中，我国的社区就业发展会在更大程度上依赖于政府的政策、资金和服务支持。特别是社区就业的公益性岗位，由于具有非营利性的特点，社会机构不愿意或者没有能力经营，但这种岗位却具有解决急迫需要就业的困难群体的托底功能，因此这种岗位的开发和维持必须有政府的参与和扶植。不过，政府引导和支持并不代表政府全权负责或大包大揽社区就业发展的所有事宜。首先，政府过多地干预会扰乱社区经济的市场秩序，使社区经济长期在政策的庇护下，失去竞争力；其次，政府安置就业困难群体的政策如果过于优惠，反而滋生了就业困难者"等、靠、要"的思想，从主观上放弃了自我创业，放弃了提高自己的职业技能，这样，这些就业困难群体仍面临着再次失业的危机。

### 3. 宣传教育的原则

由于科学技术的进步，人民生活水平的提高，人们的需求由低级向高级、由简单向复杂、由满足生理需求到追求心理需求、由满足数量到追求质量而逐渐发展。居民的需求欲望是由低到高上升的，随着产品的更新换代和新产品的不断涌现，居民消费需求也会随之更新；居民收入的提高使需求的实现有了支付能力的保证。政府、企业要适度地对居民的消费需求进行引导，这样，可以创造和挖掘新的需求，扩大社区经济的规模，从而更多地提供就业岗位，同时也提高了社区居民的生活水平，使社区经济朝着健康、文明的方向发展。

## 二、灵活就业与自主创业

### 1. 灵活就业

灵活就业对于我国经济转轨导致的摩擦性失业、结构性失业造成的就业压力具有较强的缓解功能。针对社区就业来说，由于客观形势的不断变化和人们需求的日新月异，公益性岗位、社区管理岗位、服务性岗位大部分都采取了灵活就业的方式。对社区企业来说，灵活就业具有机制灵活、进退方便的特点，不仅能节约人工成本，提高组织效益，更有利于扭转激励不足、效率低下的用工模式；对个人来说，社区就业群体的劳动技能缺乏，但对社区环境相对熟悉、迁移成本低，灵活就业是他们的不二选择。灵活就业在促进市场就业机制形成、推动城镇化进程、转移农村剩余劳动力和增加农民收入等方面，也都发挥了举足轻重的作用。

灵活就业可通过以下途径实现：

（1）提供外部企事业单位招聘信息。社区相关部门可安排专人从事外部招聘信息的搜集和发布，为社区尚未就业的人员提供招聘信息。同时，社区工作者也可以主动联系外部企事业单位，为社区未就业人员推荐工作，为其提供必要的就业帮扶。

（2）社区服务本身提供部分就业岗位。社区服务部门具有物业管理、市政绿化、保安联防、清扫保洁以及后勤保障类岗位的服务，这些服务在今天，也处于快速发展中，不断产生人员需求。社区服务行业可以从精神和物质两个方面来拓展自己的业务。例如，老年人生活保障和精神保障对社区有较大的希望和依赖，可多办社区医院、举办健康和疾病咨询、买药打针服务、聊天解愁、文化娱乐小组活动等。对于中青年居民而言，工作压力很大，这一年龄段的家庭，小孩的照顾、接送、家务都需要有专人服务，急需完善的社区服务来缓解工作及家庭的压力。因此，可以针对社区居民的实际需求提供部分社区服务项目，又可以实现就业帮扶的目的。

### 2. 自主创业

自主创业不仅可以解决创业者自身的就业问题，还可以为社区提供就业岗位。自主创业企业对劳动力的吸纳能力较强，具有机动灵活、风险低、投入小、对社区的情况了解、信息来源广泛等优势。倡导自主创业是"授人以渔"的长久策略，不仅减轻了社区就业机构的帮扶压力，会使社区就业的发展进入良性循环。

社区对于灵活就业和自主创业两种就业形式，一方面要宣传引导，帮助居民树立正确、理性的择业、就业、创业观念；另一方面，要从政策上予以支持，如提供优惠政策、资金和场地等，通过适当引进人才资源，为其他失业人员树立模范典型，进一步带动大家。

## 三、伤残人员的家庭化就业帮扶

在社区中可能会居住有因各种原因而致的伤残人员，他们不能像正常人一样工作，工作范围和内容受到不同程度的限制。伤残人员主动就业不仅能减轻社会保障的负担，更重要的是满足残疾人员的工作欲望，使他们能向社会和家人证明自己"残而不废"。因此，向这类人员提供家庭化方式的就业帮扶显得非常重要。社区相关部门可以开展如下工作：

### 1. 政策性就业介绍

对社区伤残人员进行登记，了解他们的伤残程度以及可能从事的工作内容，通过社区就业信息网络系统，找到适合的工作。实践表明，残疾人员在合适的工作岗位上的工作绩效并不比正常人差，因为残疾人员一般都比较珍惜得来的工作机会，意志品质好，在管理上主动配合。所谓政策性就业介绍，就是社区就业帮扶部门要通过多种渠道到用人单位宣传，当地政府最为重要的配合，就是采取相应的激励政策，以减免税收，鼓励企业聘用残疾人员。

### 2. 残疾人就业基地建设

通过当地政府、社区企业联合其他社区，共同投资成立残疾人就业基地，就残疾人可能承担的工作进行针对性地培训。这需要定期安排专业工艺老师到就业基地指导残疾人学习新技能，在他们掌握相关技能后，外包一些加工任务，将材料分送到残疾人员家里，安排他们在家完成工作任务，生产任务完成后，再到残疾人就业基地交换新材料，并按批次领取工钱。这样既帮助残疾人实现了就业，同时也解决了他们不方便、难以外出工作的实际困难，提高了他们的学习、生活及生存等综合能力。

## 四、社区就业帮扶平台

### 1. 就业政策宣传平台

员工援助师要主动向帮扶对象宣传劳动保障方针政策和法律法规，帮助他们了解政策，用好政策。重点宣传再就业优惠证发放、再就业培训、公益性岗位安置、税费减免、小额贷款等促进再就业政策，通过加大政策的宣传力度，使政策和对象紧密联系起来，达到促进就业的政策效应。

### 2. 就业心理沟通平台

实施思想援助，说到底，关键是心理沟通。社区工作者应主动与帮扶对象沟通思想，交流情感，了解和掌握他们的思想观念和动态，通过耐心细致的心理疏导，帮助他们摒弃计划经济陈旧的观念，树立起市场经济下的就业新观念，不等不靠，不挑不拣，实现自主择业，竞争就业。要组织帮扶对象学习困难群体再就业明星自强自立再就业的先进事迹，引导困难群体人员再就业。

### 3. 就业信息网络平台

为了加强社区基层平台对促进就业的管理能力，政府需要对于社会就业的计算机网络系统进行投资建设。在社区工会，需要专业员工援助师来管理就业信息的收集、使用和宣传工作。社区要加强对于就业信息管理的硬件投入，促进就业信息网络平台的搭建，在社区居民中普及就业信息网络平台的使用方法，使新建的就业信息网络平台真正为就业帮扶提供实质性帮助。

## 五、公益性就业培训体系

现行社区就业群体及岗位呈现出很强的分散化特征，但社区就业的组织和管理机构涣散的状态迫切需要改变。因此，应该以组织起来进行培训为契机，通过拓展与完善社区就业服务载体的功能进行社区就业宏观方面的组织和指导。例如，通过培训分类进行人员分流、把接受培训和就业指导与享受优惠政策结合以及搭建社区就业信息平台与网络体系等，既能减少员工参与社区就业的盲目性、提高其就业技能，又能加强对社区就业进行组织与管理。在社区就业帮扶工作中，由于就业对象多为弱势群体，建立工艺性就业培训体系十分必要。为了做好这方面的工作，需要解决如下问题：

### 1. 选择紧缺技能

我国社区就业是要为就业困难群体提供托底就业保障，多数下岗职工、农民工、社会青年由于缺乏职业技能，没有一技之长，实际上是一种结构性失业。近年来，不少社区开展了各种各样的培训活动，效果并不理想，根本原因就是培训存在机构混乱、课程设置不科学、费用过高、与用人单位要求脱节等诸多问题，导致一些受培训者即使多次接受培训，还是多次失业。目前，一些受欢迎的职业，如计算机应用、服装裁剪与制作、家政服务、手工编织、车辆修配、家庭养殖、医护保健等，应该成为社区公益性培训值得关注的培训内容。

### 2. 转变就业观念

观念因素也是阻碍社区就业发展的一大障碍。下岗失业人员"等、靠、要"的思想、缺乏竞争意识和市场意识以及收入期望过高等问题层出不穷。员工援助师要对社区失业人员做好心理沟通工作、讲清形势，引导他们增强信心，主动融入社会，使潜在就业群体成为真正的就业群体，这是解决失业问题的一大关键因素。

### 3. 加强就业组织

在讲求社区就业培训的针对性和实用性的基础上，提高社区就业的组织性也是相当重要的一环，要把劳动力市场信息网络延伸到街道居委会，搭建社区网络平台，同时把职业指导的各种技能培训班也开办到街道居委会。此外，还要加强对街道社区就业工作者的业务指导，举办有针对性的基层工作者培训班，提高社区就业工作者的业务水平和能力。

## 六、社区就业综合管理机制

根据一些社区就业帮扶的经验，如下做法可以完善社区就业管理体制，提高工作效果：

### 1. "红、黄、绿"三色帮扶机制

所谓"红、黄、绿"三色帮扶机制，就是指将有就业愿望和就业能力的社区零就业家庭成员列入红色防范区；将尚未就业的高校毕业生和未稳定就业的其他就业困难群体列入黄色预警区；将已稳定就业一年以上且工资收入达到上年度当地最低工资标准的人员列入绿色稳定区。社区相关部门和社区工作者应在准确掌握就业援助对象基本情况的基础上，根据就业、失业状况和稳定性将困难人员分为"红、黄、绿"三类，为不同类别的就业困难人员提供"一对一"就业帮扶，并实施动态跟踪帮扶。"红、黄、绿"三色帮扶活动能够满足不同就业困难群体的服务要求，并形成"红变黄、黄变绿、绿长青"的良性就业运转链。

2. **社会机构创造就业环境**

在社区层面上促进社区就业帮扶工作，特别是通过协会建设、培训联盟和社区就业创业者联席会等社会组织来推动社区就业，为社区失业人员就业和自主创业提供更好的社会支持环境。

3. **社区就业服务考核机制**

建立和完善社区就业服务考核机制，把社区就业服务等各项指标的完成情况作为社区管理工作和社区工作者考核的重要指标，通过考核机制促进社区就业服务落到实处。这一问题的关键在于当地政府要把社区管理机构及其领导者的业绩考核与就业帮扶的有效性结合起来，这显然会有很好的促进作用。

4. **社区就业帮扶指导站**

社区内的失业人员能够通过指导站获得就业岗位信息、就业指导、劳动保障政策咨询、创业帮扶等服务，社区内的用工单位也能获得劳动保障政策和人员推荐上岗双向服务。这里特别要提到如何帮助社区服刑和刑释解教人员克服生存困难、解决就业问题。北京市朝阳区在社区就业帮扶指导工作中为提高这类特殊人员的社会适应能力，建立了过渡性住宿式社区矫正机构，称之为"阳光中途之家"，这是社区就业帮扶指导站建设的一个很有中国特色和创新意义的就业帮扶样板（参见阅读材料10.2：阳光中途之家）。

+·+·+·+·+·+·+·+·+·+·+·+·+·+·+·+·+·+·+·+·+·+·+·+·+·+·+·+·+·+·+·+·+·+·+·+·+·+·+·+·+·+·+

【阅读材料10.2】阳光中途之家

**问题背景**

北京市朝阳区的"阳光中途之家"是我国内地首家帮助社区服刑和刑释解教人员克服生存困难、提高社会适应能力的过渡性住宿式社区矫正机构。它为在我国社区发展"中途之家"提供了一个样本。自从2008年建立以来，"阳光中途之家"秉承"以人为本，回归社会"的理念，充分发挥平台和纽带作用。在当地政府的支持下，开展特困救助，为1 094人提供救助金87.2万元；通过开展就业辅导与培训，对1 560名临释人员开展了释前辅导，取得了良好的帮扶效果。对564人进行就业形势政策教育和职业规划，进行了心理辅导和人际交往与沟通讲座、拓展训练，提升了职业技能和人际交往等能力。

"阳光使人温暖，雨露滋润心田，阳光中途之家既有阳光，亦有雨露。""'中途'是人生中一个漫长的过程，但在这里得以升华。""家的定义是：安全、舒适、和谐。"这是北京市朝阳区"阳光中途之家"的社区服刑人员解矫后的临别赠言，他们将从这里开始回归社会。例如，张刚（化名）由于家人拒不接纳，致使其无家可归。入住中途之家后，工作人员一方面对他进行谈话教育、沟通思想，安排心理辅导，解除他对家人的仇视心理，使他找回自尊和自信。经过一个多月的教育，李刚能够较正确地面对生活。另一方面，与司法部门沟通，最大程度做通其亲属工作。最终，李刚的舅舅接纳了他，使他找到重回社会的信心。

建立之初，"阳光中途之家"在我国内地没有先例可循，没有经验可以借鉴。在工作实践中，边学习、边实践、边总结、边提高，通过两年多的摸索，逐渐形成了政府主导、社会参与、专兼结合的工作模式，以及严格管理与人性化关怀相结合的管理模式。聘请了犯罪学、法学、社会学、心理学等领域专家担任顾问，为教育矫正提供智力支持；与心理咨询机构、技能培训学校等机构合作，充分利用各种社会资源。

如今，"阳光中途之家"的工作已经初见成效，降低了社区服刑和刑释解教人员的重新犯罪率，促进了他们的再社会化，为推进我国司法体制改革进行了有益探索。随着"阳光中途之家"初具影响力，社区矫正已经逐渐从由原来的六省试点扩展，目前已在全国范围内试行。北京市16个区县的中途之家全部建成并投入运行，北京也成为我国第一个中途机构全覆盖的城市。由于制度、环境等原因，像"阳光中途之家"这样的社区矫正机构也面临着一些问题和困难。如社区矫正需要完善的法律支持和监管，工作人员的职业化和专业化程度不高、流动性大等还需要在实践中不断完善和改进。

### 专家建议

"阳光中途之家"作为我国刑事司法领域的一个新生事物，正在不断推广阶段，需要政府、社会、社区多方面的支持，从而为"阳光中途之家"提供更广阔的发展空间。

1. 对各级政府机构的建议

第一，政府主导、社会参与是保障中途之家有效运转的重要机制，特别是在"阳光中途之家"开始建立和创建之初，政府发挥着极为重要的基础性和根本性作用。

第二，完善社区矫正的法律体系，明确"阳光中途之家"的法律性质和服务对象，使社区矫正能够依法进行。可喜的是，2011年2月审议通过的《中华人民共和国刑法修正案（八）》对依法进行社区矫正做出了明确的规定，为"阳光中途之家"提供了法律后盾；正在起草中的《社区矫正实施办法》也将进一步完善社区矫正法律体系。

第三，要继续建立健全社区服刑人员社会保障的衔接机制，使其在监所内、在"阳光中途之家"和在社会上的社会保障能够有机衔接，满足其最基本的生存需要和开展教育矫正所必需的保障。

第四，要加强对社区矫正机构的管理，完善监督程序，如发现社区矫正工作中不符合法律政策规定的问题，及时提出改进建议。

2. 对社区帮扶机构的建议

第一，在队伍建设上，建设一支专业化、职业化的矫正队伍，辅之以专业的矫正社工，发挥社区志愿者的优势，确保职工队伍的素养，以满足"阳光中途之家"作为教育人、改造人主要功能的需求。

第二，统合社会各方面力量，加强与培训机构、心理咨询机构和专家人员的合作，合理利用社会资源，实现政府单一化向社会多元化的转变。

第三，规范工作模式，积极探索教育方法，努力提高矫正教育的针对性。针对青少年、女性、老年人等不同人员的心理特点，制定个性化矫正方案。

# 第三节　困难人员的医疗救助

## 学习目标

➢ 理解医疗救助的基本内容。

➢ 熟悉医疗救助的对象特征。

➢ 掌握基本的医疗救助手段。

## 一、医疗救助概述

### 1. 医疗救助定义

医疗救助是以政府为主体，从财政、政策和技术上为贫困人群中的疾病患者提供某些或全部的医疗健康免费服务，以改善贫困人群健康状况的一种措施。城镇人口的医疗救助，有两种不同形式：其一，实际上是对那些在领取基本医疗保险后，仍然无法负担医疗费用的城镇职工进行的医疗补助；其二，医疗救助更多是用于帮助那些处于贫困与疾病中，靠自身力量无法摆脱这种困境的弱势群体。

### 2. 医疗救助的性质

对贫困人口实施医疗救助是政府的职责，是政府保障人权的一个重要体现。公民在患病时得到政府及社会的救助，是公民的基本权利，它属于基本的生存权范畴。对病人进行救治，对贫穷病人进行医疗救助，是人道和人权的充分体现，图10—1为医疗人员正在提供医疗救助。健康是人类生存的一种状态，是生活质量的重要标志，而医疗作为恢复健康、保证人类正常生活的手段，就成为人类基本生存条件之一。在政府主导下对贫困病人实行医疗救助是保障人民群众基本生存权的重要方面。

### 3. 医疗救助的对象

在我国，由于地方经济发展水平的巨大差异，不同地区应针对经济社会发展的实际状况制定具体的医疗救助对象，不应拘泥于统一模式，但一般而言，医疗救助的对象主要包括以下六类：

（1）民政部门给予定期定量救济的"三无"人员和其他特殊救济对象中的患病者。

（2）享受城乡居民最低生活保障家庭中丧失劳动能力的无业人员中的病患者；因自然灾害而致伤病的农村灾民。

（3）享受城乡居民最低生活保障家庭中本人有医疗保险待遇，但因患大病重病在享受基本医疗保险待遇和有关其他补助后，个人负担医疗费用仍有困难的人员。

（4）享受城乡居民最低生活保障的年满60周岁的无业老人和年龄在16周岁以下的未成年人中的病患者。

（5）伤残军人、孤老复员军人及孤老烈属等重点优抚对象中的病患者。

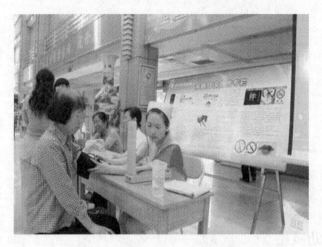

图 10—1　医疗人员在实施医疗救助

（6）因患大病重病，经各种互助救助帮困措施后，个人自负医疗费仍有困难且影响家庭基本生活的低收入家庭中的特困人员或未享受医疗保险的人员。

## 二、医疗救助方式

医疗救助方式是救助实现的途径和措施，它是政府、社会组织在医疗救助中履行职责或发挥优势而采取的各种方法的汇集。这种方式具有一定的替代性和互补性，既可通过不同途径开展医疗救助进行扶病救治，也可以不同运作方式达到同一个目的。医疗救助方式的多样性增大了救助对象获得救助的可能性，体现了社会救助的社会化，代表着社会的进步和文明。我国现阶段的医疗救助方式主要有以下几种：

### 1. 资助参保

按照开展城镇居民基本医疗保险的有关规定和"个人自愿参保"的原则，通过对城市低保对象家庭缴费部分给予补助的形式，资助其参加城镇居民基本医疗保险。

### 2. 门诊救助

门诊救助是对城市低保对象患慢性病者采取发放"门诊救助簿"的形式给予医疗救助。救助对象可在就近地点社区卫生服务中心（站）等医疗卫生服务机构登记、就诊，购药后，先个人垫付，医疗费用由区民政局进行门诊分类救助。每个救助对象一年内可申请多次门诊救助，但年度累计受救助金额不得超过当年门诊救助最高限额。门诊救助资金不得跨年度结转使用。门诊救助的慢性病是指久治不愈，平时不需住院，但需长期维持治疗的疾病。

### 3. 住院救助

救助对象在区民政局、卫生部门确认的定点医院就诊，其住院治疗的医疗费用经城镇居民（职工）基本医疗保险医疗报销后，扣除社会互助帮困等因素外，对个人实际承担的医疗费用（包括医疗保险的起付费用）实行救助。主要包括：

（1）定期定额救助。对一些特殊病种，如尿毒症患者的透析治疗等需长期通过医学手段进行维持治疗或给家庭生活造成严重困难的城市低保对象，可通过定期定额救助的办法给予救助。

(2) 治疗之前救助。对因患病急需住院治疗而无力支付医疗费的城市低保对象，区民政局可凭患者申请和定点医院出具的诊断证明、收费证明，按接诊医院首次收取住院押金的一定比例预付医疗救助金，通过医前救助，帮助其及时得到基本医疗服务。预付的医疗救助金经区民政局审核后，由区财政局直接拨付定点医院，索取收据，待受救助对象在医院结算后，申领医疗救助金时扣抵。

(3) 治疗之后救助。对城市低保对象进行住院分病种医疗救助，即对患尿毒症、恶性肿瘤、急性心肌梗死、急性脑中风、重症肝炎、急性坏死性胰腺炎、苯丙酮尿症的低保对象，按个人实际承担医疗费用的一定比例给予救助；对患其他病种的低保对象，按个人实际承担医疗费用的稍低一级的比例给予救助；对其他经济困难家庭人员，按个人实际承担医疗费用的一定比例给予救助。

### 4. 临时医疗救助

在享受门诊救助、住院救助后，由于个人医疗费用负担巨大，仍严重影响家庭基本生活的城市低保对象及其他经济困难家庭人员，可申请一次性临时医疗救助。

### 5. 大病关怀救助

城市低保对象及其他经济困难家庭人员，身患恶性肿瘤、尿毒症、重症肝炎等重大疾病，病情处于晚期，继续治疗难以收到明显效果，其本人和家庭已决定放弃继续住院治疗而在家休养者，经本人同意或其家庭申请，可给予一次性大病关怀救助。

### 6. 定点医疗优惠减免

这是医疗救助的基本形式，具备下列条件者可申请优惠减免：城市低保对象到定点医疗机构就诊，凭《社会救助证》免收门诊挂号费；在定点医疗机构进行 CT、MRI 及彩色多普勒等大型医疗器械检查，或住院手术治疗的各项辅助检查费、手术费、普通床位费，按规定收费标准减收一定比例的费用。

### 7. 其他形式的救助

其他形式的医疗救助包括以下几种形式：

(1) 医疗救助基金。为解决特困职工因经济收入过少，同时又因负担医疗费用过重而基本生活得不到保障的问题，政府出面多方筹集资金，针对"鳏、寡、孤、独"及发生特殊困难或特殊疾病的人员，建立特困人员医疗救助资金，对特困人员因医疗费支出过大造成的困难给予救济，以减轻他们就医的直接经济负担。

(2) 社会慈善救助。包括社会或慈善组织为贫病人员组织开展的义诊、义捐和无偿义务的医疗治疗活动。虽然政府对贫困人群的医疗救助工作有着不可推卸的责任，但要将政府财政投入覆盖到所有的贫困人群并长久坚持下去，就我国现在的国力来看是不现实的。因此，依靠社会的力量就显得尤其重要。

(3) 团体医疗互助。专指各行业、单位及工会内部组织职工建立的医疗互助互济组织提供的医疗互助。在实施基本医疗救助的同时，应积极调动社会力量参与医疗救助工作，充分利用和整合慈善、捐赠等方面的资源，逐步建立并完善慈善救助、爱心捐助制度，出台相关政策，有效帮助城市困难群众减轻医疗费用负担。

**【阅读材料 10.3】谁该为低收入病人买单**

**问题背景**

患者薛某，男，16岁，流动打工人员子女。2009年6月18日凌晨，突然出现呼吸气促、不省人事、全身大汗淋漓的症状。患者家长见情况不妙，即呼F市第一人民医院的救护车去接患者，医院出车接患者到医院急诊科。家长主诉：患者已有反复发作性呼吸困难两年。急诊医生一边对症治疗，一边请有关科室专家会诊。经过会诊明确诊断为：多发性肌炎，周围性呼吸衰竭。此疾病特征为肌肉组织功能衰退，严重影响呼吸肌的活动，继而出现呼吸困难。目前对此疾患尚无根治的办法，治疗上主要是保守治疗。出现呼吸困难时，需要使用呼吸机进行人工辅助呼吸。患者已出现呼吸困难，给予气管插管，呼吸机辅助呼吸，病情缓解后，其家属要求转入医院的ICU（重症监护室），后又转入神经内科至9月10日出院。这期间产生的医疗费用共计76 285元，患者家属只交纳医疗费用25 600元，拖欠医院医疗费用51 381元。

出院后患者一直服用激素治疗，但依然反复间断发作，2010年2月3日患者又出现呼吸困难、全身乏力、嗜睡，使用自备呼吸机辅助呼吸效果不佳。第二次入F市第一人民医院治疗，住院至6月2日仍未出院，这期间产生医疗费用274 829元，患者只交纳医疗费用36 050元，拖欠医疗费用239 869元。此后，住院处向患者家属下达了催款通知书，患者家属则以经济困难为由表示无法交纳医疗费用。薛某的情况使住院处感到为难，由于患者病情严重，如果放弃治疗措施，则患者有生命危险，也有悖于医德；如果继续采取治疗措施，则医院不堪重负，越赔越多。住院处曾就此患者情况向民政部门汇报，民政部门表示该患者系外省来F市打工人员子女，户籍不在本地，无法救济。在这种情况下，医院到底该怎么办？

**案例分析**

医疗欠费不是一个简单的医疗问题，而是一个错综复杂的社会问题，应从大环境和小环境两个层面来探讨本案例穷人欠费的原因及解决的方法。

就大环境分析而言：

（1）大多数外出务工人员都来自异乡农村，就要考虑他是否参加新型农村合作医疗。即便他参加了新型农村合作医疗，本案属于异地求医，新型农村合作医疗是否能够支付异地求医所需费用，仍然是个问题。目前，部分地区的医保开始解决异地求医的支付问题，但新农合作保险是否能够解决，是政府迫切需要考虑的问题。

（2）民政部门的医疗救助。此患者非本地居民，但其父母为本地经济发展作出贡献，社会的弱势群体往往就是这些外来务工人员，他们恰恰最需要帮助。但是，按规定民政部门只对拥有本地户口的居民提供救助。民政部门的医疗救助是否能够惠及外来务工人员及其子女，是解决本案医疗欠费的另一个关键，这也是政府迫切需要考虑的问题。

（3）慈善医疗救助。各地都会有一些慈善机构对当地的弱势群体进行帮助，慈善机构是否对当地外来务工人员进行帮助，这是社会大众需要考虑的问题。

就本案例来说，医院没有能力改变穷人医疗欠费的大环境问题，对新型农村合作医疗、对民政部门、对社会慈善机构，医院能够做的事情不多。医院唯一能够做的就是找到新闻媒体进行报道，希望引起社会大众的关注，吸引一些"善长仁翁"给予该患者支持和帮助。

就小环境分析而言：

从医院的角度看，由于社会和政府对弱势群体没有强有力的医疗援助系统。医院只能维持最低限度的医疗行为，以降低医疗成本。医院还可以动员院内有爱心的人上（如员工或其他就医的富有人士），对该病人进行捐款资助。但由于大环境的问题没有得到解决和庞大的社会弱势群体，医院内部好心人的能力毕竟有限。从患者角度来说，本案例的患者虽然交了部分费用，但和总费用相比相差甚远。唯一办法只能希望病人家属求助于亲戚朋友，尽力偿付医疗费用。最后，再看看患者家长打工的公司老板或同事能否伸出援助之手。

**专家建议**

依据上述案例，贫困人群的医疗欠费实际上涉及两个敏感的问题：一是对生命的尊重。从伦理道德来讲，无论是否有钱，生命都是无价的，应该一视同仁。本案例中，F市第一人民医院的做法非常好，发扬了救死扶伤、仁心仁术、珍惜生命的职业道德，但却使医院自己陷入窘境。二是如何伸张医疗正义？生命是无价的，如何能够让贫穷病人的生命得到尊重和保障？如何伸张医疗正义？更大的责任在于政府。政府需要从宏观大环境的层面去正视和解决这个问题，才能符合构建和谐社会的总体要求。

# 第四节　困难职工的助学帮扶

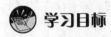 **学习目标**

➤理解助学帮扶的基本手段。

➤熟悉助学帮扶的基本流程。

➤掌握困难职工的心理帮扶措施。

## 一、助学帮扶

### 1. 帮扶对象

一般而言，助学帮扶的困难职工应符合以下条件：

（1）家庭人均收入低于当地居民最低生活保障线，经政府救济后生活仍十分困难的职工。

（2）家庭人均收入虽略高于当地城镇居民最低生活保障线，但由于疾病、残疾、工伤、子女教育或遭受意外灾害等原因，不能维持基本生活的困难职工（含与用工单位签订劳动合同或建立劳动关系符合相关条件的困难农民工)。

（3）其他原因导致社区某家庭生活困难的职工。

### 2. 帮扶程序

困难职工接受帮扶一般需经过如下流程：

（1）提交申请材料。困难职工向所在单位工会申请并填写帮扶申请表。此外，还应提交相关证明材料，如职工本人、共同生活的家庭成员身份证或户口本、子女身份证、上学费用等复印件，共同生活家庭成员近期收入证明材料，无任何经济收入的需所在社区提供证明，以及其他致困材料。

（2）调查走访及公示。社区街道总工会对申请材料进行初审，并进行入户走访调查，经核实后由基层工会报送困难职工帮扶中心。帮扶中心通过查阅申请材料、电话询问、上门走访等方式进行抽查，核实情况后提出初步帮扶意见并进行公示。

（3）帮扶资金发放。帮扶中心将每个困难职工帮扶资金发放数额通知基层工会，由职工本人（亲属）携带本人（亲属和职工）身份证原件到帮扶中心实名制签领帮扶资金。

## 二、困难职工子女的助学帮扶

### 1. 国家助学金

为帮助家庭经济困难的普通本科高校、高等职业学校学生勤奋学习、努力进取，顺利完成学业，并在德、智、体、美等方面得到全面发展，财政部和教育部设立"国家助学奖学金"，并颁发了《普通本科高校、高等职业学校国家助学金管理暂行办法》（财教〔2007〕92号）。国家助学金主要资助家庭经济困难学生的生活费用开支。国家助学金的平均资助标准为每生每年2 000元，具体标准在每生每年1 000～3 000元范围内确定，可以分为2～3档。中央高校国家助学金分档及具体标准由财政部商有关部门确定，地方高校国家助学金分档及具体标准由各省（自治区、直辖市）确定。

教育界人士分析，国家助学金资助面扩大后，不仅解决了贫困学生的经济困难，也将有效地解决经济困难学生的心理问题。不少家庭经济困难的学生由于负担沉重、压力大，存在着抑郁、焦虑等心理问题，使他们无法安心学习、生活，现在国家助学奖学金投入增大了，使困难学生可以不再整天为学费发愁，能够安心学习了。新资助政策不仅帮困还奖优，成绩优秀的学生领了奖学金还能再领助学金，家庭贫困学生领了助学金还能再领奖学金，这将会激励贫困学生积极进取、勇于拼搏。奖助学金制度的实施，将大大减轻贫困学生和高校的经济压力。

### 2. 助学贷款

国家助学贷款是在社会主义市场经济体制下，国家利用金融手段加大对高校贫困家庭学生资助力度而采取的一项重要措施，也是进一步完善高校资助政策体系的新探索。在国务院的关心下，从1999年起建立了国家助学贷款制度，使经济困难的学生除通过"奖、贷、助、补、减"的政策获得资助奖金外，还可以向中国工商银行申请国家助学贷款，其贷款利息的50％由财政予以补贴。在出台一系列资助政策的同时，国家和各地区、各部门还拨出专项经费用于资助高校经济困难学生。

### 3. 勤工助学

勤工助学活动是指学生利用课余时间参加的，以获得报酬、培养自立及创业能力为主要目的各种合法服务或劳动。包括通过运用科学知识、技术和技能等为用工单位或个人提供服务而获取报酬的智力服务活动和通过体力劳动为用工单位或个人提供服务而获取报酬的劳务服务活动。

勤工助学岗位一般分为固定岗位和临时岗位两种。固定岗位是指持续一个学期以上的长期性岗位和寒暑假期间的连续性岗位；临时岗位是指不具有长期性，通过一次或几次勤工助学活动即完成任务的工作岗位。

勤工助学岗位可分为校内岗位和校外岗位。校内岗位一般包括校内的助教、助研、助管，实验室、行政机关、校办产业的生产活动和后勤服务及各项公益劳动的岗位；校外岗位有家教、培训、假期工等。

### 4. 学费减免

部分学校对确因经济条件所限，交纳学费有困难的学生，特别是其中的孤残学生、少数民族学生、烈士子女、优抚家庭子女、下岗职工子女及在校月收入（包括各种奖学金补贴）已低于学校所在地区居民的平均最低生活水准线的学生和生活经济条件特殊困难的学生，经当地政府、企业、街道出示其证明，通过学生申请、年级评议、院系审查、学校审核、公示等环节，实行免收全部或部分学费。

### 5. 绿色通道

绿色通道是部分高等院校资助经济困难学生的一项重要内容，即无论是新生还是老生，凡因家庭经济困难而交不起学费的学生，学校都给其先办理入学手续和注册，并适当安排与解决好其生活问题，使他们能够安心学习。绿色通道的出发点是：确保每一位家庭经济困难学生顺利入学，绝不让一位学生因家庭经济困难而辍学。

## 三、困难职工子女的心理帮扶

经济上的资助是非常必要的，但是，仅仅提供经济资助还远远不够。贫困的经历会给困难职工子女的心灵蒙上阴影，使他们抬不起头。在进入新的学习环境后，他们希望把这段灰色的经历埋藏起来。这些子女的性格往往懦弱、孤僻、敏感而又自卑，缺乏自信，甚至很在乎别人一个不一样的眼神。如果不给予这些子女相应的心理帮扶，他们可能不会快乐地成长。困难职工子女的心理帮扶可以从以下方面入手：

### 1. 培养贫困子女的"阳光性格"

在坚持提供经济援助的基础上，努力把助学的重点放到培育贫困子女的"阳光性格"上。"阳光性格"是一种积极的人生态度，是一种"我不穷，只是暂时没有钱"的生活勇气。为此，可以开展四个方面的工作：

（1）隆重举行助学聚会。让所有受助的孩子们团聚在一起，一起吃饭，一起游戏，让任何人都不被冷落，人人都是主角，不会感到孤单，人人都有一种被爱的感觉。

（2）精心搭建展示舞台。琴棋书画、十八般才艺，让受助子女尽显才华，秀出最好的自己。每次活动都被受助子女看做是自己的节日，让他们找到成功的自信。

（3）定期开办报告讲座。请心理教育专家为受助学生提供咨询指导，请来品学兼优的受助同学讲述在困境中的奋斗经历。讲座充满自尊、自爱、自强、自立的气息，激励贫困子女笑对生活磨难。同时，可以设置热线电话，在第一时间里分享受助学生的快乐，在第一时间里分担受助学生的忧愁，鼓励他们培养自信心和外向阳光性格。

（4）热情提供就业指导。为了让受助子女毕业后顺利融入社会，应帮助他们寻找专业对口的实习岗位，通过实习让其对将来就业充满信心。

**2. 外来务工人员子女的关爱**

外来务工人员子女大多数在农村长大，由于所处的环境艰苦，造就了孩子敏感、早熟的现象。进入陌生的学习环境后，他们渴望与老师、同学进行平等交流，渴望在班级中取得自己应有的地位。针对这一现象，教师应尊重、信任、平等对待每一名农民工子女，让他们感受到关怀、温暖。同时为外来务工人员子女聘请专业人员进行咨询，引导他们克服自卑感与对立感等，培养他们积极健康的心态。同时加强家校联系，帮助外来务工子女解决因环境不适应等而出现的一系列问题，与当地学生融为一体，健康成长，享受真正的"同城待遇"。

**【阅读材料 10.4】过度的"帮扶"毁了孩子！**

**问题背景**

某学生品学兼优，但是家境贫寒，通过一个偶然的机会让社会热心人士知晓。出于关爱之心，许多爱心人士都纷纷慷慨解囊，为其提供资助。由于缺乏统一的管理，出现了重复帮扶的现象，该学生收到多笔爱心人士的捐款。后来，该学生就开始不珍惜学习机会，在生活上不注意节俭，当获得的资助被毫无计划地挥霍掉后，甚至继续通过邮件向不同的资助人士获得不正当的资助，当得不到满足时，就走上了盗窃的道路，于是一名优秀的学生就这样夭折了。这个案例告诉我们，过度的"帮扶"毁了孩子！

**案情分析**

本案例属于困难职工子女助学帮扶不合理而产生负面效应的情况，具体剖析如下：

第一，私下资助导致重复帮扶。可能让同一个孩子轻易地拿到多份资助，如果孩子或者其家长对此进行隐瞒，那么资助将产生很负面的效果。

第二，私下资助打乱组织的帮扶策略。贫穷的确会成为孩子发展的瓶颈，适当的"苦日子"也会磨砺孩子的意志，使其更好更坚强地成长。私下资助则可能打乱这种帮扶策略。

第三，私下资助可能造成受助者互相攀比。私下资助往往不会了解实际情况，数量多少的随机性很大。如果孩子们私下里互相"通气"，知道私下资助和组织资助的额度差异，将会出现复杂的猜忌心理。

第四，过度资助带来的弊远远大于利。这种过度资助比过度贫穷带来的负面作用大。由俭入奢易，由奢入俭难。过度的帮扶可能导致"变异"：孩子或者其监护人将读书和贫穷看成是获取外来援助的资本，从而导致一个人品质的变异，这才是资助过度的最大负面危害。

**专家建议**

针对以上案例中发生的情况，专家建议，在对资助组织程序、资金管理时要加强对贫困生的认定，并通过必要的途径对资助对象进行审查，以避免重复资助或不符合资助条件的资助。同时充分考虑资助的"度"。以达到既有效，又不过度的效果。对于被资助的学生，要让他们学会感恩，尊重资助人，把社会关爱转化为上进的动力。

# 第五节　外来务工人员的咨询援助

 **学习目标**

➢理解外来务工人员的基本类型。

➢熟悉外来务工人员的社会救助方式。

➢掌握外来务工人员的心理咨询方法。

大量外来务工人员进城务工，为城市现代化建设与经济的发展作出了不可磨灭的贡献，他们让城市更加干净，让市民生活更加方便，已经成了城市中不可缺少的支撑力量。但是，外来务工人员却没有享受到同等的待遇，就业受到了很多的限制，享受不到社会保障，子女上学也面临很多的限制和困难。外来务工人员成了游离于城乡边缘的游民，处于城市社会阶层金字塔中的最底层。对外来务工人员实施社会救助和咨询帮扶，已经迫在眉睫。

## 一、外来务工人员概述

### 1. 外来务工人员

外来务工人员是指在国家规定的劳动年龄内，有劳动能力并与用人单位建立或者形成事实上劳动关系的非本地户籍员工。

### 2. 基本类型

根据外来务工人员的职业特点及其流动程度不同，外来务工人员大致可以归为三类：

第一类为有雇主且职业稳定、有固定收入的外来务工人员，绝大多数已在城市居住多年，与城市居民已无二致。

第二类为有雇主但职业不稳定、也无固定收入的农民工，一般流动性较强。

第三类为无雇主的农民工。

## 二、外来务工人员的社会救助

### 1. 特殊困难救助

外来务工人员特殊困难救助包括急难险救助和重大疾病救助两个方面。急难险救助是指对遭遇突发性急难险情、本人及共同生活的家庭成员身体受到伤害或家庭财产受到严重损失、造成生活特别困难的外来务工人员给予的一次性救助。重大疾病救助是对在务工期间患重大疾病，当年度（申请救助前 12 个月）在相关地区医保定点医疗机构就诊、符合医保开支范围自负部分的医疗费用在一定金额及以上（扣除有关单位或其他机构已给予的医疗补助）、造成生活特别困难的外来务工人员，给予的一次性救助。

### 2. 工伤救助

（1）工伤救助的条件。符合以下条件的外来务工人员，可向当地人力资源和社会保障行政部门申请，经行政部门对用人单位检查核实后可获得工伤救助：一是用人单位未给外来务工人员参加工伤保险的；二是在工作时发生伤害，认定为工伤的；三是用人单位拒付各项工伤待遇，或故意拖延时间不支付工伤待遇的。

（2）工伤救助申请流程。符合外来务工人员工伤救助条件的，外来务工人员本人或者直系亲属可以作为申请人，以书面形式向当地人力资源和社会保障行政部门提出工伤救助申请，并提交相关材料，如工伤认定书、劳动能力鉴定通知书、用人单位拒付工伤费用的有效证明、病情证明、病历（包括门诊、住院）、医疗费结算清单、发票等。

人力资源和社会保障行政部门受理后，调查核实申请人提交的有关表格和资料，确认是否符合外来务工人员的工伤救助条件。经行政主管部门确认，同意享受外来务工人员工伤救助后，由申请人持有关审批资料和工伤医疗费报销凭证办理工伤保险储备金垫付手续。

### 3. 外来务工人员的就业帮扶

在本章第二节讨论的就业帮扶，更多地集中于城镇失业人员的就业帮扶。其实，外来务工人员自身的特点，决定了他们很难回到主导产业中，甚至很难找到稳定的就业岗位，因此，开辟边缘就业新渠道是现实选择。为增加就业岗位，除注重发展劳动密集型产业、发展多种所有制经济、发展中小企业外，还要注重开辟灵活的就业形式。加大力度提供就业信息、就业培训和就业指导。对那些最困难的地区、行业和最困难的群众开展就业帮扶援助。目前，比较行之有效的措施是国家给资金、给政策，采取以工代赈的办法，改救济为就业，解决有劳动能力的外来务工人员、失业人员的再就业问题，这样不光解决了外来务工人员的长期生存问题，还缓解了国家财政的困难，保证了社会的稳定和可持续发展。

### 4. 其他社会救助方式

中华社会救助基金会外来务工人员救助专项基金，专门为外来务工人员提供相关社会救助，救助内容包括：

（1）为城市外来务工群体提供家庭团聚机会。

（2）为外来务工群体提供融入城市所需的各种心理辅导、医疗救助。

（3）为城市外来务工群体提供技能培训、就业扶持、创业扶持。

（4）为城市外来务工群体提供法律知识的普及与咨询。

（5）协助少数民族地区的务工人员在家乡开展以传统文化开发为核心的创业项目。

（6）为外来务工群体提供其他相关救助计划。

### 三、外来务工人员的心理咨询

外来务工人员就业和生存压力较大，精神文化生活匮乏，抑郁情绪比较突出。因此，有必要开展外来务工人员心理咨询服务。在外来务工人员比较集中的企业建立"心理咨询服务站"，通过定期讲座与个别心理辅导相结合的方式对外来务工人员进行心理咨询服务。同时，还可将外来务工人员的心理状态、主要问题和意见要求等及时反馈给企业工会，为有针对性地开展外来务工人员帮扶工作提供依据。另外，社区相关部门及社区工作者和企业可利用 QQ、MSN、电子邮件等网络工具为外来务工人员提供多渠道的心理咨询服务。

### 四、外来务工人员的在职培训

为帮助外来务工人员适应城镇生活，提升劳动技能，用人单位、所在社区要联合起来，免费为所在地区外来务工群体进行就业技能、劳动安全、法律知识、基本素质、实用技能、疾病预防、心理健康和农业生产技术等方面的培训。针对外来务工群体举办的培训，应突出针对性、实用性、灵活性和公益性，把信息、技能、知识和权益送进企业、工地，送到外来务工人员需要的地方。

**【阅读材料 10.5】如何维护外来务工人员的权益？**

**问题背景**

外来务工人员章某今年 25 岁，到瑶海区铜陵路某厂上班二十余天，因无生活费用，要求老板预支生活费。老板以厂里规定要到月底才可以给工人预支应得的生活费为理由，拒绝了章某的要求，为此，章某与老板发生了言语及肢体冲突，使矛盾进一步激化，演变成双方互相殴打。章某在互打中被老板娘的亲戚用铁锤击伤了头部，花去医疗费数千元。铜陵路街道调委会接手调解后，一方面请章某的妻子帮助做思想工作，以稳定他的情绪，另一方面陪同他一起到医院检查身体。经医生鉴定章某受到的是轻伤，伤势恢复后不会留下任何后遗症，消除了章某的后顾之忧，使他恢复到了比较平静的状态，能较冷静地看待这起纠纷产生原因、发展过程及后果。与此同时，调委会积极与厂方老板联系，运用换位思考的方法，让沈某体会到章某的苦衷，同意了调委会的合理建议和调解方案，最终厂方给予章某 4 200 元的赔偿款，使纠纷顺利地得到了解决。

**案例分析**

本案例属于经济困难的外来务工人员向老板寻求援助不成，而导致纠纷的情况，导致冲突事件的原因如下：

1. 经济困难导致章某求助心切

年轻的章某因无生活费用。希望老板能够预支生活费用，在老板以规定月底才可预支生活费为由拒绝章某要求之后，由于其生活确实拮据，求助心切导致与老板发生争执。

2. 未能换位思考导致纠纷发生

由于老板未能换位思考章某的问题，体验对方的立场、感受及想法，从而使矛盾激化，导致斗殴事件发生，并最终导致了章某受到肉体和精神方面的伤害，特别担心此次伤害而产生后遗症。章某生活上确实存在困难，企业管理者也应设身处地考虑员工的处境，不能简单拒绝。

**专家建议**

针对以上案例中发生的情况，专家建议，外来务工人员在需求帮助方面，要多关注社会对外来务工人员的各种社会救助，维护自身权益。还要通过恰当合理的方式来寻求救助，避免以极端方式解决问题。企业雇主要重视与员工建立和谐的劳动关系，此事件不是简单的提前预支工资的问题，处理不当，会在企业管理中加剧劳资对立，给企业带来不可估量的损失。对于经济确实困难的外来务工人员，不能简单地强调按规章办事，要具体情况具体分析，给予适当的社会救助。企业管理者任何时候都应采用换位思考的方式，体会员工的苦衷，积极配合调解并接纳合理建议和调解方案。除了对外来务工人员提供必要的社会救助，还应定期开展外来务工人员的心理咨询等工作。

# 第六节 企业—社区的全方位关爱

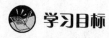 **学习目标**

➤ 理解目前员工关爱存在的问题。

➤ 熟悉企业—社区全方位关爱的意义。

➤ 熟悉亲情化关爱的管理机制。

➤ 掌握关爱平台的具体手段和方法。

## 一、全方位关爱的构思

### 1. 员工关爱问题的提出

近年来，在 EAP 组织与员工促进计划领域，如何更加关爱员工，体现以人为本，实施亲情化关爱，已经成为企业文化建设和员工援助计划的一种新的探索。企业管理者越来越认识到，拥有优秀且全心投入的员工，就拥有开启企业最伟大力量的密码，可以为企业赢得长期优势。而关爱员工，正是凝聚员工向心力的最佳方法。员工关爱涉及物质与精神两个方面，早期的 EAP 员工援助计划，为了帮助员工解决酗酒等不良行为，企业家不惜投入资金让员工去看心理医生，后来发现，这种经济投入不仅避免了更多的损失，而且换来了更大的绩效回报。从实践经验看，随着员工经济回报的不断提高，企业必须把这种物质关爱与精神关爱结合起来。关心员工，特别是让员工把企业看成自己的家，是国有企业工会工作的优良传统。过去，特别有代表性的举措就是在基层组织建立"工人小家"的做法，把家庭的温暖、亲情带到工作岗位。这在相当长一段时间对于鼓舞士气、加强基层单位的班组建设，发挥了重要的作用。随着 20 世纪 80 年代、90 年代出生的员工成为中国企业主力军，科学技术进步和国际化管理都促使我们更加关注人的因素在企业发展中的影响，所以，传统意义的员工物质关爱和企业原有的思想政治工作方法都不能完全适应现代员工关爱的要求。我们在员工援助计划的实施方面需要有新的突破。

**2. 员工关爱存在的问题**

通过调查分析和一些企业实施员工援助计划的实践总结，当前企业的员工关爱存在如下几方面的问题：

（1）企业员工关爱零打碎敲，往往多部门（如党委、团委、工会、人事、行政）都在实施员工关爱活动，缺乏体系化思考和设计，必须考虑整体规划，统一安排，多方配合，来达到全方位满足员工个性化的需求，促进组织发展的目的。

（2）企业比较注重刚性业绩考核，比较注重经济杠杆作用，而忽略了新时代员工更需要的激励和认可，不能实现企业"以人为本"的柔性管理需求。在员工援助计划实施方面，也是更多地考虑生理、物质需求的满足，更多地考虑从物质的角度满足个性化需求。

（3）企业的员工关爱活动除投入大量财力、物力外，还要投入大量人力处理事务性工作，经常出现吃力不讨好情况，不能实现企业"员工关爱活动"效率最大化、成本最小化的需求。加之某些企业如果出现资金匮乏，导致落实力度不够，员工关爱工作后劲不足，形成了员工关爱工作的瓶颈，不能建立起长效机制。

（4）传统的员工关爱的核心更多体现在福利待遇和生活条件的改进，在沟通模式、反馈改进方面，远远落后于现代员工的沟通需求。目前，我们已经进入混合网络时代，手机、电视、计算机等现代信息手段日益进入企业员工的生活。这些工具手段应该成为与员工进行沟通的最佳平台。

**3. 全方位关爱平台的功能设计**

（1）全方位服务的一站式服务平台。为企业员工提供满足 8 小时内外，包含员工激励、员工沟通、员工发展、员工福利、员工健康、员工助理和员工生活等全方位需求的一站式服务平台，真正制度化、透明化、个性化地将企业对员工的关爱适时地传达给每一个人。更为重要的是，在整体设计中，不仅考虑个人需求的满足，更考虑对于企业文化、发展目标等组织促进因素在关爱系统中的体现。

（2）企业—社区 24 小时联动。在员工援助计划中，工作—家庭平衡是一项涉及企业和社区的联合性服务计划，员工在企业工作压力大，可能会把负面情绪带回家庭，加剧家庭矛盾；反之，家庭里发生的一些不愉快的事情，可能会带到工作中，影响工作绩效。所以，企业里开展的亲情化关爱，很自然就带到了居住的社区。过去企业工会工作有"工人小家"的说法，后来，社区里成立了街道总工会，也有了员工援助计划，企业—社区关爱就有了联合行动。

（3）网络技术和现实沟通相结合。为了解决企业与社区在关爱沟通方面的联合沟通问题，可以考虑引入计算机网络、手机微博和电视等多渠道构成的混合网络。使得员工关爱计划走出企业，服务社区，为和谐、幸福社区建设作出贡献。

## 二、亲情化关爱的管理机制

### 1. 组织领导机制

员工关爱是推动社会文明，促进公平正义、社会和谐的重要举措之一。作为企业领导者应统一思想，提高对员工关爱工作的认识，为企业改革、发展、稳定提供一个良好的社会环境。主管领导必须要明确任务、落实责任、协调配合、积极推进，要加强与政府、社区的沟通联系，积极争取多方支持，将员工关爱工作贯穿全局，并把它当成一件大事来抓。因此，有必要成立企业社区主要领导组成的员工关爱领导机构，强化机制建设和组织领导。形成党政一把手负总责，主管领导具体抓，有关部门配合抓，专人负责，齐抓共管的组织领导体系。

### 2. 部门协调机制

员工关爱工作是一项系统工程，企业内部需要加强工会与人力资源、财务、党委、生产、安全、IT 等部门的协调关系，外部还需要加强与社区街道办、医疗机构、商场、相关网络平台、金融机构、教育机构、文化传媒机构及政府等有关职能部门的协调联系，形成相互配合的有效机制。

### 3. 定期沟通机制

随着世界经济一体化和金融市场风险的不确定性日益加剧，各级领导和员工的压力会越来越大，从而导致在工作、生活、交友、情感、心理等方面出现异常状况。针对这样的情况，企业应建立定期的沟通机制，如：

（1）定期听取一线员工委屈倾诉，及时让受委屈的一线员工表达诉求。可给予"宽容奖""安慰奖"，将受委屈最重的一线员工照片张贴在光荣榜上，还给予一定的"宽容""安慰"奖励。

（2）设立有奖通报热线、信息员、信息管理员等。

（3）设立员工关爱热线，专人专责，使得每条信息都得到及时处理。各级领导一定要定期和员工进行无障碍交流、沟通，掌握员工各方面的困难情况和员工关爱进展情况，要充分利用多种渠道为员工打通亲情化关爱的道路。

### 4. 档案管理机制

为了保证对员工亲情化关爱工作及全面覆盖情况了如指掌，应做好进一步的摸底调查，利用信息技术建立员工关爱电子档案，并做到及时更新。建立与政府相关部门信息平台的资源共享，不断完善员工关爱工作联动机制，做到关爱对象台账信息齐全。例如，对职工的家庭人口、经济来源、困难状况及人口构成、经济收入、住房状态、就业意向、劳动技能、子女就业、身体状况、困难原因及关爱程度等基本情况进行登记，长期跟进，动态管理，这些档案管理系统的建立，有利于建立健全员工关爱档案管理制度，有利于掌握员工关爱的动态指数信息，有利于掌握员工心理的最新动向，便于更好地为员工提供亲情化关爱。

### 5. 制度长效机制

员工关爱工程关乎企业的长期发展和稳定，必须建立健全的管理制度，不仅短期见效，更要长期坚持，真正把员工关爱与企业的发展战略、目标计划结合起来，实现双赢。企业要逐步使员工关爱从人为管理化向制度化过渡，形成有保障的长远措施，真正实现人本管理，建立亲情化关爱的长效机制。员工关爱的持续长效机制有助于温暖员工的心，使其更加用心地工作，员工的高度凝聚力也会促进工作投入，使企业实现更高的目标。

## 三、关爱平台的功能及应用

　　员工是企业最为关键的竞争资源，他们承担着企业绩效达成、战略目标实现、实施举措的执行等重要工作任务，是企业成长的关键。切实保障员工的利益、关注员工的职业发展、为员工营造和谐和宽松的工作环境，是企业关爱员工成长的最为关键的举措。关爱员工不是空中楼阁，不是纸上谈兵，而是需要企业潜心努力、着力落实。因此，积极搭建员工沟通平台、强化员工关爱是落实企业责任的重点方向，也是企业未来持续推进和完善基层员工队伍建设的保证，企业也只有依靠员工关爱平台，开展一系列员工关爱活动，才能为员工打造更开放、更和谐、更满意的工作环境，这也是企业取得经济效益和社会效益的基石。员工亲情化关爱平台设计思路如下：

### 1. 工作网络平台的整体功能

　　为了加强对一线员工日常工作生活的了解，旨在为员工打造一个轻松、愉快的交流沟通平台，企业可利用 QQ、MSN、微博等社交网络平台，开展虚拟化网络平台——员工关爱工作网的建设（见图 10—2）。

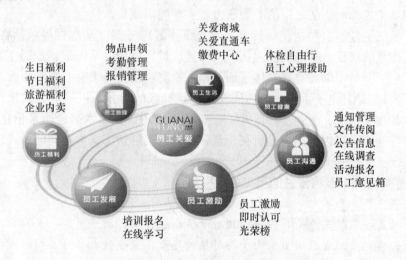

图 10—2　员工亲情化关爱整体解决方案系统图

　　企业 EAP 组织与员工促进计划，要充分体现亲情化关爱的一站式服务，把咨询管理、资源调配、物流运行和客户服务统一起来，在企业、社区的全方位关爱中体现出来。例如，将员工关爱工作网络分为博客堂、微博客栈、投票馆、在一线、英雄榜等版块，员工可以在员工关爱工作网上自由地沟通交流，发表自己的心得体会，将自己的工作经验与大家分享。还可以发起或参与各式各样的投票活动，了解同事对各式观点的看法。员工关爱平台的建设也帮助企业管理层及时了解一线员工的需求，准确地把握一线动态，有针对性地发表自己的想法，实现与一线员工无障碍的沟通。同时，这也拉近了公司管理层与基层员工之间的距离，加强了跨部门员工的沟通交流，给员工创建一个沟通分享平台。

### 2. 线上线下的关爱活动

通过员工关爱工作网络平台，企业可开展如下交流活动：

（1）"阳光班组会"。将日常的工作交流移到户外，让温暖的阳光和轻扬的微风缓解员工的工作压力。

（2）"快乐分享会"。一线员工各显其能，摄影技巧分享、插花知识分享、茶道技巧分享、烘焙技巧分享、防火防震知识交流、快乐读书活动等都成为工作之余的一道道风景线。

（3）"一线对对碰"。帮助前台、后台的员工有效地交流、沟通，加深相互理解，共同解决工作中的难题。

（4）"技能大赛会"。企业员工通过"满意100服务明星大赛""班组长技能大赛""管理案例大赛"等评选活动，帮助一线员工提升技能，分享经验，全面提升。

### 3. 电子化手段促进员工健康

企业通过缓解员工心理压力来改善员工的心理健康状态，充分利用IT技术的优势，将员工援助计划进行电子化推进，提高员工关爱的有效性。例如，以电子邮件、手机短信的形式，将"哲理故事、心情短语、EAP阳光心态"方便地发送至一线员工的邮箱和手机上，缓解员工工作和生活之中的心理压力，实现健康成长。

总之，员工关爱平台是企业对员工关爱的整体解决方案，基本保障包括咨询、资源、物流和客服体系的建设，基本功能包括员工沟通、员工激励、员工健康、员工发展、员工福利、员工生活、员工助理等，整体平衡工作、家庭，使得员工身心得到全面发展。

当然，实现EAP电子手段要考虑所在组织、社区的计算机网络的普及情况和员工对于网络技术的接受情况。企业—社区并不一定必须使用这些技术来进行亲情化关爱活动，各地区、各行业完全可以根据自己所在企业和社区的实际情况探索不同的模式。

+·+·+·+·+·+·+·+·+·+·+·+·+·+·+·+·+·+·+·+·+·+·+·+·+·+·+·+·+·+·+·+·+·+·+·+·+·+·+·+

**【阅读资料10.6】英格索兰的员工关爱平台**

**问题背景**

英格索兰是一家跨国企业，在国内拥有十多个分公司，数千员工。长期以来，公司一直在企业内部实施员工激励项目。由于公司机构庞大，且分散，各分公司、部门内部只能独立实施各自的激励项目。企业高层希望能在统一的标准下实施公司范围内的激励项目，但缺乏有效的实施平台，传统的线下项目需要耗费大量时间更新各个项目的员工数据，记录成绩。实施者也缺乏有效的沟通工具来表彰获奖者，效果不佳。员工无法及时了解到自己所参与激励项目的实施情况、获奖原因等，造成员工普遍感觉项目的实施缺乏透明度，参与度不高。对于获奖者的奖励方式，不同部门都各自为政，有的实施现金奖励，有的发实物奖品，依然难以满足员工的个性化需求。

### 案例分析

鉴于以上情况，该企业的员工援助计划专家小组决定：首先，通过新项目实施来提高激励效果，具体做法是将激励项目的执行规则、奖励方式导入到公司的全方位服务平台的"激励项目"中，并将参与人名单也导入各个激励项目中；其次，建立员工关爱网络平台，使员工能清楚地查询到自己获奖的全过程，通过该平台向员工发出激励项目参与邀请函，发出的邮件帮助员工通过链接进入"激励项目"模块，查看自己所参与项目的规则、奖励方式等；再次，采用积分管理方式，这是解决个性化奖励需求的重要措施，如果企业通过员工关爱网络平台提供的关爱积分作为奖励支付方式的话，员工就可以使用积分到员工关爱网站上兑换奖励品。

### 专家建议

针对以上案例中发生的情况，专家同意员工援助计划小组的安排，同时建议：

1. 针对需要关爱的员工

要积极地和主管领导及同事进行友好沟通，了解企业在员工关爱中的有关激励政策；在争取激励项目中获奖的同时，要更多地关注创新，让领导和同事通过工作业绩认可自己，以获得奖励。要引导员工掌握登陆关爱网络平台、查询激励项目的规则，了解自己获奖的历史记录，做到心中有数。

2. 针对企业的管理人员

尽快开展激励项目的线上实施，以便节省整理大量数据的时间。因为有了网络平台，跨地域、跨部门间的激励项目实施也变为可能。尽量通过激励项目自带的邮件通知功能，及时告知参与者获奖原因、奖励金额等，以提升激励效果。此外，要统一员工关爱积分奖励方式，这样方便企业设置激励预算，同时也能减少自行采购奖励品的繁杂工作，有助于提高管理效率。要积极拓宽员工关爱渠道，提高奖励品兑换率。在兑换奖励品的通道中，要增设一些奖品种类，满足众多员工的个性化需求，以提升员工的满意度。

### 【阅读材料 10.7】亲情化关爱平台的建议集锦

一些开展员工亲情化关爱的企业已经积累了不少宝贵的建议。主要分为生活类关爱建议、工作类关爱建议、家庭类关爱建议和融入企业关爱建议等。现分述如下：

1. 生活类关爱建议

通过系列讲座来丰富员工生活，增强员工归属感，提升生活质量。例如：

| 月份 | 主题 | 针对人群 |
|---|---|---|
| 4 月 | 健康讲座/办公室减压 | 全体员工 |
| 5 月 | 睡眠与健康<br>色彩课堂/服务搭配的艺术 | 全体员工 |
| 6 月 | 亲子讲座 | 全体员工（特别是准妈妈们） |
| 7 月 | 风情拉丁 | 全体员工 |
| 8 月 | 夏季护肤攻略 | 全体员工（特别是爱美的女士们） |

| 月份 | 主题 | 针对人群 |
|------|------|----------|
| 9 月 | 红酒品鉴与西餐礼仪 | 商务人士、红酒爱好者 |
| 10 月 | 家居装饰 | 全体员工（特别是已经买房或正准备装修的员工） |
|  | 户外知识运动 | 全体员工（特别是运动爱好者） |
| 11 月 | 和谐家庭的理财课 | 全体员工（特别是已经投资或正有投资意向的员工） |
| 12 月 | 购房指南 | 外省市员工、新婚家庭 |

下面以养生讲堂为例，做简要说明。养生讲堂主要介绍正确的养生知识，培养员工的自我保健意识，学会根据季节的变化而调整自己的生活习惯，使自己保持良好的工作、生活状态。适应人群为全体员工（特别是工作压力较大而又缺少调节手段的员工）。具体的实施流程：

（1）专家讲解保养的重要性。

（2）根据男女性别和年龄上的差异，提供不同的养生方法。

（3）食补与药补的差异。

（4）自我按摩，解决你看不见的问题。

（5）热点问题互动。

（6）讲座后，可与专家建立长期的联系，及时咨询。

2. 工作类关爱建议

针对员工的工作和家庭平衡问题，可建议他们选择主题为"快乐工作日"的关爱活动。这种活动可以体现公司关怀，改变以往的工作意识，调和工作与快乐的关系。在不影响正常工作的情况下，将快乐灌输到每个员工的工作中，真正达到快乐工作的目的。适应人群为全体员工。主要的实施流程：

（1）确定主题。

（2）根据主题设定关键环节。

（3）根据环节不同，将整天的活动穿插在一起。

建议员工援助师最好收集和保留活动资料，以便以后回顾和开展企业文化宣传参考。

3. 家庭类关爱建议

针对工作—家庭平衡问题，可选择主题为"家庭日"的关爱活动。其活动目的是为增进员工与家人的交流，让员工家属充分了解工作环境与性质，提高部门的凝聚力与归属感，促进沟通与融合。适应人群为全体员工。主要的实施流程：

（1）选择合适的地点。

（2）让家属和员工一起参与。

（3）通过共同参加游戏，活跃气氛，增进沟通。

（4）回顾工作生活中的感动瞬间，增强心灵震撼。

（5）设置办公室开放日环节，请家属参观员工的工作环境。

4. 融入企业关爱建议

新员工是企业创新的生力军，对于他们融入企业的入职交往必须引起足够的重视，通过员工关爱活动可以体现关怀、形成凝聚力和归属感。例如，可以让新员工了解企业，包括企业文化、企业现状、企业发展、运作模式和各部门的特点和职责，使新员工理解自己在该企业可能的职业发展路径，让他们充分地感受到企业的文化，铭记于心，并喜欢上企业。融入企业的关爱方式包括：

（1）赠送新员工礼包。礼包里包括企业领导的信、员工手册、工作套装、公司徽章、明信片、水杯和笔筒等，通过这些礼物可以充分体现企业文化。

（2）新员工贴心关爱。给新员工发放城市生活向导手册、租房协助、探索城市（城市一日游）的资料。

（3）老员工分享经验。创建内部网论坛，提供"新人策划"专题，通过与老职工配对的"传、帮、带"式的经验分享，解惑答疑，使新员工快速融入企业的工作和生活中。

（本章作者：姚翔　潘军　史厚今　王林　袁媛　王小龙　罗时）

# 第十一章 危机应对能力

危机应对能力是员工援助师必须具备的一个综合性职业能力，它更能体现对于员工援助计划在组织促进方面的新要求。本章首先从危机和危机管理的基本概念、理论框架和实施程序进行介绍；其次，从组织内安全事故及预防的角度介绍因安全管理不善可能带来的问题、成因和应对方法，讨论了组织变革中如何应对群体性事件、如何进行灾后重建工作；再次，从避险和自救的角度，介绍了在日常生活（如电梯、水电等）、地铁、火灾及恐怖事件中危机应对的建议；最后，对危机事件后期员工的创伤后应激障碍（PTSD）的康复治疗问题提出了解决方法。

## 第一节 危机管理概述

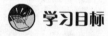 **学习目标**

➢ 了解危机与组织危机的概念和分类。
➢ 了解 PPRR 模式中 PP 与 RR 的关系。
➢ 掌握危机管理的主要内容和发生机制。

突发性的危机事件是指个体无法预测和抵御的一种自然灾害、人为事故或个人生活的意外变故等。在一般情况下，个体在面对危机事件时都会产生强烈的恐惧感和无助感，并可能引发一系列认知、行为和情绪障碍，如果不能得到及时的帮助和干预，就会持续地经历这种痛苦，从而导致心理障碍，甚至出现严重的心理疾病。危机事件更多情况下会表现为具有一定规模、范围的突发事件，在人为性事件方面，更容易表现为群体性事件，需要运用危机管理方法来应对。在危机管理中，员工援助师的职能包括了在组织和员工面对危机事件时的应对、辅导和干预等职责，因此，需要掌握危机管理的相关理论知识和实践技能，以便协助组织和员工应对突发性事件，维系组织的正常运行。同时，员工援助计划更主要的任务是帮助个体预防和避免各种突发性事件可能带来的危害，以保障个体的身心健康。

## 一、危机与危机管理

### 1. 危机

危机有两层含义：一方面指突发事件本身是出乎人们意料之外的事件，如自然灾害和人为灾害（常见的灾害包括洪水、泥石流、火灾、地震、旱灾和人为的意外事故，也包括人为的对抗性事件等）；另一方面指因突发事件使个体感到难以把握，导致个体的心理平衡被打破，从而表现出无所适从，思维、行为的紊乱等心理危机状态。可以认为，危机既指危机突发事件本身，也包括因这些事件而导致的心理状态。危机事件具有突发性、意外性和单向沟通性等特征。按照时空范围分类，危机可以分为个体、组织、区域、国家以及全球等类别；按照危机的来源分类，危机可以分为系统内部危机和系统外部危机。无论是哪种类型的危机事件，在事件突然发生的萌芽阶段，都需要进行及时的关注和干预，以抑制心理危机的生成和蔓延。

**2. 组织危机**

组织危机指危机事件不仅仅针对个人，而是更大范围的、针对一个或者数个组织生存、发展的危机突发事件。例如，企业出现的安全事故、涉及劳资关系的罢工、出于集体利益冲突的群发斗殴、组织变革可能带来的裁员转岗，以及环境变化导致的自然灾难事件。从更大范围讲，组织危机事件还包括公共卫生事件（如传染性疫情、群体性不明原因疾病、职业安全和食品安全等）、社会安全事故、社会刑事案件、遭遇恐怖袭击等。组织危机事件不仅给组织带来了巨大的损失，也必然对组织中人员的生存、适应带来巨大的影响。特别需要指出的是，组织危机与危机管理、领导决策有更为密切的联系。从 EAP 组织与员工促进计划的发展趋势可以看到，也应该关注组织的领导者在发生重大危机事件后，通过自我心理调试，迅速做出判断、决策和处置，并且领导员工在危机事件后做好重建和心理恢复的工作。因此，员工的心理应对、心理恢复和干预培训就显得至关重要。

归纳起来，员工援助师最需要应对的危机管理事件主要包括：企业重大安全事件、企业变革的群体性事件、自然灾难事件和社会安全事件，这也是员工援助师危机应对能力的工作要求。

**3. 危机管理**

危机管理指管理者在面对威胁或意识到潜在威胁时，努力去应对、阻止危机事件发生、发展的管理行为。如前所述，我们讨论的危机事件的重点更多地属于组织危机事件，而不是个体事件，它对员工、资源和组织会造成更大的影响。从危机管理的角度来看，应对危机的反应时间有限，要求在短时间内迅速决策，而此时应对危机所需的信息、人力和设备却严重缺失，在此情况下，领导决策的模糊性或犹豫不决、组织的管理失控、预案准备和资源不能及时到位，均会导致员工集体性恐慌。组织危机事件的应对不力，还会引发社会大众对组织的质疑，组织的形象将大打折扣，甚至危及组织的存亡。不过，正确的危机应对也是组织自身的一次成长机会，当出现组织危机事件时，组织如果有行之有效的对策，及时解决问题，也可以转"危"为"机"。因此，进行危机管理有如下四方面意义：

（1）界定相关人员的责任。一场灾难带来巨大损失，除了高层管理者之外，主管、个人都有可能为采取或没有采取行动而负责。因为每一位员工都有可能被组织委以重托，如果失职、渎职，就可能对组织的损失承担责任。危机管理把处理各种事件中不同层级的人员应该承担的责任界定清楚之后，一旦发生突发事件，人们就可以按照事先约定的预案，及时到位，尽职尽责，更有利于提高危机应对的效果。

（2）将负面损失最小化。当一个组织经历巨大的危机时，不当的或失常的应对反应可能会带来比危机本身更直接和持久的伤害。此外，股东和客户面对突发事件的反应更多的是出于对他们投资和供应资源的关心，他们自然会以最大化保护自身利益的方式行事，而不会考虑他们的行动会给组织带来什么。这些仅顾及自身的行为可能会妨碍组织在危机中有效地自救，甚至导致危机损失维持的时间更长。

（3）保护组织的共同财产。当危机发生时，大多数组织的财产会面临风险，产品、设备和人员都可能面临威胁。如果缺乏应急预案或事先的反应计划，混乱的气氛和紧张的环境就会阻碍有组织的应对，遭受的损失也会大量增加。因此，危机管理倡导的有组织的行动才能够将组织财产的损失降到最小。

（4）将经济损失最小化。企业发生灾害之后，一小部分经济损失是能够从保险公司获赔的，市场份额的丧失、客户对产品服务信心的削弱，直接的销售损失、短期产量上的递减、暂时的中断服务等，都是企业的损失。从长远看，只有组织实施了正式的危机管理和危机应对计划，才能把经济损失最小化。以上分析表明，一个组织在危机管理中最重要的目标，就是把"危机管理"的概念转换成"危机干预"的行动。危机一旦爆发，再进行危机管理，已经太迟了（参见阅读材料11.1：危机管理四忌）。

## 二、危机管理的内容、机制和模式

### 1. 危机管理的内容

就像一个人的生老病死一样，危机同样具有在时间轴上的生命周期。它包括了四个阶段：一是前兆阶段，这是危机发生前各种危机先兆出现的阶段，如果这些先兆处理得好，危机往往能得到避免，否则危机就会转入下一个阶段；二是紧急阶段，指危机事件已经发生，事件往往会演变迅速，出人意料；三是持久阶段，当紧急阶段之后，危机事件会进入一个相对平稳的阶段，这一阶段的危机如果还没有得到化解，仍然有恶化的可能；四是解决阶段，危机事件经过处理，基本上得到解决。以上就是危机的发生、发展直至终结的全过程。危机管理的内容包括预防危机、识别危机、管理危机和总结危机，现分别说明如下：

（1）预防危机。为了预防危机，首先要求对风险因素进行分析，这些风险因素具体指：人口的流动性和复杂性、自然资源与环境的变化、技术变革和社会经济结构等；其次，危机管理的关键在于对预防这一环节高度重视。有效地预防危机要求我们：

1）建立风险评估体系。为了激励人们的预防行为，要建立合理的激励机制和惩罚机制。

2）重视人们行为的改变。我们在避免很多潜在危机的同时，可能又同时播下了产生新的危机的种子。因此，要避免过分自信，要倡导从危机事件中学习识别哪些因素可能导致新的危机产生。可见，对于人们行为改变的数据收集和分析是十分必要的。

3）建立危机管理系统。要有计算机备用系统，以防止数据丢失。为了维系管理系统的正常运行，要进行切实有效的模拟演习，针对各种可能出现的问题进行系统演练，以保证系统在各种情况下均能正常运转。

　　4）组建危机处理小组。为了避免突然事件所带来的无秩序状态，需要事先组建危机处理小组。该小组可以由管理层、专家、技术人员和一般员工组成，所有成员必须具备对潜在危险的分析和估计能力，具备应对各种可能的预案，并能在小组中保证有序地信息交流，在危机结束后及时转入重建工作。

　　（2）识别危机。危机进入前兆阶段，若能及时识别和处理，仍可转危为安。其关键是对于预警信息的及时识别和危机预警机制的快速启动。为此，应注意通过监测系统及时捕捉信息、准确无误地处理信息，此外，能够从技术、经济、社会等方面进行多角度分析，以便及时识别监控状况中的异常现象，及时做出判断和处置。

　　（3）管理危机。当危机已经进入紧急阶段后，必须尽快控制事态的发展，这要求建立"防火墙"，启用危机处理预案，安排专门机构和专人来处理危机，并根据具体情况决定组织的卷入程度。此外，为了保证组织内各部门正常运转，在向组织内部各方通报信息的同时，也及时向公众媒体发布必要的信息。目前，我们处于混合网络社会的新环境下，正确地使用网络等现代化手段，是高质量管理危机的重要保障。为了有效地管理危机，需要充分利用多个信息渠道来获得更为全面、真实的信息，在对其加以综合分析后，安排主要负责人亲赴现场，并有效地利用多种媒体，进行公共沟通。

　　（4）总结危机。在危机得到处理或化解后，要及时做好善后工作，同时需要总结本次危机发生的原因，对于危机处理全过程进行细致分析，总结经验教训，并且提出在技术、管理、组织机构及运作程序方面的改进意见。通过危机管理的总结，来考虑危机管理系统在哪些方面有必要进行完善和变革。

**2. 危机事件的社会应对机制**

　　社会应对机制指危机管理系统在空间上的管理机制，其运转的有效性取决于社会网络、法律体系、协调机制和公众沟通等方面因素：

　　（1）社会网络。社会网络的主要功能在于提高全社会的危机防范与应对协调联动能力。例如，动员人力、物资调动、募集资金、心理援助以及跨国界联合行动等。社会网络在横向上由营利性组织（各种企业）、非营利性组织、社区与国际组织等组成；在纵向上由国家、省、市、县和基层水平的政府、企业等组织组成。

　　（2）法律体系。高效率的危机事件的应对框架要求有打破行业界限的法律，如戒严法、防震减灾法、防洪法、消防法和传染病防治法等。只有这样，才能形成较为统一的紧急状态应对系统。基于危机管理的法律体系还要求通过立法，确定综合协调部门的法律地位，并保障危机状态下公民的基本权利。

　　（3）协调机制。当不同部门面对危机时，建立一个高效的协调机制显得格外重要。这涉及对社会组织的分工与协调，组织文化以及激励机制等方面的科学管理问题。此外，要强调无等级原则，妥善处理在解决问题时各部门之间相互推诿、逃避责任的问题，对于主动承担责任者予以鼓励。

　　（4）公众沟通。在危机管理过程中，良好的公众沟通十分必要，这就要求管理者能争取舆论的主动权，及时发布最新消息。危机管理机构的发言人要言行一致，以保证发布信息的可信度和权威性。此外，还要对信息发布渠道和新闻发言人的行为予以规范化。

### 3. 危机管理的 PPRR 模式

目前，在员工援助计划的危机管理中，PPRR 模式是被普遍接受和应用的危机管理通用模式。PPRR 模式由四个阶段（危机前预防阶段、危机前准备阶段、危机爆发期反应阶段和危机结束期回复阶段）名称的第一个英文字母构成。现分述如下：

（1）预防（Prevention）。普遍认为，有效的危机管理必须在危机爆发前就加以预防，任何会导致危机的各种可能性都要在危机发生之前予以排除，才能防患于未然。这种预防包括两个环节：首先，分析发生危机的外部环境，对管理范围内的政治、社会、经济、自然等条件进行评估；其次，找出可能导致危机的关键因素，并尽可能提早加以解决。

（2）准备（Preparation）。准备工作包括两个方面：一方面要制订应急计划，提前设想危机可能爆发的方式、规模，并且准备好多套应急方案（特别强调的是，要以最坏打算为底线）；另一方面要建立危机预警机制，依靠选定的参照物指标来加以检验，这项工作如果没有做好，很可能导致本来程度较轻的局部危机演变为严重的、全局性的危机事件。

（3）反应（Response）。对危机做出适时的反应是应对危机的重要组成部分，也是危机反应能力水平的体现。"防患于未然"易说难做，在自然界和社会生活中，很多事情都非人所能控制。当危机发生后，就需要做出以下反应：

反应 1：遏制危机。管理部门要在困难的情况下为决策者提供及时、准确的信息，为迅速出击，解决危机创造条件。

反应 2：隔绝危机。为了避免危机的蔓延，要将危机限定在一定范围之内。隔绝危机的一种途径是通过有效的危机反应机制，防止危机的扩大或蔓延。

反应 3：信息控制。为了防止谣言流传，需要对于信息传播渠道予以控制。这里，要把控制信息与封锁消息、隐瞒信息加以区别。近年来，随着网络技术的发展，传统的报纸、杂志等书面信息已经和电话、手机、电视、广播和计算机网络技术密切结合起来，新的大众传媒在塑造价值观念、强化公众意识、反映和引导社会舆论等诸多方面都发挥越来越大的作用。这种信息传播手段的多元化趋势，需要我们不断改进舆论引导方式，来适应新的变化。为了提升危机管理能力，英国危机公关专家杰斯特曾提出著名的危机沟通"三T"原则：即以我为主提供情况（Tell your own tale），提供全面的情况（Tell it all），尽快提供情况（Tell it fast）。这些危机反应原则对于信息传播的多元化具有特别重要的意义。

（4）恢复（Recovery）。危机过后，需要对恢复和重建工作进行管理。恢复和重建不仅意味着恢复危机中所受到的物质方面损害，更要恢复人们因危机事件产生的精神损失，避免重蹈覆辙，把过去导致的危机管理的漏洞弥补起来。

需要强调的是，在危机管理的 PPRR 模式中，2P（预防与准备）比 2R（反应与恢复）更加重要，只有做好 2P，才能完成 2R。如果做好了 2P，即使 2R 没做好，危机的损害大部分还能够在控制之下，这就是常说的"预防重于应对"的原因所在。不过，并不是所有的危机都是能够预测的，如果危机来源于外部环境，如美国的"911"事件就是预测不到的"意外"，它的防患常常不在所预防与准备的规划中。换言之，无从预知的意外，当其第一次发生时，根本做不到第一个 P（预防），其后的第二个 P（准备）也无法做到，这种情况下，只能依赖平时的危机处理机制来做好 2R 的工作。

## 三、危机管理的组织原则

危机管理的关键因素在于实施管理的组织及其领导者。只有组织及其领导者具备了识别潜在危险的能力，才能规避可能导致灾难的外部因素，冷静地处理可能出现的任何问题，这是危机背景下实施员工援助计划的基础。我们认为，危机管理最重要的是关注保护和重建组织的财产和信用。为了达到这一目标，必须严格遵守如下四项原则：

### 1. 迅速通告危机信息的原则

如果一个组织真的遭遇了危机，如产品因安全问题被召回，不论多么痛苦，都必须毅然决然地行动起来，向大众告知事实的真相和正在采取的措施。这要求与相关的所有人员进行沟通，封锁、压制信息传播的做法只会加剧外部的猜疑和内部的恐慌。

### 2. 让第三方出面来通告的原则

比自己直接通告更合适的方法是请与该事件无关的第三方专家来介绍意外事件。例如，请一位生物学家来宣布某生化公司产品是安全的，显然比公司自己宣布产品的安全性要令人可信。当然，通告的前提是大家都以事实说话。

### 3. 对受害人表示真挚同情的原则

当一个公司发言人有意识地对在危机中遭受损失的人们表示深切的同情时，无论他们是直接受害者的亲属、失望的客户还是股东，这个发言人的信用都会得到加强。在他们敞开心扉面对解释问题之前，人们更希望把受害人当做人，首先从人道主义的角度表达真挚的同情。这是因为，信任始于人们的人性、伦理观念，其次才是客观的事实依据。

### 4. 与直接受影响者沟通的原则

在危机事件处于不确定阶段时，让直接受影响的员工及时知晓信息，并能够传达给客户、家人和朋友，是非常必要的。应告诉员工，组织正在对危机采取相关行动，让大家相信这些措施能够产生积极的效果，这对于抑制谣言、控制局面非常重要。遗憾的是，这一点常为处于困境的组织管理者们所忽略。

❖❖❖❖❖❖❖❖❖❖❖❖❖❖❖❖❖❖❖❖❖❖❖❖❖❖❖❖❖❖❖❖❖❖❖❖❖❖❖❖❖❖❖

**【阅读材料 11.1】危机管理四忌**

**问题背景**

正如人受到病菌感染要得病一样，企业在经营中受到内外环境的各种不利因素的侵袭，也会发生各式各样的危机。危机是指危及企业形象和生存的突发性、灾难性事件。它通常会给企业和员工带来较大的损失，严重地毁坏企业形象，甚至使企业陷入困境。如比利时的可口可乐饮料中毒事件，我国出现的东芝笔记本电脑事件、日航事件等，都是经典的危机事件。可以发现，在处理这些事件过程中，稍有不慎，就失去消费者的信任，从而丢掉既有的市场，甚至将公司拖入灾难的深渊。所以，企业在经营过程中，一定要把危机管理作为一个重要组成部分。在危机管理中应该特别忌讳哪些问题呢？

**案例分析**

忌讳 1：推脱责任

市场营销危机的产生，一般起因是消费者在使用产品或服务过程中受到了利益伤害，他们对产品的安全性和质量提出了异议。究其原因，有些是企业自身造成的，有些则是外界因素所致，还有一些属于别有用心者的故意加害。面对这些错综复杂的情况，一些企业管理者出于维护自身利益的原因，或者危机处理技术的生疏，往往采取躲躲闪闪的姿态，千方百计为自己开脱责任。更有甚者，会利用消费者和社会舆论对危机情况了解不多，故意掩盖事实真相，推脱责任。

三菱公司对帕杰罗越野车事件的处理就是失败的一例。某年9月，宁夏商检局和国家进出口商品检疫局对多辆三菱帕杰罗越野车的检测结果证实：三菱帕杰罗越野车V31、V33型在设计上存在严重问题，这是涉及行车安全的严重问题。可三菱公司先是极力否认设计缺陷，并反过来说这种磨损是由于中国道路情况不好造成的。在此理由被中方驳倒后，三菱公司又提出，他们只能为通过正常贸易渠道进口的三菱越野车更换制动油管，其他的车不管。中方对此的答复是：三菱公司只要生产了有严重质量安全问题的产品，就有责任和义务进行维修和更换，这不是一般的质量问题，而是人命关天的安全隐患。反观可口可乐公司在处理比利时事件中就成熟得多。某年夏天，当软饮料销售旺季来临的时候，比利时却连续发生几起可口可乐饮料中毒事件。在危机面前，可口可乐公司没有逃避、辩护，而是以最快的速度赔偿和安抚受害者，并提出令人信服的调查报告，坦然承认比利时可口可乐的异味来自于不纯正的二氧化碳和空罐底部的废料。整个调查由公司内外的专家共同进行，具有权威性。此后，可口可乐公司又不惜成本地回收所有可口可乐系列产品，公司总裁亲自飞抵比利时处理善后，并特地当场喝了一瓶可口可乐，这张喝可口可乐的照片通过各种媒体传遍世界各地。随着各国禁令的结束，可口可乐也安然度过了危机。两种处理方法、两种结果，足以说明了在危机处理中，遵循及时性、准确性、诚实性的原则，主动承担责任，赢得消费者和社会舆论的谅解，是消除危机损害最好的策略。

忌讳2：图财害"誉"

在危机处理中，一些企业往往把目光盯在金钱的得失上，所以，处理危机问题总是算小账不算大账，算金钱账而不算信誉账。实际上，对一个企业来说，企业的形象和品牌声誉重于一切，辛辛苦苦地建立起来的顾客信任是金钱买不来的。在与顾客成千上万次交易中建立起来的美誉度经受了时间的考验，也不是花钱多做几次广告就能得来的。尤其一些大型企业，自己的品牌价值数以亿计，在危机面前以区区小利与消费者计较，只会落得名利双失、鸡飞蛋打的结果。某年上半年的东芝笔记本电脑事件就很能说明这个问题。东芝笔记本电脑因其FDC（软盘控制器）存在技术问题，操作不当可能导致数据遗失或损坏。公司在美国与原告达成庭外和解。出台的解决方案是，50万美国东芝用户将获得10.5亿美元的赔偿。遗憾的是，使用具有相同品质东芝笔记本电脑的中国用户只能从东芝公司网页上获取免费的"软件补丁"。东芝的"只赔偿美国人，不赔偿中国人"一下子触怒了怀有民族情节的中国人。一时东芝成了消费者和舆论界的众矢之的。这对东芝企业形象的损害是无法估量的。面对形象损害和经济损失，东芝公司计较的只是金钱，而对拥有12亿人的充满潜力和机会的中国大市场，东芝放弃了长远利益，选择了眼前利益。其实，许多大公司在处理危机事件中往往是把金钱放在次要的位置，不计一切代价保自己的品牌和信誉。香港的"维他奶"公司，当其欧洲销售的产品发生"变酸事件"后，立即销毁了当地的全部产品，并请当地最权威的研究所进行化验，证明了"变酸"是少量无害细菌所致，不影响健康，为此，"维他奶"公司花去了 6 600 万港元处理费用，相当于公司半年的利润。"不惜血本，平息危机"应是危机处理的第一要义。从长远来看，图财害"誉"的危机管理是害客户、更害自己。

忌讳 3：久拖不决

危机的发生一般都会对企业的声誉造成威胁，引发公众舆论的关注。危机发生后，最好的招数就是尽早引开公众的目光，恢复自己的形象。危机管理中最宝贵的是时间，危机发生后，如不及时处理，不仅继续给企业声誉造成损害，还给竞争者提供可乘之机，导致其趁机占领市场。几年前，一家媒体报道了春节期间几十位中国旅客乘坐日航航班遭到不公正待遇的消息。这批中国乘客向中国消费者协会递交投诉书，就乘坐日航过程中受到的无礼对待，要求日方赔礼道歉，并向每人赔偿至少 1 000 万日元。与此同时，不排除通过法律手段起诉日航公司的可能性。此后，外交部发言人敦促日航方面对此事进行全面调查，不要拖延。后来，日航方面表示，将在两三天左右向中国旅客发出一封公开信表示歉意，并尽快向中国消费者协会拿出调查报告，但直到几个月后"日航风波"才最后和解，日本航空公司表示向中国乘客道歉并给予适当的和解金，而时间持续达半年之久。这半年时间里，日航可以说是万众注目，在广大中国消费者心目中留下了极差的印象。

久拖不决的另一个现象是与消费者对簿公堂。法庭审理案件的时间一般是以月和年来计算的，在这段时间里，企业会一再成为新闻媒介的"热点追踪"目标。这种反复将自己不好的一面暴露在公众面前的拖延方法，导致企业信誉受损，市场丢失在所难免。

忌讳 4：重治轻防

对健康的投入最好的办法就是预防为主，防病于未然。对企业也是一样，如果说，未雨绸缪、建立完备的危机处理运作机制是企业危机管理的中心任务，那么，在日常管理中，防微杜渐则是把产生危机的苗头铲除在萌芽状态之中。这里所强调的就是预防在危机管理中的重要作用。在这里，日本著名的雪印乳品公司的教训是深刻的。雪印乳品公司创立于 1925 年，年销售额达 6 500 亿日元（合 54 亿美元），拥有数家奶制品工厂，牛奶制品占日本市场的 11.2%，居同行业之首。然而，在 2000 年 7 月，这个拥有 75 年历史的老字号公司忽然陷入创业以来最大的危机之中，原因是雪印公司大厩工厂缺乏严格的产品质量管理，产品导致了日本历史上规模最大的食物中毒事件。中毒人数达 14 000 人。后来的调查发现，按照公司制定的卫生制度，应该是生产线每天需进行清洗，每周进行一次全面杀菌处理。但实际情况是，大厩工厂的职工却不知道有此规定，也从来没有这样做过。调查报告证实，中毒事件的发生与管道 3 个星期未加以清洗有关。3 年前雪印社长曾信誓旦旦地标榜，雪印公司是清洁和诚实的象征，大厩工厂的愚人行为暴露后，很快就殃及整个雪印集团，日本 21 家雪印工厂被迫停业整顿，雪印的奶酪、奶油、酸奶等陷入无人问津的地步。日本很多超市都从货架上清除了雪印公司的产品，雪印社长引咎辞职。日本媒体断言：今后雪印的名字将不可避免地与食物中毒联系在一起，凡是有食物中毒事件发生需要分析时，雪印公司都会被拉出来，作为不光彩事件典型来进行比较分析。

**专家建议**

从上述企业在处理危机中的正反两方面的经验教训来看，危机管理一定要防重于治。在具体的处理过程中，要坚持以顾客利益为重的原则，在时间上坚持及时性原则，在公共关系上坚持积极沟通的原则。总之，危机管理最重要的目标是不发生危机，这就需要在危机管理中，加强忧患意识的培养，让广大职工有市场意识和危机意识，否则，一旦危机发生，难以应对，后果不堪设想。

［资料来源：李芳. 危机管理四忌［J］. 企业改革与管理，2001（11）：44-45，本书略有删减］

# 第二节　安全事故的预防和应对

 **学习目标**

➢理解安全事故发生的常见原因。

➢熟悉事故发生前操作人员的心理状态。

➢掌握安全事故的预防措施。

近年来，各种类型的安全事故频频发生，如交通安全事故、煤矿安全事故以及校园安全事故等。安全事故不仅造成生命财产的损失，也对管理者和员工的心理会造成很多影响，引发员工的诸多压力问题，严重影响生产率和员工的工作生活质量。员工发生事故和患病也会显著地降低公司的效率和员工的士气。因此，做好安全事故的预防工作，避免安全事故发展成危及企业生存的重大事件，是员工援助计划的重要服务内容之一。

## 一、安全与事故

### 1. 安全

"安全"这个概念自古有之，但至今尚无明确的定义。我们认为，安全是不存在导致人员伤害和财产损失危险的状态，是指保护员工不受到与工作相关事故的伤害。

### 2. 事故

安全与事故密切相关。事故是突然发生的，使系统或人的有目的的行为受到阻碍、暂时停止或永久性停止，并可能导致人员伤亡或物资财产的损失。对于企业管理而言，人们常提及的事故一般指伤亡事故，即指员工在劳动过程中发生的人身伤害、急性中毒事故。事故具有以下特点：事故是违背人的意志的事件，不是人们愿意看到的；事故的发生是随机的，不是预谋的人为破坏或谋杀；事故是意外事件，不是人们能事先预料的。

## 二、劳动安全卫生事故

企业运行中发生的事故包括重大的劳动安全卫生事故、集体劳动争议、团体劳动争议和其他突发事件等（在本节中重点讨论的是劳动安全卫生事故）。

### 1. 安全技术事故

一般的安全技术事故可以表现为：

（1）厂房、建筑物和道路的安全事故。

（2）工作场所、爆炸危险场所的安全事故。

（3）机器设备的安全事故。

（4）电气设备的安全事故。

（5）动力锅炉、压力容器的安全事故。

### 2. 劳动卫生事故

因未能有效地执行国家劳动卫生规程，致使较多的劳动者发生职业危害或其他重大的劳动卫生事故。如有毒有害物质危害、粉尘危害、噪声和强光刺激、电磁辐射危害、中暑、冻伤，以及职业病防治不力等导致的突发事件。

### 3. 特殊行业安全事故

特殊行业安全事故主要指矿山开采和作业场所的安全事故和建筑安装工程的安全事故。矿山开采和作业场所的安全事故包括冒顶、片邦、滑坡、塌陷、爆炸等；建筑安装工程安全事故包括施工现场、脚手架、土石方工程、机电设备等方面的安全事故。

## 三、事故的原因与预防

### 1. 引发事故的原因

产生事故有三种基本原因：随机事件（chance occurrence）、不安全环境（unsafe working conditions）、员工的不安全行为（unsafe acts by employees）。随机事件所导致的事故一般很难通过管理来加以控制。因此，这里主要讨论不安全环境和员工的不安全行为。

（1）不安全环境。不安全环境是事故发生的一个重要原因。工作设备方面：包括设备防护不当、设备本身缺陷、危险的机器或设备操作程序。工作环境方面：照明问题、过于拥挤、噪声过强、通风不足及维护保养条件差。例如，最常见的照明问题是厂房太暗或办公室过亮，而理想的照明系统应不引起眩目，应该是从头上间接垂直的柔和光与为迅速工作提供的直强光的联合体。不安全环境因素都会反过来影响员工的士气并增加紧张程度，进而影响健康，情况严重者就会引发事故。

作为管理者和员工援助师，改善工作环境应该注意：

1）学会应用人类工效学的原理进行工作环境设计，向每位员工提供安全可靠的工作场所。

2）通过培训计划来特别提供有关设备与材料的安全数据，向员工提供可能发生事故的危险信息。尽管事故在任何地方都可能发生，但不安全的工作环境可能更容易发生事故。

3）特别关注容易出现事故的工作场所。调查显示，约1/3的工业事故发生在叉式起重机、独轮手推车及其他加工和搬运区域周围。最严重的事故通常发生在金属、木工机器附近，或发生在齿轮、滑轮和飞轮等传送系统周围。

（2）员工的不安全行为。员工的不安全行为是产生事故的另一个原因。调查表明，80%左右的组织事故是由 20%的具有不安全行为的员工引起的。因此，仅仅通过减少不安全环境来消除事故是不可能的。调查表明，员工的不安全行为主要包括：乱扔原材料；不安全的操作速度——太快或者太慢；由于移动、调整、拆卸等行为致使安全装置无法运转；不正确地提举物体；不配备安全设施，如不使用安全服和个人保护设备；使用不安全设备、工具、程序，或者不安全地使用设备、工具；有些员工工作走神，恶作剧或者开玩笑；进行不必要的冒险，为了图方便，取消安全装置来操作。

员工产生不安全行为的主要原因是：

1）员工的身心状况不佳。疲劳、急躁、无聊、厌倦、紧张、视力差等都是潜在的导致事故的原因。工作压力引发不安全行为，如员工或被要求尽可能快地完成任务，或强调生产率和效益比安全更重要，这是导致不安全行为的管理因素。临时性的压力因素如工作场地温度高、照明弱、拥挤也与事故率有关。在紧张和时间压力下工作或感到工作有威胁、不稳定的员工比那些没有压力、工作有保证的员工的事故发生率要多。员工接受的安全培训不够。一些公司没有提供给员工正确的安全操作程序，员工形成了自己习惯的工作方式。

2）员工的个性特征和态度。员工的个性特征也可能导致某些行为倾向，如冒险倾向相应地引发注意力不集中、不遵守程序等不安全行为。大多数员工会认为，事故总是发生在别人身上，这种态度极易导致粗心大意或对事故缺乏预防意识。研究发现，以积极态度工作的员工事故率明显低于以消极态度工作的员工。这是因为，消极的工作态度常与粗心大意相关联。

3）有事故倾向的特定人群。心理学家认为，事故倾向者是一种个性类型，具有某些生理特征和心理因素的员工更易引发事故。当然，这种倾向并不能完全用来解释事故。在特定条件下，任何人都可能发生事故。例如，一个因照顾生病的孩子而整夜未睡的员工，第二天发生事故的概率要大得多。另外，某项工作的事故倾向者在另一项工作上可能不是事故倾向者。例如，视力与司机、机器操作员的事故频率有关，但对于教师之类的工作则不是这样。所以，事故倾向是有"条件性"的。它同视觉、年龄和工龄、知觉、运动技能、职业兴趣关系密切。

4）其他与工作关联的事故因素。一些最重要的与工作相关联的事故因素往往包含于工作之中，如工作场地的安全氛围（也称为工作场地的心理环境）会影响事故率。季节性解雇率高的企业事故发生率较高，员工中有对抗情绪者、被扣发的工资量较大者、生活条件困窘者的事故相对较多。还需注意，一些工作天生要比其他工作危险。根据美国一项研究，起重机操作员与事故有关的住院次数比主管人员多三倍以上。工作进度（工作日程安排）和疲劳程度也会影响事故率。每个工作日开始的前 5~6 小时的事故率一般不会显著增加。但是，超过 6 小时事故率就会增加，这是由于疲劳造成的。此外，晚班比较容易发生事故。当员工不得不承担力所不及的超负荷工作时，会感到焦虑，随着时间的推移，任务超载走向极端，易引起事故。

## 2. 事故的预防措施

在管理实践中，有以下几种预防事故的方法：

（1）减少不安全环境因素。减少不安全环境因素是管理者实施保护措施的首要目标。管理者和安全工程师必须排除潜在的危险环境。例如，在运转的机器旁放置护栏；灭火设备使用方便以及以安全方式堆放材料等。

（2）改变员工不安全行为。心理学家们已经在甄别某些具体工作的事故倾向者方面总结了一些有效的方法。其测定的基本方法是界定可能与工作事故有关的人类特征（如视觉技能），确定这一特征是否与工作事故有关，并通过海报、公告板、图片、卡通等宣传形式使员工明确安全的重要性，还要与组织的安全计划相结合，切记要定期更换。此外，安全培训是改变员工不安全行为，减少事故的有效方法。这种培训除了针对有不安全行为的员工外，也特别适合刚入职的新员工，要指导他们在工作实践中注意安全程序和潜在的危险，培养他们的安全意识。通过培训让大家知道，安全记录良好的公司能有效地吸引和留住员工，使公司更具竞争力，也有助于获取更多的合同。要鼓励员工和管理者提高安全意识，争取达到新的安全目标。

（3）让员工参与安全管理。员工参与安全管理的方式很多。例如，建立由员工和管理者代表组成的安全委员会，其职责包括检查（观察）工作实践、调查事故、制定赔偿规则等。委员会成员采用轮换的方法是最理想的。委员会人数一般控制在5～12人，至少每月一次例会，所有成员必须参加。会后公布安全记录统计，提交当月事故报告，征集避免事故的意见。定期进行安全和健康检查。在调查本企业的所有事故和险情之后，建立一个定期进行安全和健康检查的制度，向员工通报存在的危险情况。

（4）设置损失控制目标。通过分析事故数量制定出明确、合理的安全目标，并与员工沟通该目标，确保他们了解管理者对工作绩效的期望。通过控制指标，监控工作超负荷和压力的情况来预防事故。例如，当工作任务超负荷时，员工很可能采取更快捷但更冒险的工作方式。因此，管理者和主管应该注意员工（特别是那些从事相对危险工作）的超负荷的征兆。

## 四、事故的应对方法

安全事故虽然是小概率事件，但是"智者千虑，必有一失"。在安全事故发生之前的预防，只能降低安全事故发生的可能性，但是不一定不发生。所以，当安全事故发生后，要积极应对，尽量将人财物损失降到最低，减弱对员工心理的冲击和影响。

### 1. 稳定情绪

安全事故发生后，安全事故处理小组要在第一时间紧急出动，判断事态发生的趋势，针对问题收集多方信息，及时把握事故发生的原因和影响。这里，员工援助师的主要任务是安抚当事人的情绪，评估事故对个体造成的影响，稳定全体职工的情绪和正常的生产工作秩序，以保证信息沟通渠道的畅通。在制定处理策略时要充分考虑员工的心理状态和对群体行为的影响，特别要注意减弱群体中恐慌、焦虑等消极情绪的波及范围，达到稳定情绪的目的。

### 2. 及时处理

重大事故发生后，要果断采取救援行动，防止事态的扩大，采取有效措施来保护职工的生命财产的安全。在查看事故现场情况后，立刻采取一切必要措施抢救人员和财产，防止事故扩大。积极与相关救援部门联系，寻求支持。及时召开相关的新闻发布会，将社会关注的信息给予真实的披露。相关领导者和责任人要亲临现场，防止事故的扩大，避免更大的损失。在事故调查组提出事故处理意见和防范措施后，企业及其主管部门负责处理。在处理事故时，结合安全生产责任制的规定，应分清事故的直接责任者、主要责任者和领导责任者。同时，依据相关法律、法规，分别承担行政责任。构成犯罪的，由司法机关依法追究其刑事责任。

### 3. 事故调查

控制事故的事态之后，要组织进行专门的事故调查。如果是一般事故，调查由企业负责人和相关生产、技术、劳动安全、工会等部门组成事故调查组进行调查；如果为重大伤亡事故（一次死亡 3 人以上），应报至国务院主管部门，调查由一定级别以上的政府有关部门及有关专家联合组成调查组。事故调查组有权向发生事故的企业和有关单位、人员了解情况，索取相关资料。企业有关人员必须配合调查组的工作，不得阻碍、干涉调查组的正常工作。

### 4. 提交报告

相关法律规定，国家应建立伤亡和职业病统计报告及处理制度。县级以上各级人民政府劳动行政部门和用人单位应当依法对劳动者在劳动过程中发生的伤亡事故和劳动者的职业病状况进行统计、报告和处理。因此，发生重大劳动安全卫生事故时，企业负责人应立即报告当地有关部门。有关部门接到死亡、重大伤亡事故报告后，应立即按系统逐级上报。死亡事故报至省级政府主管部门；伤亡事故发生后隐瞒不报、谎报、迟延不报、故意破坏事故现场的应承担行政责任；构成犯罪的，由司法机关依法追究其刑事责任。

### 5. 积极善后

在处理事故后，要根据事故后果和事故责任者应负的责任提出处理意见，拟定改进措施。一方面，将事故发生的原因、影响、结果和追责等真实情况汇报给相关部门和公众，根据情况，做好预防和教育。另一方面，对事故涉及的员工或者家属进行安抚和情绪疏导，做好解释工作，承担责任。对具有重大影响的员工和群体进行相应的心理辅导，降低危机事件对个体的影响，提高员工的应对能力。

# 第三节　群体性事件的应对

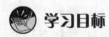 学习目标

➤ 理解群体性事件的概念及产生原因。

➤ 熟悉群体性事件的心理分析过程。

➢ 熟悉态度形成的两种加工途径。
➢ 掌握应对群体性事件的主要策略。

目前，我国的劳动关系市场化已经基本完成，但调整机制尚不完善，劳资矛盾成为影响社会和经济发展的首要因素，而且劳动关系正在由个别劳动关系向集体劳动关系发展。在劳资关系已经进入到一个新的阶段的情况下，劳动争议呈现不断增长的趋势。目前，我国企业的这种争议表现的基本趋势是，由个别调整向集体调整转变。群体性事件更具有暴力化倾向，集体行动也呈现无序化状态。具体表现为个人暴力行为、行业罢工的集体行动，也出现工人的消极抗争事件或在某些企业开始出现的工人依法集体争议情况。要解决这些问题，关键是了解掌握职工的动态诉求，与职工实行有效沟通，理性地分析劳资关系动态，特别是建立企业 EAP 员工帮助计划，为员工提供系统的、长期的援助与福利项目，通过员工援助师等专业人员的配合，提供指导、培训和咨询。此外，应该建立企业内投诉机制，及时化解矛盾。在民营企业、合资企业和外企建立工会，进行有组织的对话。

## 一、群体性事件

### 1. 群体性事件的概念

群体性事件主要指企业因劳动关系、组织变革和利益分配等原因而引发的群集性纠纷事件，如某些利益要求相同或相近的员工，在利益受到损害或不能得到满足时，经过酝酿，最终采取集会、罢工、集体围攻等方式，以求解决问题的事件。群体性事件一般具有规模较大、参与人数多、行为过激和对抗性强的特点，这里所指的群体性事件的参加者多为处于劣势的企业普通员工。

### 2. 群体性事件产生的原因

诱发群体性事件的原因是复杂的、多方面的，概括起来，主要有以下方面：

（1）利益关系。劳动关系本质上是一种社会经济利益关系。企业（雇主）追求的是低成本、高利润，而劳动者则追求低投入、高回报。这种对立的利益关系必然会引发矛盾，因而双方的冲突也就不可避免。一方面，企业进行体制改革、结构调整，就会影响到一部分人的利益。如果管理层不及时处理和疏导，矛盾就会被激化，引发员工的集体行动，导致发生群体性事件。另一方面，由于一些特殊原因，如企业破产、亏损或遭受灾害，职工的基本生活得不到保障，感到生存的危机，员工可能会采取一些措施来寻求组织的支持。目前，我国企业在权利争议为主的基础上也出现了利益争议，集体争议占到争议人数的三分之二以上。特别值得注意的是，集体行动开始具有规模化和同盟化的趋向，需要引起高度重视。

（2）福利待遇。在当前竞争异常激烈的市场经济条件下，企业内部职工的收入差距拉大。企业内不同层次、不同部门的员工收入有差距，这种差距让员工心理产生不平衡，如果缺乏沟通渠道，一些诉求不能得到满足，或者职工对企业决策没有理解，容易引发冲突性事件，经过扩散后，也会形成群体性事件。

（3）法律意识。一些职工的法律意识淡薄，遇到一些问题，由于群体内负面情绪的传染，在个别人的挑动下，不惜破坏正常秩序。虽然随着法治社会的进程加快，群众的法律意识不断增强，但还有一部分群众的法制观念较为淡薄，一旦涉及切身利益，不会运用合法途径加以解决。此外，一些职工的自我维权意识增强，所在组织的领导若采取回避的态度，也可能导致矛盾的激化。

（4）社会影响。随着现代科技的发展，新生代员工受教育程度和文化水平逐渐提高，有着强烈的自我意识、言论表达意识与维权意识，加之互联网、手机、电视媒体等信息技术的发展使得网络成为信息沟通的重要工具。企业不是生活在真空，现代化媒体技术大大地促进了诉求信息的传播，更容易获取舆论支持，这也会助长一些群体性事件的扩散，同时，外界信息反过来助长了企业内群体性事件的发生、发展，使得事态不断扩大。如果组织管理者认识不到现代传媒技术对于沟通方式的影响等新变化，仍然缺乏集体劳动争议处理机制，或者采用"政治化"的处理方式，对职工缺乏扶持力，肯定会加剧劳资关系紧张和矛盾冲突，处理不当也会使劳动争议社会化，助长一些过激行为的升级，演化成群体性事件。

### 3. 群体性事件的特征

（1）规模较大，参与人数多。群体性事件表现出参与人数多、规模较大、集体行动无序化的特点。如某在华外企公司的裁员事件中，导致的罢工人数达1万多人，严重地影响了组织的声誉和日常的经营管理。

（2）行为过激，暴力化倾向。群体性事件是一种严重的冲突性事件，在这一过程中，当事人可能会采取一些激烈的行为，如打砸抢、辱骂、暴力性对抗等，严重情况下对组织的财产和员工人身安全都会造成很大的影响。如果过激行为得不到遏制，暴力化倾向的事态扩散速度会加快，局面难以控制。

（3）对抗性强，社会影响大。群体性事件中的对抗更加明显和突出，会造成严重的社会影响。应采取一定的措施，抑制对抗性，对内做好职工的心理疏导，对外保证真实信息的传递。这是处理群体性事件的关键。

（4）仿效性强，易恶性循环。由于群体性事件具有从众性效应，群体情绪在事件中更容易传染。特别是信息的不畅通以及恶意煽动的出现，会导致谣言丛生，致使不明真相的人群卷入事件之中，形成恶性循环，将危机事件不断扩大。

## 二、群体性事件的心理分析

### 1. 情绪感染

群体性事件容易使人们的情绪和认知受到极大的冲击，很多带有类似情绪的人聚集到一起，他们会相互对信息进行强化来增强情绪体验。因为很多人在一起，难以追究个人责任，就形成了匿名的情境。这种情境使得人们的自我监督和自我评估的效果减弱，不再关注其他不同的舆论意见。我们把这种社会心理现象称为责任扩散。在正常的情况下，人们总是在不断地对自己的行为进行调整，以维护良好的社会形象，避免与社会规范相冲突，避免公众的舆论惩罚。但是，在去个体化的情境下，由于这种自我监督和评价的减弱，个体对自我行为的监控也就减弱了，容易导致情绪化、冲动行为的发生。

　　下面是一个关于责任扩散的心理学实验。两位纽约大学的心理学家做了一个实验。让参加实验的学生单独待在相互隔开的房间里，彼此之间通过内部通信系统进行交谈。实验者把学生分成三组，告诉第一组的同学可以和同组的另外的五个人交谈，第二组的同学可以和同组的另外的三个人交谈，第三组的同学可以和另外的一个人交谈。事实上，被试听到的其他交谈都是内部录音。

　　先听到一个或多个"学生"交谈的声音，然后，电话里突然传出了突发事件的声音（也是录音）。一个"学生"说自己癫痫发作，希望有人帮助：

　　"我……想，我需要……有……如果有人……能给我一点……给我一点帮助的话……因为我……现在真的有麻烦，如……果有人能帮助……我的话，那……太感激……了。我的癫痫……就要发作了……我需……要一些……帮助，如果有人愿意帮助我……（哽咽声）我要死了，帮……助癫痫……"（哽咽，然后就无声了）

　　小组中的"人数"对帮助陌生人的意愿有什么影响呢？见表11—1可以发现，如果感知到的旁观者数量越多，愿意帮助陌生人的比例就越低，试图帮助前的延时也就越长。

表 11—1　　　　　　　　　　　各组帮助癫痫病突发者的人数和反应延时

| 感知到的旁观者人数 | 试图帮助陌生人的被试比例（%） | 被试者试图帮助前延时（秒） |
| --- | --- | --- |
| 1 | 85 | 52 |
| 2 | 62 | 93 |
| 5 | 31 | 166 |

　　从上面的实验结果可以看出，感知到的旁观者数量从1个变到5个的时候，试图帮助陌生人的比例下降了54%。可以想象，当不文明行为发生时，如果周围有许多人，每个人都会觉得责任是别人的，和自己没有关系，这种现象叫做责任扩散。长此以往，做出不文明行为的人会觉得不文明行为是正当、合理的。其实他不知道，很多人心里并不喜欢他的行为，只是由于责任扩散的原因保持沉默，不愿意说出来而已。这种沉默让不文明行为的人越来越有恃无恐，沉默的人越来越见惯不怪，形成恶性循环。打破这个恶性循环的关键在于，有人要打破沉默，告诉那些不文明行为的人们，他们的行为会引起别人的反感，是不对的。

### 2. 从众心理

　　群体性事件是一种集体权利而非个别权利，因此，以集体的方式行使。从众是指个体受群体规范和压力的影响，当个体开展决策行动时，会经常考虑他人的判断和行为，这便造成了人们在观念和行为上的一致性和统一性。强烈的从众心理在群体性事件过程中会加速谣言的传播速度，主要表现在知觉、判断和行为上的歪曲。群体中的个体对自己的判断往往缺乏信心，为了与众人保持一致而修改自己的判断。有些人并不相信谣言，却有时出于功利性动机而跟随"主流"，成为群体性事件的信息旋涡。从众所指向的多数人的行为就成了较可靠的参照系统。在相互比较过程中产生了不确定性，而不确定性会进一步强化人们进行社会比较的要求，进而增加人们合群的欲望。对群体一般情况的偏离，会使人们面临群体压力，人们在日常生活中已经养成了不偏离群体的习惯，个人偏离群体产生的焦虑越强也就越不容易偏离。

### 3. 恐慌扩散

恐慌是指社会大众在社会危机状态下，面对现实的或想象的威胁所做出的不合作与不合理的心理及行为反应。极度恐慌的主要表现在民众盲目散布谣言、疯狂抢购生活用品等不合理、不合作的行为上。恐慌作为一种社会心理现象的根源在于人的社会性。当一定的信念和态度在群众中蔓延开后，便会形成一股从众压力使个人主动与群体行为保持一致，由于匿名和感染的双重影响，人们的行为更倾向于情绪化甚至失控。所以，谣言比疾病可怕，恐慌比谣言可怕，而从众心理最可怕。然而，盲目的恐慌不仅不能解决问题，反而带来诸多恶果，如市民的疯狂抢购和学生、民工的无序溃散。同时，心理恐慌使人们工作时精力分散，影响了效率，给社会造成无形的损失，并导致更加严重的事态的蔓延，极不利于事件的处理和应对。群体聚集的根本原因是因为参与者被恐慌情绪所控制，他们要采取群体活动的方式，来获得自我认同和社会支持，减少恐慌带来的威胁感，获得自我的平衡。

### 4. 恶意煽动

煽动者往往会通过一些手段，干扰受众对信息传播和加工过程的关注，如分散人们的注意力、快速地呈现各种信息、采用各种传播渠道呈现各种情境。同时，利用这些手段来阻碍人的正常的逻辑推理过程，使人们无法对信息的真伪进行辨别。在这种高强度的认知轰炸下，人们容易出现对仔细、谨慎思考的厌恶。这样，恶意煽动者就能将他们的负面情绪和信息进行快速传递，减少了真实信息的传递。

人们在形成对事物（态度客体）的态度的时候，一般存在两种对相关信息的加工方法。一种是中央加工，另外一种是边缘加工（见图11—1）。中央加工指人们会主要考虑态度客体的中心特点，会努力地审查所有相关的信息，还会把收集到的相关信息和原有的知识和经验进行比较。例如，一位年轻女士经熟人介绍，认识了一位男士。第一次见面的时候，如果她采用中央信息加工方式，就会考虑对方的家境、学识等特征，并且把他与自己的预期要求进行比较，并假想今后交往可能出现的情况。心理学家西蒙曾经说过，人并不是完全理性的。由于认知资源的限制，不可能对所有的信息进行加工，这就决定了人会用各种简洁、快捷的信息加工处理方式，于是，就出现了边缘加工的思维方式，即不必经过审慎的信息加工过程就做出决定。例如，不少人往往会在见面的一瞬间，就形成对陌生者的印象或态度，即使这种态度可能会在以后的深入交往中逐渐改变。但是，当启动边缘加工之后，在相当一段时间里，人们考虑的更多的是一些貌似边缘的特征。如人们在形成一种个人态度时，会考察这个人的长相、穿着，甚至某一个简单动作后就会做出判断或决定。

这两种加工过程都会影响到人们的态度形成过程。不怀好意的人对员工的煽动也是基于上述两种加工过程。由于中央加工含有很多的谨慎加工行为，可以有效地帮助人们抵制错误的信息和邪恶的观念，很多的煽动手段都是有意地让人绕过中央加工过程，而引导他们采取边缘加工，以躲避严格的认知审查。煽动者往往会通过一些手段逼迫受众采取边缘加工方式，如分散人们的注意力、快速地呈现各种信息、用电视或电台呈现情境，即非文

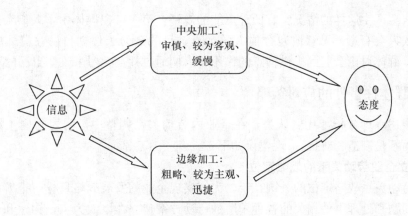

图 11—1　态度形成的两种加工途径

字的形式（令受众无法控制信息传输的速度）。此外，只给受众很短的加工时间，利用各种活动来提高受众的身体唤醒水平，或者令受众保持一种很不适的姿势，让所传播的信息看起来非常复杂，不断地重复这些信息等。这些煽动手段有一个核心，那就是干扰受众对所传播的信息加工过程的关注，并利用这些手段来阻碍人的正常的逻辑推理过程，使人们无法对信息的真伪进行辨别。在这种高强度的认知轰炸的状态下，人们容易出现对仔细而谨慎的思考的厌恶，"这些东西看起来太复杂了，干吗把自己弄得这么累啊！"所以，往往简单地接受对方观点。例如，一些讲授者就喜欢用大段的排比句，较快的语速来阐述自己的观点，从而使得其观点显得有说服力。

在强化态度客体的边缘特征方面，煽动者可能会想方设法获取受众的信任，以使很多人们更容易信任的角色出现。心理学家对信任的研究发现，信任一个人需要考虑对方三方面特质：能力、善意、正直。从这三个方面，我们就可以理解为什么权威如此受人信任。这三个方面的特点当中，善意和正直很难直接评估，人们只能形成一种模糊的印象。而能力的特点很容易通过这个人的各种资格、头衔等来获得。除了权威的头衔之外，煽动者还会使自己显得客观公正，不失偏颇。很多煽动者都会利用各种超脱了个人利益的信仰来煽动受众。这样，煽动者就获得了受众的信任，为其进一步的说教建立了基础。煽动者会把受众的注意力转移到态度客体的边缘特征上面。一个典型的做法就是大力地渲染情绪来获得受众的共鸣。我们可以想象这样的情境：一位演讲者站在讲台上，用激动的手势、尖锐的措辞、响亮有力的口号来煽动受众的情绪；台下群情激昂，人们高举手臂，对演讲者的演讲给予热烈的回应。

### 5. 思维极化

群体的一些思维特征也令它更加容易受制于各种各样的煽动，其中一个非常重要的特征就是群体思维的极化。心理学家詹姆斯·斯通纳在 1961 年提出了群体极化的概念来解释群体思维的特点。他认为，经过讨论，群体的观点会从中立的状态向两极偏移，变得更加极端。一种状况是个人的观点在经过了群体的讨论之后，往往会比讨论之前更加冒险，这就叫做风险漂移。另外一种情况是有些决策在经过了群体讨论之后，变得非常保守。这就是谨慎漂移。

为什么会产生这样的情况？有两种可能的解释。第一，在群体中，人们会追求社交激励，有时候人会有意、无意地迎合他人的观点，目的是为了建立自己在群体中的积极形象。第二，群体讨论会起到提供信息的作用，人们通过社会学习来改变自己的观点。

## 三、群体性事件的应对策略

依据上述心理分析，我们认为，在企业内劳动关系调整中，明智的雇主策略是制造"认同"，而不是制造"对抗"。现建议如下：

### 1. 确立企业劳动关系的战略定位

企业劳动关系战略定位的关键在于，为了实现企业的发展战略目标，把解决企业内群体性事件问题和处理事件相关的各种矛盾的行动方案建立在以人为本，构建和谐的劳动关系的基础上。其指导思想就是劳资两利，共同发展，只有如此，才能保障企业长期、稳定的发展。劳动关系管理运行中的各个环节，包括劳动关系建立和运行、劳动工资标准的确定、劳动争议的预防和处理，企业内劳动者群体性事件处理策略，都必须服从这个大目标。

### 2. 劳动规章制度与调整机制的健全

企业劳动规章制度是处理劳资冲突的法律依据。劳动规章制度包括了劳动合同管理、员工绩效管理、薪酬福利管理、劳动争议的预警和处理。这些环节缺一不可，企业管理者必须明确，在这些劳动规章制度中，管理者和员工双方的权利义务都要有明确的规定，如果这些制度和条款内容不能具体化，事先不能得到双方的认同，一旦发生争议，企业的人力资源管理就难以操作。从总体上讲，这些制度的建立必须以劳动法律为依据，以劳动关系调整为中心。

为了构建稳定、和谐和长效的企业劳动关系，需要建立和健全企业集体劳动关系调整机制。如前所述，在劳动者权利意识和法律意识不断增长的情况下，健全以预防为主的企业劳动关系集体调整机制非常必要，这些调整机制的内容包括发挥工会组织的作用、开展集体协商签订集体合同、建立职工代表大会或劳资协商会议等。在这里，员工援助师的作用更不可以忽视。要充分发挥员工援助师的人际协调方面的作用，这对于劳资双方的沟通理解，建立劳资双方的信任合作，调动劳动者参与企业发展的积极性，提高企业劳动生产率，实现劳资携手共渡经济难关均有重要意义。

### 3. 建立有效的沟通渠道，及时化解矛盾

目前，我国多数企业尚处于"强资本、弱劳动者"的格局之下，由于劳动者自身的组织性较差，尚缺乏表达自身利益诉求的沟通渠道，这就需要健全劳动者的表达渠道。管理者除了要加强对企业政策、经营状况、劳动法律法规的宣传之外，在建立企业投诉机制方面，需要建立工会及员工心理援助等其他沟通渠道，进行个体、组织层次的对话，及时掌握职工的动态诉求。同时，员工援助师可以通过在日常生活中的其他途径，掌握企业总体的劳资关系动态和个体的特殊情况，实行有效的沟通。在实施员工帮助计划中，为员工提供系统的、长期的灵活性福利项目和心理疏导帮助，还应该通过与员工的沟通，纠正他们了解到的一些误导信息，提供有关劳资关系处理的法律依据和正确理念。这些专业指导是

及时化解矛盾，防患于未然的关键措施。

这里要特别倡导和发挥企业工会、员工援助师等专业人员在团结员工、凝聚人心、促进稳定的作用和优势，使员工有机会采取合法有效的途径与手段，来表达自身的利益诉求，维护自身合法权益。此外，在一些企业事业单位，特别是民营企业、外资企业和社区街道，还可以通过员工援助师去组织、凝聚劳动者的集体力量来争取自身的权益。而管理者可从稳定劳动者队伍入手，减少人员的流动，形成共同的利益纽带，尊重员工的主体地位，增强其归属感与认同感。

**4. 建立企业劳动关系的预警机制**

员工援助师需要在固定的时间，全方位评估员工的心理状态和工作状况，同时，注意对员工的一些非正式群体进行小范围的积极引导，做到心中有数、遇事有准备。与预警机制相关联的工作就是建立企业应急预案体系，这个体系的建立要考虑企业群体性事件的种类、发生原因和处理措施，并将这些措施常规化和程序化。建立企业劳动关系预警机制，需要关注如下问题：

（1）成立常态的调查小组。通过深入调研，分析员工的心理状态、劳资关系状况，判断是否存在引发员工情绪波动的不稳定因素，是否存在与劳动争议有关的问题。

（2）编制专门的应对预案。结合目前在劳动关系协商方面经常涉及的问题，如职工转岗分流、工资分配、医疗卫生、生活福利、劳动合同等，编制应对性案例说明，并聘请有关专家审议这些预案的可行性和有效性，以备培训、咨询和应对时采纳。

（3）开展预防性宣传活动。通过宣传、教育、咨询等方式，进行相关员工的心理疏导，对有效处理负面情绪问题的案例进行完善，使得企业劳动关系预警机制在职工表达诉求、化解矛盾、预防企业群体性事件方面真正发挥作用。

**5. 应对群体性事件的情绪疏导**

目前发生的群体性事件中，大部分员工反映的问题是合理的，与他们的切身利益相关，不可简单地采取强制措施去解决。处理群体性事件时，务必要弄清事件爆发的原因、员工心态和现场情况，慎重决策，要注意方法的灵活性和策略的多样性，要具体情况具体分析。对思想认识问题做好宣传解释工作，帮助员工明晰事理。因工作失误而引发的突发性群体性事件，管理者要敢于承担责任，吸取教训。对符合政策，但长期得不到解决的问题，要想方设法解决，切忌敷衍推诿。

艾维·李较早使用心理疏导机制处理劳资纠纷，在1914年处理科罗拉多"大屠杀"引发的劳资纠纷时，他曾说服洛克菲勒总裁要打破沉默，主动与员工及其家属沟通。艾维·李还奉劝高层管理者不要用交纳广告费来封锁媒体对事件的报道与宣传。公司应该主动向媒体提供信息，并积极与"意见领袖"进行对话，最终成功化解了一场危机。良好的情绪疏导不仅可以化解危机，而且还可以避免劳动者群体性事件（如罢工）的发生。在2000年，某知名化学公司曾因尝试要求工会和工人在签订合同中接受"通过外包和重组提升竞争力"的条件，进而引发极大的冲突，并随时可能引发群体性事件。在此情况下，该化学公司聘请咨询公司采取与员工对话的方式，与媒体、社区进行沟通，最终成功说服员工代表接受了新合同的要求，从而避免了一场冲突危机。

### 6. 罢工事件的应对与善后事宜

罢工的出现表明，企业在劳动关系管理上出现了漏洞。目前，我国不同类型的企业也都先后出现过罢工等群体性事件，罢工问题已经不可回避，企业应当考虑建立劳资矛盾的预警机制、劳动争议的预防措施及劳动冲突之后劳资关系恢复等一整套内部劳动危机管理机制。

有关罢工事件的处理问题，应了解争议发生的原因和工人的诉求，管理方需要权衡应对策略的利弊：是采取对抗（开除、分化、工人替代、闭厂），还是采取和解（谈判）。我们的基本建议是，要稳定局面，不要激化矛盾。为此，需要在与相关部门（政府劳动部门、工会）及时沟通的同时，与罢工代表诚恳对话，最好的办法是引入第三方（社会员工援助咨询公司）调解斡旋，通过程序化、法制化的途径解决问题。

在罢工善后处理时，员工援助师应该在消除双方的隔阂、重振士气方面发挥其特有的协调作用。在罢工事件过后，员工援助师应全面总结经验，彻底清除复发隐患和同类事件发生的根源。对危机发生原因、危机处理过程进行细致分析，提出在技术、管理、组织机构及运作程序上的改进意见。当群体性事件被平息后，不能在"总算过去了"的心态支配下把它束之高阁，更不应该有"不堪回首"的心理，要敢于"复盘"，认真反思，从中探求规律性的东西，彻底清除同类或相近事件发生的根源。

# 第四节　危机事件的应对

 **学习目标**

> 理解危机事件的应对过程包括的主要环节。

> 熟悉领导者危机决策的困难和关键点。

> 掌握群体性情绪的特点和疏导方法。

非常规突发事件特指社会没有或极少经历过的、缺乏对其演化规律的知识和处置经验的突发事件。它们往往突然发生，造成或者可能造成严重社会危害，从而需要社会采取应急处置措施予以应对。与传统的灾害或者危机相比较，人们很少了解这类非常规突发事件的演化规律，从而很难事先做出预防。这是它的一个典型特征。非常规突发事件主要包括两方面的范畴：一是具有突发性、难以预测的自然灾害（灾难）事件，如 2004 年印度洋地震海啸，2008 年中国南方雨雪冰冻灾害和 2008 年中国汶川特大地震灾害；另一方面为社会性事件，由社会经济、民族之间和人民生活等方面的矛盾引起，构成了可能危害社会安全的潜在因素，成为威胁社会稳定和经济高速发展的隐患。如 2001 年美国"9·11"事件，2008 年中国三鹿奶粉事件以及 2008 年美国次贷危机引发世界金融风暴等。这两方面事件均突显出现代社会应对非常规突发事件时，对科学应急管理的迫切需求。

## 一、危机事件的应对过程

在 2007 年 11 月 1 日，我国开始实施《中华人民共和国突发事件应对法》，该法明确提出为了预防和减少突发事件的发生，控制、减轻和消除突发事件引起的严重社会危害，规范突发事件应对活动，制定该法。同时，该法规定在预防与应急准备、监测与预警、应急处置与救援、事后恢复与重建过程中各级相关部门的危机应对程序和方法以及责任归属，详细规定了突发事件的应对策略。在应对突发事件时，主要经历如下过程：

### 1. 事前预防监控

加强对突发事件的防范，减少不必要的损失。突发事件的危害损失程度不断增强，首要原因是突发事件发生前没有进行防范。为了减少不必要的损失，应加强对突发事件的防范和监测，如播发警报、预报灾害的可能等级等，以控制突发事件的苗头，提高公众应对突发事件的意识和能力。突发事件对群众的影响是最直接、危害程度最深的。管理者应通过突发事件案例或各种教育图片，对员工进行灾害预防的培训教育，让公众在面临突发事件时，能在心理上临危不惧，从容应对。大多数人面临突发事件时，无论在心理还是行为上，难免会出现异常，所以，安全演练和模拟培训是培养人的安全意识、学会保持冷静、保持平衡心态的方法。某公司为让员工树立安全意识，每次会议的第一议程就是介绍安全须知，每个新员工最先接受的就是安全培训，第一个主题都是如何安全撤离突发事件场所。这种培训的结果使该公司连续四年无伤害、无职业病和零环境损伤，成为了企业界的安全管理典范。

### 2. 事中决策合理

主要指果断决策，避免突发事件的扩散。由于突发事件的危害性后果易在时间、空间上迅速扩散，要求危机管理人员在正确估计突发事件的发展形势时进行果断决策，以减少时间延误。在遇到相关决策难题时，可以依照法律法规处理突发事件。突发事件一旦发生，就涉及一系列的法律法规，有法律规定的，需按照法律程序进行处理，保证执行的强制性。危机管理的主体是组织，但仅靠单个组织的力量很难做到突发事件应对的高效、快速。因此，需增加突发事件管理系统中参与主体的多元性，最大可能地吸纳各种社会力量一起应对，加强各种组织之间的合作，寻求其他机构部门的帮助。

### 3. 事后处理及时

主要强调充分发挥组织和成员的作用，来完成灾后重建工作。灾后重建是一项复杂的工程，虽然组织在重建中起主导作用，由于管理的内容过于繁多，难免会出现管理不到位的情况，这就需要发挥各方面的作用，及时参与心理救援和干预。经历了各种突发事件的受害者、幸存者内心会受到严重的伤害，出现无助、抑郁、恐惧等心理问题。灾害心理干预专家认为，在经历大灾难一个月后，人的心理会出现急性心理应激反应和心理障碍，如果在 1～3 个月内不能有效恢复，会转化为"创伤后心理障碍（PTSD）"，病情将长久持续，后来的处理难度会更大，病情严重的甚至自杀。因此，及时地开展心理重建工作非常必要，可帮助当事人安全渡过心理危机。此外，突发事件之后，人们的生活被打乱，各种设施遭到破坏，损失惨重，突发事件后的赔偿、补偿有利于减轻受害者的损失和痛苦。突发事件发生后，人们往往只注重处理、控制，却不能有效地借鉴原来此类突发事件的经验；也不能在突发事件处理完后，进行有效地总结经验和教训，供后来应对同类的突发性事件借鉴。

## 二、领导者的危机决策

危机事件往往具有事发突然、影响范围广、损失巨大等影响。一些重大的危机事件会给某个地区甚至整个社会的生产、生活秩序、机构运转带来重大的损失。而重大的突发性事件的应对，首先依靠领导者及其团队的正确决策。危机决策是一种特殊类型的决策，与常规性决策相比有自己的独特性。

**1. 危机决策的特点**

（1）目标权变性。危机发生的不同阶段，决策目标不一样。危机事件发生前，要预防危机事件的发生。通过对组织结构的合理优化以及有效地防控监督，把危机事件尽可能消灭在萌芽状态。这种事前的决策以常规决策和程序化决策为主，决策涉及的问题一般都可能借鉴过去的经验基础，通过征求大家的意见，发扬民主决策的优势。危机发生后，决策目标就会随着危机事态的演变而变化，进行调整和修正，这就体现出决策目标的动态权变性。在此种情况下，通常以经验和知觉决策为主。

（2）环境多变性。决策环境可分为组织的外部环境、组织的内部环境及决策者的心理环境。

组织的外部环境通常指存在于组织边界之外，对组织直接或间接地产生影响的因素。危机决策面对的外部环境具有更大的不确定性，尤其是在重大灾难发生的情况下，这种不确定性表现尤为突出。这时的决策具有一定的模糊性、随机性和未知性，要求决策者充分运用已有的经验知识和智慧来应对。

组织的内部环境主要是指组织内部的构成要素，如组织所属的人员、物资及各种潜力等。由于重大突发事件具有突发性和紧急性，组织的内部环境时刻有可能发生变化。准确掌握这些内外环境的信息，做好评估和分析，是制定应急方案的基础。当事件发生后，就需要抽调有专业经验的人员，调用相应的应急物资，尽可能地把有用的社会力量组织起来。这时，需要成立专门的指挥机构来协调组织内部的复杂关系，使整个组织能做到"万众一心"。另外，重大事件的这种突发性和不确定性，也导致领导者高度的压力和心理紧张，这种压力又会在很大程度上影响决策的效果。

面对复杂多变的内外部环境，决策者的心理也处于复杂多变的状态，管理者在此背景下会拿不定主意。或差之毫厘，失之千里；或一叶障目，不见泰山。为了在复杂多变的危机环境下做出准确的判断和决策，平时需要准备好各种预案，并做好对相关人员的教育培训。例如，对领导者进行如下的"危机应对能力培训"：

·+·+·+·+·+·+·+·+·+·+·+·+·+·+·+·+·+·+·+·+·+·+·+·+·+·+·+·+·+·+·+·+·+·

**测试要素：危机应对能力**
测试题型：情境型
作答时限：5分钟

　　某著名公司的总裁要访问您公司，并出席新闻发布会议，当场签订合作协议。作为主管接待工作的您已安排好了一切：预定了房间和欢迎宴席，上级领导、重要的客户和各大新闻媒体记者均已经到场。但临开会之前 5 分钟，您接到电话说，对方总裁因故取消来访，作为大会发言人的您，将如何处理这个问题，并当场回答大家的问题？

　　**"危机应对能力"评分要点**

　　好：能够及时果断地处理变化了的事情，采取巧妙的措施协调好各方面的关系，把因为变化而给企业带来的负面影响降至最小。

　　中：虽然能够应付这种突发事件，但所采取的行动并不能很好地降低这件事对企业的影响。

　　差：考虑问题不周全，处理方法不当，反应迟钝。

+-+-+-+-+-+-+-+-+-+-+-+-+-+-+-+-+-+-+-+-+-+-+-+-+-+-+-+-+-+-+-+-+-+-+-+-+-+-+-+-+

　　（3）信息不对称性。在重大危机事件发生后，信息具有高度的不对称性。主要表现在信息的不完全性、不及时性以及不准确性三个方面：

　　首先，信息的不完全性。事件的形成及危机态势的发展具有很大的未知性和不确定性。信息随着态势的发展而不断演变，决策者不可能完全掌握危机的态势信息。另外，由于人们对事件发生本身机理的认识存在有限性，这也导致了决策者对信息认识的不完全。

　　其次，信息的不及时性。主要是指信息的采集和传递不及时，由于对信息加工处理的拖延而导致时间的滞后。在通常情况下，各种信息从事件发生现场传递给决策者时，要经过一些中介环节，因此，最高决策者对信息的掌握就可能出现滞后。此外，提取、加工得到有用的信息是要花费时间的，这在一定程度上也占用了决策者用于决策的思考时间。因此，要尽可能缩小信息的时间滞后差。

　　再次，信息的不准确性。人们可将危机决策的过程看做是信息输入、信息输出的过程。在此过程中，要经过发现问题、确定目标、选择标准、拟定方案、评估方案以及方案实施等步骤来完成。还需要注意的是，信息在传递、反馈的过程中可能会出现信息失真，难以保证信息的准确性和有效性。

　　（4）决策的非程序化性。危机决策是典型的非程序化决策，它没有固定的决策模式可供遵循，决策过程往往表现为新颖的、非结构化的，甚至使人感到无规律可循的特点。

　　**2. 危机决策的困难**

　　在重大的危机性事件中，受到信息和时间的限制，管理者很难做出完全理性的决策，只能做出相对合理的决策。这是因为：

　　（1）危机事件的突发性。这使所有的组织和个人都是被动应对，以目前的掌握的资源并不能完全应对，而任何决策延误都会造成生命财产的极大损失。由于时间的压力，在极短的时间内不仅要明白具体发生了什么，而且还要迅速做出一系列决策。

　　（2）信息对决策的影响。一种情况是，因通讯中断而信息不可得、不充分；另一种情况是，纷繁无序的信息会纷至沓来，处处告急令人应接不暇。个人的组织信息处理能力都是有限的，尤其是当这些信息没有得到有效组织的时候。

　　（3）决策者的相互配合。决策团队成员也需要一段时间来相互熟悉和彼此了解，整个组织的决策、行动效率才能够达到最高。决策还受到决策者自身的情绪和情感的影响，而情绪和行为并非一成不变，不同的情绪状态也会使决策质量出现波动，甚至决策效果出现反复。

### 3. 危机决策的关键

在组织决策的过程中，决策者应该关注以下关键点：

（1）保证信息准确。打消顾虑，树立敢讲真话的氛围，实事求是，不隐瞒、虚报真实情况，这需要提高决策信息的准确性，促进决策的科学性。此外，通过多种渠道获取信息，要进行多角度的确证。在重大事件出现的时刻，无人能够确保信息的准确性，仅仅凭借单一路径获得的信息往往会出现较大的误差。

（2）控制决策进程。在面对灾难的危急时刻，最重要的是保障决策的效率。每一分钟都可能关系到千万人的生命。所以，在这个时候，管理者进行决策不允许内部争议或冲突。一般采用命令式，不会进行过多的讨论。在群体决策的过程中，经过分享、讨论，群体的意见往往会更加极端、激进，这样，最高负责人特别要提醒自己的是，要尽量不把可能是正确的、不同的意见拒之门外。

（3）自我情绪管理。在决策过程中，个体往往容易受到强烈的情绪影响。领导者需要注意休息和保持自身情绪的稳定，因为疲劳而导致的情绪化会严重影响决策质量，在情绪冲动时尽量不要做重大的决策。

## 三、群体情绪疏导

在重大突发事件发生后，很多人可能会经历各种各样的情绪起伏，包括出现悲伤、愤怒、沮丧、恐惧、内疚、忧虑、孤独等负面情绪反应。虽然经历者都会有不同的情绪反应，但并不是每个人都能意识到哪些是负面情绪的。因此，要对广大群众的负面情绪进行耐心的疏导，以消除极端情绪给群体带来的不良影响，使当事人们保持健康的心态，共渡难关。

### 1. 群体性情绪的特征

（1）情绪波动。在经历了灾难事件之后，经历者面临着身体和财产的损失，情绪、认知都受到了巨大的冲击，如"孩子没有了，房子没有了，今后的日子怎么过？"等。因此，很多人都容易情绪激动，表现得极不稳定，甚至感到恐慌、悲伤和绝望。因为灾害发生后，人们在极短的时间内就经历了巨大的变故，在事件发生后的很长一段时间里，一般都会被这种强烈的悲伤情绪所笼罩着。这时，他们可能会非常悲观和绝望，认为自己无法走出悲伤，无法再恢复正常的生活。而且，当很多带有同样情绪的人聚集到一起，他们会通过不断地情绪分享、讨论来进行相互的确认和强化。最终的结果往往是产生更加强烈的情绪传染，甚至导致更加不理智的决定。

（2）愤怒状况。面临灾难，尤其是自然灾害，人们的愤怒情绪很容易被触动。因为身心经历巨大创伤的时候，大家的焦虑和能量无处释放，而愤怒是最直接、最简单的自我防御情绪。所以，这个时期很多人都通过表现出不同程度的愤怒情绪来代替内心的痛苦和难以表达的创伤。如果出现不怀好意者的煽动，愤怒事态的发展就很难得到控制。在上一节有关态度形成的两种加工途径（见图11—1）的表述中有专门的心理分析，希望大家仔细阅读和体会。

（3）恐慌传播。当个体面对突发事件时，容易产生自我失控感，也就是说，感觉到自己对所有的一切都失去了控制，觉得人是多么脆弱，不堪一击，人定胜天显然是无稽之谈！同时，在面对损失和破坏时，不知道将来怎么办，感觉前途茫茫、悲伤，很担心灾难会再度发生。害怕自己或亲人会再受到伤害，害怕只剩下自己一人，担心自己崩溃或无法控制自己，很可能盲目采取一些措施，去试图挽救或者寻求帮助。在这种背景下，轻信他人就很自然。如果领导者不能通过多种渠道及时提供正面的信息，恐慌就会快速传播和蔓延，导致无法挽回的损失。例如，春节期间在某地观灯出现的踩踏事件，就是在关键时刻缺乏引导者出面制止恐慌传播所致。又如，火灾逃离时也会出现因人们缺乏自我保护的培训导致群体窒息而死的情况，其原因也是如此。

（4）过度悲伤。面对突发性事件，无论是场景还是结果都会给当事人带来较大的冲击。一开始总是难以接受，出现悲伤难过的情绪也是正常的。尤其是重大的灾难性事件，让每一个身处其中的人很自然地出现了很多消极的情绪、悲观的想法，如伤心哀痛、孤独无助、思念亲人、担心以后的生活怎么过等。在一般情况下，哀痛反应的程度会因人而异，受灾者出现上述反应均属正常。但是，过度哀伤悲痛不但无助于身体康复，反而会导致新的心理危机的产生，从而影响心理与身体的健康，并可能为日后的健康生活埋下阴影。

### 2. 群体疏导方法

（1）恢复安全感。安全感是对生存和躯体完整性的感知。在进行相关的干预和辅导之前，必须恢复参与者的安全感。这可以通过提供物质和精神帮助，来降低他们的无助感和孤独感。员工援助师要向大家传递一种自信和镇定的情绪，这种积极正面的影响，是恢复群众安全感，进而形成信任关系的前提。

（2）引导情绪宣泄。面对突发性事件时，指导员工合理地宣泄情绪是必要的。这些面对危机突发事件而产生的负面情绪也属于正常的情况，没有必要去压抑它。员工可以选择自己认为合适的方式来发泄。例如，在适当的空间大叫或大哭、撕碎纸张、跑步、游泳或者击打枕头；也可以采取放松、倾诉等方式，将负面情绪转移出去。此外，积极地投入到工作中去，转移自己的注意力，也是可行的自我疏导方法。

（3）改变自我认知。不同的个体在面对同样的突发事件时，会出现不同的情绪反应，这说明个体认知在其中发挥了调节作用。所以，在群体的情绪辅导中，让当事人通过改变认知来调节自己的不良情绪，或者去发现自身认知中的不足后，尝试去改进，还可以从具体事件和情境所产生的不良情绪入手，来改变自我认知。可以通过以下方式改变自我认知：

第一，自问"为什么我会产生这种情绪"来发现引起不良情绪的具体事件或情境。

第二，通过追问"我对这个事件（或情境）是怎么看的"来进一步发现产生不良情绪可能存在的非理性认知。

第三，对这种具体认知的合理性进行调适，积极改变极端的认知，及时调整好自己的心态，永远保持积极乐观的人生心态。通过改变认知，可以提高个体应对困难和灾难的能力，培养积极乐观和宽容豁达的良好心态。

（4）建立互助小组。通过互助小组为员工群体建立新的社会支持系统。团体心理咨询的研究表明：在一个咨询团体中，团体内人际交互作用可以通过观察、学习、体验，认识自我、探讨自我和接纳自我，调整、改善与他人的关系，学习新的生活态度与行为方式等方法来发展良好的助人行为。在互助小组中，人们具有相似的经历，能够进行有效地互动。通过小组内部成员的故事、情感的分享，一方面可以有效地排泄消极情绪，另一方面也可以通过与组内其他人的比较，发现和纠正自己在应对灾害时不适当的态度和行为表现。小组成员之间的知识分享、信息交流会增大生产自救、创业等活动的成功概率。总之，通过成立互助小组，可以重建受灾群体的社会支持，提高对自身努力的控制感，进而激发他们的积极行为。

# 第五节　避险自救的心理辅导

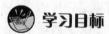

## 学习目标

➤ 了解避险自救心理辅导的意义。

➤ 熟悉日常生活中的自救技巧。

➤ 掌握火灾中的逃生方法。

➤ 掌握地震发生时的避险方法。

➤ 掌握遭遇恐怖袭击时的自我保护方法。

## 一、避险自救概述

### 1. 避险自救的必要性

我国是自然灾害频发的国家，各类自然灾害时有发生，使人们的生产和生活遭受巨大损失。据民政部统计，自然灾害使我国的年均 GDP 损失 3%～6%。1990—2010 年，平均每年因各类自然灾害造成约 3 亿人次受灾，我国有 70% 以上的城市和 50% 以上的人口分布在气象、地震和海洋灾害多发、易发地区。高层建筑发展很快，群众还没有形成在灾难来临时避险自救的意识，相关的逃生救生工具、设施匮乏。在日常生活中，各种灾害风险和事故隐患时刻威胁着我们。目前，基层群众防灾减灾意识普遍偏低，家庭防灾减灾器材和救生工具配备比例还很低。基层减灾能力不强、基础设施建设落后、防灾减灾人员缺乏、相关预案演练不足，以社区为基本单位的减灾模式尚未形成。因此，本着尊重生命、关爱生命的原则，培养为自己负责、为家人负责、为社会负责的积极的生活态度，是实现社会管理创新的重要内容。因此，在企业、事业单位和社区开展避险自救安全教育活动，加强自救、互救的知识普及和逃生的技能训练，防患于未然，是危机管理的重要组成部分，也是对员工援助师职业能力的基本要求。

**2. 避险自救与心理辅导**

（1）避险自救的培训内容。"关爱生命，避险自救工程"科学、全面、系统地开展各项安全教育，使公众在面对危机突发事件时，能够凝聚社会爱心力量，唤起全社会对避险自救安全教育的关注和重视。"避险自救工程"致力于在企事业单位及社区内开展一系列的宣传普及、教育培训以及软硬件改善等措施，提高广大企事业员工和社区内各类人员的避险自救的知识技能，加强应对灾害和突发事件的事前和事中的宣传与教育，是员工援助计划的重要组成部分。这为加强社会管理、促进民众的安居乐业和现代社区的和谐发展奠定了基础。

从危机管理的要求来看，避险自救的教育培训内容包括日常生活、火灾、水灾、交通事故、自然灾害和野外风险六个方面。目前，培训方式主要有以"中国自救逃生网"等公益性网络为基础构建互动与网络学习平台，开展"关爱生命，避险自救"教育活动，以全社会公民安心生产、安心生活、安心成长为使命，宣传和推广国家的安全教育、防灾减灾、应急管理与避险自救方面的相关知识和方法，提高广大民众的生存素质，掌握避险自救的技能与技巧。

（2）避险自救的心理辅导。目前，社会宣传媒体和基础教育体系在避险自救、他救方面已经有大量成熟的宣传教育资料。但是，对于从心理学和人的行为规律的研究成果的介绍和培训内容的开发，还比较短缺。由于非常规突发事件带来的避险自救是在一个特殊的情境下产生的，需要专门的心理辅导，才能使人们尽量避免应对行为的误区，使避险、自救和他救方面的应对行为更加有效。因此，本节将从危机应对中如何开展心理辅导，来完成促进避险自救和他救的任务完成的角度进行介绍。根据员工援助计划有关组织与员工促进计划的要求，我们将从日常生活中（停水、停电、乘坐地铁）的自救技巧、火灾中的逃生方法、地震发生时的避险方法和遭遇恐怖袭击时的自我保护四方面介绍避险、自救的心理辅导方法。

## 二、日常生活中的避险自救

### 1. 电梯被困

类似关于电梯事故的报道时常见诸报端。虽然人们常常坐电梯，除非自己体验过电梯事故，否则总觉得电梯事故是别人的事情。随着电梯技术的发展，电梯事故发生的比例并不是很高。但是，一旦发生电梯事故，给人们带来的恐慌是巨大的。被困电梯中就是一种常见的电梯事故。被困电梯中一般不会造成人身伤害。因为电梯不会轻易掉下去，国家对电梯用的钢丝绳有专门的规定和要求，其抗拉强度大大地高于电梯的载重量，电梯一般都配有4根以上钢丝绳。另一方面，即使停电，电梯也会自动制动。因此，如果被困电梯中，最大的挑战是我们自身的心理。而且，被困电梯的经历有可能会给人带来心理阴影。

（1）心理分析。"空间缺乏感"与"幽闭恐惧症"。被困电梯中，既会发生这些一般危机事件中常见的心理问题，如恐惧、焦虑、无助等，也会发生一种特殊的心理感受——"空间缺乏感"。每个人都有专属于自己的个人空间。在乘坐电梯过程中，每个人拥有的空间非常小，会觉得很难受。幸好，通常乘坐电梯的时间都不会很长。但是，当被困在电梯中而又求救无门时，必须忍受长时间空间的缺乏，这种感觉非常难受。堵车时，还可以把头转向窗外来缓解心中的压力，在电梯中却不能这样做。被困在电梯中较长时间，有可能会给人造成一定的心理阴影，如害怕在封闭的房间、室内等。严重时会发展成"幽闭恐惧症"。这种心理疾病的患者，每次乘电梯，都会有一种恶心、眩晕、心慌的感觉，尤其是人多的时候，男女挤在一块儿，症状就更加严重，脸红、心跳、喘不过气来，以至于无法正常地工作和生活。

（2）避险自救建议

情况1：电梯停止工作。

停电后，电梯停止工作，大家被困在电梯里无法出去。在这种情况下，首先要向外界求救，主要途径是拨打电梯上的急救电话。其次，若遇到电话故障或无人接听，可以尝试强行用力扒开电梯的门。这样，外边的光线和新鲜的空气可以透进一些，暂时缓解紧张的情绪。如果电梯停在门区，那么扒开里面的门后，可以拉里面的门绳打开外边的门。若扒开里门后发现面对一堵墙，就要大声呼喊，希望外边有人注意到你们。扒开里面的门意义还在于，手机可能会收到微弱的信号，那么就可以通过手机与外界联系。

情况2：电梯下坠，千钧一发。

当电梯开始下坠时，应赶快把每一层楼的按键都按下。因为一旦启动了紧急供电系统，电梯就有可能在某一层停住。当电梯失控而自行下坠时，速度为每秒钟4米，一旦坠地，电梯箱巨大的反弹力，将会震伤人的内脏，同时会对腿部、脊椎、颈椎造成伤害。在这个危险时刻，自救的一丝希望就是在电梯落地的一瞬间。可以选择一种更好的保护姿势，将伤害减少到最小。

这时候，绝对不能选择下面三种姿势：

一是手抱头，背部紧靠电梯内壁坐。这种姿势的后果是直接震断脊椎。因为坐在地上，一旦电梯坠落，巨大的反弹力直接作用在尾椎上，这样，脊椎就会被震断。

二是双手抱头，在电梯中央蹲下。这种姿势的后果是倒向一边，造成二次伤害。因为蹲在电梯中央，身体没有依靠，一旦电梯停住，人的身体就会在振荡中倒向一边，这样很可能会伤害到头部。

三是面对电梯内壁，身体紧贴，双手扒住内壁。这种姿势的后果是腿骨受伤，倒在一边。因为直接站立在电梯内，一旦电梯停住就会有反弹力，这样腿部没有任何缓冲，所以会受伤。

自救的正确做法应当是：如果电梯里有把手，应当紧握把手，固定人所在的位置，以保证不会因为重心不稳而摔伤；同时，整个背部与头部紧贴电梯内墙，呈一直线，运用电梯墙壁作为脊椎的防护。最重要的是，膝盖要呈弯曲姿势，以缓冲电梯快速下降带来的冲力。踮起脚尖并吸气，防止岔气且能保护内脏。记住，当你面临生死一线间时，你所做的每一个动作将决定你的命运！

## 2. 停水之后

2005年11月，中石油吉林石化公司双苯厂发生爆炸，事故发生后，监测发现苯类污染物流入松花江，造成水质污染。苯类污染物是对人体健康有危害的有机物。11 月 21 日，哈尔滨市政府召开紧急会议，发布了《关于对市区市政供水管网设施进行全面检修临时停水的公告》，自 11 月 22 日中午起，进行供水管网设施检修并停止供水，停水时间约为 4 天。

（1）心理分析。从松花江水污染事件到传闻地震，这些事件使市民心理进入应激状态。应激状态是一种在刺激下的心理反应，会出现心理紧张、恐慌，甚至出现了一定程度的精神崩溃。应激反应主要表现在生理上、情绪上、认知上和行为上。人长期处在应激状态下会出现心理问题及心理障碍。就上述事件来讲，每一个哈尔滨市民都经历了这一应激过程，绝大多数市民以健康的心理应对了这一危机事件；也有一部分人对此事件的应激出现偏颇，难以把握自己的认知。近年来，由于多种原因我国一些城市也多次发生停水事件，城市生命线——供水系统也有可能出现问题。如果出现了问题，市民的冷静表现显得尤其重要。

（2）避险自救建议

1）市民遇到类似事件，首先要冷静，然后进行多方面确认，消除偏颇认识，确认自己没有处在危险之中，这就让市民处于一种明确的心理认同：比如在上述案例中，首先，市民要确认平时市民很少饮用松花江的水，即使是松花江污染，也不会中毒。其次，也要确认饮用水充足，全市到处都有饮用水在出售或者在发放，市民就可以确认自己不可能有缺水的危机。

2）要相信和确认自己没有危险，即使有危险，城市里有几百万人做自己的伙伴，自己作为其中一员，可以积极地用工作冲淡自己的危机意识，使自己相对放松。有时间可以和亲朋走动、互相问候，解除心理压力，寻求温暖。

3）排解压力，寻求认知上的自我确认，用自己的经验和依靠科学数据去判断，确认后自然会心理放松、压力解除。此外，也可以在接触他人中赢得社会支持，摆脱心理阴影。

### 3. 停电之后

当因设备故障或超负荷导致停电事故后，人们形容自己此时心情最常用的词是"躁""急躁"和"烦躁"，也有一些"紧张""气愤""懊丧""无奈""倒霉"等词语。只有个别人的心情是"习以为常"。值得注意的是，在高温时期停电，医院里中暑病人并不多，而因打架受伤的病人却很多。据了解，天气炎热导致人们心情烦躁，容易动怒，打架斗殴事件明显增多。持续的高温在考验人们身体之时，也考验着人们的情绪控制力。

（1）心理分析。上述情况可以称为情绪中暑。在停电后，由于不能使用空调、风扇等辅助降温电器，使得人们暴露于炎热天气中，在身体不适的同时，心理会产生莫名的烦躁和不安，进而引发一些不该发生的纠纷，甚至影响公共安全。看来停电不仅仅是一个电力系统事故，而且成为了一个复杂的社会问题。当气温持续偏高时，心理病患者容易出现体内电解质失调，明显的表现行为是起床徘徊、无法入睡等情况，具体行为是：躁动不安、叫骂、摔东西、自虐，还常会因小事与家人和同事闹意见，觉得日子过得没意思。突然遇到紧急事件，出于对停电的真实原因不了解，不能用以往的经验来分析判断，这种无法把控局面的状态很容易使人产生恐惧心理，表现为心情紧张、呼吸急促、心跳加快等生理反应，而且事后心有余悸。

（2）避险自救建议

1）如果突然发生停电，首先要保持冷静，不要慌张。应拨打电力部门的电话，了解情况。了解停电原因、范围，对停电持续时间有个心理准备。不要轻信谣言，避免恐慌的出现。

2）要避免在高温天气中情绪不稳定，注意预防"心理中暑"，为此，要注意安排好饮食起居，多饮水，避免喝"上火"的食品或饮品。要避免在炎热时外出，也要避免一个人在封闭的空间待得过久。

3）要以积极的心态面对生活事件。停电毕竟只能影响生活的一部分，不要让自己的情绪被客观事件左右，要做到"静心、安神、息怒"，遇到不顺心的事，要学会情绪转移。

## 三、地铁事故与火灾中的避险自救

### 1. 地铁事故

近年来，世界各国的地铁事故时有发生：1987年英国伦敦地铁发生大火，31人死亡，大量人员受伤；1995年日本地铁的毒气事件，12人死亡，数千人受伤；2003年韩国大邱发生的地铁纵火案伤亡最为惨重，数百人伤亡。2003年2月，韩国第三大城市大邱的地铁发生人为性纵火事件，造成了几百人伤亡的严重后果。惨案发生后，韩国媒体报道，地铁站内缺少必要的夜间照明装置和逃生指示标志，是造成人员伤亡巨大的原因之一。在此次纵火案中，地铁站在列车起火后自动断电，车站内顿时一片漆黑，紧急照明灯和出口引导灯均没有亮，很多慌乱的乘客根本找不到逃生出口。其实，从地铁站内到地面出口，步行只需两分钟，如果有指明出口方向的夜光装置，乘客逃离将会更加有序，得以逃生的人数将会增多。韩国媒体报道说，在火灾的死亡者中，有许多是在跑出车厢后，找不到出口而被含有有毒成分的浓烟窒息而死的。

（1）心理分析。地铁事故包括爆炸、火灾、毒气、追尾、脱轨等不同情况，最终大都会发生停电和烟气扩散。一场事故中导致伤亡最多的往往不是爆炸或火灾本身，而是黑暗状态下无法快速找到出口，盲目和混乱会导致相互踩踏，烟气扩散会造成窒息。在这种状况下，迅速找到逃生标志是非常重要的。大多数地铁逃生标志都是绿色的。一方面是因为绿色的标志在昏暗中容易识别；另一方面是因为绿色能够给人带来镇定、安静的作用。因为在交通灯系统中，绿色被赋予"安全""可以通过"的意义。但是，在暗光或烟雾条件下，绿色并不见得总能被人感到，因此北京地铁新采用的楼梯逃生标志采用黄色，主要是因为黄色光在烟雾中穿透能力较强。

例如，北京地铁1、2号线内41个车站已全部换上新的安全疏散标志（见图11—2），一旦发生停电等紧急事故，新标志就可在黑暗中自己发光，形成光带箭头，引导乘客安全疏散。新的安全逃生标志主要包括五类：逃生指示标志、逃生导流标志、障碍警示标志、消防器材指示标志、蓄光型安全逃生标志。

逃生发光指示标志上印有小人行走图案，逃生导流标志上是明显的黄色箭头，导流箭头有连续性，间隔为 1~2 米左右，从站台、大厅、通道，一直延伸到地铁出口。这两种标志都由表面涂有自发光涂料的铝板制成，安装在距离地面 20 厘米的墙面上和站台中的柱子上。同时配合贴在站台中间提示板上的自发光障碍警示标志。乘客在黑暗中不仅可以清晰找到逃生路线，还可避免撞上障碍物。改造所用材料全部为自发光、蓄能、锡土防火金属材料，绿底黄色箭头的紧急疏散标志都粘贴在地铁车站内的圆形石柱上，一般距离地面 50 厘米左右。这个标志在遇到地铁车站断电等情况时，可以发光。

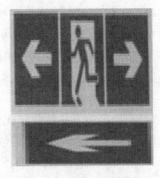

图 11—2 地铁的逃生标志

（2）避险自救建议

1）当前老地铁线路的逃生导流标志，还是位于两侧墙面和站台内柱子上，在疏散时，人员拥挤，两边靠墙的人更易看到，中间的人会难以发现逃生标志，而无法判断逃生方向是否正确，不利于群体有序疏散。如果在地面上增加两排连续发光逃生标志，可方便队伍中处在不同位置的人看到逃生方向。

2）有很多通向出口的梯楼只有中间有发光的逃生标志，而两边没有，楼梯中间的休息平台只有靠墙有逃生指示标志，而楼梯脚踏面上没有提示，这样，会使疏散人群对台阶间距判断的惯性在平台上行走，易摔倒。楼梯两侧墙面上逃生指标标志密度更大一些，间隔更小，连续性更强些，利于人员逃生。

3）采用新技术增加逃生标志发光的强度、时间长度和对烟雾的穿透力，使这些标志更易识别，否则在浓烟情况下，靠蓄光发出的光会比较弱，且光强度会随着时间减弱，这样会给黑暗中及浓烟中的人们逃生带来识别上的困难。

4）地铁检票和刷卡口设置的障碍物要少一些，通道宽一些，人们在黑暗中逃生时，不适于在狭窄的出口排队或拥挤。如有人摔倒，会带来踩踏或堵住出口，拖延了人们快速逃生的时间，降低了人们逃生的可能性。此外，逃生出口要通畅，减少一些人为的障碍物设置，提高逃生的可能性。

5）许多逃生标志被垃圾桶或其他物体所挡住，使得一些逃生标志中断，这意味着指引乘客逃生的方向中断，危险和事故随时都可能发生，建议把这些障碍物拿走，减少人为因素阻碍乘客逃生的可能。

**2. 火灾**

乔治是一家著名跨国公司的职业经理人，酷爱体育运动。2000 年悉尼奥运会期间，他专门向公司请了年假，到悉尼来看奥运会。乔治住在一家装修精致的高级酒店的 30 层，他能够从这里鸟瞰这座国际化的大都市。每天看完精彩的比赛华灯初上的时候，他喜欢站在窗前居高临下地打量悉尼天然美丽的海港夜景。这对于平日忙于工作的他是一种极为奢侈的休闲。一天晚上，乔治像往常一样，心情放松地站在窗前，一边喝咖啡一边赏景。忽然，一阵刺耳的警铃划破了宁静的夜空。他打开房门，闻到一股浓浓的烟味。"失火了!"有人大喊。乔治心里一惊，赶快锁好房门。他记得消防安全课程上讲过，遇到火灾不能走电梯，就向安全楼梯奔去。不巧的是，安全楼梯在楼道的另外一端，他花了一分钟才跑到楼梯口。到了安全楼梯口，他发现，这里挤满了人，场面混乱不堪。并且人群就停留在楼道里，不愿意下去。乔治努力挤过人群，冲下楼梯。他冲出酒店，惊魂未定地看着酒店，楼上已经是浓烟滚滚……为什么其他游客会挤在楼道中间而不下楼呢？乔治很奇怪。难道他们不想逃生么？显然，人们在火灾中会产生一种不想逃生的心理状态。

（1）心理分析

1）消极暗示导致集体无意识。在火灾中，平常熟悉的环境突然间会变得陌生、充满恐怖。燃烧的火苗、滚滚的浓烟、刺耳的警笛，这些因素综合在一起，会让人们受到强烈的刺激。在这种情况下，人们可能产生异常的心理状况：恐惧、惊慌、尖叫都是常见的反应。然而，在火灾中，最可怕的敌人不是火灾本身，而是消极暗示。暗示是通过含蓄、间接的方式，使一个人的观念和行为受到影响。暗示包括自我暗示和他人暗示，也包括积极暗示和消极暗示。他人的积极暗示规律在心理治疗和教育中被广泛使用。如果某权威对我们给予较高的赞许，会促进受赞许者的进步。但是人们的暗示并不总是积极的。在火灾中，如果有一个人因惊慌失措而放弃了逃生的希望，那么，他的情绪可能会感染其他人，从而造成更多的人放弃希望。这些人聚集在一起，结果大家谁都逃不了，这就是消极暗示导致的一种悲观的集体无意识，其后果是很糟糕的。

2）消极的环境暗示减少逃生的机会。除了消极的他人暗示之外，消极的环境暗示也会减少我们逃生的机会。在火灾中，人对环境信息很敏感。一点点烟雾就会让人觉得整栋楼都烟雾弥漫，一点点火光就会让人觉得火光冲天。其实情况未必如想象得那么糟糕，许多时候只不过是环境心理暗示在作怪。火灾初期是逃生机会最多的时间。在火灾发生初期，除了人们选择群聚不动而造成的负面影响之外，火灾初期环境的强烈反差和刺激，也会让人经历巨大的恐惧感。一个人如果能够顶住压力，清醒理智地观察自己的处境，设计合理的逃生路线，逃生的可能性会极大提高。

3）知识、常识和勇气为自己争取生存的希望。著名心理学家弗洛姆的实验或许能给我们一些启发。有一天，几个学生请教弗洛姆教授，心态会对一个人产生什么样的影响。弗洛姆教授什么都没说。他把几个学生带到一间漆黑的屋子里。在他的引导下，学生们很快就穿过了这件伸手不见五指的神秘屋子。接着，弗洛姆教授打开了房间里的一盏灯。借着昏暗的灯光，学生们看清楚了屋子里的东西，不禁大惊失色。原来，屋子的地面是一个很深很大的水池，池子里有许多毒蛇，包括最厉害的眼镜蛇。毒蛇昂着头，吐着鲜红的舌头。就在池子上面搭着一座很窄的木桥。刚才他们就是从木桥上走过来的。弗洛姆这时再问大家，"现在，你们中有谁还愿意走这座桥么？"学生们你看着我，我看着你，谁也不说话。终于，一个学生犹犹豫豫地站了出来，战战兢兢地踩在小木桥上。才走了一半，就跑了回来，再也不敢走了。弗洛姆教授把房子里剩下的未打开的灯再打开，强烈的灯光照亮了屋子里的一切。这时候学生们才发现，原来小木桥下面安装着一道安全网，只是因为网线的颜色极为黯淡，他们刚才根本没有发现。弗洛姆大声地问道："你们当中还有谁愿意现在就通过这座小桥？"学生们沉默着，思考着弗洛姆教授通过实验提供的心理暗示的作用。在火灾的初期，刺耳的警报、鲜红的火苗、浓烈的烟味，这些信号带给我们的心理暗示和毒蛇给弗洛姆的学生带来的心理暗示感是何等的相似！这时候，不妨暂时做个"聋子"和"瞎子"。不管别人说什么话，不管环境看起来多么没有希望，暂时把它们放在一边，运用自己的知识、常识和勇气，为自己争取生存的希望！

（2）避险自救建议

1）在应对火灾的危机事件中，需要较积极的自我暗示，这就是常说的乐观、自信。对他人和环境暗示的屏蔽也非常重要。

2）掌握自救技能。包括拨打"119"火警电话，向消防人员讲清起火地点、单位、燃烧物、燃烧程度等。寻找出口时，强制自己保持冷静的心态，迅速评估周围环境中危险和安全的地点，可以根据烟雾的走向来判断安全出口，顺着烟雾的方向找到可能的安全出口。

3）要舍财保命，一些遇难者明明已经逃离了火场，为了拿些值钱的东西又回到火场，导致丧失生命。在火灾中，心态非常重要，既要清醒冷静，又要当机立断，敢于放弃，才能够增加逃生的机会。

## 四、面对地震的避险自救

2006年7月5日，张某正在北京市朝阳区某大楼11层办公区工作，11点58分左右，正在打字的他感觉好像被电了一下，凳子晃动着，计算机和键盘都颤抖着。他站起身来，感觉脚下不稳，头晕目眩。一瞬间大家都愣住了，突然有人大喊起来：地震了！大家恍然大悟，张华想要拔腿跑，却忽然意识到自己在11层的高楼上。大家手足无措地站着，表情凝重起来。好在大约持续了十秒之后，震动停止。网络上也出现了各种消息：有网友说在石家庄也有感觉！有人的MSN签名已经改成：北京地震了？7月5日下午，国家地震局证实，北京并没有发生地震，发生地震的是河北省文安县，震级5.1级。地震很快过去了，但是，地震在人们心中留下的恐慌，也许消退的时间比地震要慢许多。那么，面对地震，人们都有哪些心理反应呢？

### 1. 心理分析

地震是一种自然现象，至今仍未能完全被人们所认识，在其被蒙上一层神秘而恐怖的面纱之后，时常会在部分人中谈"震"色变。地震给人们带来的心理影响有以下三点：

（1）恐慌。处于地震事件中的人，可能会出现一系列焦虑和恐惧等躯体及精神方面的症状。躯体症状表现为心跳加快、咽喉窒息感或干燥感、运动性不安、颤抖、出冷汗、尿频或腹泻。患者还可能出现相应疾病的类似症状，并伴有焦虑不安、无助感等。上述症状可促使受惊者本能地产生求助行为，例如打电话、逃避、寻求保护等，还可通过各种方式传播给亲朋好友。严重者可表现为发呆、茫然、不知所措等，事件平息后，上述症状很快消失。

（2）异常行为。表11—2为地震发生时人的应急反应情况，结果表明，能够采取正确方式的人比较少，这说明在地震时，由于心理受到巨大刺激，人在短时间内很难做出正确的判断。

（3）生理反应。在地震灾害中，诸如亲友死亡、社会环境的破坏等不良因素会引起抑郁、悲伤、恐惧。如果一个人的心理压力长时间不能消除，又缺乏家庭、亲人的关怀和支持，久而久之，便会引起内分泌失调、免疫功能下降等一系列的生理反应；继而可引起多

**表 11—2** 　　　　　　　　　　　地震时人的应急反应

| 序号 | 项目 | 频数/人 | 频率/% |
|---|---|---|---|
| 1 | 立即躲到床下或桌子下或炕沿下 | 275 | 22.7 |
| 2 | 跑出房外 | 568 | 47.0 |
| 3 | 跳出楼外 | 27 | 2.2 |
| 4 | 坐着不动，听天由命 | 339 | 28.0 |
| 合计 | | 1 209 | 100.0 |

种疾病，常见的有：高血压、胃十二指肠溃疡、冠心病、心律失常、支气管哮喘、月经失调、腰腿痛等。近来研究还发现，癌症发病和白细胞增高也与心理压力有关。

**2. 震前的预防准备**

（1）家庭的避险准备

1）电冰箱、大衣柜、餐具柜厨等做好固定、防止倾倒。

2）在窗户、餐具柜厨等的玻璃上粘上透明薄膜或胶布，防止玻璃破碎时四处飞溅。

3）为防止地震晃动造成的柜橱门敞开，掉出里面的物品，在柜橱、壁橱门上安装活叶加以固定。

4）不要将花瓶、电视机等放置在较高的地方。

5）为防止散乱在地面上玻璃碎片伤人，平时准备好厚实的拖鞋。

6）注意家具的摆放，确保安全的空间。

（2）紧急备用品准备。紧急备用品包括：饮用水、食品、急救医药品、便携式收音机、手电筒、干电池、现金、贵重品、内衣裤、毛巾和手纸等。

（3）邻里互助的协作体制。发生大地震时，消防车、救护车不可能随叫随到。有必要平时通过街道等组织，建立应付灾害、伤员救助的互助协作体制，组织社区居民参加防灾技能训练。

**3. 震时的应急措施**

（1）地震的危险应对。当遇到燃气泄漏时，用湿毛巾或湿衣服捂住口、鼻，不要开关电器，不可使用明火，注意防止金属物体之间的撞击。出现火灾时，要趴下，用湿毛巾捂住口、鼻，按逆风匍匐到安全地带。遇到毒气泄漏时，可用湿毛巾捂住口、鼻，按逆风方向跑到上风地带。

（2）地震的个人避险

1）室内易躲避的地方。坚固家具附近、炕沿下；内墙墙根、墙角；厕所、厨房、储藏室等开间的地方。

2）身体应采取的姿势。保护头颈、眼睛，掩住口鼻。伏而待定，蹲下或坐下，尽量蜷曲身体，降低重心。抓住桌腿等牢固的物体。

3）体育馆、影剧院的避震。可以就地蹲下或趴在排椅下；用书包等保护头部；注意避开吊灯、电扇等悬挂物；等地震过去后，听从工作人员指挥，有组织地撤离。

4）书店、商场、地铁、展览馆避震。选择结实的柜台、商品（如低矮家具等）或柱子边和内墙角等处就地蹲下，用手或其他东西护头；避开玻璃门窗、橱窗或柜台；避开高大不稳或摆放重物、易碎品的货架；避开吊灯、广告牌等高耸或悬挂物。

5）行驶中的车内避震。抓牢扶手，以免碰伤或摔倒；降低重心，躲在座位附近。地震过去后再下车。

#### 4. 震后的自救与互救

据调查显示：唐山大地震后半小时内救出的被压人员存活率达95％，第一天的救活率为81％，第二天的救活率为53％，第三天救活率仅为36.7％。可见，及时组织自救、互救是减少伤亡的主要措施。

（1）自救。一旦被震倒的建筑物埋压，应克服恐惧心理，坚定生存信心，根据自身所处环境条件，尽力清除掉压在身上的物体，力争及时脱险。如果不能自行脱险，应采取以下措施自救：

1）保持镇静，尽力挣脱开手脚，捂住口鼻，防止倒塌建筑物的灰尘窒息。

2）尽量清除压在身上的物体，设法支撑可能坠落的重物，创造生存空间。

3）不要大声呼叫，以减少体力消耗，可用身边的石块等敲击与外界联系。

4）搜寻饮水和食品，延续生命，静待救援。

（2）互救

1）地震发生后，要积极参与救助工作，可将耳朵靠墙，仔细听是否有幸存者声音。

2）如发现伤者，使其先暴露头部，保持呼吸畅通，如出现窒息，则立即进行人工呼吸。

3）对于埋在废墟中时间较长的幸存者，首先要输送饮料和食品，然后边挖边支撑，注意保护幸存者的眼睛。

4）对于颈椎和腰椎受伤人员，切忌猛拉硬拽，要在暴露其全身后，慢慢移出，应用硬木板担架送到医疗点。

5）危重伤员要尽可能在现场进行急救，然后迅速送往医院。

## 五、面对恐怖事件的自我保护

"9·11"事件之后，恐怖袭击在全球范围内愈演愈烈。2004年以来，在亚洲、欧洲等范围内发生了多起恐怖袭击事件。为此，希腊政府就启动全国"奥运安保"计划，动用包括军队、警察、海岸警备队和消防人员等在内的7万多名安保人员，安保开支高达15亿美元，深感实力不济的希腊政府还请求北约提供空中预警以及海上巡逻支援。出人意料的是，2004年5月5日，就在距奥运会开幕100天倒计时的重要日子，雅典市内发生了连环爆炸案；7月22日，位于雅典市中心的希腊文化部大楼又被人投掷两枚酒瓶式汽油弹。这些事件虽然都没有造成严重的人员或财产损失，但足以证明雅典安保体系仍然脆弱。

#### 1. 心理分析

"知己知彼，百战不殆"。我们首先来近距离看看恐怖分子是什么样的人。调查表明，恐怖分子大多是未婚的男性，年龄在30岁以下，以22～25岁为主体。这些人表面看起来和他们的同龄人没有什么区别，许多人还有着正常的职业。大多数也没有精神病史或者反社会人格等异常心理状况。然而，他们的内心充满了仇恨、冷酷和狂热。这些心理状态的形成主要是由于他们在恐怖基地受到大量恐怖理念灌输的结果。

近期研究表明，"雄性过度补偿"可能是恐怖行为产生的一个诱因。它是指一个男子被议论为缺乏男子气概时，可能会做出过激行为来证明自己有男子气概。康奈尔大学社会学系的研究人员在实验中发现，被告知自己是娘娘腔的男生，更加倾向于支持布什的伊拉克战争政策等行为，以此来显示自己的男子气概。当然，恐怖行为的成因比较复杂，要具体事件具体分析。

**2. 常见的恐怖行为及应对建议**

（1）爆炸。恐怖分子通常会同时安装多处爆炸装置。第一次爆炸后，惊慌的人们往往会逃离建筑，第二次爆炸正是要杀伤这些四散奔逃的人们。这种策略旨在造成更大的伤害。所以，待在原地是明智之举，除非大火和浓烟迫使你离开。面对恐怖性爆炸事件，我们的应对建议是：

1）如果事先识别出了炸弹威胁，应弄明白什么时候爆炸，炸弹在哪里，以确定自己有多长时间撤离，以及哪些地方是不安全的，由于许多炸弹由远程控制引爆，因此，在这种特殊情况下，最好不要使用手机或无线电收音机，以防提前引爆炸弹。

2）如果没有时间撤离，尽量躲到建筑物中离爆炸装置最远并且没有窗户的地方去，和炸弹之间保持尽可能多的障碍物。用双手或任何手边的东西护住头部。跪在地上，脸部向下，闭上嘴，但是，牙齿不要咬在一起，以减少爆炸声对耳朵的损害。在各种爆炸碎片停止飞舞之前，都要保持以上姿势。

3）如果有时间，从指定的紧急出口逃生，切勿使用电梯。在撤离过程中，对可能隐藏在附近的炸弹保持警觉，当心可疑的包裹、乱停的车子、垃圾箱以及一切值得怀疑的东西。相信自己的直觉，如果有所怀疑，马上离远一些。

（2）劫机。常见的劫机模式是，恐怖分子首先控制住飞机，制服机组人员和乘客，然后大喊大叫或挥舞手中的武器制造恐慌氛围。在这种情况下，恐怖分子本身也意识到自己处在危险之中，他们会表现出行为多变且毫无理性，稍感不安全，就会出现暴力行为。注意，从正规机场起飞的航班，恐怖分子基本上不可能带上枪支之类的武器，你可以直接和劫机者对峙。如果恐怖分子携带武器，且是一次传统意义上的劫机，即劫机者使飞机飞往其他的目的地，那么就保持平静。不要使自己和同伴引人注目。为此：

1）在传统意义上的劫机中，不要反抗，礼貌顺从，避免争吵；不要长时间注视恐怖分子，这会被认为是一种挑衅，向下看，仅在你被吩咐做某事时才看他们；不要想办法隐藏护照或金钱，以避免引起恐怖分子的注意。即使生病或正受着某种折磨，尽量不要同恐怖分子接触，最好让乘务人员注意到你的情况。

2）保持积极心态，如果发现外面有动静，你应该想到可能会出现救援行动，并做好配合的准备。在营救人质过程中，一旦进入对抗行动，一开始会出现喊话、烟雾和巨大的爆炸声时，应尽可能缩小自己的目标，如果可能，就趴在地上，噪声停止之前都不要抬头。在与恐怖分子对峙的过程中，要保持冷静，不要与恐怖分子对着干。如果营救人员指导你离开飞机，应尽快离开，但动作不要太突然，举起手，大声喊你是乘客，以避免被误伤。

3）如果飞机起火，应从最近的紧急出口冲出去，烟雾有毒且十分危险，要设法捂住口鼻。

（3）劫车。交通灯前、主要路口、高速公路服务站和超市停车场是劫车事件的高发区。绝对不要把钥匙放在车内，哪怕是离开一小会儿去交汽油费。提防小贩、问路者和发传单的人，他们都有可能是劫车者。我们的建议是：

1）当你离开了汽车正在往回走时，要表现得自信、保持警惕。走近车子时四面张望一下，如果你感到担心，就不要打开车门，而是离开停车点寻求帮助。如果你已经走进停车场，并看见可疑人员向你走来时，马上上车，锁上车门迅速离开现场。

2）不要搭载搭顺风车的人或遇到麻烦的人。当你的车子受到攻击时，按喇叭，不要停车，如果你被迫停车，不要与劫车者争执，不要有突然的举动，把手放在他们看得见的地方。

3）记得给车上保险，如果劫车者持枪，把车给他们，你还会有一辆新车，生命是最重要的。注意恐怖分子的衣着、年龄、头发，以及任何能辨认出来的特征，尽快离开现场，并向公安部门报告。

（4）绑架。为避免被绑架，要改变生活习惯，让绑架者难以预测你的活动，增加绑架的难度；不要在随意的谈话中泄露你的行动和目的地；低调行事，避免大吵大闹，任何形式的财富炫耀都是不可取的。我们的建议是：

1）绑架者在行动初期会非常紧张。如果他们有武器，你别无选择，只能跟他们走；如果他们没有武器，你可以设法逃走或大声呼救，引起路人的注意。

2）如果被劫持，尽量保持冷静，不对抗绑架者的命令。要调整好心态，并控制住情绪，如果受到绑架者的粗暴对待，你应该把心思集中在自己还有价值这个事实上。此时警察和你所爱的人正在努力营救你，永远不要放弃希望，要和低落的情绪做斗争。

3）在被转移过程中，应该尽可能知道自己正前往什么地方，留意周围可能出现的提示性标志，如街道、大型人群集散地及其他滞留地方的特征。如果决定逃跑，这些信息将非常有用。

4）绑架者和你谈话时要保持冷静和礼貌，切勿反抗或表现得情绪化；要注意把握绑架者的心理特征，观察他们的行动、嗜好以及绑架者们之间的关系。这样，你就能判断哪些人较危险，哪些人较温和。如果确定某人较容易打交道，可以试图和他建立起一种关系，以增加存活的可能性。

5）如果恐怖分子决定拿你当人质，那么，你的健康对他们至关重要，一旦你死了，对他们毫无益处。这时，如果你需要医疗救助，告诉他们，让他们来设法维持你的健康。在他们中止给你提供水和食物时，记住：为了让你活着，他们迟早会给你的。另外，要吃下他们给你的东西，并表示感谢，也许他们会多给你一些，你要为被释放的那天聚集能量。

6）在服从的同时，不要泄露任何可能给自己带来麻烦的事情。尽量不要告诉他们你的个人资料，不要让自己引人注目，否则当情况恶化时，你会成为焦点人物。不要穿有挑衅意味的衣服，如印有政治符号的衣服。如果一起被绑架的还有其他人，记住团结是你们最大的资本。

7）保持精神和身体的活跃，牢记自己留下的线索，相信一定会有人知道你目前的处境；保持清醒头脑，随时知道时间，尽量维系作息的规律，这样才能把劫持带来的影响降到最低。为此，可以多想想被释放后要做的事，使你的头脑保持清醒状态，可以做一些简单的运动来保持身体的活力。如果有机会逃跑，就要确保有必然成功的机会后，全身心地投入行动。

8）如果听见激烈的交火声，说明可能是营救人质的行动发生。这种情况下要小心，营救行动可能只是一种虚张声势，参与营救的队伍可能没有足够的救援能力，这里你应当趴在地上，尽可能缩小自己的目标，墙壁或地面可能造成跳弹，除非没有特别的选择，才可以起身逃跑。如果救援人员通知你出去，要把手举在头上，缓慢而谨慎地行动，表明你是人质。

# 第六节  创伤后应激障碍及治疗

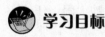 **学习目标**

➢ 理解心理应激障碍的分类和不同的表现。

➢ 熟悉创伤后应激障碍的识别要点及成因。

➢ 熟悉心理干预的基本步骤。

➢ 掌握心理重建的四个阶段的注意事项。

➢ 掌握创伤性应激障碍的治疗方法。

由于危机事件的突发性，很多人从心理上难以接受危机事件带来的刺激和冲击，尤其是面对亲人去世、身体残疾和财产巨大损失时，对个体身心造成很大的伤害，这会导致一系列情绪问题，如茫然、抑郁、矛盾、自责、焦虑、紧张等。如果危机事件的影响非常大，个体的心理会出现应激反应过度，维持时间加长，严重时甚至出现创伤后应急障碍（Post-traumatic stress disorder，PTSD），这可能会对个体的身心健康和社会功能带来长久的负面影响。因此，本节将对如何在灾难性危机事件发生后的一些后续的干预和治疗方法予以介绍。

## 一、心理应激相关障碍

面对危机突发事件，人们的心理反应通常经历四个阶段的发展过程。一是冲击期或休克期：这往往在危机事件发生后不久或当时，个体主要感到震惊、恐慌、不知所措，甚至出现意识模糊。二是防御期或防御退缩期：由于灾害出现的情境超过了自身的应付能力，由于焦虑加剧和情绪紊乱，难以修复受到损害的认知功能，恢复心理平衡，并且也不知如何做。因此，个体多会采用否认、退缩和回避等应对行为，解决问题的效果也不好。三是解决期或适应期：此阶段能接受危机事件带来的现实，通过寻求各种资源，设法解决问题，开始出现焦虑状况缓解、自信心增加等社会功能恢复的情况。四是危机后期或成长期阶段：此阶段多数人由于经历了灾害性危机已逐渐适应，变得成熟起来，也具备了一些积极应对的技巧，但也有少数人依然消极应对，出现焦虑、抑郁、分离障碍、进食障碍、酒依赖或药物依赖，严重者甚至出现自伤、自杀等状态。心理应激障碍的出现是个体面对危机的正常反应，如果应激反应障碍超出了一定的强度和持续时间，会对个体的社会职业功能和人际交往等正常生活产生严重的影响，就会构成创伤后应激障碍。心理应激障碍主要分为三大类：急性应激障碍（也称为急性反应性疾病）、创伤后应激障碍和适应性障碍。

### 1. 急性应激障碍

急性应激障碍是在遭遇危机事件后的一种状态。这些危机事件指任何人都难以承受的非常重大的自然灾难或者是对个体冲击性很强的重大变故，如亲人突然死亡、遭遇车祸、被抢劫等。这类事件对个体的生命安全造成严重威胁或者对生活带来巨大改变和冲击。

急性应激障碍在应激事件刺激后数分钟至数小时内出现，并在几天内消失，快者几个小时可以恢复。急性应激障碍的严重程度与个体特征、应对方式有很大的关系，具体的心理行为表现包括：意识改变、行为改变和情绪改变。

（1）意识改变。表现为茫然，不知自己身在何处，对时间和周围事物不能清晰感知，这种神志不清的状态可能持续几个小时到几天时间。

（2）行为改变。表现为行为明显减少或者增多，并带有盲目性，生活陷入混乱状态，或者动作杂乱、无目的，话多且自言自语。

（3）情绪改变。表现出强烈的情绪，如愤怒、悲伤、恐惧和绝望。

这些表现往往在24～48小时后开始减轻，一般持续时间不超过3天。如果持续时间超过4周，则会诊断为"创伤后应激障碍"。

### 2. 创伤后应激障碍

创伤后应激障碍（Post-traumatic stress disorder，PTSD）始见于1980年出版的《美国精神障碍诊断与统计手册》（第3版），PTSD是指个体经历了突发性、灾难性或者威胁性事件后出现的一种具有明显特征、持续的精神障碍，会导致个体社会功能的部分丧失。这种障碍以再度体验创伤为特征，并伴有情绪的易激惹和回避行为。人的心理活动包括感知、情感和意志行为等各部分之间相互影响，是统一协调活动的有机整体，PTSD则是创伤后心理失去了平衡状态，其诱因主要是经历了重大突发性事件。

研究表明，PTSD反应与人们通常想回避的糟糕的事物、事件或者与情境有关，如战争、疾病及与死亡有联系的其他事件等。灵敏而脆弱的意识可能会引导出创伤性记忆。即使尽力避免与创伤性事件面对面的接触，由于创伤性事件的标志总是很显著，且持久不衰，也回避不了。这也说明，在处理创伤性事件时，人们内心的矛盾态度，也称之为接近—回避性冲突，使得问题并不简单。PTSD的识别要点主要包括以下三个方面：

第一，侵入性的回忆和反复出现噩梦。个体经历过创伤事件，而且创伤事件必须是严重的、危及生命的。经历事件后，会出现反复的痛苦回忆、噩梦、幻想以及相应的生理反应。

第二，长期回避危机事件有关的想法。个体有长期回避与创伤事件有关的想法、情感以及引起回忆的活动等表现，情感麻木而且兴趣降低。可能会出现对创伤性事件的某些重要方面失去记忆，出现"心理麻木"。长期处于情感隔离的状态对健康不利，会引发更多的心理障碍和疾病。

第三，身心常处于持续性的焦虑状态。长期处在高度警觉状态，如入睡困难、情绪烦躁等；容易受到惊吓，无法专心做事情，无法正常的生活和工作。长期、巨大的创伤可能会引起人格的明显改变，并导致心理危机。

作为突发事件后个体可能面临的问题，必须要给予 PTSD 积极的干预，最大限度地降低个体受到的精神伤害。这是本节将重点介绍的内容（参见阅读材料 11.2：如何慰藉受伤的心灵）。

### 3. 适应性障碍

引发适应性障碍的应激性事件可以是非常强烈和重大的突发事件，也可能是个体长期存在的困难处境，如升学受挫、恋爱失败或人际关系紧张等。无论事件的性质是正面的还是负面的，只要改变了个体的生活，都可能成为适应性障碍。适应性障碍是个体不能适应危机事件而导致的结果。适应性障碍除了与应激事件相关之外，与个体的性格特点也密切相关。适应性障碍多在事件发生后的 1～3 个月内缓慢发生，情绪方面的表现异常，如紧张、担心、郁闷和容易疲倦；行为方面表现为注意力难以集中、做事效率低下、入睡困难。在儿童和青少年身上，这种行为异常表现得更为突出。适应性障碍也可能自行消失，但持续的时间比较长一些，与急性应急障碍类似，处理不当也可能转入 PTSD。由此可见，PTSD 是员工援助师在危机管理中关注的重点。

## 二、创伤后应激障碍的早期评估

在对 PTSD 进行干预和治疗之前，必须对个人进行早期评估，否则容易被其他症状和问题所掩盖。影响 PTSD 发生的因素是多方面的，很难从某个单一因素来预测，创伤事件发生后，需要综合考虑，筛选出 PTSD 的易感者进行早期干预，干预目的以解决问题为主。

### 1. 早期筛查

早期筛查至少需要考虑到三点：

第一，PTSD 症状的显现。

第二，排除已有问题，如药物滥用和各种人格障碍等问题的干扰，重点评估中期及先前发生的创伤事件。

第三，关注身体、时间、社会环境的变化对创伤事件的影响。

目前，应用比较广泛的是事件影响量表，主要用来筛查创伤性事件对个体的影响。该问卷包括 15 个条目，主要是针对闯入性回忆和回避性症状进行评估，可区分创伤事件发生后不同时间的应激反应，评估创伤事件对受害者的心理影响。

## 2. 事件评估

在创伤性事件发生后，就应该根据事件类型，结合 PTSD 的危险因素，对受害者的生理、心理状态以及应对方式进行全面评估。评估过程中可以使用相关量表进行筛查，早期发现 PTSD 的易感者，应结合其个体特征制订相应的干预计划。

在评估过程中，采用的方法主要有结构化访谈和临床测量。结构化访谈可以采用临床检测量表（CAP-1）主要评估 PTSD 症状和 8 个与内疚感相关的症状。同时，还可以检查症状对社会和职业功能的影响。在任务重、时间紧的情况下，可以采用费莱格的创伤图表问卷，以了解个体受到创伤的次数、持续时间和自我报告出的先前受到创伤的程度。这可以为员工援助人员提供当事人心理特征的资料（以上测查和诊断，包括下面介绍的心理干预，最好在临床医师的主持下进行，员工援助师更多的职责是协助临床医师的工作）。

## 3. 心理干预

一般说来，受创伤者会拒绝早期的干预治疗。所以，开始阶段就需要营造一种可接纳的氛围，以便受创伤者陈述并面对创伤。同时，员工援助师也要坦然接纳当事人，尊重和真诚地理解当事人面对的事件。要向当事人说明干预过程中的相关风险，如可能只是部分地恢复功能、事件影响可能持续存在、性格的改变可能对人际交往带来一些影响等。在创伤恢复阶段，主要的任务是让当事人情绪稳定下来，要缓解当事人对创伤事件的焦虑。心理干预一般经历以下步骤：

步骤 1：减轻焦虑感。可以通过放松和冥想训练，教会当事人怎样放松躯体和肌肉组织。同时，可以用生物反馈法和催眠等技术使当事人面对众多的压力、焦虑和消极无力的心理反应来进行自我控制练习，使当事人能够获得对自己情绪和行为的控制力。通过深度放松和催眠，让当事人回归到创伤事件的情境中，提高负性记忆的浮出能力。

步骤 2：情感麻木和自我否认。当事人学会放松后，会进入到了情感麻木和自我否认阶段。这一阶段主要是把当事人否认的创伤性事件和隐藏的事实、情感带入到意识领域。干预者要以温和而明确的方式引导当事人重新体验创伤经历中的所有的、可能的细节，使隐藏的负面情绪能得到释放和消除，最终关闭痛苦的回忆。

步骤 3：澄清和解释。在此阶段，要通过对当事人所描述的情境做出澄清和解释，积极对其处境进行干预。通过把创伤和当事人适应不良的反应一起整合到此时此地中，并给予解释和弥补，重新构建积极的心理画面，并能理解其含义。心理干预人员要能承受当事人的防御反应，并投入积极的情感关注。

步骤 4：反思和转变。心理干预人员要通过行为疏导技术，如冲击和思维停止来帮助当事人，鼓励当事人体验事件发生时的情感反应，并了解他会做出哪些解释。冲击和暴露是除去 PTSD 痛苦回忆外最有效的技术之一。通过引发导致恐惧的因素不断显现，使当事人发现其实没有什么可怕的，从而不断减缓、减少导致负面刺激的焦虑感受。同时，心理干预人员要不断补充遗漏部分，并将埋藏在记忆深处的所有条件刺激暴露出来，使记忆中的有害部分的反应逐步减弱直至消失。

## 4. 社会支持

研究表明，良好的家庭和社会支持是 PTSD 发生时的保护因素。一般认为，创伤事件发生后受到良好社会支持的受害者有较佳的后期恢复能力，得不到充分社会支持者则反之。因此，对受伤害者来说，家人亲友的关心与支持、员工援助师的早期介入、社会各界的热心援助、政府全面推动的心理重建措施，都能成为有力的社会支持。在实施这种社会支持中，要考虑受伤害者的不同的实际需要，在条件允许的情况下与受害者进行有效的沟通，确定心理援助的主题，以增强社会支持的有效性，尽量降低受伤害者 PTSD 发生的概率。

## 三、心理重建

2007 年 9 月 14 日，国际人道主义机构商定了《机构间常设委员会关于紧急情况中精神卫生和心理社会支持的准则》，以便作为应对冲突或灾难反应的一部分，解决存活者的精神卫生和心理社会需求。该准则明确规定，保护和促进精神卫生与心理社会健康是所有人道主义机构和工作者的责任。直到如今，参与紧急应对工作的许多人把精神卫生和心理健康视为专由精神病学家和心理学家承担的责任。

自然灾害、大规模社会事件、公共卫生事件均属于重大突发事件，它们对公众的躯体健康和心理健康都会造成巨大的影响。根据国内外多项相关研究发现，人群经历灾难后各种心理障碍的发生率已经增加到 17% 以上。除 PTSD 外，最常见的还有抑郁障碍和其他焦虑障碍，这是因为，在重大突发性事件发生后，个体原有的平衡被打破，心理结构和社会功能遭到严重的破坏，这类人员是相当脆弱的，特别需要关爱。因此，除了一般性的心理干预工作之外，更需要对遭受突发事件中失去心理平衡的个体重建心理平衡。心理重建的工作主要由员工援助师来执行，应该包括以下的四个阶段：

### 1. 悲伤辅导，转向正常生活阶段

悲伤辅导是指协助人们在经历重大灾难之后，在合适的时间内引发正常的悲伤，并健康地完成告别悲伤的任务，以增进重新开始正常生活的能力。心理重建的目标是协助生者处理与逝者之间因为失落而引发的各种情绪困扰并完成未竟事务。悲伤辅导的具体目标包括：增加失落的现实感；协助当事人处理已表达的或潜在的情感；协助当事人克服失落后再适应过程中的障碍；鼓励当事人向逝者告别，以健康的方式、坦然地重新将感情投注在新的关系里。在悲伤辅导的实施过程中，需要关注如下问题：

第一，评估当事人目前的心理状况。突发性危机事件会带给经历者突发的、不可预测的创伤和损失。在进行辅导之前，要大体了解此次突发性危机事件的性质、伤亡程度和对当事人的态度有多大影响等基本情况。此时要认真观察当事人当前的环境和状态，在初步做出判断后，跟当事人进行接触，建立支持性关系。同时，通过开放式的提问，对当事人的哀伤程度进行全面评估。

第二，帮助当事人接纳丧亲的事实。生者必须接纳"死不复生"的事实，才能面对因死亡而引起的复杂情绪与反应。尤其是突然死亡，亲友在毫无心理准备下接到消息，心中必有强烈的不真实感。强化死亡真实感的最好方法之一，是鼓励生者围绕死者去世的事件，进行开放式的讨论。例如：灾难发生时你在哪里？当时的情况怎样？事情是如何发生的？是谁告知你的？亲友们是如何谈这件事的？类似这些问题的讨论都有助于检视死亡事

件的发生，强化死亡的真实感，让生者接受死亡发生的事实。

第三，引导当事人表达悲伤的情绪。有的当事人在亲历突发性危机事件的同时，面对亲人的突然去世，可能会出现很强的悲伤情绪反应。大部分哀恸的情绪都会令人不安，如恐惧、无助、愤怒、愧疚、紧张、焦虑、压抑和悲哀等情绪。在初期，人们会有麻木、幻听、幻觉、幻想、混乱、托梦等悲伤行为出现。这些情绪和行为在早期阶段，由于处于混乱状况而无法被认知，或未被察觉，其哀伤的强烈程度容易被忽视。所以，员工援助师要通过倾听和陪伴，给丧亲者创造情感层面的适度宣泄机会，并给予对方适当的反馈。

第四，帮助悲伤者解脱其依附情结。员工援助师应该帮助当事人适度地面对依附情结的问题，让当事人确认与逝者之间过去所存在的依附关系已经结束，当事人必须从失去逝者的情境中摆脱出来，在自己往后的人生舞台扮演新的角色、建立新的人际关系。为了达到上述目的，员工援助师应该了解当事人在处理与逝者的依附关系时所可能表现的心理行为特征，协助当事人面对过去的事实，做出适当的处理，从对于死者的依附情结中解脱出来。

第五，区分"正常"与"病态"的悲伤行为。一般而言，在哀恸的过程中，个体都会感受到身体的不舒服。最普遍的症状是头痛、消化不良与四肢疼痛，还有失眠、暴躁、不安、忧郁、缺乏食欲。有些人会去从事激烈的活动，而有些人却提不起兴趣。肌肉紧张、疲劳、记忆力不好及无法集中注意力等情形也会伴随哀恸而来。在辅导过程中，员工援助师必须具备辨认"正常的"与"病态的"的悲伤行为的能力，才能提供高品质的心理辅导服务。

一般而言，对于"正常的"与"病态的"的辨别，应以该悲伤行为是否在常态的悲伤期间有所表现而定。若常态悲伤期表现出过激的症状，员工援助师应视实际情况给予适当的悲伤治疗，尤其是生理疾病在确定后，必须立即转到医院接受治疗，否则仅给予悲伤者支持，误认为这些行为是正常的，竭力去帮助他们度过悲伤期，可能失去治疗的时机，加剧患者的病情。如果当事人过了正常的悲伤期后，还存在不良防卫或适应形态，如退缩、拒绝等，这说明当事人还停留在不真实感状态，还在采取心理防卫机制来减轻其悲伤行为带来的焦虑，就要更多地考虑由临床医师来治疗了。

第六，从短期应对转入到长期疗程。面对灾难带来的意外的伤亡，生者在完全没有心理准备的情况下，遭受的这些严重失落与心理重创是可以想象的。很多人可能无足够的时间、精力与资源来应变，从而造成了一种情绪休克。此外，需要一段时间才能有效地适应紧急出现的情境，当他竭尽自己的全部资源（能力）时，就会感受到一种耗竭危机。在这种情况下，个体用来控制其行为的功能暂时丧失，甚至可能形成崩溃状态。此时急需运用危机处理的方式，来发掘当事人内在和外在的其他资源，以增强其处理及运用资源的能力，解决目前的困扰问题。这里的关键就是让悲伤辅导从短期的危机应对转为长期的悲伤治疗，以达到心理辅导的目的。可以采用个别辅导与团体辅导相结合的方式来完成这一转换过程。

### 2. 抚平创伤，接纳专业辅导阶段

突发性事件会给人带来一些创伤，甚至会顷刻间让当事人感到极大的恐惧和悲伤。这

种恐惧和悲伤会由于事件的控制和危险的解除，短暂地持续一段时间后慢慢消失。对于灾难后的创伤，大部分人随着时间的推移会挺过来，慢慢走出阴影。但一些人还是会在恢复正常生活后，持续地受到 PTSD 的影响，这就需要专业的心理辅导和治疗。需要指出，无论是自我愈合，还是接受员工援助师的专业辅导，都需要很长的时间才能抚平创伤。在此期间，心理重建的任务一方面是提供专业的心理辅导，另一方面要尊重和理解当事人的忧伤情绪和行为发泄，给予足够的关怀和帮助，陪伴他们走过人生中这段最困难的时日。

### 3. 新的平衡，增强信任的阶段

当事人度过灾难后的创伤后，发现"失去"了很多，也会再一次感到"不安"。受创伤者一定要确认，已经无法重新回到原来的生活。最理性的态度就是重新定位自己，逐渐适应之，再找到新的心理平衡。因此，心理重建要经历的第三个阶段，就是让人们找到自己新的心理平衡点，主要是通过营造新的、和谐的人际关系来实现。和谐的人际关系的营造包括两方面内容：尽可能恢复原有的组织状态和群体关系，这比较容易转化，能够帮助人们比较快地重新获得安全感。此外，要保障人际沟通渠道畅通，可以增进人们的交往，快速地分享信息。这些信息包括可能发生次生灾害的信息、安置措施及物品分发的信息、心理援助计划的信息等，这些信息交流可以减轻焦虑感，增强信任，为营造和谐的人际关系打下基础。

### 4. 矫正自我，重获控制感的阶段

所谓控制感，是人们对涉及自身的重大事件能否通过自身因素或外界因素（如命运、他人）进行控制的一种信念。控制感的获得与人们的心理健康水平有密切的联系。如果个体能够很好地控制自己对待周围环境的态度，就能够有效地提高成功的概率，这可以通过重建有益的思维方式来获得控制感。为此建议：

（1）矫正过度的自责。帮助丧亲者分析对自己的要求是否恰当，是否现实，学会从另一角度来看待自己的遭遇：重大突发性事件更多是属于自然性灾难，并不是自己的责任，不要责问自己："那天怎么受伤害的不是我自己？"

（2）正视变化，适应生活。针对当前的环境，和当事人一起讨论并强调他们拥有的资源，采用有益的思维方式。面对当事人对各种变化的担忧，为他们列举和分析变化的困难，并客观地评估困难，找出解决问题的方法，纠正一些非理性的思维，强调他们对命运的控制感。

（3）展望未来，注入希望。在对当事人进行辅导的过程中，利用已有的资源，引导他们展望未来，并帮助他们重新发现生活中有意义并能给予积极回报的事情。在这一过程中，员工援助师要不断强调一种信念：未来的生活一定会更加美好。

（4）总结肯定，鼓励强化。在完成上述过程后，总结自己的改变过程，肯定、鼓励和强化自己已经获得的进步。如果确实无法实现心理重建的目的，就要转介给临床医师去接受专业治疗。

## 四、创伤后应激障碍的治疗方法

PTSD 的治疗包括三个重要部分：正面对待恐惧及痛苦的创伤经历；控制和管理心理

及生理压力反应；重新建立安全的社会关系及人际效能感。从理论上讲，PTSD危机干预的目的是预防疾病、缓解症状、减少共病、阻止迁延。这时的干预具有短程、及时和有效的特点。因此，干预重点是预防疾病和缓解症状。PTSD早期治疗甚为重要，创伤受害者如能及时得到支持，尤其是家庭的支持，则可能减缓PTSD的发生。一旦PTSD发展到后期，临床症状达到非常严重的程度，则需结合药物和心理治疗两种方式来进行。目前主要的干预措施是认知行为治疗、心理疏泄、严重应激诱因疏泄治疗、想象回忆治疗，以及其他心理治疗技术的综合运用。根据当事人情绪，在开始治疗后的不同时期分别给予不同心理治疗方法，开始采用倾听的方法，以收集资料、建立良好关系为目的，逐渐使其认识问题的严重性，配合治疗。下面介绍专业治疗方法：

**1. 心理疏泄和关键事件报告**

（1）心理疏泄。心理疏泄是目前用于缓解受创伤个体和危机个体压抑情绪的最常用方法之一。在取得当事人信任的基础上，鼓励其疏泄被压抑的情绪。随着谈话的逐步深入，应该与当事人详细探讨受害经过，使其埋在内心中的情感获得尽情的宣泄。干预方式通常包括各种形式的情绪处理、鼓励回忆或情绪反应正常化等。心理疏泄适用于PTSD症状不是特别严重的时期。

（2）关键事件报告。关键事件报告（CISD）原来是为维护受到自然灾害、事故等重要事件应激的紧急救护工作者身心健康的干预措施。现已开始用来干预遭受各种创伤的个人。CISD分为正式援助和非正式援助两种类型：非正式援助是由受过CISD训练的员工援助人员在现场进行的急性应激干预，大概需要1小时。正式援助共分为7个阶段进行干预，通常在伤害事件发生后24小时内进行，一般需2～3小时完成。具体步骤是：

步骤1：导入介绍。介绍对于建立治疗的信任氛围至关重要。除介绍小组成员和CISD的过程和方法外，还要寻求降低阻抗并激发当事人讨论敏感问题。

步骤2：发现事实。要求参加的所有成员描述他们各自在这一事件中的角色和任务，并从他们自己的观察角度出发，提供所发生事情的具体事实。

步骤3：表露想法。CISD小组指导者询问当时有关事件发生最初的事实和最痛苦的想法，将事实转向思想，开始将事件人格化，让情绪表露出来。

步骤4：表达情感。这是当事人情绪最强烈的阶段，干预者依据现有信息，挖掘出他们最痛苦的一部分经历，鼓励他们承认并表达出各自的情感。

步骤5：描述经历。要求小组成员讨论各自在事件中的情感、行为、认知和躯体经历，使小组回过头来对事件有更深刻的认识。

步骤6：提供指导。此阶段要强调他们这些反应非常符合严重压力下的症状，都是正常的，并给他们提供一些如何促进整体健康的知识。

步骤7：总结修正。结束报告并修改计划。CISD模式对减轻各类事故引起的心灵创伤，保持内环境稳定，促进躯体疾病恢复等有重要意义。

**2. 认知—行为疗法**

认知—行为治疗专家认为，人们对事件错误歪曲的思维是干预的重要对象。通过校正错误的思维方式，可以帮助当事人克服非理性与自我否定，增强自我控制，这种方法适合于危机稳定后的干预的目的。认知理论认为，认知过程决定着行为的产生，同时行为的改变也可以影响认知的改变。认知和行为的这种相互作用在患者身上常常表现一种恶性循环，即错误的认知观念导致不适应的情绪和行为，而这些情绪和行为也反过来影响认知过程，给原来的认知观念提供证据，使之更为巩固和隐蔽。使问题越来越严重。因此，在认知治疗中，治疗者常常通过行为矫正技术来改变患者不合理的认知观念。这种技术不仅仅针对行为本身，而是时刻把它同患者的认知过程联系起来，并努力在两者之间建立一种良性循环的过程。认知—行为疗法是对PTSD治疗的一种有效的方法，它包括暴露疗法、认知重建疗法和焦虑管理法三种方法。

（1）暴露治疗法。暴露治疗法通常有系统脱敏、延时想象和视觉暴露等治疗方法。系统脱敏技术是使用放松训练，通过对由低至高不同等级的恐惧刺激进行想象暴露的方式，对恐惧刺激进行脱敏。延时想象和视觉暴露治疗来自条件反射理论，对于习惯性恐惧消除有作用。

（2）认知重建疗法。认知重建疗法注重对患者的思维、推理和信念以及在认知中包含的态度等进行矫正。尽管各种认知重建法都关心患者的认知，不同的认知治疗学派在治疗技术上各有差异，如Ellis的合理情绪疗法认为，患者的情绪障碍和不适应行为是由于存在不合理信念造成的，所以，在治疗时通过与不合理信念辩论来重建信念系统，以改变症状。

（3）焦虑管理法。根据焦虑管理法（AMT），病理性焦虑源于应付技能缺乏，AMT为患者提供对付焦虑的技术，这包括：放松训练，积极的自我陈述，呼吸训练，生物反馈和社会技能训练。AMT旨在当焦虑发生时为患者提供应付方法。最常用的焦虑管理法是应激预防训练。这种方法把一些教育性和技能性的方法结合起来，诸如放松，思维阻断法，改变认知的自我对话等。

### 3. 其他心理治疗技术

对于PTSD的治疗，还有研究者提出了其他一些心理治疗技术：

（1）想象回忆治疗。采用想象回忆治疗方法（IRT），让患者回忆灾难发生时的场景，以此来治疗患者的创伤后应激症状。研究者提示，IRT对睡眠障碍的患者的治疗可能有效。

（2）宗教信仰知识。还有研究者提示，运用宗教信仰知识对有一定信仰的幸存者进行干预，可能是一个治疗方向。例如，有牧师的社区，在对天灾人祸等异常应激事件进行危机干预中，牧师所进行的一系列安慰活动也可作为危机干预策略之一。

（3）格式塔技术。格式塔技术指深入患者的过去，并将其带到意识之中，被格式塔实践者称为"未了之事"。通过临床诊断，医师和患者对不同的角色进行构建和整合，使患者能够更好地返回到过去，在过去的每一个场景和片段的回放中，使患者经历痛苦过程之后尝试忘记过去，并回到现实中，从而帮助患者延续自己的生活。

### 4. 团体治疗

对于PTSD的团体治疗有两种方法：一种是短期的预防治疗，主要针对急性悲伤障碍，通过分享和反馈来进行；另一种是支持性团体，针对在不同时间、不同情境下特定团体来进行心理疏导。支持性团体又称谈话团体，主要是大家在团队活动中，将谈话团体与传统治疗方式给予整合，相互帮助，分享彼此的经历，减轻耻辱感，并催发自豪感的重建。团体治疗的实施阶段如下：

（1）消除猜忌心理，增强相互信赖。在团队中为当事人提供训练和指导。在团队治疗中，团体的领导者主要是员工援助师，在团队治疗的早期，可以采用多种方法，来消除个人的不信任和猜忌心理，获得信赖。

（2）获得团队的帮助和支持。在团队中维持团队活动，严格管理团队，促进团体其他成员的反应和支持。同时，耐心地激励个体为他人提供支持，也使自己获得帮助和支持。

（3）逐步回到真实的生活团队。在团队活动后期，指导当事人将过去的经历加以整合，找到其意义和解决方法。随着团队活动次数的逐步减少，当事人逐步获得对过去的洞察力，随后即可回到真实的生活团体，在家庭和自己的社会支持系统中获得恢复和成长。

## 五、员工创伤后成长

### 1. 角色转换

经历危机突发事件之后，员工成长和发展需要解决的首要问题，就是实现从"受创伤者""受援助者"的角色转换成建设者、帮助者和团队成员等角色。

（1）建设者角色。虽然在灾区重建过程中，需要各方的支援，特别是对口省份、对口行业的支持和帮助，但是，从长远看，灾后企事业的重建工作主要应由受灾企业员工自己来完成。因此，企业员工要迅速实现建设者身份的转化。当员工们看到自己在企业重建中的作用后，就会更多地关注企业的重建过程，憧憬企业美好未来就能激发员工的内在潜能。

（2）帮助者角色。尽管重建工作中灾区企业是接受帮助的对象，但是，灾区员工并没有丧失帮助他人的能力。通过尽己所能去帮助他人，能体验到自我的价值，感受到自己的能力，其自信心也会增强。有意思的是，1990—1992年，在东西德统一的过程中，社会经济问题使人们的生活满意度普遍下降时，志愿者行为竟然对生活满意度产生了积极的影响。从图11—3中可以清楚地看到，志愿者行为对社会变革事件的消极影响产生了缓冲作用。如图所示，在1990年，有志愿者行为的人的生活满意度要高于没有志愿者行为的人。两年过去了，停止了志愿者行为的人，生活满意度下降最快；而保持志愿者行为的人的生活满意度下降得却最少。这项研究告诉我们，担任帮助者角色能够让身处逆境时拥有更好的心情，看到自己的力量，会有更多的热情和动力投入到企业重建中去。Stephen Meier and Alois Stutzer（2008）关于志愿行为对志愿者主观幸福感影响的研究发现，每周至少参加一次志愿行为者比每月仅参加一次志愿行为和从不参加志愿行为的人的生活满意度要高。

（3）团队成员角色。由于群体中的协同效应会影响个体行为，因此，让员工在企业重建过程中多参与团体活动，通过承担团队所赋予的责任来与其他团体成员互动，这能使员工意识到自己在群体中的重要性和责任，从而促进他们以更积极的心态和更负责任的态度投入企业重建的过程中。

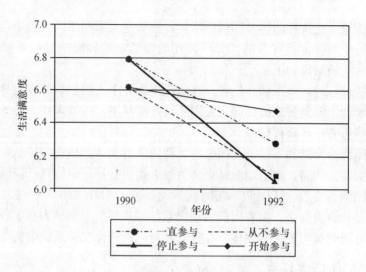

图 11—3　参与自愿者活动与生活满意感的关系

### 2. 创伤后成长

灾后企业的心理援助不应单纯关注于集中修补人性弱点以应对灾难带来的伤害，企业除了考虑经济重建的问题之外，更应该考虑员工心理重建的问题。心理重建面对的问题不仅是帮助人应对困难，也要发现积极的自我，这就需要去培养员工的抗逆力（Resilience）。研究发现，正面情绪（即积极看待问题的情绪）、主控信念（即相信自己可以掌控自己生命的信念）、坚强人格、希望和自我效能会影响个体的抗逆力水平，因此可以通过培养员工的正面情绪、主控信念、坚强人格、希望和自我效能来提高其抗逆力水平。为了帮助员工实现创伤后的恢复和健康成长，可以采取如下措施：

（1）树立信心。企业要引导员工树立信心，保持积极、乐观的情绪。

（2）增强自主性。在企业重建的管理过程中，增加员工的工作自主性，促进员工获得自己对生活的控制感。

（3）设定目标。应帮助他们恰当地设定绩效目标，合理安排工作任务，增强其自我效能感。

（4）展望未来。要使员工看到企业未来发展的新蓝图，提升他们对于企业未来发展的信心。

【阅读材料 11.2】如何慰藉受伤的心灵

**问题情境**

"那是一个夏天的晚上，我下班回家已经很晚了，孩子们按事先的计划已经到树林的小溪边去野营了。我感觉，似乎一场暴雨即将来临，于是决定去看看他们是否已搭好了帐篷。这时，雨已经开始下起来，电闪雷鸣，大雨如注，我穿好雨衣，拿着手电筒，穿过马路，走进树林。我没有想到，孩子们已经在约 200 米远的另一处地方安营扎寨了。我是在这片树林里长大的，自然对它了如指掌。但当我一走进树林，事情就开始变得有些不可思议和杂乱无章，因为我马上不由自主想到的是自己曾亲身经历的越南战争：离开这条小路，否则全排的战士都会被杀死！我从这条小路中退了出来，已经完全迷失在自己想象的场景之中，身边所有的感觉都逐渐进入了警觉状态，我感到好像又回到了越南，并在指挥着我的战斗排。时间和地点变得有些恍惚不清，我小心翼翼地穿过树林，意识好像已经离开了自己的身体，一切似乎是我在做、但又好像不是……在我最终走进孩子们的帐篷之前，我记得，我所能做的最后一件事情就是将这份痛苦的回忆重新埋入心底。

自从 1984 年 7 月我从印第安纳州（美国的一个地名）的中部离开军队之后，我就将越南战争置于脑后，再也没有去细想或对别人提起。但就在那天晚上，我好像又回到了越南战场，其感觉要比在印第安纳州时更加真切。直到今天，我仍然难以相信当时发生的事情是真实的，但它却一直令我烦恼不安……"

以上这段自述是出自于一位美国海军陆战队退役上尉之口，他曾经在 1968 年经历过越南的惨烈战斗，并最终幸运地存活了下来。虽然，越南战争已经结束几十年了，一切似乎都已经成为了过去，但这场战争留给人们的持久心理影响却明显挥之不去。像这位上尉的经历在美国人中并不少见。一般说来，当我们每一个人在经历过一些威胁生命或对自己及他人身体健康有危险的事情（如地震、龙卷风、战争、恐怖袭击、火灾、车祸或患有危及生命的疾病等）以后，都会对自己的心理健康产生或多或少的不良影响，这种现象在心理学中称为"创伤后应激障碍"。灾难后的医疗援助虽然可以治愈身体上的伤痛，但对心灵上的创伤却无能为力，这可能就像我们祖先所说的那样，"心病还需心药医"。

越南战争为南越与美国联合对抗以胡志明为首的越南民主共和国（北越）的一场战争。它是第二次世界大战以来美国参战人数最多、影响最重大的战争。据统计，这场战争导致美军阵亡5.6 万余人，受伤 30 多万人，耗资共 4 000 多亿美元，并在战后给无数美国士兵及其家庭造成了难以愈合的心灵创伤。

**案例分析**

心理学家们的研究表明，灾难过后 3 个月和 9 个月内心理障碍的发生率分别为 18.8％和 24.2％，由于不是每个经历过突发性事件的人都必然会产生心理问题，因此，我们首先要能够识别出自己或他人是否出现了此类问题？经过专家们的经验总结，患有创伤后应激障碍的患者都会呈现一些共性特点：

①经常不由自主地回想起灾难经历或体验的片断，这就好像是在电影中，我们有时会看到一个因现实刺激而失去记忆的人，会经常在脑中突然闪现一些过去生活经历片断。

②回避与灾难或创伤事件相关的刺激，比如，一个经历过严重交通事故的人，可能就不再敢开车，甚至不敢乘车或在街上看到车。

③持续性地表现出过分警觉的状态，容易受惊吓或发怒，而中国古人所说的"一朝被蛇咬，十年怕井绳"就是针对此类现象的形象描述。

④小孩子由于语言能力还没有达到成年人的水平，无法准确表达出自己内心中复杂的心理感受，因而可能会更多表现为一些生理与行为问题，如无缘无故的头疼、胃疼、突然性失语或通过反复玩同一主题的游戏来重现灾难经历等，而相关的噩梦也常会涉及恶魔、拯救他人生命等主题或场景。

⑤以上这些表现应至少持续一个月时间，并且是当事人在经历灾难事件之前从没有出现过的，它们严重影响到日常的生活、工作和学习，令当事人内心感到十分痛苦。

从心理学角度来看，创伤后应激障碍可以算作是一种情绪问题。如果你发现自己或身边的家人、朋友出现了类似问题，请尽快到正规的心理门诊寻求相关咨询，并请专业的心理咨询人员来帮助解开心结，以平复心理创伤。在咨询过程中，咨询人员可能会有意要求当事人，在想象或现实生活中重新回顾灾难发生的每一个细节，这会使当事人感到恐慌不安，但这也的确是治疗的一个环节。我们的恐惧在很大程度上来源于自身缺乏面对与战胜恐惧的勇气，一旦能够坦然面对恐惧，那么，康复过程往往能发挥良好的促进作用。

由于这个过程要以对当事人心理承受能力的精确把握为基础，因此，一定要由专业咨询人员来主持进行。我们也应该注意尽量配合咨询人员的工作，不要过分保护当事人，以免干扰咨询效果。我们所能做的事情，是在日常生活中为当事人提供足够的关爱与心理支持，使他们切实感受到温暖与安全感；另外，积极鼓励他们重新回归社会生活，也会使其重拾自信，再一次点燃起对生活的希望。这些都是当事人在经历创伤事件后心理康复所追求的目标。

（李昂）

（本章作者：时勘　江南　李献云　龚会　石密　李雯）

# 第十二章　员工援助计划的管理

本章作为教程的最后一章，从员工援助计划管理的角度，介绍了员工援助计划的操作流程、导入的关键及效果评估方法，讨论了如何做好员工援助师的督导工作，并从组织与员工促进的角度，提出了建设健康型组织的构思及评估要素、方法和程序。最后，展望了我国员工援助计划的未来趋势，提出了发展建议。

# 第一节　员工援助计划的操作流程

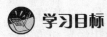 **学习目标**

➢ 了解选择员工援助模式应该考虑的因素。

➢ 熟悉员工援助计划的需求评估内容。

➢ 掌握员工援助计划的操作流程及效果评估方法。

## 一、员工援助计划的通用模式

按服务来源划分，员工援助计划可分为以管理为基础的内部模式、以契约为基础的外部模式、以资源共享为基础的联合模式和以专业化和灵活性相结合的混合模式。现分述如下：

### 1. 内部模式

内部模式是指组织内部设置专门机构或在工会、人力资源部、党群工作部等相关部门新设职能，由内部专职人员负责员工援助计划项目的策划和组织实施。内部员工援助计划实施的一个好处就是组织内部的 EAP 专家更了解和贴近组织需要，因为他们就是来自所在企业。而最大的不足在于，当 EAP 机构设立在组织内部时，很难做到相关记录的严格保密，实施者较难从习以为常的情境中摆脱出来，并客观地判断个体和组织存在问题的原因，提出合适的疏导办法。内部模式的实施成功有两个关键问题需要注意：一方面是组织的领导者的积极参与和支持，在推动员工援助计划时，要重点做好顶层设计，同时采取稳步推进的方针，避免出现"一统就死"的尴尬局面。要有耐心让高层管理者把员工援助计划看成是组织和员工促进计划，即组织自身发展的需求，看到它与目前的和谐劳动关系营造的关系。另一方面，要尽量宣传员工援助计划对于员工积极正面的促进作用，目前国内企业员工及管理者对于心理咨询的认识，更多是把员工援助计划仅仅看成对于消极心理问题的化解，而内部模式的咨询和促进更多是推进组织对于变革的适应，也包括员工的职业生涯发展。

### 2. 外部模式

外部模式是组织将员工援助计划项目外包，由外部具有心理咨询辅导、人力资源管理、法律、劳动经济、社会工作等知识经验的专业人员或机构来提供员工援助计划服务。这种模式的优点在于，组织自身人力资源的耗费最少，组织只需要支付一定的报酬就可以得到全套的服务；同时，由于工作人员完全是组织之外的第三方，员工在接受服务的时候更能感到个人隐私的安全性。缺点在于工作人员可能对组织的了解不够，成本也相对较高。外部模式也存在类似于内部模式的一些管理者对于 EAP 咨询模式误解的类似问题，更为严重的障碍在于，中国企业与国外企业的文化差异，这就更需要深入调查了解，不断修正实施方案。初期的导入非常关键，需要把握时机，不能一挥而就，可通过培训宣讲或者初步的企业诊断报告等方式，特别是提供其他类似企业实施外部 EAP 模式的成功经验。

### 3. 联合模式

联合模式是指若干组织联合成立一个专门为其员工提供援助的服务中心，该中心配备了专职人员。这种服务模式可以最大限度地节省经费，但目前在中国企业实施有一定的难度：一方面是对员工援助计划有明确需求的组织比较少，很难形成规模；另一方面在人员配置、人员权限、薪酬福利待遇支付等方面，也存在究竟由哪个部门来承担经费和负责全过程管理协调的问题。不过，一些大型国有企业在联合模式实施上也有成功的经验，成功的关键点在于，集团公司和下属公司双方都要发挥自己的主动性和创造性，高层领导可以通过给下属公司适当的空间，力图形成"百花齐放""群芳争艳"的局面，来达到"以放求活"的目的。一旦有一些基层单位或者地区取得成功经验，就可以全面推广。

### 4. 混合模式

混合模式是指组织内部员工援助计划实施部门与外部的专业机构联合，共同为组织和员工提供服务。这种方式应该说是最为理想的，既能保证咨询服务人员的专业性、员工的信任度，同时也有组织内联系人可以协助推进整体项目，并对质量进行监督。员工援助计划是跨学科的一个项目，也是很专业的一项工作，仅靠企业内部力量是不够的，也是不可能做好的。因此，一定要借助专业机构的带动和扶持，逐渐达到成熟。在实施模式上理想的路径是："（主要）外部模式"—"内外结合模式"—"（主要）内部模式"，特别是心理咨询和危机干预方面，需要专业机构的支持。员工援助计划毕竟来源于国外，真正要扎根于中国，需要基于中国文化和管理制度的长期的、系统的探索。员工援助计划导入中国，有时遇到的障碍涉及管理和制度的问题，员工援助师自身是解决不好的。对于员工援助项目如何融入中国的管理制度，需要进行长期的探索，因此采用混合的、内外结合模式是最佳的选择之一。

## 二、选择员工援助模式需考虑的因素

不同的 EAP 操作模式有不同的特点，在选择时应该考虑如下因素：

### 1. 组织特征

员工援助计划的最新发展趋势是，更多地从组织促进的角度来考虑问题，也可以称之为"组织与员工促进计划"。所以，选择员工援助模式是需要考虑组织特征的。组织特征主要包括：员工的数量和工作地点；员工的人口统计学特征，如年龄、性别和民族背景；员工存在哪些影响组织绩效的共性问题，这些问题怎么解决；现有的管理措施、相关的人事政策是什么；目前的劳资关系状况如何；企业在推行员工援助计划时，管理者、员工们的态度如何等。

### 2. 经费预算

每个企业在导入 EAP 的时候，都要重点考虑经济预算问题。企业应该有详尽的成本预算，不仅要考虑短期成本，也要考虑长期成本。预算太低，所提供的服务可能就少，对提升组织绩效的影响也就较小；预算过高，特别是导入阶段，企业管理者难以理解和承受。所以，这个度要把握好。当然，经济状况也是选择采用什么 EPA 操作模式的关键因素。

### 3. 政策法规

国家涉及职工福利、权利和劳动关系等方面的相关政策法规，这更是选择 EAP 操作模式的关键。比如有关职业心理健康、员工安全和生活质量等方面问题的强调程度等；又如究竟由哪个部门来负责员工援助计划，是工会、党群工作部还是人力资源部；其他的一些政策法规还包括保密措施、组织服务的要求，如应对危机事件，实施冲突管理和针对性咨询等。

以上所指的只是一些外部影响因素，并不能包括模式选择可能涉及的所有因素。无论选择哪一种 EAP 模式，都必须适合企业、事业单位和社区的特点，都需要把满足组织的需要放在首位。

## 三、员工援助计划的需求评估

员工援助计划的需求评估主要涉及组织层面和员工层面两个方面。组织层面包括整个组织以及内部各部门。员工层面包括对不同层级员工的需求状况。只有评估出多个层面的现状，找到存在的矛盾和问题，才能确立本次 EAP 员工援助计划服务所要达到的目标。需求评估可以从如下视角来考虑：

### 1. 企业视角：组织管理层面的需求评估

对组织进行评估的目的有两点：一方面是如何根据广大员工的共同需要，开展员工援助计划，这就需要评估当前组织的管理资源有哪些，以使充分利用这些组织资源来完成员工援助计划；另一方面是评估组织的需要，以便专门设定解决组织自身问题的目标。

组织管理层面的评估应从组织发展的角度出发，对企业所处的当前情境进行评估，评估时应把组织的内部信息与外部信息结合起来。内部评估的因素主要包括：组织类型、工作类型、组织的主要任务和目标、员工的数量及其人口统计学指标、工作场所的数量和分布。外部评估的因素主要包括国家宏观政策、相关法律规定、研究现状和各种统计数据。

### 2. 员工视角：工作行为层面的需求评估

员工群体层面的需求主要包括：员工的总体心理健康状况及凸显的心理问题；员工在福利待遇、工作关系、经济法律等方面的共同需求。对员工层面的评估需要从员工群体自身的心理特点、工作特点、家庭生活环境和工作性质等方面来考虑，以便准确地了解和把握员工的需求。

### 3. 个人视角：生涯发展层面的需求评估

实施员工援助计划不仅可以提高组织和员工的工作绩效，还可满足员工个体的工作—家庭生活的平衡，此外，个人的职业发展也是重要的关注点。从员工层面来讲，评估个体生涯发展的需要，既可以通过对个体在自我发展、个人成长、培训机会和工作转换等方面的态度来评估；也可以从员工的工作年限、工作转换次数、转岗次数、晋升需求和职业生涯规划等方面进行评估，这两方面往往是员工工作压力的主要来源。员工援助计划的实施能否提供更为公平的晋升前景、规范晋升制度，设计出更适合个人职业生涯发展的规划，是解决员工个体职业发展，提高员工工作积极性和组织忠诚度的重要途径。

### 4. 员工援助师视角：项目管理层面的需求评估

在员工援助计划的需求评估中，除了组织、个人需要和生涯发展之外，员工援助师的需求评估主要是从项目管理的视角进行的。员工援助计划是企业为包括业主在内的各级员工提供的一套系统的、长期的支持项目。通过专业人员对企业的诊断、建议，对企业员工及其直系亲属提供的心理指导、培训和咨询，解决其存在的各种心理、行为、健康问题，以提高员工绩效，改善企业管理。因此，从事专门的员工援助项目的员工援助师，即项目经理，需对整个流程进行资源组合和目标管理，才能有效地设计出组织和员工的促进计划，并顺利实施。

## 四、员工援助计划项目的操作流程

根据国外的经验和我国员工援助计划的操作实践经验，其操作流程包括九个步骤：

### 1. 项目宣传

EAP项目宣传又被称为EAP心理健康促进宣传，是一个以传播学形式来传递职业心理健康理念的独立模块。在目前实施的员工援助计划项目中，宣传促进是极为重要的组成部分。只有借助多种形式的宣传推广，让人们了解更多的员工援助计划的知识和可能给组织带来的益处，才能让组织顺利地接纳、实施和推广员工援助计划。

### 2. 职能结合

职能结合即明确组织内负责员工援助计划相关工作的职能部门，找出EAP与其管理工作的结合点。员工援助计划项目作为一套系统的、长期的项目，本身涉及诸多环节，且环环相连，彼此互为支持和呼应。为了促进员工援助计划与组织现有资源的匹配和融合，需要根据企业的自身情况和项目本身的定位，明确项目的责任部门，以便统筹调度和组织实施。在成功实施员工援助计划项目的企业中，有的与党建工作结合，由党委负责的EAP项目；有的与工会工作结合，由组织内部工会负责的EAP项目；有的与党群关系建设工作结合，由党群工作部负责的EAP项目；还有的从人力资源创新角度切入，由人力资源部负责 EAP 项目。这些由不同职能部门导入的员工援助计划项目各有侧重点，把握恰当才能取得卓著的成效。

### 3. 专项小组

组建员工援助计划导入专项小组。成立专项小组的目的在于赢得各相关部门的支持和配合，增强项目的执行力。在规模较小的组织中，专项小组由职能部门内部专业管理干部组成；在规模较大的组织里则是由职能部门专业管理干部为主，加入诸如综合部、宣传部、企业文化部等其他职能部门的专业管理干部。

### 4. 需求分析

指对于即将形成的员工援助计划项目方案的组织需要和员工需要进行分析。在此阶段，也有可能请外部 EAP 专门机构介入进来，协同 EAP 专项小组根据组织特性和员工需求，对员工援助计划项目进行初步需求分析，项目组为选定 EAP 模式和外部专业机构做好相应准备。

### 5. 确立目标

即主要确立 EAP 员工援助计划项目目标及预算。EAP 项目小组的一个至关重要的任务就是确立项目的预期目标，这个目标可以从短期、中期、长期等不同的角度来阐述，应根据组织情况和员工需求进行设定。关键在于目标需要得到公司高管层面的最终认同，否则将影响项目是否能得到确立和后期的效果评估。此外，成本问题是项目小组确立目标时重点考虑的问题，项目预算要结合公司的财务状况和年度预算，尽可能在细化的基础上进行量化。

### 6. 选型竞标

通过竞争方式选定员工援助计划服务商，并签订协议。EAP 服务商的选择是决定成败的关键因素之一。专项小组可以通过选型竞标的方式，比照多家 EAP 服务商的方案，同时对各 EAP 服务商的资质进行考察，即对服务商过去成功实施员工援助服务项目的客户进行调查，从另一角度掌握服务商的情况。在整合各方资料信息的基础上，专项小组根据组织自身的实际情况，甄选出具备专业能力和执行能力的 EAP 服务商，并就整体合作事宜通过协商形式进行确认，签订协议。

### 7. 项目导入

当论证和完善员工援助计划建议方案之后，就要进行项目启动前的准备。在此阶段，EAP 专项小组需要对服务商出具的《员工援助计划（EAP）项目建议书》进行完备的论证，与外部服务商一起完善方案后，提交组织管理层批准后实施和执行。EAP 专项小组在此阶段对企业内部职工和领导进行项目导入宣传非常重要：一方面可以获得管理层最大限度的支持，另一方面则可以获得员工的认同和信任。此外，在这一阶段向员工介绍员工援助计划项目导入的目的、工作流程、服务内容、服务形式等内容具有重要的意义，由此员工可以清楚知道，将来如何有效地使用组织所提供的资源，并寻求相关帮助。

### 8. 辅助推进

指专项小组对于 EAP 项目实施与执行中的辅助推进工作。随着 EAP 员工援助计划项目的启动，EAP 专项小组的主要工作便集中于与 EAP 服务商的协同推进上。每一项工作都需要 EAP 专项小组内的协调员辅助推进，同时根据项目实施的效果与服务商进行沟通完善。

### 9. 协同评估

EAP 项目效果评估需要根据设定的项目目标和周期，在项目收尾阶段由 EAP 项目小组协同服务商进行效果评估工作。评估工作主要包括对前期执行过程中的成绩和不足进行总结，并将评估结果报告管理层。评估结果可作为项目工作的总结和下一周期员工援助计划项目内容审定的依据。总而言之，员工援助计划是一项系统的、长期的项目，是经过国内外众多组织的实践检验过的职业心理健康解决方案。如果组织做好了充分的准备，就能使企业从员工援助计划中真正获益。

## 五、员工援助计划的效果评估

员工援助计划效果评估是指通过科学的方法和技术对项目能为组织和员工带来的效果进行客观的评价。通俗地说，就是看员工援助计划的执行能否达到或在多大程度上达到了项目的预期目标。EAP 效果评估主要在四个方面进行：使用情况和服务满意度、对个人改变的影响、对组织运行的影响和投资回报率分析。

### 1. 使用情况和服务满意度

指员工对 EAP 服务是否满意，主要考察的指标包括：服务的便捷性、及时性，EAP 的使用率，一般员工对 EAP 的满意度，以及管理者对 EAP 的满意度等。这个层面的评估描述了 EAP 的使用情况和使用者对服务的反应。将这些数据进行深入的统计分析，有助于发现和改善项目执行中的问题，提高效率，并对 EAP 的有效性做出初步的判断。

### 2. 对个人改变的影响

指使用了员工援助计划提供的各种服务后，员工自身的情绪、态度、能力和行为发生了哪些改变。在此类的评估中，研究人员主要考察以下指标：使用了 EAP 服务之后个人在知识、行为、技能、态度、心理健康和心理成长等方面的改变。测量出这些个体改变的结果，有助于进一步分析员工援助计划的多方面影响。

### 3. 对组织运行的影响

指 EAP 在组织内的实施是否为组织带来了实际的改变。这里要考察的指标分为两个方面，即硬性指标和软性指标。硬性指标指通过企业内各种数据显示出来的指标，主要包括生产率、销售额、产品质量、总产值、缺勤率、管理时间、员工赔偿、招聘及培训费用等；软性指标和组织内的心理氛围有关，包括人际冲突、沟通关系、员工士气、工作满意度、员工忠诚度和组织气氛等。

### 4. 投资回报率分析

员工援助计划已经发展出来一套可靠的方法来计算项目的投资回报率。投资回报率分析有赖于前端评估结果的实效性，尤其是综合个人改变和组织运行的两方面数据。运用一定的方法分离出其他影响因素之后，就可以计算出 EAP 的投资回报率，这一分析结果是员工援助计划的价值最有力的说明。但需要说明的是，这个分析过程虽然在原理上相对容易理解，但在操作上却比较复杂，需要付出较高的成本。因此，如果使用员工援助计划的组织不提出要求，一般不做投资回报率分析。

**【阅读材料 12.1】员工援助计划导入的关键点及步骤**

**背景问题**

如何顺利导入员工援助计划？如何实现组织与员工共成长的目标？员工援助师是否有能力将 EAP 项目与组织文化和管理特色相匹配，设计符合当下组织需要的 EAP 长远规划和可操作服务模式？EAP 导入不顺的原因如下：

1. 项目定位模糊，或与导入部门不匹配。例如人力资源管理部门作为导入部门，以心理资本提升为主要方向，但项目实施中并未体现该积极导向，反而关注于个人心理困扰问题的解决。

2. 项目缺少长远规划。例如，某企业实施 EAP 三年，每年实施的内容均由管理者"拍脑袋"决定，项目受众和成果很零散，也无法指导下一个三年的发展方向。

3. 项目没有引起领导重视。EAP 项目有些类似于科研，需要有好的开题报告并获得必要的资金及管理者重视，否则进展受资源限制，将非常缓慢，甚至无法获得效果。

4. 项目未得到员工好评。原因可能是多方面的，在导入阶段如果不投入足够的精力扩大宣传，提高宣传品质和手段，很可能造成无人知晓的局面。

**顺利导入的关键点**

1. 组织背景分析

员工援助师进入一个组织后，必须先对组织的发展历程、文化理念、在职人员数量、人口学变量（如学历、年龄、工龄、职位分布等）、群体心理特点等信息进行收集和分析，梳理该组织现阶段所处的 EAP 导入位置。如该组织员工是低收入、低学历群体，对心理学需求远低于物质需求；或该组织处在急速发展上升期，该群体面临巨大的工作压力。通过组织背景分析，员工援助师就能把握 EAP 导入的深浅、节奏、角度。

2. 项目定位

目前在国内负责导入 EAP 项目的部门主要是党群工作部、工会或人力资源部。由于每一部门的职责不同，EAP 在项目定位的侧重点上也有所区别。通常党群工作部（也有称为思想政治工作部）对项目的定位放在"新时期下思想政治工作的新方式"这个定位上，需要提出更多的创新思想，将该组织的思想政治工作转化为员工援助计划的专业性措施；人力资源部倾向于"人力资本提升"的积极导向，需要运用更多心理资本和积极心理学理论。有些单位还专门成立员工关系管理部，把员工援助计划从人力资源部的职能中独立出来。工会倾向于"服务员工，人文关爱"，简洁的 EAP 模式更为适合。所以，项目定位能帮助员工援助师更好地把握组织需求。

3. 目标设定

导入之初应根据前期的组织背景分析和项目定位，设计出具体的、可行的项目目标。目标从时间上分为短期目标（一年或以下）和长期目标（三年），从对象上分为组织层面目标、管理者层面目标和员工层面目标。明确目标后，需要向组织管理者进行汇报，确保项目实施符合组织需求。

4. 撰写规划书

项目规划书是确保项目有计划推进和管控的必要保障。一般包括项目定位、项目目标、服务对象、服务周期、实施模块、具体实施方式（步骤）、时间进度安排、经费预算和人力投入等内容。通过规划书撰写，可以形成更加清晰的服务流程和资源使用计划，并有助于后期促进效果评估的实施。据此获得组织相应的财力和人力支持。

5. 预热宣传

员工援助计划提倡关注员工自身的心理健康，提升心理保健意识的初衷很好，但在许多组织却面临推广难、收效慢、员工不认可的问题。作为一个新生事物，如何将员工的看法从"EAP 是提供给心理有问题的人"转变成"EAP 让我工作和生活得更好"，这需要多频次的宣传。员工援助师需要找到该企业最为契合的宣传渠道和宣传手段，让内容主题都能贴近员工的生活和真实感受；同时也需要在项目启动之初做一些有影响力的活动，譬如启动会、名家讲座、公益宣传栏等，引起员工的关注。

**EAP 导入步骤**

一般而言，在组织中导入 EAP 员工援助计划可分为如下四个步骤：

步骤 1：信息收集和分析

员工援助师导入 EAP 项目前需要对组织各层面信息有一定了解，收集信息的渠道有如下几条：

• 与组织或相关导入部门的高层管理者面谈，了解其对项目的期待和定位，是否有重大的变革或组织调整，是否需要成立专项小组；

• 从相关内部文件中获得组织的发展历史、战略导向和未来规划；

• 从人力资源部收集所有在职人员的详细信息，做基础的统计分析，把握群体的类型，推测可能出现的群体心理特征和心理诉求；

• 考察该组织处于何种行业，行业发展环境，国家对员工心理关爱的最新指导政策等。

步骤 2：开展全员调研

为了设计出有针对性的 EAP 实施方案，应对该组织的员工的心理状态、压力感受、关爱需求等要素有全面的把握和了解。开展全员心理健康调研包括简单调研和深入调研两种类型。简单调研只需从员工对项目的需求角度，调查他们的使用意向、对服务内容的兴趣点、可接受的服务方式等。简单调研的优点是实用、便捷、周期短，缺点是信息单薄、员工未必清楚了解自己的需要，可拓展性低。深入调研以调查员工的整体心理健康状态和对组织态度为主，以需求调查为辅，使用定性和定量分析方法，从员工的主观幸福感，积极、消极的情绪，压力感受，工作投入，组织承诺等结果变量，以及工作要求、工作资源、心理资本等前因变量角度进行统计分析。深入调研的优点是信息丰富、指导意义强、可建立该组织的心理数据库，缺点是对员工援助师个人能力要求高、投入的财力和人力资源大、周期较长。

步骤 3：撰写项目规划书

每一期项目开始前都应该撰写一份项目规划书，明确项目的定位、目标、对象、服务措施等内容。这既能帮助自己梳理背景、整理思路、廓清方向，保障项目实施的规范性和可持续性，也是写给组织相关人员的说明。规划书可分为短期规划（1年及以下）、中期规划（2年）、长期规划（3年及以上）等不同类型。一份好的规划书如同研究的开题报告一样，至少要说明：项目意义何在，如何实施，可能有何成果。特别需要强调的是预算规划、进度安排和资源统筹三个细节，如果说规划中具体实施内容决定了项目品质，这三点则保障了一个好项目能否转化为现实。

步骤4：召开项目启动会

并非所有的项目都召开项目启动会，但从实际经验来看，对于首期项目来说，召开启动会的项目效果明显优于未召开启动会的项目。这是因为，一方面，启动会的成功举办可以扩大员工援助计划在企业中的影响力，增强职工的认同度；另一方面，也可以引发所有部门管理者对项目的重视。建议一些项目调查放在启动会后执行，根据调查结果来调整项目方案中的部分细节。启动会的内容至少包括高层领导发言、启动仪式和项目推介三个部分，此外，为了增加启动会的趣味性和实用性，还可以配合心理学知识讲座及现场咨询体验等活动。

（刘鑫）

### 【阅读材料12.2】当高管离职时：请启动 EAP 员工援助计划

**问题背景**

最近某公司高管层有点烦，执行副总裁、某区域负责人发出辞职信后，尽管董事长和CEO随即电话相劝，但其去意已决。最重要的是，这是半年来公司第三位辞职的高管，都说锦上添花易，雪中送炭难，为何前途光明、形势大好的企业也会出现人才流失？究竟什么原因造成高层管理层在企业蒸蒸日上、个人业绩良好时出走？发生如此的情况后如何确保公司正常运转？应当以怎样的机制来留住有能力的下属，怎么保证核心人才足够的上升空间呢？

**阅读材料**

对企业来说，高管离职并不罕见，但多发生在公司前景暗淡、个人业绩下滑、管理者能力遭质疑等背景下。而在公司发展前景良好时出现人才流失则并不多见。综合分析该企业高管离职行为后，主要原因如下：

1. 职业倦怠是造成离职的"真凶"

在一个组织中，工作负荷、人际关系、工作责任、组织氛围、工作琐事等因素都可能引起职业倦怠，但对职业倦怠影响最大的却是组织氛围，这是影响个人及团队行为方式的标准、价值观、期望、政策和过程的混合体。

2. 个人想法与企业理念的冲突

公司高管久经沙场，对行业有着自己的理解，可能更关注的是能否最大化地实现自身的价值、理想。如一些高管倡导快速开发销售、快速复制和高周转率，而另一些技术出身的管理者追求的是专业度和产品设计上的亮点，这或许就构成了离开的主因。

3. 创业浪潮导致选择自立门户

许多高管不图钱、不图名，追求的是自我价值的实现，当企业提供的平台无法让其得到最好的发挥，无法让其充分实现自我价值时，就会发生出走现象。

### EAP 疏导建议

#### 1. 增强向心力

公司不仅要通过制度留住人，也要通过感情留住人。可以聘请专业的 EAP 机构针对员工及其家属进行系统的心理援助计划，如提供对高管的系列咨询与培训，让企业提前预知高管可能出现的问题。为了创建与优化健康良好的组织氛围，需要根据不同组织的实际情况，通过各种灵活的手段，实现有针对性的行动，这是价值观的渗透，也是制度机制的优化与改善。

#### 2. 企业价值观

企业对人的尊重不是光给高薪就可以，而是应尊重人的价值和创造性，对业绩给以客观的评价与回报，赋予其创新、开拓的舞台。要注重对高管领导能力的不断培养，特别在公司的经营方向变动、经营压力加大时，有些高管可能力不从心，公司就要及时通过短期休假、参加培训等方式解决问题。企业要给员工创造自由发展、实现自我价值的平台。员工援助计划就是一切以员工为核心的心灵关爱活动，企业的制度设计、经营管理都要充分考虑员工利益，让所有员工包括高管，工作起来有幸福感和满足感。

#### 3. 减小离职震荡

面对高管的集中离职，成熟的公司应该实现三步走：首先要尽快找到代理人，不能出现管理流程上的真空。其次要稳定人心，做好安慰员工、凝聚人心的工作。最后就是要做好危机公关，尤其是上市公司，要及时公布人事变动和最新运营业绩，让投资者放心。事实上，这种流动也能为企业中层提供上升空间，并让企业注入新鲜血液。

## 【阅读材料 12.3】国有企业如何导入员工援助计划

### 问题背景

国有企业是我国经济的重要支柱，在国际经济形势风云变化的情形下，国有企业传统的运作手段和管理模式受到极大的考验，在资本管理、标准设定、人才培养等方面急需引入国际化程度高、专业性更强的新技术和新思想。近年来，一些大型国企开始从打造企业核心优势、提升人力资本的角度，尝试寻找传统管理办法以外的新方式，促进员工的心理健康，以实现企业的和谐发展。企业员工的心理援助工作正是在此背景下开展的。

### 导入思路

由于某大型国企下属单位众多，覆盖人群较广，区域相对分散，技术岗位的工作环境复杂，为了切实有效地开展好员工援助计划，首先需要进行多层面的理论研讨，以明确员工援助计划项目与传统的思想政治工作或人事工作有效结合的整体定位，积极探索员工援助计划导入思路和推动模式。例如，某油田企业员工援助计划的特色主要体现为一个模式、两种导向、三大功能。

#### 1. 一个模式：统筹指导，自主创新

针对员工分布范围广、员工人数多、地域特色明显的特点，在引入员工援助计划的过程中，内部的党群工作部、工会或人力部门联合了外部服务供应商共同采取"统筹指导、

自主创新"的服务模式，集团公司通过员工援助计划规划、工作部署、专题交流会、骨干培养、阶段汇报等方式，确定了员工援助计划的发展方向，让下属公司结合各地实际情况发挥各自创造性自行开展，使企业的员工援助计划兼顾方向的一致统一与形式的灵活多样。这种集团公司与下属公司双向推动的特色模式为大型国企员工援助计划项目带来了强大的生机与活力。

2. 两种导向：积极心理学导向与内外结合的服务导向

(1) 积极心理学导向。早期的员工援助计划项目多以问题解决导向模式为主，发现并解决员工遇到的各种问题，包括工作压力、职业生涯发展、人际关系、工作—家庭平衡等多个方面。由于员工对心理咨询、员工援助计划服务的了解存在空白和误区，早期的员工援助计划服务受到了挑战，具体表现为员工对 EAP 的关注度不够、使用率低等。在此情况下，员工援助计划工作者将心理援助的功能从帮助少数人解决心理困扰转变为提升所有人的发展潜能，从积极导向出发提升员工幸福感与组织绩效，来增强员工心理资本水平，最终发展到提升员工、团队、组织三个层面的幸福感与生产力方面，得到了企业和员工们的认同，使企业建立起难以被模仿的员工心理帮助的独特工作模式。

(2) 内外结合的服务导向。首先来分析一下不同服务模式的利弊："内部员工援助计划"指企业内部雇用全职的员工援助计划工作者和心理咨询辅导员，为企业员工提供免费的心理援助服务。如某油田组建了专门的员工援助计划机构及专职的心理咨询人员，收到了明显的效果。"外部员工援助计划"则指企业靠外部员工援助计划专业机构为其提供整套解决方案及干预措施，使得员工援助计划的效率得到明显的提高。虽然内外员工援助模式的工作原则是基本一致的，但由于帮助者所处的位置不同而各有利弊。当员工的个人利益与企业的整体利益发生冲突时，作为内部员工援助计划实施者，很难保持客观中立的态度。而且心理咨询不可避免地会涉及个人隐私，尽管内部员工援助计划在这方面做了很多努力（如将办公室设在不太引人注意的地方，独立保存咨询记录等），却很难完全消除员工心中的顾虑。而外部模式在保密性方面具有明显的优势。外部专家由于其相对于企业的独立性，员工可以根据自己的需要获得咨询帮助。但是，"外部员工援助计划"不能像"内部员工援助计划"那样了解、熟悉企业的内部情况，在服务的主动性、细致程度和连续性等方面并不十分令人满意。

在上述分析的背景下，"员工援助计划内外结合导向"的模式应运而生，如我国某移动通信公司在员工援助计划的探索中，采用了内部党群、工会或人事部门与外部专业机构联合，共同为企业员工提供帮助的新型模式。采用的这种模式既保证了工作人员的专业性、员工的信任度，同时也为组织节约了经济成本，有效控制服务质量，并保证了项目的连续性和灵活性。

3. 三大功能：心理素质提升、管理能力增长、组织健康发展

(1) 提升员工心理素质。员工援助计划能够帮助员工缓解心理压力，解决心理困扰，并减少由于心理问题引起的行为问题。通过辅导员工加强自我情绪调适，规划个人职业生涯，优化人际沟通，平衡工作与家庭，增强幸福体验能力。同时，员工援助计划还促使员工勇于承担人生不同阶段不同角色的责任，提高追求成长的主动意识，提升心智成熟

度；协助员工打造积极心态，提高心理幸福感水平，优化心理发展，促进心理潜能发挥。

（2）增强管理者能力。员工援助计划帮助管理者了解、掌握员工的心理规律和情绪变化的方法，使管理者善于识别员工的心理特征、认知模式和行为倾向。同时促使管理者运用一定的心理咨询和辅导的技能，科学地处理员工心理问题，化解矛盾，优化日常与员工的沟通。通过实施员工援助计划项目，管理者能更加真诚地与员工沟通，在相互尊重和信任的基础上，加强心理激励的实效，形成和谐管理氛围。

（3）促进组织健康发展。员工援助计划通过提升员工对企业的心理归属感和满意度，优化团队内部融洽性，提高企业组织和谐度，增强人员稳定性；帮助企业进一步了解影响员工心理困扰的组织因素，并提出相应科学管理建议，协助进行组织制度或政策上的改善；协助企业形成良好的人际氛围，人与人之间相互包容、接纳，彼此相处融洽，打造心理和谐的工作环境；此外还能通过心理危机管理，更好地帮助大型国企对心理危机实施防控措施，将可能带来的风险降至最低。

**导入步骤**

员工援助计划项目在不同地区和行业的国有企业虽有所不同，但导入过程中均包含以下阶段：

1. 试点阶段

首先需要选择有代表性的单位和人群进行探索和尝试。这需要在借鉴国内外 EAP 导入的成功经验基础上，结合实际情况探索适合的服务形式和管理的结合度，不断创新服务内容和活动形式。在试点阶段的主要任务是，达到员工援助计划项目的主体框架基本成形、对于员工援助计划项目的认识的基本统一、员工援助计划项目的核心服务内容基本确定，以明晰本单位员工援助计划项目的推广思路。试点阶段的成功要素是领导的认可和倡导、大胆的尝试和创新、积极的归纳和总结。

2. 推广阶段

该阶段的主要任务是将相对成型的服务模式推广至更多的单位、覆盖更多的人群，使更大范围内的员工了解员工援助计划，初步熟悉职业心理健康知识，使各级管理者了解心理学的知识和技术在管理工作中运用的好处。推广阶段是全员覆盖 EAP 前的过渡阶段，需要探索企业对员工援助计划项目实施管理的制度和采取的运作模式。为此，需要为EAP 覆盖下属企业做好内部队伍建设的准备。推广阶段的成功要素主要包括：宣传贯彻的力度、各单位工作落地的实效性、各单位之间信息交流和资源共享的有效性。

3. 普及阶段

进入普及阶段后，心理学的知识和技术被广泛运用到企业的日常管理和员工的工作生活中，运作模式达到成熟稳定的水平。具体表现为：（1）企业中大多数员工可以做到"求助"和"自助"，部分员工可以做到"助人"和"助人自助"；（2）员工的心理资本不断提升；（3）管理者的心理管理能力不断增强；（4）企业的决策和各项制度充分考虑对员工心理的影响，关爱员工成为企业文化的有机组成部分。经验表明，普及阶段的成功要素是：将员工援助计划融入企业既有的组织机构、工作模式和管理制度中，使员工援助计划成为企业各个部门的有效管理方法和工具。

目前，员工援助计划项目已经获得许多大型国有企业的关注，并取得一些成功的经验。员工援助计划项目不仅仅是一项提供给员工的精神福利，也不仅仅是帮助部分员工解决个人心理困扰的心理咨询服务，已经成为推进企业组织发展的管理制度的有机组成部分之一，对于健康型组织建设正在发挥越来越大的促进作用。

（王汝强　王大伟　梁社红）

# 第二节　员工援助师的培训发展

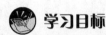 **学习目标**

➢理解国外员工援助计划相关的教育规划。

➢熟悉国外高校员工援助计划教育的内容。

➢熟悉未来的 EAP 专业人员教育的发展趋势。

美国《财富》500 强公司中有 80％的组织实施了员工援助计划，而且呈增长趋势，员工援助计划标准和专业化的发展正得到更多的关注。从员工援助计划的服务需要的发展趋势来看，对于下列服务的需求增长很大：沟通技巧训练、自信训练、亲子教育、退休准备、角色转换、创伤后的恢复等。作为从事员工援助服务的专业人员，也有必要通过本节的学习，把握自己所在行业的人员的未来职业培训发展趋势。

## 一、员工援助计划的教育规划

美国目前的员工援助计划教育和发展，还没有形成专门的学科和课程，也不颁发相应的专业学位证书，只能在康复咨询、社会工作、临床咨询及心理学等学位计划内部选择一些课程。从我国员工援助计划发展趋势来看，在高等学校管理学、心理学和劳动经济学增设员工援助专业（方向、选项等）是大势所趋。因此，必须进行相关的教育规划，确定专业人员就业必需的专门知识、技能和能力，具体包括的项目如下：

### 1. EAP 教育和发展计划的技能需求

在 EAP 的教育规划中，首先要确定 EAP 教育和发展计划的预期成效。

（1）Hastings（1984）确定的员工援助计划的问卷调查内容共包括九种职业技能要求：

1）确定需要服务的人。

2）确认服务资格。

3）使用各种各样的社区资源。

4）帮助来访者制订康复方案。

5）提供社区转介服务。

6）确定所需的诊断步骤。

7）向来访者解释服务限制。

8）建立和保持咨询关系。

9）运用适当方法实现工作安置和保持来访者的数量。

为了确定 EAP 专业工作人员是否需要上述的九方面技能要求，研究者把问卷发给正在使用 EAP 服务的 50 家公司，请被调查者说明上述技能在实际工作中是否重要，这些技能在 EAP 领域是否重要。

研究结果表明，在以上两个方面均重要的技能是：确定需要服务的人，确认服务资格，使用各种各样的社区资源，确保服务连续性以及建立和保持咨询关系。

（2）EAP 领域相关的具体技能包括：

1）能够确定向专科医师有效转介来访者的不同策略。

2）运用高效的个案管理和记录方法。

3）向来访者提供咨询时能够运用系统的问题解决方法。

4）向各种不同的来访者表明共情、真挚、热情、务实和尊重。

5）能够设定和来访者共同认可的目标。

6）表明理解来访者的保密要求。

**2. EAP 教育和发展计划需要获得的资源**

在 EAP 教育和发展计划中，教育培训者和学员能够随时获得 EAP 教育和发展计划相关的资源是至关重要的。这些资源包括：

（1）充足的图书资料。EAP 教育计划必须有可以方便使用的最新的知识载体，如教材、专业期刊、影音资料等。

（2）咨询学习实验室。配备单向玻璃的供个人和团体使用的情境实验室（适当的音频和视频设备对于研究及教育很有帮助），配备计算机和媒体设备的学习实验室。学习环境对于 EAP 教育和发展计划非常重要。

（3）相关的教育课程计划。心理学系、社会工作系、康复咨询系、临床咨询系、商学院和继续教育学院能够提供选修员工援助计划的相关课程，这些课程要求学生具有 EAP 相关的专业知识基础。

**3. 社区在 EAP 教育和发展计划中的作用**

社区是 EAP 教育和发展计划的另一重要环境。在本地工商企业 EAP 迅速成功发展的区域内，EAP 教育计划通常有很多发展机会：

首先，能够选聘到众多 EAP 专业人员担任客座讲师、客座主持人和教师助理，并在教学中进行实操的演示。

其次，学生有现场参观、实践和实习的机会，以便正式获得真正的实地学习体验。

再次，教师和学生有进行基础研究和应用研究的环境和人群。如果周围社区实施 EAP，可以请附近的 EAP 从业人员帮助推进 EAP 教育和发展计划的组织和教学活动。同样，实施 EAP 的组织请教师和学生帮助它们设计、执行和评估其内部员工发展及继续教育计划。这样，可以共享信息、教育与培训资料及设备。

### 4. 教师在 EAP 教育和发展计划中的作用

教师是 EAP 教育和发展计划最重要的资源，可以安排致力于 EAP 教育和培训的专业师资负责培训工作。有些 EAP 教育和发展计划独立于学院和大学的其他计划，其他（大多数）计划设置于传统专业学科中（如康复咨询、社会工作等），基础性的设置于一个系或一个专业内部。EAP 教育和发展计划应采取跨学科的策略，如 EAP 教育和发展计划的组织架构务必包括多个相关系部和学科（如心理学、商学等）的教师，并鼓励学生选修其他系教师的课程。必须强调的是，EAP 应当重视"发展理念"的价值，始终警惕与传统学科的过度融合或接近。正如每个人都习惯于以同样的眼光看待事物，在学生的学习过程中，让他们接触各种不同的学科、方法、看问题的角度、理解问题的方式和风格是很有价值的。

## 二、EAP 专业教育的课程内容规划

在规划和制定 EAP 教育和发展计划的过程中，需要考虑的问题包括：确定和实施有效的教学和学习方法，设计适当的学习模块，并确定具体的课业内容等三个方面。

### 1. 专业教育的教学方法

专业教育的教学方法有两方面的方法值得 EAP 专业教育人员注意和考虑：

（1）替代教育"模式"。包括有文理模式和专业学院模式。Emener 和 McFarlane（1985）阐述了这两种模式的不同之处：在所有概念当中，文理模式鼓励传统基础学科（如社会学、心理学和人类学）的课程和学习；专业学院模式鼓励实用型的具体专业学科领域（如社会工作、康复咨询）内的课程和学习，也强调监督指导下的临床实践（实践和实习）。文理模式具有更基础和一般的特点，专业学院模式具有重点突出和应用的特点，"实践"成分更多。EAP 专业教育务必讨论这两种模式的优点和不足以及它们与总体计划、课程体系和专业课程的关系。大多数 EAP 教育和发展计划综合采用这两种模式。

（2）课程和教学模式。主要采用以下形式：

1）正式的课堂讲授形式，如教员讲授，学生听课、提问和做笔记。

2）实习型的现场教学模式，如学生在有督导的实践环境中，通过咨询进行学习。

同样，大多数 EAP 教育和发展计划综合采用这两种形式。

### 2. EAP 专业教育的课程模块

制定 EAP 教育和发展计划的第一步，是规划学员完成本专业学业和从事职业必需的知识、技能和能力。William G. Emener（2009）研究了已出版的 EAP 专业人员能力研究文献（如 ALMACA 文献和 Hastings，1985），并把这些信息与从业者、教育工作者、教育计划制定者和管理者的经验加以综合之后，提出四个学习模块，并据此推荐 EAP 教育和发展课业及课程内容。四个学习模块内容见表 12—1。

此外，还有许多很重要的课程内容超出这四个模块，例如，研究与研究方法、道德和法律问题。此外，更重要的是 EAP 教育和发展计划教师与顾问小组共同确定 EAP 专业教育计划的课程体系和课程内容。

表 12—1                    EAP 专业教育课程模块内容

| 模块 | 特点/要素 | 课程来源 |
|---|---|---|
| 模块一：工作、就业和行业 | 职业心理学/社会学，职业指导和职业发展基础，组织心理学，劳资关系，工作结构和流程以及工作环境，工作的社会功能，行业的商业需求 | 指导与咨询、心理学（即产业/组织心理学）、社会学、康复咨询、职业教育等系部及商学院各系部有这些内容的课程 |
| 模块二：人文状况——员工与来访者 | 性格心理学，变态心理学，成瘾与药物依赖，人际问题与精神健康，职业压力，人际关系，残障对心理的影响，文化与人文发展 | 心理学、康复咨询、应用卫生、护理学、社会工作、教育心理学、家庭生活、老龄学等系部及教育、应用卫生、社会与行为科学学院各系部有这些内容的课程 |
| 模块三：员工援助计划提供的服务 | 培训原理与程序，方法评估与评价，咨询技巧与方法，个案管理，EAP 磋商与制定，社区分析与干预，劳资磋商，组织发展，职业指导，团体咨询，EAP 提供的商业服务 | 人力资源开发、咨询、社会工作、职业指导、产业与组织心理学等系部及商学院各系部有关于这些内容和技能发展的课程 |
| 模块四：组织、行政和管理 | 工商企业人力资源管理，人力资源行为原理、创新和变革，政策分析与制定，行政与监督，管理与市场营销原理 | 行政、管理、组织与产业心理学、公共管理咨询、社会工作等系部有关于这些内容和技能发展的课程 |

## 三、EAP 未来的教育和发展计划

### 1. 未来的需求预测

第一，Dickman 和 Phillips（1985）在预测员工援助计划的未来时，阐述了未来社会对压力的更多关注以及"保健"计划的扩展。他们预测，对有针对性的服务的需要和特殊的计划重点将增多。

第二，预计未来的 EAP 服务不仅重视治疗创伤、处理问题和帮助恢复，而且会同样重视预防的作用和发展咨询的作用。

### 2. 专业教育计划的随时调整

制定、设计和执行 EAP 专业人员教育和发展计划时，让学员为"EAP 需求"做好准备显然至关重要。世界处在快速变化时，EAP 专业教育培训计划本身必须随时做出调整：

（1）满足当前不断变化的需求。

（2）让专业人员为将来的 EAP 做好准备。

（3）让 EAP 做好准备不仅是将来变革的一部分，而且在将来发生的变革中扮演重要和积极的角色。

为此 EAP 专业人员教育和发展计划有必要在今天的课程中设置适当的学习知识（内容）和技能发展部分，使学员在毕业时能够轻松应对明天。

【阅读材料 12.4】未来的员工援助计划的培训内容

在我国，企业、事业单位推进员工援助计划，建设以培训导向的教育促进系统尤其重要。通过生动活泼的宣讲培训，首先改变组织中的高、中、基层领导的观念，特别是基层主管的对于实施员工援助计划的认识，是后期开展员工援助计划的基础。虽然企业的行业、市场情况各有不同，所处的发展阶段和由此带来的需求有差异，但教育促进的培训内容还是存在很多共同之处。下列一些培训内容值得借鉴：

1. 认识心理健康

公司的政策中明确表明，心理健康是员工健康成长、高效工作、幸福生活的基石，组织关心员工的工作，更关注他们的幸福感受，也愿意引导员工提高心理健康水平，帮助他们有效地应对各种困扰。应该提醒公司主管，他们只需通过观察，发现哪些员工出现了问题，如缺勤、痛苦、反应迟缓、易怒和工作效率下降。主管应该知道，工作效率的突然下降经常是问题的征兆，并知道如何更加积极地关注员工的工作绩效，以此作为该员工是否需要转介给相关机构的依据。

2. 员工家属问题

人经常会遇到问题，并且影响工作效率，没有一个员工能对此免疫。主管不必对问题做出诊断，只要关注哪个员工的行为影响了工作—家庭平衡，就需要予以关注。

3. 关注药物滥用

酗酒是合法的，而药物滥用不是。主管看到一个吸毒的员工，和看到拎着酒瓶的醉醺醺的员工不一样。主管必须报告此行为，再来决定是否进行转介。

4. 转介问题协调

员工经常会向主管倾诉，但是在他们尝试这种方法时，问题并不简单，因为这些人没有经过专门培训，但还是应该鼓励有问题的员工向 EAP 寻求帮助。

5. 政策及关注点

基本上在有关 EAP 的培训中都应涉及其书面政策的内容，如果书面政策比较全面系统，关于它的解释通常会贯穿整个培训过程。培训应该涉及的内容可以包括：如何转介、下班之后的服务、24 小时紧急呼叫、保密、管理者的花费、公司政策的保证、EAP 的服务可及性和信息反馈等。

6. 避免滥用善意

很多主管都是从基层成长起来的，他们是员工的朋友，但也经常会被员工的一些行为、谎言、辩解和外表所蒙蔽而忽略他们的实质性问题。要让他们知道这不是帮助朋友的方法，反而会害了他们，能对这些问题有理性认知，EAP 的执行通道也会更加畅通。

7. "亡羊补牢"不晚

很多员工都意识不到自己面临问题的严重性，因此也就不会接受 EAP 的帮助。其实很多看似无足轻重的问题实则关系重大。主管还应该（最终还要让员工明白）懂得"亡羊补牢"的道理。同时困扰着员工的问题对 EAP 从业人员来说也很重要。

# 第三节  员工援助师的督导和自我成长

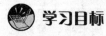 **学习目标**

➤理解员工援助师督导工作的必要性。

➤理解小组督导的特殊作用。

➤掌握督导工作的方式和范围。

➤掌握员工援助师自我成长的促进方法。

## 一、员工援助师的督导

员工援助工作接触面比较多元化，所涉及的问题复杂多样，要实现专业成长与可持续的健康发展，必须依靠健全的督导制度。督导师是员工援助工作的评估者，也是员工援助师的教育者、支持者。督导是指有工作专长的督导者（或高级员工援助师）对员工援助师候选人（或初、中级员工援助师）进行观察分析后，在业务学习与实践操作上给予及时的、集中的和具体的指导与监督，不断提高学习者对员工援助计划的理解和把握操作技能的过程。这是员工援助师的业务能力提高与个人成长的重要环节之一。作为从事员工援助工作的人员，都需要有督导师为其自我发展和成长进行这种专业性指导。

### 1. 督导关系的建立

建立督导关系的目的是帮助员工援助师候选人掌握员工援助服务必需的技能、知识、态度和价值观。需要强调的是，督导关系不是业务主管关系，也不是临床实习关系。督导师和员工援助师具有共同的目标和责任，这可以使得督导关系的利益最大化。在候选人申请参加员工援助师的资格考试时，双方将共同提交一个准确的督导报告。在向相关资格部门申请参加资格考试之前，员工援助师候选人必须完成至少 24 个督导课时，时间跨度至少为 6 个月。

员工援助师的督导关系实施没有固定的方式，一般的督导内容包括，如何建立作业同盟（治疗契约、场面构成），如何与来访者建立良好的人际关系，在交流中如何对咨询问题进行把握、学会恰当的处理方式和言语表达技巧等。为了成为合格的员工援助师，员工援助师候选人必须接受 3 次以上的督导。

一般的督导工作可以定义为在员工援助师候选人和正式的员工援助师之间的指导关系。每名初级员工援助师最好有 1 名或以上的员工援助督导师。员工援助督导师往往从事员工援助工作多年，有较为丰富的专业知识和工作经验，可以帮助员工援助师候选人或初级员工援助师解决在 EAP 工作中遇到的问题。

目前，我国 EAP 资格认证体系尚在建立中，还不能保证从事 EAP 工作的专业人员都能达到相应的专业要求，接受一定的专业督导就能帮助初级员工援助师明确员工援助师职业的发展方向。此外，接触过多的负面信息后，难免会出现情绪枯竭等状态，这也需要督导人员的相应指导，帮助他们缓解自身的负面情绪。

2. **员工援助师督导的工作范围**

（1）业务督导。也称专业学习督导。这需要确定相关的专业知识内容，进而制定出督导培训方案，以便指导相关人员进行理论学习，并作为考核员工援助师候选人专业知识的掌握程度的依据。此外，获得员工援助师职业资格人员还需要接受定期考核或称年检。对于初、中级员工援助师的督导的区别在于：初级员工援助师有严格的督导计划和时间要求，中级员工援助师按年度进行监控、反馈和辅导。具体的实施方法是：首先，制定较低等级的员工援助师的理论与技能培训计划，并实施培训；其次，对疑难个案进行专题讲习和分析；最后，对初级员工援助师定期进行业务考评、指导。比如，某次的考核内容可以包括：心理问题分类和心理疾病诊断的知识、国际员工援助计划发展的最新态势、社会发展过程中员工和组织常见的问题及对策、相关业务知识的更新和发展趋势等。

（2）工作督导。也称为工作实践督导。一般是在实践工作中对员工援助师的职业道德和相关守法情况、工作态度、业务表现和专业积累等方面进行实地考察评估，帮助他们解决实践运用方面遇到的问题。督导师应在分析员工援助师所处环境后，对其工作情况做一个全面的评价，具体的督导工作范围可以包括：职业道德和行为规范的督导、业务能力的定期评估和指导、工作过程中各种关系的建立和发展、员工援助与心理治疗的关系的督导。

（3）心理督导。主要通过评估员工援助师的个人品质、心理素质和心理健康状况后，帮助其缓解职业压力，排除因员工援助职业带来的心理问题，促进员工援助师的个人成长。具体的心理督导流程是：首先，评估初、中级员工援助师的个人心理素质；其次，指导初、中级从业人员提高自我心理平衡的能力；再次，对员工援助从业者出现的心理健康问题进行引导。

3. **小组督导的特殊作用**

在员工援助师的督导工作中，多采用小组督导的方式，即在初级员工援助师之间建立个人成长小组，组员的人数一般以5～8人为宜，最多不超过10人，人数太多会影响小组沟通的效果。交流团体可以分享彼此的案例，通过共同分析来探索问题的答案，有时候还可以讨论自己生活中的问题，向其他员工援助师寻求帮助。通过相互的帮助和支持，为大家提供一个社会支持系统，这种的督导方式可以获得一些特殊的辅导效果。

（1）节省资源。小组督导使得一位督导师可以同时面对多名受导者，能节省资源，提高督导效率，增强成员们的自我效能感。

（2）促进察觉。小组督导具有更为明显的缓解焦虑、促进自我察觉的效果。这是因为，在小组交流过程中，受导者可以通过多种沟通方式，了解到其他小组成员，引导者本人有时也会出现的类似问题，由此也可以得到安慰，稳定自己的情绪，减少挫折感，增强自我保健意识，预防个人心理枯竭。

（3）多向沟通。小组督导是一种多向沟通，在小组督导过程中，受导者可以彼此分享自己的心得体会，丰富督导资源。

（4）相互支持。小组成员可以获得相互支持，因为通过彼此交流实际工作中的体会，有利于强化同行间互相支持的意识，增强对于员工援助职业的认同感，促进员工援助师职业的定位思考。

## 二、员工援助师的自我成长

在本章第二节里，我们已经介绍了国外援助计划相关的教育规划，国外高校员工援助计划教育的内容以及未来的 EAP 专业人员教育的发展趋势。那么，仅仅重视为员工援助师的知识技能的培训创造外部条件是不够的。如果员工援助师缺乏个人成长的体验，就会缺少安全感和信心，从而导致自我效能感低，这就无法引领来访者面对现实生活，员工援助师的专业技能和知识的使用也会因此受到限制。员工援助师只有自己成为一个有活力的、像救生员一样的人，才有能力解除落水者的负担，教会并放手让落水者自己去游泳求生。如何解决好员工援助师的自我成长问题呢？有以下几点建议：

### 1. 明确"自我概念"

"自我概念"指一个人如何看待自己，包括提高对自己身份的界定，对自己能力、理想或自我要求的认识。员工援助师的自我探究与洞察力是影响员工援助效果的重要因素。在优秀员工援助师的自我概念中，对自己有比一般人更高的自我觉察，也就是对自己更清楚，更肯定，既知道自己的长处，也不回避自己的短处。员工援助师需要不断思考为什么要从事员工援助工作、自己是否真的有能力去帮助员工等问题。

### 2. 自身能力的提升

作为一名员工援助师，面临的环境是多变的，必须不断地学习和实践，不断提高自己的专业能力，才能适应不断变化的外部要求。比如，美国婚姻与家庭治疗协会（AAM-FT）鼓励会员每三年需要接受 150 小时的继续教育。在员工援助工作中，员工援助师需要扮演多种角色，很多时候并不能胜任这些工作。所以，员工援助师应根据自己的专业基础和经验，结合实践的需要，有选择性地学习自己必需的知识和技能。

### 3. 不断地反省和总结

一个好的员工援助师要善于觉察自己的不足，勇于面对并做出恰当的处理，不断地总结和提高。只有自己不断地反省、总结和成长，才能有效地促进员工援助的效果。

### 4. 关注自我健康

当自己不能清理掉受访者给自己留下的"心理垃圾"时，就会认为自己是"垃圾桶"，自己的身心平衡也会受到威胁。当发现自己无法处理自身问题时，员工援助师应积极寻求帮助，接受心理疏导。

### 5. 加强伦理道德修养

每个职业都有各自的职业伦理道德，这些伦理道德指引着从业者的职业发展方向。因此，职业伦理道德水平的提高对员工援助师的价值观、自我概念等方面的提高均有很大的促进作用。

# 第四节　健康型组织及其评估

## 学习目标

➤ 理解积极主义心理学的理念。

➤ 熟悉倡导组织与员工促进计划的原因。

➤ 熟悉心理健康与组织健康、健康型组织的关系。

➤ 掌握评估组织健康水平的标准和方法。

## 一、倡导组织与员工促进计划的原因

### 1. 和谐社会与"以人为本"

世界发展历史表明，在国家或地区的人均 GDP 处于 1 000 美元至 3 000 美元的发展阶段，是"经济容易失调、社会容易失序、心理容易失衡、社会伦理需要调整重建"的关键时期。我国目前正是处于这个时期，出于维系稳定性和持续性的紧迫需求，中国共产党基于科学发展观的理念，提出了建设社会主义和谐社会的构想。构建社会主义和谐社会的是中国共产党在社会经济转型时期的一项重大决策，它必然会带动全社会更加关注与社会稳定有关的民众身心健康、劳动关系、经济发展与环境保护等和谐发展的问题。胡锦涛总书记在庆祝中国共产党成立 90 周年大会上的讲话明确地强调，"以人为本、执政为民是我们党的性质和全心全意为人民服务根本宗旨的集中体现，是指引、评价、检验我们党一切执政活动的最高标准。"和谐社会建设应该"以人为本"，已经成为社会各界的共识。

随着现代社会形态的急剧变迁，现代人们的物质生活虽然越来越丰富，但是，精神生活却令人担忧。据徐安琪（2003）对上海地区的调查表明，从社会或单位获得的教育、就业、住房、医疗等保障和福利的明显削减，子女教育和老人赡养成本的急剧上升，社会竞争的不断激烈以及生活节奏的不断加快，导致亚健康人群日益增多。针对于此，在全社会范围内进行员工援助计划和压力管理，将能够更有效地防止亚健康状态的扩展。作为全球发展最快和竞争最激烈的新兴市场之一，中国的企业家和员工们，正面临着越来越大的压力。越来越多的企业家和员工频繁地出现心理和情绪问题。心理紧张、烦躁、焦虑、挫折感、痛苦、自责、丧失信心、忧郁，已成为新生代职业群体的心理通病。员工的心理危机不仅给个人带来痛苦和伤害，严重时还会给企业、社会带来不可估量的损失。

### 2. 现代人的异化问题

和谐社会建设的对象主要是人，处理好人与人、人与组织、人与社会和人与自然的关系尤为重要。谈到以人为本，我们不禁想到著名艺术家卓别林在"摩登时代"电影里的精彩表演（见图 12—1）：一位在自动生产线工作的工人，由于整日里不断重复做扭动螺丝帽的操作动作，当看到穿带纽扣长裙的老太太从旁边经过的时候，由于单调重复的工作带来的影响，这位工人竟然将老太太长裙上的纽扣误认为是螺丝帽，也上前操作比划了一下。马克思曾经深刻地分析了这种因为工业社会的机械化、自动化带来的异化问题。同时深刻地指出，"现代社会是一本打开了的心理学"，也就是说，科学技术越进步，管理者越要重视对于人的关注，越要关注人的心理问题。

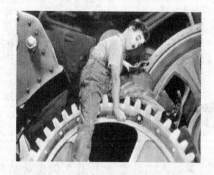

图12—1 卓别林在"摩登时代"的表演

### 3. 组织与员工促进计划

在当前企业现代化程度越来越高的情况下，领导者不能只盯着物质增长，仅仅关注创造物质财富的硬指标，而应该更加注重组织的软实力。要解决员工个人的心理健康问题，首先要解决企业组织的健康问题。组织与员工促进计划的理念就是这样提出来的。

## 二、组织健康与健康型组织

### 1. 组织健康

关于健康的概念，世界卫生组织（WHO）1948年就在其成立宪章中有明确的阐述："健康是一种在躯体上、心理上和社会上的完美状态，而不仅仅是没有疾病和虚弱的状态"（World Health Organization，1948）。心理健康是人类社会整体健康不可分割的关键部分。其实，从个体到他所在的团队、组织、以至于社区、整个社会，如同人体的健康一样，也应该有发展水平的差异，所以，完全可以把解释个体心理健康的概念引入对于组织、乃至社会的和谐层面的分析。

近年来，组织行为学研究领域出现了组织健康（Organizational Health）的新概念。依据该概念，一个组织、社区和社会，如同人体健康一样，也有好坏之分。其衡量标准是，能正常地运作，注重内部发展能力的提升，有效、充分地应对环境变化，合理地变革与和谐发展（Matthew Miles & Fairman）。此外，在组织行为学界，针对企业、社区、甚至社会也提出了一系列的有关组织健康的标准，如关注目标、权利平等、资源利用、独立性、创新能力、适应力、解决问题、士气、凝聚力、充分交流等9项指标。这些指标不仅适用于企业，也适用于社区、甚至更大的社会范畴。

### 2. 健康型组织

依据世界卫生组织（WHO）成立宪章的概括，人的健康包括了积极的心理健康状态、有效的生活应激和恢复、卓越的工作成效和宽松、创新的组织文化，并能对社会做出贡献等方面。所以，健康是躯体、心理和社会功能三个方面的统一体。我们认为，健康型组织应该包括三方面标准：积极的心理状态、成功的胜任特征和创新的组织文化。我们可以把身、心、灵作为健康型组织的评估标准，以考察组织究竟达到了怎样的健康水平，以便为员工援助计划的实施提供反馈信息。

（1）"身"——积极的心理状态。所谓"身"，即组织首先要关注员工的健康生活方式、均衡饮食、适量运动等生理需求问题，还包括和谐的劳动关系的建立和维系，重视员工的工伤保护和职业康复，疾病预防。由马斯洛创立的人本主义和其他学派最大的不同是，特别强调人的正面本质和价值，并非集中研究人的问题行为，而是强调人的成长和发展，他把这种促进行为称为自我实现。员工援助计划在西方是从解决员工酗酒问题开始的。传统的心理咨询主要是帮助求助者解除心理问题，从事的工作主要包括对心理问题进行诊断、制订咨询方案和实施个体水平的心理行为矫正。目前，积极主义心理学的发展趋势，从由集中修补人性弱点及应对带来的伤害转为推动自身的人性、德行（human virtues）（Seligman，2002），倡导员工有正面积极的心态，因为积极心态者能有较佳的心理健康及工作表现，倡导"快乐能增加生产力"，具体地讲，在实施员工援助计划时，要在探查员工的压力来源，提供应对方法的同时，引导、激发员工的工作投入，培养他们的敬业度。在一个组织甚至社区等更大的范围，倡导组织内外人们之间的和谐关系，组织成员心理状态首先是正常的，然后是积极向上的。

在积极主义心理学的探索中的一个重大的进展，就是提出了心理资本（PsyCap）这一新概念。心理资本是个体在成长和发展过程中表现出来的一种积极心理状态，可以从自我效能感、乐观、希望和抗逆力（resilience）四个方面来理解。心理资本对于心理学研究的意义在于，帮助我们理解和调动积极的力量来促进积极的康复。更重要的是，心理资本的要素是可以测量和开发的，可以从积极主义心理学这一新的视角，来拓展心理干预和培训提升方面的工作，其中，特别要关注抗逆力。抗逆力也叫心理弹性，指个体人面对生活逆境、创伤、悲剧、威胁及其他生活重大压力的良好适应，也是个人面对生活压力和挫折的"反弹能力"。抗逆力是应激（stress）与应对（coping）的和谐统一，是良性应激（eustress）的突出表现，可以起到激发潜能、振奋情绪，甚至增进健康的作用，应该是积极的心理状态培养的核心内容。

（2）"心"——成功的胜任特征。发展经济是和谐组织建设的目的，发展生产力需要领导者、管理干部和员工们具有良好的知识、技能和能力，具有导致成功的胜任特征，当应对组织内外可能出现的各种压力事件时，能具备良好的应对和恢复能力。所谓"心"，在于如何在面对压力的情境中，通过提升员工的任职基础和胜任能力，促进员工潜能的激发，这里，往往强调具备成功应对提升组织绩效和发展的胜任特征模型（Competency Model）。胜任特征（Competency）是指"能将某一工作（或组织、文化）中有卓越成就者与表现平平者区分开来的个人的潜在特征，它可以是动机、特质、自我形象、态度或价值观、某领域知识、认知或行为技能——任何可以被可靠测量或计数的并能显著区分优秀与一般绩效的个体特征"（Spencer，1993）。

如图12—2所示，我们可以把胜任特征描述为在水中飘浮的一座冰山。水上部分代表表层的特征，如知识、技能等；水下部分代表深层的胜任特征，如社会角色、自我概念、特质和动机等。后者是决定人们的行为及表现的关键因素。也就是说，只有能够引发和预测某岗位工作绩效和工作行为的深层次特征，才能够说是该职位的胜任特征。如果一种意图不能引发行为，则就不能称之为胜任特征。

如前所述，员工援助计划的初步动因，是企业家为了避免和预防员工绩效降低的心理问题，提出实施员工援助计划。为此，我们依据胜任特征模型建构的方法，通过工作分

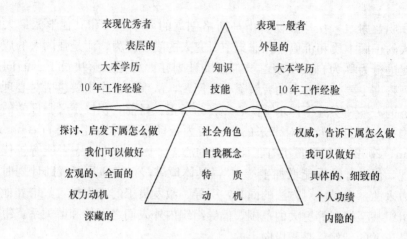

图 12—2　胜任特征示意图

析、关键行为事件访谈和团体焦点访谈的方法，获得了成功的员工援助师必须具备的职业能力。从积极主义心理学角度来看，员工援助师不应该局限于诊断、化解和预防员工可能出现的负面的情绪和行为问题，还应该从沟通协调、职业发展、团队建设和危机应对方面，考虑成功员工援助师应该具备的胜任特征模型，这里考虑的不仅是一般的员工援助师应该具备的胜任能力，更特别强调中高层管理干部的领导决策能力和团队建设能力等。

（3）"灵"——创新的组织文化。所谓"灵"，代表的组织内领导和员工具有共同的价值观，特别是指组织领导者为了长远发展，创造出一种支持变革、引导创新的组织文化。实施组织与员工促进计划的关键，是要形成与员工共同发展、支持创新、对社会有责任感的组织文化。从长远发展来看，企业的竞争实力必然与内部能否支持创新密切相关。当然，组织变革还会带来其他的一些文化冲突问题，只有从长远角度考虑到组织文化建设问题，才能解决当前市场经济高速发展带来的价值缺失、人心涣散的问题。应当说，组织文化是体现人本管理，保持企业长远发展更具有深远意义的健康型组织建设方略。

世界 500 强中比较稳定的大企业最一致的特点就在于有强大的组织文化。而强大的组织文化决定于企业的积极健康的价值观。领导者还要在组织中营造有助于创新的组织文化，组织只有不断创新，在竞争中才具有生机和活力，才能更加主动地适应变化和发展。

对于员工来讲，健康型组织建设有利于创造良好的工作环境和劳动关系，保障和促进员工的心理健康，提升员工生活质量以及适应变革和未来发展能力；对于组织来讲，创建健康型组织能够增强组织竞争力、提高组织运作效率、为企业获得更高竞争力打下良好基础。因此，在实施员工援助计划时，我们更加主张在组织层面上的适应、引导和发展，这是根据我国的实际情况和发展需求，不断探索和总结出的经验，显然，简单地搬用国外企业 EAP 的做法是不行的。不过，健康型组织还是刚提出的一个新概念，需要在我国实践中不断地探索和总结，而员工援助计划应该是探索我国健康型组织建设规律的一个最佳的平台。

### 三、健康型组织的评估模式

#### 1. 健康型组织的评估范畴

在未来的员工援助计划实施过程中，实施单位的健康型组织的建设水平，可以成为员工援助计划有效性的评估标准。从身、心、灵的全面发展的高度来看，健康型组织的评估标准包括身心和谐、胜任高效和创新发展三个方面：

（1）身心和谐。身心和谐也包括组织肌体的健康，它涵盖员工的心理感受、员工的行为健康、组织的劳动关系以及环境生活质量等多个层面，也要体现这些变量的积极状态。

（2）胜任高效。即职业能力、胜任特征和危机应对。组织获得成功，以保持高的绩效，这也是健康发展的重要基础，因此，建立基于胜任特征模型的人力资源开发模式，包括变革型领导能力、心理疏导技能，以及团队建设能力等，也属于健康型组织建设的内容。

（3）创新发展。倡导幸福企业建设，强调组织和社会的和谐，营造促进创新的组织文化，以提高组织的核心竞争力，不断适应市场竞争与变革需求，组织建设体现企业的社会责任和学习型组织等思想。

#### 2. 健康型组织的评估要素

通过在国内企业、事业单位实施员工援助计划的实验研究已经形成健康型组织的评估结构，共包括九个要素，分别是：组织文化、社会责任、劳动关系、心理感受、压力应对、心理疏导、行为健康、组织绩效和组织学习。各要素的基本涵义是：

（1）组织文化。指处于一定社会经济文化背景下的组织在长期发展的过程中，逐步生成和发展起来的日趋稳定的独特的价值观，以及以此为核心而形成的行为规范、道德准则、群体意识和风俗习惯等。

（2）社会责任。指组织对社会应负责任，组织应以有利于社会和谐、可持续发展的方式进行经营和管理。社会责任通常是指组织承担的高于组织自身利益的社会义务，不仅承担法律、经济和环境方面的义务，还承担了"对社会有利的长期目标"的义务。

（3）劳动关系。从法律意义上讲，劳动关系是指用人单位聘用劳动者为其提供有报酬的劳动而产生的权利义务关系。和谐劳动关系是指劳动过程中主客体之间的和谐关系，包括人与人、人与物（自然环境、劳动条件等）的关系。

（4）心理感受。主要是指组织内个体心理健康状况的主观感受。个体的感受显然存在差异，但这些个体在对待自己、他人和组织，应对困难、挫折和荣誉方面有一个共同趋势。心理感受主要评估心理和谐水平，它是心理以及直接影响心理的各要素之间在总体意义上的协调统一、相对稳定的体现。

（5）压力应对。主要包含个体心理资本和组织抗逆力两部分。心理资本是指个体在成长和发展过程中表现出来的一种积极心理状态，是超越人力资本和社会资本的一种核心要素，是促进个人成长和绩效提升的心理资源。组织抗逆力是指受到风险波及的团队、组织水平应变适应能力，这里的组织抗逆力是个体感受的集合。

（6）心理疏导。指在员工援助计划理念下，管理者应该掌握的心理诊断、监控干预、心理疏导、职业辅导、团队建设、冲突协调、协商沟通、法律援助、社区关爱以及危机应对 10 项基本胜任能力在疏导员工、组织咨询的成效。

（7）行为健康。指从积极心理学角度出发，评价员工的一般心理健康水平，工作状态，工作投入，沉默与谏言行为以及组织公民行为的状态。

（8）组织绩效。指组织在某一时期内组织任务完成的数量、质量、效率及赢利情况。组织绩效评估是管理者运用一定的指标体系对组织的整体运营效果做出的概括性评价。通过有效的评价可以揭示组织的运营能力、偿债能力、赢利能力和对社会的贡献，为管理人员和利益相关者提供相关信息，为改善组织绩效指明方向。考虑到直接评定这些指标非常困难，可以与竞争对手进行这些绩效指标的对比分析。

（9）组织学习。指组织为了实现发展目标、提高核心竞争力而围绕信息、知识技能和管理能力所采取的学习行动的有效性和坚持性。

### 3. 健康型组织评估的注意事项

基于以上要素完成的评估问卷参见阅读材料 12.5：健康型组织评估问卷（时勘等，2011）。我们将评估问卷各题目代表的意义，均在健康型组织评估问卷的指标及条目说明表中予以说明。我们建议，进行员工援助计划的追踪评估尽量采用完整的评估问卷，也可以根据考察目的，选用其中的部分内容进行评估。

（1）实施追踪评估。在评估过程设计中，尽量采用追踪评估模式，主要包括：培训反应评估、学习评估、行为评估以及效果评估。将培训前后进行对比评估，称之为培训反应评估（考察对于专题讲座或者辅导咨询的学习效果）和学习评估（培训前后进行的知识技能水平测试，考察学习培训的效果）；在培训或者实施咨询辅导之后的一个时期进行对比评估，考察行为变化，我们称之为行为评估；其中，最为有价值的评估是效果评估，这是员工援助计划最需要获得的评估结果。由于工作场所的复杂性，实际的绩效数据很难获取，但是，健康型组织评估问卷涉及的其他要素的前后评估可以帮助获得一些员工援助计划有效性的数据。

（2）补充调查资料。为了获得更为全面的评估数据，可以根据实际情况，通过对于类似的、没有实施员工援助计划的企业进行对比施测，来比较企业之间变化的差异。此外，还可以采用团体焦点访谈等方法，获得一些旁证数据。

（3）完成评估报告。评估报告将作为员工援助计划实施有效性的阶段性总结和完成性总结。根据评估结果做出评定，并提出改进措施和后期发展计划。

---

**【阅读材料 12.5】健康型组织评价问卷**

本调查的目的是了解您所在单位的健康型组织建设情况，以便为关爱员工、实施人本管理提供科学依据。本调查不涉及任何个人情况发布，仅考察组织层面的情况，请您不要有任何顾虑。填写此问卷时，务必事先细心阅读和理解，并根据所在单位的实际情况做出判断，在合适的分数上打"√"。您真实地表达自己的感受将有助于提高调查分析的质量。再次对您表示衷心的感谢！

1. 组织文化

请评价贵单位的企业文化，是否符合下述问题的描述情况，请在合适的分数上打"√"：

1非常不符合，2比较不符合，3一般，4比较符合，5非常符合

| | |
|---|---|
| 1. 组织能够充分、合理地将权利授予员工，使员工有机会参与组织的决策或规划 | 1——2——3——4——5 |
| 2. 组织高度重视员工的职业发展，持续投入于员工的技能培训，并为员工创造成长的环境 | 1——2——3——4——5 |
| 3. 组织关心员工工作、家庭方面的物质和情感的需求，充分考虑员工的个人情况，给予帮助和关怀 | 1——2——3——4——5 |
| 4. 组织有一套全员共享的核心价值观，这不仅是员工行动的准则，更是企业经营发展的基石 | 1——2——3——4——5 |
| 5. 组织内成员以大局为重，有达成一致的意念和倾向，必要时舍去本位利益、顾全组织利益 | 1——2——3——4——5 |
| 6. 在达成共同目标时，不同部门之间能够良好配合和协作，及时协商、整合与分配资源 | 1——2——3——4——5 |
| 7. 组织为适应变革需求，根据市场环境变化做出准确的预测，并持续不断地尝试新的应对方式 | 1——2——3——4——5 |
| 8. 组织能及时把握客户需求的变化规律，预期需求变化趋势，与客户建立长远信任关系 | 1——2——3——4——5 |
| 9. 组织以开放态度，吸取外部变化的信息，掌握新知识技能和管理经验，转化为创新发展的机会 | 1——2——3——4——5 |
| 10. 组织从宏观出发，把组织的战略意图、目标和要求传达给员工，并使之体现在员工日常行动中 | 1——2——3——4——5 |
| 11. 组织向员工描述理想的前景，让员工共享这一前景，指明奋斗目标，激发员工的工作热情 | 1——2——3——4——5 |
| 12. 组织在创造利润的同时，倡导对社会和员工的责任，遵守商业道德，保障消费者利益和环境资源 | 1——2——3——4——5 |

## 2. 社会责任

贵单位的社会责任表现是否符合下述问题的描述情况，请在合适的分数上打"√"：

1非常不符合，2比较不符合，3一般，4比较符合，5非常符合

| | |
|---|---|
| 1. 组织已制定社会责任目标、指标和管理方案 | 1——2——3——4——5 |
| 2. 组织与利益相关方建立了有效的沟通机制 | 1——2——3——4——5 |
| 3. 组织能保证消费者对产品获得完整、准确、真实的信息 | 1——2——3——4——5 |
| 4. 组织通过经常的客户满意度调查等措施了解客户需求和意见 | 1——2——3——4——5 |

| | |
|---|---|
| 5. 组织采取有效措施来促进企业履行社会责任 | 1——2——3——4——5 |
| 6. 组织有反对和预防商业贿赂的方针和措施 | 1——2——3——4——5 |
| 7. 组织具有明确的环境保护目标和环境保护责任制度 | 1——2——3——4——5 |
| 8. 组织有资源利用率高、污染物排放少的专门设备和技术工艺 | 1——2——3——4——5 |
| 9. 组织依法、按时、诚信地纳税 | 1——2——3——4——5 |
| 10. 组织积极参与科普教育、赈灾救助等社会公益事业 | 1——2——3——4——5 |
| 11. 组织在成长机会、薪酬待遇等方面更加关注员工的利益 | 1——2——3——4——5 |
| 12. 组织高度重视员工的身心健康，关注组织内部的人际和谐 | 1——2——3——4——5 |

### 3. 劳动关系

贵单位的劳动关系是否符合下述问题的描述情况，请在合适的分数上打"√"：

1 非常不符合，2 比较不符合，3 一般，4 比较符合，5 非常符合

| | |
|---|---|
| 1. 组织与员工均签有正式的聘用合同 | 1——2——3——4——5 |
| 2. 组织有工伤保险、生育保险、养老保险、失业保险、医疗保险和住房公积金 | 1——2——3——4——5 |
| 3. 组织制定规章制度前，充分征求了工会、职工代表大会和员工的意见 | 1——2——3——4——5 |
| 4. 组织不断改善有害工种的工作环境，以减轻对员工身体的损害 | 1——2——3——4——5 |
| 5. 员工如因赶进度加班，会得到公司超额的加班补贴 | 1——2——3——4——5 |
| 6. 组织的招聘、任免、升迁和解雇不存在歧视和不公平现象 | 1——2——3——4——5 |
| 7. 组织很少出现劳动诉讼或劳动争议方面的仲裁事件 | 1——2——3——4——5 |
| 8. 员工有机会和权利就公司的某项决定发表自己的看法 | 1——2——3——4——5 |
| 9. 因工作受伤康复期间，公司也会继续保证工资发放 | 1——2——3——4——5 |
| 10. 组织有完备、规范的制度来保障在突发状况下的职工能够安全应对 | 1——2——3——4——5 |
| 11. 组织帮助员工积极参加再就业培训 | 1——2——3——4——5 |
| 12. 组织的工会组织或职工代表大会能够真正代表员工的权益 | 1——2——3——4——5 |

### 4. 心理感受

您从心理感受角度看，是否感觉贵公司符合下述问题的描述情况，请在合适的分数上打"√"：

1 非常不符合，2 比较不符合，3 一般，4 比较符合，5 非常符合

| | |
|---|---|
| 1. 总的来说，我们对现在的生活和工作都很满意 | 1——2——3——4——5 |
| 2. 如果让我们重新选择的话，大家还会选择现在的企业 | 1——2——3——4——5 |
| 3. 我们单位的同事都能宽容地对待生活与工作中的冲突 | 1——2——3——4——5 |
| 4. 周围的人们都能互相帮助、相互体谅 | 1——2——3——4——5 |
| 5. 我们遇到烦恼时可以找到人来倾诉 | 1——2——3——4——5 |
| 6. 我们遇到困难时，同事们能帮忙出谋划策 | 1——2——3——4——5 |

续表

| | |
|---|---|
| 7. 如果有机会的话，多数人也不会占我的便宜的 | 1——2——3——4——5 |
| 8. 与我认识的大多数人的关系相比，自己的家庭是我最坚强的后盾 | 1——2——3——4——5 |
| 9. 组织的决策能更多地考虑到大多数人的利益 | 1——2——3——4——5 |
| 10. 单位里的一些规章制度有些混乱 | 1——2——3——4——5 |
| 11. 组织领导层在很多政策的制定上还可以做得更好 | 1——2——3——4——5 |
| 12. 组织中的人们都能做到尊老爱幼 | 1——2——3——4——5 |
| 13. 我们所在的社区人们的关系都很祥和 | 1——2——3——4——5 |
| 14. 我所在的组织员工很少离职跳槽 | 1——2——3——4——5 |
| 15. 我热爱现在所从事的这份工作，并努力做好分内的事情 | 1——2——3——4——5 |

### 5. 压力应对

您在压力应对方面，是否符合下述问题的描述情况，请在合适的分数上打"√"：

1 非常不符合，2 比较不符合，3 一般，4 比较符合，5 非常符合

| | |
|---|---|
| 1. 我相信自己能分析长远的问题，并找到解决方案 | 1——2——3——4——5 |
| 2. 在我的工作范围内，我相信自己能够帮助设定目标、目的 | 1——2——3——4——5 |
| 3. 如果我发现自己在工作中陷入了困境，我能想出很多办法来摆脱出来 | 1——2——3——4——5 |
| 4. 目前，我正在实现我为自己设定的工作目标 | 1——2——3——4——5 |
| 5. 在工作中遇到挫折时，我很难从中恢复过来，并继续前进 | 1——2——3——4——5 |
| 6. 我通常能对工作中的压力泰然处之 | 1——2——3——4——5 |
| 7. 在工作中遇到不确定的事情时，我通常期盼能有最好的结果 | 1——2——3——4——5 |
| 8. 对自己的工作，我总去看事情光明的一面 | 1——2——3——4——5 |
| 9. 我所在组织的成员能在如何解决问题上达成共识 | 1——2——3——4——5 |
| 10. 我们组织的成员都能参与决策并承担责任 | 1——2——3——4——5 |
| 11. 我们组织在处理突发情况时，有良好的问题解决技巧 | 1——2——3——4——5 |
| 12. 我们组织已经处于较为成熟的发展阶段 | 1——2——3——4——5 |
| 13. 我所在的组织能获得较多的社会支持 | 1——2——3——4——5 |
| 14. 我们组织自身具有很多的资源 | 1——2——3——4——5 |
| 15. 我们组织内的信息传达迅速而准确 | 1——2——3——4——5 |

### 6. 心理疏导

贵单位在职工心理疏导方面，是否符合下述问题的描述情况，请在合适的分数上打"√"：

1 非常不符合，2 比较不符合，3 一般，4 比较符合，5 非常符合

| | |
|---|---|
| 1. 管理者能够准确判断下属员工的心理状况 | 1——2——3——4——5 |
| 2. 对于下属员工遭受到的心理压力，管理者能够给予合适的疏导 | 1——2——3——4——5 |
| 3. 当发生激烈冲突时，管理者能够妥善地调解和引导 | 1——2——3——4——5 |

续表

| | |
|---|---|
| 4. 管理者能够有效地带领基层团队达成目标 | 1——2——3——4——5 |
| 5. 当员工出现异常行为时，管理者能够有效地抑制或干预 | 1——2——3——4——5 |
| 6. 当员工职业发展遇到困惑或挫折时，管理者能给予合适的指导 | 1——2——3——4——5 |
| 7. 当发生劳资矛盾纠纷时，管理者能够依法、公正、妥善地处理 | 1——2——3——4——5 |
| 8. 当员工权益得不到保障时，管理者能依靠法律帮助其解决 | 1——2——3——4——5 |
| 9. 当员工生活困难时，管理者能帮助其向有关部门求助，渡过难关 | 1——2——3——4——5 |
| 10. 当组织发生重大事故时，管理者能处乱不惊、有效应对 | 1——2——3——4——5 |
| 11. 管理者言行一致，身先士卒，起到表率作用 | 1——2——3——4——5 |
| 12. 管理者富有激情地向员工传达组织的愿景目标，激励大家为之奋斗 | 1——2——3——4——5 |
| 13. 管理者具有较强的领导力和人格魅力 | 1——2——3——4——5 |
| 14. 管理者能关注下属的工作和生活需求，并给予有效的指导、帮助 | 1——2——3——4——5 |

## 7. 行为健康

您自己的心理行为状况是否符合下述问题的描述情况，请在合适的分数上打"√"：
1 非常不符合，2 比较不符合，3 一般，4 比较符合，5 非常符合

| | |
|---|---|
| 1. 我为在本单位工作感到自豪 | 1——2——3——4——5 |
| 2. 上司对待我的方式是一致的，并且是可以预料的 | 1——2——3——4——5 |
| 3. 在工作中，我感到自己能迸发出能量 | 1——2——3——4——5 |
| 4. 我对工作充满热情 | 1——2——3——4——5 |
| 5. 工作时我会忘记周围的一切 | 1——2——3——4——5 |
| 6. 在工作中我通常能够对影响工作效率的事务提出可行性建议 | 1——2——3——4——5 |
| 7. 在单位里，即使我对改进工作有想法，也不会讲出来 | 1——2——3——4——5 |
| 8. 我总能告诉别人自己公司的好消息，澄清他们对公司的误会 | 1——2——3——4——5 |
| 9. 我愿意在需要时分担同事的工作任务 | 1——2——3——4——5 |
| 10. 我努力自学以便工作质量得到不断的提高 | 1——2——3——4——5 |
| 11. 个人名利还是重要的，是否接受批评意见，要看提出者的动机 | 1——2——3——4——5 |
| 12. 我在工作时偶尔也会干些自己的事（比如炒股、购物、理发） | 1——2——3——4——5 |
| 13. 我总是专注于所做的事 | 1——2——3——4——5 |
| 14. 我喜欢做那些使我快乐的事 | 1——2——3——4——5 |
| 15. 我感到我是一个有价值的人 | 1——2——3——4——5 |
| 16. 我以我所在的企业为骄傲 | 1——2——3——4——5 |
| 17. 企业的事就是我的事 | 1——2——3——4——5 |
| 18. 工作上的事占据了我原本应与家人共度的时光 | 1——2——3——4——5 |
| 19. 家里的事情太多以至于我到单位后没劲工作 | 1——2——3——4——5 |
| 20. 在工作中我总能遵守安全操作规范，避免发生事故和不必要的伤害 | 1——2——3——4——5 |

**8. 组织绩效**

请评价一下所在企业与同类企业相比，目前的绩效情况，在合适的数字上打"√"：
1非常差，2较差，3一般，4较好，5非常好

| | |
|---|---|
| 1. 我们组织具有及时响应市场需求变化，并做出反应的能力 | 1——2——3——4——5 |
| 2. 我们组织的产品的市场占有率 | 1——2——3——4——5 |
| 3. 我们组织的研发能力、生产部门的技术融合及扩散能力 | 1——2——3——4——5 |
| 4. 我们组织的核心产品或服务创新 | 1——2——3——4——5 |
| 5. 我们组织的流程运转效率 | 1——2——3——4——5 |
| 6. 我们组织的产品或服务的质量保证 | 1——2——3——4——5 |
| 7. 我们组织目前的现金流量状况 | 1——2——3——4——5 |
| 8. 我们组织的净利润率 | 1——2——3——4——5 |

**9. 组织学习**

贵单位的劳动关系是否符合下述问题的描述情况，请在合适的分数上打"√"：
1非常不符合，2比较不符合，3一般，4比较符合，5非常符合

| | |
|---|---|
| 1. 本组织能及早准确地发现内外各种新变化、新动向 | 1——2——3——4——5 |
| 2. 本组织能及早准确发现内外各种潜在的问题、挑战或危险 | 1——2——3——4——5 |
| 3. 本组织能对自身内外各种的问题、挑战或危险迅速做出有效的反应 | 1——2——3——4——5 |
| 4. 本组织内各种信息传递通畅有效 | 1——2——3——4——5 |
| 5. 本组织有完善的团队学习制度 | 1——2——3——4——5 |
| 6. 本组织有一套激励学习的奖励制度 | 1——2——3——4——5 |
| 7. 本组织将其知识和经验整理得井井有条，保存和使用都方便 | 1——2——3——4——5 |
| 8. 本组织能及早准确地发现内外各种新机会 | 1——2——3——4——5 |
| 9. 本组织能针对内外各种变化构思出新的应对措施 | 1——2——3——4——5 |
| 10. 本组织在面临多个考虑或方案时，能做出合适和有效的决策 | 1——2——3——4——5 |
| 11. 本组织能将经营管理上的想法（目标）转化成具体行动 | 1——2——3——4——5 |
| 12. 本组织能将自己局部的一些成功的做法在企业内推广，并获益 | 1——2——3——4——5 |
| 13. 本组织善于对以前的工作进行反思，总结出经验或教训 | 1——2——3——4——5 |

**10. 个人信息**

(1) 性别　A. 男　B. 女

(2) 年龄（岁）：_____

(3) 本单位工龄：_____

(4) 教育背景：_____

A. 初中及以下　B. 高中或中专　C. 大专　D. 大学本科　E. 硕士

F. 博士

(5) 单位性质：_____

A. 国企　　B. 私企　　C. 外企　　D. 合资企业　　E. 事业单位

F. 其他_____

(6) 所属行业：_____

A. 农、林、渔业　　B. 采掘工业　　C. 建筑业

D. 运输、通信和公共事业（水电等）　　E. 制造业　　F. 批发业　　G. 零售业

H. 金融、保险和房地产行业　　I. 服务性行业（包括教育服务和学校等）

J. 政府管理　　L. 其他_____

(7) 组织规模：_____

A. 10人以下　　B. 11～100人　　D. 101～500人　　E. 500人以上

(8) 您的职位：_____

A. 普通员工　　B. 基层管理者　　C. 中层管理者　　D. 高级管理者

### 健康型组织评估问卷的指标及条目说明表

| 问卷维度 | 指标 | 题目序号 |
|---|---|---|
| 组织文化 | 组织授权 | 1 |
| | 能力发展 | 2 |
| | 个性关怀 | 3 |
| | 价值引领 | 4 |
| | 大局意识 | 5 |
| | 部门协作 | 6 |
| | 变革创新 | 7 |
| | 关注客户 | 8 |
| | 组织学习 | 9 |
| | 战略导向 | 10 |
| | 愿景激励 | 11 |
| | 社会责任 | 12 |
| 社会责任 | 社会责任战略 | 1, 2 |
| | 消费者 | 3, 4 |
| | 供应链管理 | 5, 6 |
| | 员工 | 11, 12 |
| | 环保责任 | 7, 8 |
| | 经济责任 | 9 |
| | 公益慈善 | 10 |
| 劳动关系 | 劳动合同履行 | 1 |
| | 基本劳动权益保护 | 2, 5, 10, 11 |
| | 劳动环境改善 | 4 |
| | 法律遵守与监督 | 6, 7 |

续表

| 问卷维度 | 指标 | 题目序号 |
|---|---|---|
| 劳动关系 | 民主化管理 | 3, 8, 9 |
| | 劳动关系维护机构运作 | 12 |
| 心理感受 | 生活工作满意度 | 1, 2 |
| | 人际氛围 | 3, 4 |
| | 社会支持 | 5, 6 |
| | 人际信任 | 7 |
| | 家庭关系 | 8 |
| | 对外界的积极评价 | 9 |
| | 关注社会焦点 | 10, 11 |
| | 倡导规范 | 12 |
| | 社区和谐 | 13 |
| | 职工稳定性 | 14 |
| | 工作敬业度 | 15 |
| 压力应对 | 自信心 | 1, 2 |
| | 希望 | 3, 4 |
| | 韧性 | 5, 6 |
| | 乐观 | 7, 8 |
| | 组织抗逆力 | 9, 10, 11, 12, 13, 14, 15 |
| 职工疏导 | 心理诊断 | 1 |
| | 监控干预 | 2 |
| | 心理疏导 | 3 |
| | 职业辅导 | 4 |
| | 团队建设 | 5 |
| | 冲突协调 | 6 |
| | 协商沟通 | 7 |
| | 法律援助 | 8 |
| | 社区关爱 | 9 |
| | 灾难应对 | 10 |
| | 领导风格 | 11, 12, 13, 14 |
| 行为健康 | 工作状态 | 1, 2 |
| | 工作投入 | 3, 4, 5 |
| | 谏言行为 | 6, 7 |
| | 帮助行为 | 8, 9, 10, 11, 12 |
| | 组织认同 | 16 |

续表

| 问卷维度 | 指标 | 题目序号 |
|---|---|---|
| 行为健康 | 组织忠诚 | 17 |
| | 主观幸福感 | 13，14，15 |
| | 工作家庭平衡 | 18，19 |
| | 安全行为 | 20 |
| 组织绩效 | 客户与市场维度 | 1，2 |
| | 学习与创新 | 3，4 |
| | 流程运作效率与质量 | 5，6 |
| | 财务绩效 | 7，8 |
| 组织学习 | 发现探索 | 1，2，4 |
| | 追求发明 | 3，8 |
| | 不断选择 | 10 |
| | 执行推广 | 11，12 |
| | 持续反馈 | 13 |
| | 知识共享 | 7 |
| | 团队学习制度 | 5 |
| | 学习奖励机制 | 6 |

# 第五节　员工援助计划的发展趋势

## 学习目标

➤了解员工援助计划在我国面对的挑战。

➤理解组织与员工促进计划应关注的新趋势。

➤掌握发展员工援助计划应注意的问题。

## 一、从"用工荒"看企业管理面对的挑战

### 1. 企业"用工荒"的表层原因

2011年春节之后，随着各地农民工返城务工，有关"用工荒"的报道开始增多。媒体多聚焦在"招工困难"及"工资提高"等关键词，并将这两者视作劳动力总量供求矛盾加剧的写照。由此，学者们认为，促成我国改革开放成功的"人口红利期"即将结束。我国总体情况是就业难，新增人口给经济发展带来很大困难，怎么会出现了"用工荒"呢？根据调查，发达地区"用工荒"主要出现在一些高技能行业和低劳动成本的代加工行业。前一种"用工荒"实际上是结构性"用工荒"，主要反映的是产业技术更新对于技能型人

才有了新的要求，不可避免地对国内的产业结构带来影响。为了解决这一问题，迫使过去只依靠廉价劳动力优势生存的企业开始考虑引进先进机器设备、提高自动化和智能化生产水平，不过，这将是一个较长的过程。后一种"用工荒"的主要原因在于，发达地区的代加工产业向内地转移，内地经济的快速增长使得一部分农民工舍弃去发达地区务工，就近就业。

### 2. 企业"用工荒"的深层原因

我们认为，出现"用工荒"也有其更加深层次的原因。从进化论的角度来看，如图12—3所示，现代企业管理活动是一个从简单到复杂，从表面到内在的发展过程。随着生产活动的发展，技术的进步和产品要求的提高，员工开始利用计算机等现代化技术进行工作。大家知道，有质量的生产行为都应该是生理、心理得到健康发展的员工完成的。同时，现代化生产过程使得员工的操作行为更趋于单调重复，这必然带来新的心理和情绪问题，如心理紧张、烦躁、焦虑、挫折感、痛苦、自责、丧失信心、忧郁，这已成为新生代职业群体的心理通病。现代化生产给员工带来的心理危机不仅导致个体的痛苦和伤害，也会给企业经营目标的实现造成障碍。从现代劳动行为的发展过程可以很清楚地看到，个体在生产活动和组织发展的过程中，会越来越清楚自己的要求，也会越来越多地从不同方面体会到自己与组织的关系，认识到自己与工作的关系。因此，现代化生产越来越多地要求劳动者付出智力的活动，心理需求也必然会越来越高，过于简单的管理方式已经不能适合现在生产劳动者的要求。所以，在考虑解决"用工荒"的劳动红利、现代化水平提高等因素的同时，要使管理方式更加人性化，才能使企业真正吸引人、留住人、发展人。

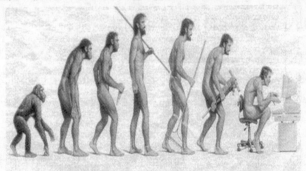

图 12—3　从"进化论"的角度看员工的心理需求变化

### 3. 怎样维系员工的敬业度

"忠诚"与"信任"是企业行为管理的核心内容之一，离开了基本的"忠诚"与"信任"，和谐的劳动关系也就无法维系。松下幸之助认为，企业生产质量的保证是与企业和员工之间的信任关系分不开的，没有双方的长期信任，就不可能产生员工负责任的敬业度。随着市场经济的快速发展，竞争导致的生存压力越来越大，一些企业为了提高竞争力，只是考虑降低人力资源成本，把企业的压力转移到员工身上。这种管理方式从根本上破坏了员工与管理者之间的信任与忠诚的关系。彼德·德鲁克认为，企业在对员工福利的这种"成本"的减少，实际上是在减少员工对组织的忠诚。组织有意或无意地维护"成本"降低的同时，已经将双方的信任关系降低到最低水平，这将对员工的工作投入产生极为严重的损害。

#### 4. 企业家关注点的误区

我们曾经对北京 100 家上市公司的高层管理者最关注的管理问题进行了调查，结果表明，90％管理者考虑的主要问题是财务状况，只有不到 10％的管理者提及处理好企业人员的管理问题。对北京大学光华管理学院 EMBA 的学位论文方向选择的调查结果也让人印象深刻：这些来自企业的高层管理者选择的论文题目主要涉及财务、市场、战略、信息化管理方面等，在分析统计的 1037 篇论文中，涉及组织中人的行为的论文只有 29 篇。从 2003 年至 2008 年的论文中，此类论文数量所占比例，从 4.3％增长到 8.2％。但这个比例还是显得过低了。这说明，企业管理者对组织发展的思考，很容易将财务状况、产品质量和市场销售等信息放在最重要的地位，对于组织的运转状况的监控结果很敏感，偶尔会对类似"用工荒"问题有所关注。但也较少触及内在激励、员工敬业度等深层次的问题。

由于在企业内和谐劳动关系的建立是一个缓慢的过程，而组织对这方面的忽视带来的损害也有一个缓慢的呈现过程，所以，让员工援助计划进入高层管理者的关注视野，进而给予必要的投入，有较大的难度，然而，当这种因忽视内在激励带来的损害效果显示出来时，不仅后果严重，并且很难修复。在本章第一节我们曾经讨论了员工援助计划的导入模式，强调了管理和制度的问题带来的障碍，其实，解决这类导入问题更为重要的是，企业家对于员工援助计划的价值认同问题。只有解决了企业家关注点的误区，员工援助计划才能真正进入组织，才能达到组织与员工共同促进的目的。

## 二、员工援助计划发展中值得关注的问题

如前所述，员工援助计划是从发达国家引进的"促进组织关爱、体面工作与健康和谐"的新职业服务领域。近年来的发展趋势表明，我国的员工援助计划已经从个人心理辅导、帮助拓展到组织与员工促进计划。因此，在未来的员工援助计划的实施中，有如下发展趋势值得关注：

#### 1. 主观幸福感

幸福感是人们每时每刻所体验到的幸福的总和，人们所作的任何决策都是为了将幸福体验最大化。幸福感是一个心理学范畴的概念，作为一种主观感受，它不仅受到很多个体特征以及社会因素的影响，而且也有很大的能动性。而主观幸福感（subjective well-being）则是对自我生活经历的总体的情感体验和认知评价，它是一个多层级的结构（Diener, 2003），反映了一个人对自己生活的综合评价，处在层级结构的最高层，它由四个成分组成：积极情绪、消极情绪、总体生活判断以及各生活领域的满意感，前两者属于情感体验，后两者属于认知评价，它们之间存在着中等程度的相关，如图 12—4 所示。

在员工援助计划的实施中，对于员工主观幸福感的评估和营造，是值得关注的一个重要领域。通过高级员工援助师的培训，可以让受训练者认识到，社会比较是不幸福的根源，人们的不快乐更多地来源与将自己和他人比较，不快乐的人更加容易受到社会比较的影响。此外，在未来的员工援助师的培训中，我们将探索一系列的新课程，来专门讨论金

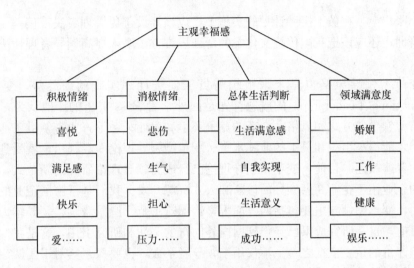

图 12—4 主观幸福感的层级结构图

钱在助长这种社会比较中的负面作用：金钱是社会比较的主要指标、量化的标准更易比较，它容易导致人们忽视人际关系，让人们觉得不需要他人，不信任他人，这大大地损害了快乐源泉。我们在进行员工心理疏导中，需要关注的内容还有，如何来改变员工的主观幸福感，如何引导员工在企业文化建设中去保持自己的助人行为，以增长主观幸福感。

### 2. 社会责任感

目前，我国一些高等学校和企业大学已经把高级员工援助师培训纳入 EMBA 教学和企业内训计划，其中尤其受到关注的内容是企业家社会责任感的培训。密尔顿·弗里德曼早就提出，企业家的责任就是保证生产，为社会创造物质财富，要肯定、鼓励企业家的创造精神，使他们向往并热衷于积极地参与创造社会财富的活动中，这对于市场的繁荣、社会的发展是极为重要的。但是，企业家对社会的贡献并不仅仅局限于企业经营行为创造了物质财富，也包括创造了就业机会，提供更多的人的发展机会，繁荣社会市场的行为也能够鼓励人们产生努力进取的创业精神。由于企业活动要与周围的环境产生相互影响，这就产生了与企业活动连带的社会问题的责任，如保护环境、强调生产对消费者有价值的产品，维护市场秩序，为社会稳定和发展做出贡献等。我们称之为企业家的"衍生责任"，这是对于企业家的一种高水平期待，需要企业家面对存在的问题，并寻求积极的对策。如果社会资源不能被有社会责任感的企业家所控制，这些社会资源就不能得到很好的利用。因此，在组织与员工促进计划中，应该考虑把社会责任感作为培训的首要内容。

### 3. 行为决策和领导行为

现任普林斯顿大学（Princeton University）心理学教授的丹尼尔·卡里曼，获得2002年诺贝尔经济学奖的理由是："把心理研究的成果与经济学融合到了一起，特别是在有关不确定状态下人们如何做出判断和决策方面的研究（human judgment and decision-making under uncertainty）"。他发现，人们的经济行为决策往往受到心理账户（Mental account）的影响，这使得人们在决策时更多地关注的不是投资项目本身，而是关注这种投入的价值体现在哪个账户上。在员工援助计划的实施中，应该开设避免管理者决策偏差、提高决策有效性的培训，还应该把我国传统文化中的辩证思维方法融入提高领导者理性决策水平的培训之中。

倡导变革型领导风格也是未来组织与员工促进计划实施的新趋势。变革型领导（Transformational Leadership）的概念首先是国外学者 Bass 提出的，他认为，管理者必须采用变革型领导的方式和风格，在新的竞争环境和雇佣关系下，要带领员工适应组织变革的需要，才能提高组织和员工的业绩水平。变革型领导理论一经提出，就受到了学术界和企业界的普遍欢迎。目前，变革型领导理论已经成为领导理论研究的新范式，并被国外众多著名的企业用于企业高层领导的诊断和人才资源开发。我们基于中国企业的文化背景的研究表明，变革型领导主要包括四方面因素：德行垂范、愿景激励、领导魅力和和个性化关怀。目前，这一研究成果已经得到国内外同行的关注和研究引用，这是我们今后进行健康型组织评价的重要依据之一。不仅用于领导者个人，也要探索其对于团队建设、组织文化和管理创新的关系。另外，在组织的员工援助计划的实施中，我们也要格外关注变革型领导在该计划实施中的重要影响作用。

### 4. 工作—家庭冲突

工作—家庭冲突是指，当来自工作和家庭两方面压力出现难以调和的矛盾时，产生的一种角色交互冲突。由于工作任务或者工作需要，使得员工难以尽到对家庭的责任，或是因为家庭负担过重，影响工作任务的顺利完成。随着全球化、信息化带来的工作节奏的加快，员工的工作—家庭冲突问题越来越突出，与国外逐渐实行的弹性工作制等家庭友好政策相比，国内企事业的女性员工的生育照顾、幼年子女医疗和教育费用补贴等家庭友好政策仍然停留在初级阶段。在员工援助工作中开展工作—家庭平衡的指导，对于员工工作和生活质量的改善、组织长期竞争力的提高，都会起到有益的影响。与组织与员工促进计划关系甚为密切的组织政策、支持性上司和支持性同事等因素，是帮助员工感受到工作助益家庭、家庭助益工作的关键切入点。今后的员工援助计划可以尝试把冲突理论框架引进工作—家庭问题的冲突管理中来，探讨社区关爱对工作—家庭平衡影响，为和谐企业的建设，特别是解决工作—家庭平衡问题提供更多的管理对策。

### 5. 组织变革管理

建立一套具有中国特色的劳动关系协调体系，是世界经济一体化对于向市场经济过渡中的我国劳动保障体系建设的基本要求。目前，随着产权关系的多元化和劳动关系市场化，在企业追求利益最大化的同时，劳工关系问题甚为敏感。因此，需要对组织内员工利益与公司利益之间的协调机制进行探索，还需要对组织变革中的劳工关系，特别是裁员、失业等问题进行审慎的探索，为政府和企业的社会保障政策的制定提供理论依据。由于国际经济竞争日益加剧，企业要在极其复杂、变化剧烈的环境中生存和发展，必须不断地进行组织变革，这必然会涉及组织结构的调整、组织减员、员工失业和再就业等问题。变革在给组织带来发展契机的同时，也会为员工带来恐惧、不安等负面的心理影响。任何企事业单位都是社会不可分割的单元，企业变革和裁员带来的问题，必然会波及家庭、社区、甚至整个社会。为了保障组织平稳发展，在实施变革的同时，领导者应特别关注信息沟通的对称性，变革的渐进性，通过与各类员工多层次的沟通、让员工参与变革的设计过程、随时提供支持与指导，把变革的阻力和对员工的伤害降至最低，这是因为，组织裁员的消极影响不仅波及失去工作的失业者或者转岗者，对于留岗人员的消极影响也不容忽视，这也是今后组织与员工促进计划推进中务必考虑的关注点。

## 三、我国员工援助计划的发展建议

我国处于经济高速增长时期，由此带来的各方面的矛盾会越来越突出，经济的快速发展导致人们的生活节奏加速、物质生活水平提高，但人际关系变得更具有挑战性，对个人发展和在社会中的竞争力、适应性的要求也变得越来越高，所有这一切将促使管理者和员工对心理健康的关注，使得组织对于员工援助计划有更多的投入。因此，我们预计，员工援助计划在我国最近3～5年必然有大的发展。在未来的推进工作中，建议大家注意以下问题：

### 1. 高层管理者与全体员工的共同关注

在员工援助计划的导入中，高层管理者的抉择是关键。不论是企业、事业单位、政府机关或者街道社区，要结合不同组织部门的需求，争取获得高层管理者的支持。从社会管理和维系稳定的角度，或者从加强基层党建工作的角度来宣传推动至关重要，只有改变了领导者的观念，使他们把员工援助计划看成是增强企业核心竞争力和稳定发展的基础，推进问题就解决了一半。另一个方面，就是吸引广大员工的关注和参与。员工援助计划既要体现其组织促进的作用，更要能给每一个参与的员工带来益处，为此，应该确定广大员工的关注点，找准切入点并逐步推行，通过初期获得的实际效果，激发广大职工的关注和参与积极性。这也是今后工作的重点。

### 2. 个体咨询与组织发展的共同促进

通过本教程介绍的员工援助师务必掌握的十大职业能力可以看到，心理学知识和技能对于做好员工援助工作是至关重要的。只有从心理学理论的角度认识人、激励人和发展人，帮助自己和周围人们学会理性地判断，才能避免因常识性错误带来的损失，并且倡导和谐、民主和信任的领导—员工关系，处理好因变革带来的劳动关系冲突问题，就可以预防和化解各种矛盾。大家知道，传统的员工援助计划是从酗酒行为的治疗发展起来的，因此，使用 EAP 项目的服务，人们更容易从心理疾病治疗等负面角度来理解员工心理咨询，包括我们过去对于心理咨询师职能的解释，也是更多地倾向于"对心理问题进行诊断，制订咨询方案，进行心理行为矫正"，这些内容并没有完整地体现员工援助计划，也不能客观地表述员工援助计划的内容，因此，即使一些组织试行了员工援助计划，却会出现无人问津的情况。所以，在未来的员工援助计划的推广中，要体现"从个体心理和组织需求出发，对于员工进行的帮助、辅导和促进"，从而达到个人咨询和组织促进的共同发展。

### 3. 健康型组织建设为社会管理服务

社会管理主要是政府和社会组织为促进社会系统协调运转，对社会系统的组成部分、社会生活的不同领域以及社会发展的各个环节进行组织、协调、监督和控制的过程。社会管理的基本任务包括协调社会关系、规范社会行为、解决社会问题、化解社会矛盾、促进社会公正、应对社会风险、保持社会稳定等方面。我们认为，社会管理的各层级的工作对象实际上就是不同层次的组织，这些组织的健康水平如何，将关系到社会管理系统协调运转的效能。我们在发展未来的员工援助计划中，寻求的支持源（如企业的人力资源管理部门、党群工作部门或工会、社区或者公益性、非政府组织等），肯定要超越企业事业单位的范畴，将员工援助计划拓展到社区、甚至更加广泛的范围。这样，才能从系统的角度，让来源于国外的员工援助计划在我国真正地扎下根，我们在"法律援助能力"和"社区关爱能力"这两章里，已经介绍了这种融合趋势。在做好这两方面的员工援助计划的融合工作中，健康型组织建设及其评价工具是能够发挥重要作用的，因为不论是社区关爱，还是法律援助等工作，都是在一定的组织范畴中进行的，组织的健康水平高低是社会管理服务成效的鉴别性指标。

**4. 加强职业培训的市场监管**

2010年12月13日，中国就业技术培训指导中心批准了"员工援助师"职业培训项目。为了建立一支高素质的、服务员工援助行业的专业人员队伍，配合政府和行业协会加强员工援助师职业培训的市场监管工作，国家员工援助师课程发展中心于2011年7月11—16日已经完成我国首批员工援助师的师资队伍的培训，目前已经在一些具备条件的省份建立了第一批员工援助师培训教学基地。这为在我国推行员工援助师的职业培训工作在师资队伍建设方面打下了良好的基础。在未来的员工援助计划的发展中，加强我国员工援助师职业培训的市场监管工作，对于保证员工援助行业的健康发展具有重要的意义。

（本章作者：时勘　赵然　郑蕊　张西超　王新超　邢雷）

# 附录1

# 《员工援助师》教程分级学习要素细目表

职业名称：员工援助师

等级符号说明：初级：P；中级：M；高级：H。

技能等级内容说明：中级包含初级的学习内容，高级包含中级、初级的学习内容。

| 序号 | 鉴定点 | 等级 | 序号 | 鉴定点 | 等级 |
|---|---|---|---|---|---|
| **第一章 员工援助计划概述** | | | 1.2.3.3 | 项目运作 | M |
| 第一节 员工援助计划的历史沿革 | | | 1.2.3.4 | 人员督导 | M |
| 一、国外员工援助计划的发展历程 | | | 1.2.3.5 | 专业培训 | M |
| 1.1.1.1 | 治疗阶段 | P | 1.2.3.6 | 质量评估 | M |
| 1.1.1.2 | 预防阶段 | P | 四、员工援助计划的实施条件 | | |
| 1.1.1.3 | 转化阶段 | P | 1.2.4.1 | 高层管理者的引导与参与 | M |
| 1.1.1.4 | 拓展阶段 | P | 1.2.4.2 | 工会和职能部门的支持 | M |
| 1.1.1.5 | 整合阶段 | P | 1.2.4.3 | 明确的政策与程序说明 | M |
| 二、员工援助计划在我国的发展 | | | 1.2.4.4 | 员工服务的保密工作 | M |
| 1.1.2.1 | 员工援助计划的引入 | P | 1.2.4.5 | 完善的教育促进系统 | M |
| 1.1.2.2 | 我国员工援助计划的发展 | M | 1.2.4.6 | 财务支持和福利保险 | M |
| 1.1.2.3 | 规范员工援助专项职业能力标准及考核要求的社会意义 | P | 1.2.4.7 | 确切的记录、追踪和评估 | M |
| | | | 1.2.4.8 | 对文化差异的关注与应对 | M |
| 第二节 员工援助计划的标准和操作要求 | | | 第三节 员工援助师的胜任特征要求 | | |
| 一、员工援助师的定义和服务对象 | | | 一、准入标准 | | |
| 1.2.1.1 | 定义 | P | 1.3.1.1 | 职能要求 | P |
| 1.2.1.2 | 服务对象 | P | 1.3.1.2 | 基础素质要求 | P |
| 二、员工援助计划的核心技术 | | | 二、职业能力要求 | | |
| 1.2.2.1 | 管理咨询技术 | P | 1.3.2.1 | 心理诊断能力 | P |
| 1.2.2.2 | 协助处理技术 | P | 1.3.2.2 | 监控干预能力 | P |
| 1.2.2.3 | 短期介入技术 | P | 1.3.2.3 | 心理疏导能力 | P |
| 1.2.2.4 | 咨询协调技术 | P | 1.3.2.4 | 职业辅导能力 | P |
| 1.2.2.5 | 心理咨询技术 | P | 1.3.2.5 | 团队建设能力 | P |
| 1.2.2.6 | 转介监督技术 | P | 1.3.2.6 | 冲突管理能力 | P |
| 1.2.2.7 | 评估效果技术 | P | 1.3.2.7 | 协商谈判能力 | P |
| 三、员工援助计划的服务标准 | | | 1.3.2.8 | 法律援助能力 | P |
| 1.2.3.1 | 服务场所 | M | 1.3.2.9 | 社区关爱能力 | P |
| 1.2.3.2 | 文本管理 | M | 1.3.2.10 | 危机应对能力 | P |

续表

| 序号 | 鉴定点 | 等级 | 序号 | 鉴定点 | 等级 |
|---|---|---|---|---|---|
| | **第四节　员工援助师的职业道德要求** | | 2.2.1.5 | 实施测量 | P |
| **一、职业伦理守则** | | | 2.2.1.6 | 综合评估 | P |
| 1.4.1.1 | 总则 | P | **二、心理诊断的基本方法** | | |
| 1.4.1.2 | 职业伦理 | P | 2.2.2.1 | 观察法 | P |
| **二、职业道德要求** | | | 2.2.2.2 | 谈话法 | P |
| 1.4.2.1 | 职业态度 | P | 2.2.2.3 | 实验法 | P |
| 1.4.2.2 | 约束行为 | P | 2.2.2.4 | 作品分析法 | M |
| 1.4.2.3 | 利益冲突 | P | 2.2.2.5 | 心理测验法 | M |
| 1.4.2.4 | 消费者保护 | P | **第三节　心理测验的方法** | | |
| 1.4.2.5 | 商业规定 | P | **一、心理测验的衡量标准** | | |
| 1.4.2.6 | 社会责任 | P | 2.3.1.1 | 标准化 | M |
| 1.4.2.7 | 信息传送 | P | 2.3.1.2 | 信度 | M |
| 1.4.2.8 | 法律法规 | P | 2.3.1.3 | 效度 | M |
| **三、服务原则** | | | 2.3.1.4 | 常模 | M |
| 1.4.3.1 | 自愿性原则 | P | **二、心理测验的选用** | | |
| 1.4.3.2 | 免费性原则 | P | 2.3.2.1 | 时间 | P |
| 1.4.3.3 | 知晓性原则 | P | 2.3.2.2 | 费用 | P |
| 1.4.3.4 | 针对性原则 | P | 2.3.2.3 | 实施 | P |
| 1.4.3.5 | 保密性原则 | P | 2.3.2.4 | 表面效度 | P |
| | **第二章　心理诊断能力** | | 2.3.2.5 | 测验结果 | P |
| | **第一节　心理诊断与心理测验** | | **三、职业心理测验的种类** | | |
| **一、心理诊断** | | | 2.3.3.1 | 学业成就测验 | P |
| 2.1.1.1 | 心理诊断的定义 | P | 2.3.3.2 | 职业兴趣测验 | P |
| 2.1.1.2 | 心理诊断的特点 | P | 2.3.3.3 | 职业能力测验 | P |
| **二、心理测验** | | | 2.3.3.4 | 职业人格测验 | P |
| 2.1.2.1 | 心理测验的定义 | P | **四、心理测验的实施** | | |
| 2.1.2.2 | 心理测验的特征 | P | 2.3.4.1 | 诊断工具的选择 | M |
| **三、心理诊断与心理测验的关系** | | P | 2.3.4.2 | 诊断工具的使用 | M |
| | **第二节　心理诊断的流程和方法** | | 2.3.4.3 | 测验结果的解释 | M |
| **一、心理诊断的基本流程** | | | 2.3.4.4 | 测量结果的应用 | M |
| 2.2.1.1 | 确定目的 | P | | **第四节　心理评估的方法** | |
| 2.2.1.2 | 收集资料 | P | **一、心理评估的要求** | | |
| 2.2.1.3 | 观察现象 | P | 2.4.1.1 | 准确评估的前提 | P |
| 2.2.1.4 | 查询原因 | P | 2.4.1.2 | 准确评估的要求 | P |

| 序号 | 鉴定点 | 等级 | 序号 | 鉴定点 | 等级 |
|---|---|---|---|---|---|
| 2.4.1.3 | 准确评估的关键 | P | 3.1.3.2 | 心境恶劣与抑郁症的关系 | M |
| **二、九分割统合绘画法** | | | 3.1.3.3 | 心境恶劣障碍的治疗 | M |
| 2.4.2.1 | 来源、意义和作用 | M | **四、居丧反应** | | |
| 2.4.2.2 | 操作流程 | M | 3.1.4.1 | 居丧反应的概念 | P |
| 2.4.2.3 | 主要特点 | M | 3.1.4.2 | 完成居丧程序的意义 | P |
| 2.4.2.4 | 适用范围和注意事项 | M | 3.1.4.3 | 病理性居丧反应 | P |
| 2.4.2.5 | 九分割统合绘画法应用示例 | M | **五、焦虑障碍** | | |
| **三、短程评估法及其应用** | | | 3.1.5.1 | 焦虑障碍的定义 | M |
| 2.4.3.1 | 心理治疗短程发展的原因 | P | 3.1.5.2 | 焦虑障碍的种类 | M |
| 2.4.3.2 | 短程心理治疗的意义 | P | 3.1.5.3 | 焦虑障碍的原因和治疗 | M |
| 2.4.3.3 | 短程心理治疗的基本特征 | P | **第二节 常用的心理治疗方法** | | |
| 2.4.3.4 | 短程心理治疗的基本要素 | P | **一、认知治疗** | | |
| 2.4.3.5 | 短程心理治疗的操作流程 | P | 3.2.1.1 | 艾里斯的理性情感治疗 | M |
| 2.4.3.6 | 短程心理治疗的注意事项 | P | 3.2.1.2 | 梅肯鲍姆的自我指导训练法 | M |
| **四、动机面询** | | | 3.2.1.3 | 贝克的认知治疗 | M |
| 2.4.4.1 | 动机面询的发展及其含义 | P | **二、行为治疗** | | |
| 2.4.4.2 | 动机面询的咨询技巧 | P | 3.2.2.1 | 理论基础 | M |
| 2.4.4.3 | 动机面询各阶段的分析 | M | 3.2.2.2 | 主要方法及技术 | M |
| 2.4.4.4 | 动机面询中特殊情况的处理 | M | **三、认知行为治疗** | | |
| 2.4.4.5 | 动机面询的咨询策略 | M | 3.2.3.1 | 认知行为治疗的定义 | M |
| 2.4.4.6 | 对动机面询的评价 | M | 3.2.3.2 | 认知理论模型 | M |
| **第三章 监控干预能力** | | | 3.2.3.3 | 认知与认知治疗 | M |
| **第一节 常见的情绪障碍** | | | 3.2.3.4 | 自动化思维的特征 | M |
| **一、抑郁症** | | | 3.2.3.5 | 认知重建 | M |
| 3.1.1.1 | 抑郁症的临床表现 | P | 3.2.3.6 | 引出核心理念 | M |
| 3.1.1.2 | 抑郁症与情绪波动的区别 | P | 3.2.3.7 | 激活与改变行为 | M |
| 3.1.1.3 | 抑郁症的病因 | M | **四、家庭疗法** | | |
| 3.1.1.4 | 抑郁症的治疗 | M | 3.2.4 1 | 家庭疗法的概念 | P |
| **二、双相障碍** | | | 3.2.4.2 | 家庭疗法的历史背景 | P |
| 3.1.2.1 | 双相障碍的概念 | M | 3.2.3.3 | 家庭治疗的模式 | P |
| 3.1.2.2 | 躁狂、轻躁狂的临床表现 | M | 3.2.4.4 | 家庭治疗的步骤 | P |
| 3.1.2.3 | 双相障碍的原因及治疗 | M | 3.2.4.5 | 家庭治疗的特点 | P |
| **三、心境恶劣障碍** | | | 3.2.4.6 | 家庭治疗的原则 | P |
| 3.1.3.1 | 心境恶劣障碍的病情 | M | **五、现实疗法** | | |

续表

| 序号 | 鉴定点 | 等级 | 序号 | 鉴定点 | 等级 |
|---|---|---|---|---|---|
| 3.2.5.1 | 现实疗法的定义 | M | 3.4.2.1 | 生理、心理、社会和遗传等危险因素 | P |
| 3.2.5.2 | 现实疗法的基本依据 | M | 3.4.2.2 | 自杀与精神障碍 | P |
| 3.2.5.3 | 现实疗法的目标和重点 | M | 三、评估自杀的危险性 | | |
| 3.2.5.4 | 现实疗法的过程 | M | 3.4.3.1 | 自杀临床评估 | H |
| 3.2.5.5 | 现实疗法的独特之处 | M | 3.4.3.2 | 自杀危险性评估 | H |
| 3.2.5.6 | 对于现实疗法的评价 | M | 四、自杀干预措施 | | |
| 第三节　心理危机与干预 | | | 3.4.4.1 | 表现出尊重和关心 | H |
| 一、心理危机及其临床表现 | | | 3.4.4.2 | 寻找自杀之外的其他解决办法 | H |
| 3.3.1.1 | 危机与心理危机 | M | 3.4.4.3 | 切忌不恰当的咨询表现 | H |
| 3.3.1.2 | 心理危机的临床表现 | M | 3.4.4.4 | 药物治疗或生物治疗 | H |
| 二、心理危机干预的目标和原则 | | | 3.4.4.5 | 心理治疗 | H |
| 3.3.2.1 | 心理危机干预的目标 | M | 五、自杀事件后干预 | | |
| 3.3.2.2 | 心理危机干预的原则 | M | 3.4.5.1 | 发布正规信息 | H |
| 三、心理危机干预的步骤和方法 | | | 3.4.5.2 | 危机后减压团体辅导 | H |
| 3.3.3.1 | 心理危机干预的步骤 | M | 3.4.5.3 | 哀悼仪式、追思会或其他集体活动 | H |
| 3.3.3.2 | 心理危机干预的方法 | M | 3.4.5.4 | 宣传心理问题的求助途径及解决方法 | H |
| 四、心理危机干预的技术 | | | 3.4.5.5 | 自杀案例的心理解剖 | H |
| 3.3.4.1 | 建立安全关系 | M | 六、自杀的预防 | | |
| 3.3.4.2 | 关注情感表达 | M | 3.4.6.1 | 通用性策略 | M |
| 3.3.4.3 | 善用倾听技术 | M | 3.4.6.2 | 选择性策略 | M |
| 3.3.4.4 | 适度表达共情 | M | 3.4.6.3 | 针对性策略 | M |
| 五、异常行为与心理监控 | | | 第四章　心理疏导能力 | | |
| 3.3.5.1 | 产生异常行为的原因 | P | 第一节　压力与压力源 | | |
| 3.3.5.2 | 异常行为的识别与治疗 | P | 一、压力的概念 | | |
| 第四节　自杀的原因及预防 | | | 4.1.1.1 | 压力与紧张 | P |
| 一、自杀的主要概念 | | | 4.1.1.2 | 压力概念的三种观点 | P |
| 3.4.1.1 | 自杀及分类 | P | 4.1.1.3 | 压力带来的消极后果 | P |
| 3.4.1.2 | 自杀未遂 | P | 二、压力源的概念 | | |
| 3.4.1.3 | 自杀意念 | M | 4.1.2.1 | 压力源定义 | P |
| 3.4.1.4 | 自杀计划 | M | 4.1.2.2 | 压力源的分类 | P |
| 3.4.1.5 | 被动自杀愿望或念头 | M | 4.1.2.3 | 导致压力的因素 | P |
| 3.4.1.6 | 自杀倾向 | M | 三、压力反应评估 | | |
| 3.4.1.7 | 自杀高危人群 | M | 4.1.3.1 | 生理反应评估 | M |
| 二、自杀的原因 | | | 4.1.3.2 | 心理反应评估 | M |

续表

| 序号 | 鉴定点 | 等级 | 序号 | 鉴定点 | 等级 |
|---|---|---|---|---|---|
| 4.1.3.3 | 行为反应评估 | M | 一、工作—家庭冲突 | | |
| 四、工作压力的预防 | | M | 4.4.1.1 | 工作—家庭冲突的定义 | M |
| 第二节 工作压力管理 | | | 4.4.1.2 | 工作—家庭冲突的影响因素 | M |
| 一、压力管理的概念 | | | 4.4.1.3 | 工作—家庭冲突的结果 | M |
| 4.2.1.1 | 压力管理的来源 | P | 二、工作—家庭平衡计划 | | |
| 4.2.1.2 | 压力管理的内容 | P | 4.4.2.1 | 产生背景 | M |
| 4.2.1.3 | 压力管理的发展现状 | P | 4.4.2.2 | 平衡计划的实施 | M |
| 二、压力管理的策略 | | | 三、工作—家庭平衡计划的干预措施 | | |
| 4.2.2.1 | 个体层面的策略 | M | 4.4.3.1 | 组织干预 | M |
| 4.2.2.2 | 组织层面的策略 | M | 4.4.3.2 | 个体干预 | M |
| 三、压力管理的作用 | | P | 4.4.3.3 | 家庭干预 | M |
| 第三节 工作环境设计 | | | 四、工作—家庭平衡计划的评估 | | |
| 一、工作环境的概念 | | | 4.4.4.1 | 工作—生活平衡的福利评估 | P |
| 4.3.1.1 | 工作环境的定义 | M | 4.4.4.2 | 员工满意度评估 | P |
| 4.3.1.2 | 工作环境的分类 | M | 4.4.4.3 | 投资回报率评估 | P |
| 二、影响工作环境的因素 | | | 五、未来展望 | | |
| 4.3.2.1 | 空间密度 | M | 4.4.5.1 | 21世纪三个中心问题 | H |
| 4.3.2.2 | 空气污染 | M | 4.4.5.2 | 工作—家庭平衡计划的发展 | H |
| 三、特定工作环境的设计 | | | 第五节 心理疏导方法 | | |
| 4.3.3.1 | 工作空间的整体设计 | M | 一、压力测试与评估 | | P |
| 4.3.3.2 | 办公室内设计 | M | 二、增进身、心、灵全人健康 | | P |
| 4.3.3.3 | 生产厂房的设计 | M | 4.5.2.1 | 身：强调简单放松方法 | P |
| 4.3.3.4 | 托儿和家眷托管设施设计 | M | 4.5.2.2 | 心：强调认知及行为策略 | P |
| 四、工作时间设计 | | | 4.5.2.3 | 灵：倡导积极主义心理观 | P |
| 4.3.4.1 | 名义工作时 | P | 三、倡导思维训练 | | |
| 4.3.4.2 | 长期兼职工作制 | P | 4.5.3.1 | 阴阳辩证原则 | P |
| 4.3.4.3 | 压缩工作周制 | P | 4.5.3.2 | 清除不合理信念 | P |
| 4.3.4.4 | 弹性工作制 | P | 4.5.3.3 | 善用时间管理 | P |
| 4.3.4.5 | 间隔休息制 | P | 四、树立幸福人生目标 | | |
| 4.3.4.6 | 轮班工作制 | P | 4.5.4.1 | 快乐学习 | P |
| 五、工作环境改善 | | | 4.5.4.2 | 开心工作 | P |
| 4.3.5.1 | 设置相关辅助设施 | P | 4.5.4.3 | 追求幸福 | P |
| 4.3.5.2 | 减少工作环境的变动 | P | 五、自我塑造幸福感 | | |
| 第四节 工作—家庭平衡 | | | 4.5.5.1 | 金钱的四个副作用问题 | H |

续表

| 序号 | 鉴定点 | 等级 | 序号 | 鉴定点 | 等级 |
|---|---|---|---|---|---|
| 4.5.5.2 | 处理好营造幸福感的四个关系 | H | 5.1.4.3 | 确立行动策略 | P |
| 4.5.5.3 | 营造幸福感的四项激励艺术 | H | 5.1.4.4 | 逐步执行实现 | P |
| 第六节 员工的工作投入 | | | 5.1.4.5 | 评价达成目标 | P |
| 一、工作投入概述 | | | 第二节 个人职业生涯管理 | | |
| 4.6.1.1 | 工作投入的概念 | M | 一、职业生涯的自我管理 | | |
| 4.6.1.2 | 工作投入的原因 | M | 5.2.1.1 | 自我职业探索 | M |
| 4.6.1.3 | 工作要求—资源模型和资源保存理论 | M | 5.2.1.2 | 确定职业目标 | M |
| 二、组织促进工作投入 | | | 5.2.1.3 | 确定发展规划 | M |
| 4.6.2.1 | 促进价值观的一致性 | M | 5.2.1.4 | 采取实际行动 | M |
| 4.6.2.2 | 增加员工的自主性 | M | 二、自我认知 | | |
| 4.6.2.3 | 组织的资源支持 | M | 5.2.2.1 | 职业心理调查 | M |
| 三、员工能做些什么 | | | 5.2.2.2 | 职业倾向探索 | M |
| 4.6.3.1 | 时间管理的倾向 | P | 5.2.2.3 | 职业锚分析 | M |
| 4.6.3.2 | 自我概念的提升 | P | 三、职业认知 | | |
| 4.6.3.3 | 应对策略的应用 | P | 5.2.3.1 | 职业信息查询 | P |
| 4.6.3.4 | 恰当的自我评估 | P | 5.2.3.2 | 职业信息访谈 | P |
| 第五章 职业辅导能力 | | | 四、职业选择 | | |
| 第一节 员工的职业规划 | | | 5.2.4.1 | 设定职业目标 | M |
| 一、职业生涯与职业发展 | | | 5.2.4.2 | 实施选择过程 | M |
| 5.1.1.1 | 职业生涯 | M | 5.2.4.3 | 职业导航器探索 | M |
| 5.1.1.2 | 职业发展 | M | 5.2.4.4 | 进行职业选择 | M |
| 二、职业生涯发展理论 | | | 五、求职技能训练 | | |
| 5.1.2.1 | 舒伯的理论 | M | 5.2.5.1 | 寻找职位空缺 | M |
| 5.1.2.2 | 戴尔通和汤普生的理论 | M | 5.2.5.2 | 简历和求职信 | M |
| 5.1.2.3 | 施恩的理论 | M | 5.2.5.3 | 面试技能训练 | M |
| 5.1.2.4 | 学习职业生涯理论的意义 | M | 六、自我职业管理 | | |
| 三、职业路径设计 | | | 5.2.6.1 | 发展职业评价体系 | M |
| 5.1.3.1 | 传统职业生涯路径 | M | 5.2.6.2 | 自我职业生涯选择 | M |
| 5.1.3.2 | 网状职业生涯路径 | M | 5.2.6.3 | 对组织的鉴别和选择 | M |
| 5.1.3.3 | 横向职业路径 | M | 5.2.6.4 | 选择具有挑战性的工作 | M |
| 5.1.3.4 | 双重职业路径 | M | 5.2.6.5 | 取得预期的工作绩效 | M |
| 四、员工的职业生涯规划 | | | 5.2.6.6 | 灵活适应的职业能力 | M |
| 5.1.4.1 | 了解自我和环境 | P | 5.2.6.7 | 实行多重的职业合作 | M |
| 5.1.4.2 | 设置各级目标 | P | 5.2.6.8 | 把握职业发展的机会 | M |

续表

| 序号 | 鉴定点 | 等级 | 序号 | 鉴定点 | 等级 |
|---|---|---|---|---|---|
| **第三节　新员工的入职辅导** | | | 5.5.1.3 | 自愿离职 | P |
| **一、新员工的心理特点** | | | 5.5.1.4 | 岗位晋升 | P |
| 5.3.1.1 | 不安与好奇 | P | **二、转岗心理辅导** | | |
| 5.3.1.2 | 孤独感与融入愿望 | P | 5.5.2.1 | 提前引导 | P |
| 5.3.1.3 | 自卑感与认同需求 | P | 5.5.2.2 | 过程指导 | P |
| **二、入职辅导的内容** | | | 5.5.2.3 | 事后疏导 | P |
| 5.3.2.1 | 工作环境 | P | **第六章　团队建设能力** | | |
| 5.3.2.2 | 岗位职能 | P | **第一节　群体概述** | | |
| 5.3.2.3 | 心理适应 | P | **一、群体的概念** | | |
| 5.3.2.4 | 组织文化 | P | 6.1.1.1 | 群体的定义 | P |
| 5.3.2.5 | 职业规划 | P | 6.1.1.2 | 群体的特征 | P |
| **三、岗前培训的管理要求** | | | **二、群体的分类** | | |
| 5.3.3.1 | 岗前培训的准备工作 | P | 6.1.2.1 | 自然群体与规范群体 | M |
| 5.3.3.2 | 岗前培训的内容设置 | P | 6.1.2.2 | 开放型群体与封闭型群体 | M |
| 5.3.3.3 | 岗前培训的主要形式 | P | 6.1.2.3 | 大群体与小群体 | M |
| 5.3.3.4 | 岗前培训的培训方法 | P | 6.1.2.4 | 正式群体与非正式群体 | M |
| 5.3.3.5 | 岗前培训的其他注意事项 | P | **三、群体的特征** | | |
| **四、上岗辅导的基本程序** | | | 6.1.3.1 | 群体构成 | M |
| 5.3.4.1 | 需求评估 | M | 6.1.3.2 | 成员地位 | M |
| 5.3.4.2 | 上岗辅导 | M | 6.1.3.3 | 群体规范 | M |
| 5.3.4.3 | 反馈 | M | 6.1.3.4 | 群体凝聚力 | M |
| **第四节　中后期员工的职业辅导** | | | 6.1.3.5 | 团体意识 | P |
| **一、职业生涯中期的员工辅导** | | | **四、团队及其形成过程** | | |
| 5.4.1.1 | 职业生涯中期的主要问题 | P | 6.1.4.1 | 团队 | P |
| 5.4.1.2 | 职业中期员工的职业心理特征 | P | 6.1.4.2 | 团队的形成过程 | P |
| 5.4.1.3 | 职业生涯中期员工的心理辅导 | P | **第二节　班组长的日常管理** | | |
| **二、职业生涯后期的员工辅导** | | | **一、班组** | | |
| 5.4.2.1 | 职业生涯后期的主要问题 | M | 6.2.1.1 | 班组的定义 | P |
| 5.4.2.2 | 职业后期员工的心理特征 | M | 6.2.1.2 | 班组的内部结构 | P |
| 5.4.2.3 | 辅导建议 | M | 6.2.1.3 | 班组的特殊地位 | P |
| **第五节　员工转岗辅导** | | | **二、班组长的职位要求** | | |
| **一、员工转岗的类型** | | | 6.2.2.1 | 岗位职责 | P |
| 5.5.1.1 | 岗位轮换 | P | 6.2.2.2 | 核心工作内容 | P |
| 5.5.1.2 | 员工外派 | P | 6.2.2.3 | 日常管理技能 | P |

续表

| 序号 | 鉴定点 | 等级 | 序号 | 鉴定点 | 等级 |
|------|--------|------|------|--------|------|
| 三、同事关系 | | | 6.4.2.3 | 合作型团队工作 | M |
| 6.2.3.1 | 同事的概念 | P | 6.4.2.4 | 合作型团队组织 | M |
| 6.2.3.2 | 同事关系的处理技巧 | P | 三、合作型团队模型的价值 | | |
| 四、朋辈辅导关系 | | | 6.4.3.1 | 促进团队学习与创新 | H |
| 6.2.4.1 | 朋辈的特点 | P | 6.4.3.2 | 满足成就需求、归属需求和权利需求 | H |
| 6.2.4.2 | 朋辈辅导关系的价值 | P | 6.4.3.3 | 员工的心理成熟和能力发展 | H |
| 6.2.4.3 | 朋辈辅导关系的建立要点 | P | 6.4.3.4 | 社会支持维系身心健康 | H |
| 五、心理宿舍 | | | 6.4.3.5 | 对组织的认同感 | H |
| 6.2.5.1 | 心理宿舍的概念 | P | 四、合作型团队建设的要点 | | |
| 6.2.5.2 | 心理宿舍与传统宿舍的区别 | P | 6.4.4.1 | 建立信任关系 | M |
| 6.2.5.3 | 心理宿舍的构建 | P | 6.4.4.2 | 鼓励良性冲突 | M |
| 第三节　团队领导与决策 | | | 6.4.4.3 | 行动坚定不移 | M |
| 一、团队领导概述 | | | 6.4.4.4 | 彼此承担责任 | M |
| 6.3.1.1 | 管理与领导的区别 | H | 6.4.4.5 | 平等友善相待 | M |
| 6.3.1.2 | 团队领导者的胜任特征要求 | H | 6.4.4.6 | 交流沟通畅通 | M |
| 6.3.1.3 | 成为变革型领导者 | H | 6.4.4.7 | 有效化解冲突 | M |
| 二、团体行为分析 | | | 6.4.4.8 | 适时小组奖励 | M |
| 6.3.2.1 | 团体内行为分析 | M | 第五节　团队心理辅导方法 | | |
| 6.3.2.2 | 团体之间的行为分析 | M | 一、团队心理辅导的目标 | | |
| 三、团体决策的影响因素 | | | 6.5.1.1 | 团队心理辅导的一般目标 | M |
| 6.3.3.1 | 团体性思维 | H | 6.5.1.2 | 团队心理辅导的特殊目标 | M |
| 6.3.3.2 | 冒险性转移 | H | 6.5.1.3 | 团队心理辅导的过程目标 | M |
| 6.3.3.3 | 从众行为 | H | 二、团队心理辅导的基本原则 | | |
| 四、团体决策技术 | | | 6.5.2.1 | 专业性原则 | M |
| 6.3.4.1 | 头脑风暴法 | H | 6.5.2.2 | 民主性原则 | M |
| 6.3.4.2 | 名义群体法 | H | 6.5.2.3 | 共同性原则 | M |
| 6.3.4.3 | 德尔斐法 | H | 6.5.2.4 | 启导性原则 | M |
| 第四节　合作型团队建设 | | | 6.5.2.5 | 发展性原则 | M |
| 一、团队合作的问题分析 | | | 6.5.2.6 | 综合性原则 | M |
| 6.4.1.1 | 有效团队和无效团队 | M | 6.5.2.7 | 保密性原则 | M |
| 6.4.1.2 | 目标依赖性的三种可能 | M | 三、团队心理辅导中的领导行为 | | |
| 二、合作型团队的组织模型 | | | 6.5.3.1 | 介入指导型行为 | M |
| 6.4.2.1 | 团队组织过程 | M | 6.5.3.2 | 契约管理型行为 | M |
| 6.4.2.2 | 领导与员工的权力共有关系 | M | 6.5.3.3 | 支持同理型行为 | M |

续表

| 序号 | 鉴定点 | 等级 | 序号 | 鉴定点 | 等级 |
|---|---|---|---|---|---|
| 6.5.3.4 | 澄清引导型行为 | M | 7.2.4.4 | 文化因素 | M |
| 6.5.3.5 | 认知教育型行为 | M | 7.2.4.5 | 同事因素 | M |
| **第七章　冲突管理能力** | | | **五、如何促进员工谏言** | | |
| **第一节　冲突与冲突管理** | | | 7.2.5.1 | 塑造积极的组织文化 | M |
| **一、冲突概述** | | | 7.2.5.2 | 建立顺畅的沟通体系 | M |
| 7.1.1.1 | 冲突的定义和特征 | M | 7.2.5.3 | 运用有效的激励措施 | M |
| 7.1.1.2 | 冲突的类型 | M | 7.2.5.4 | 建立员工提案管理系统 | M |
| 7.1.1.3 | 冲突对于组织的意义 | M | 7.2.5.5 | 善用第三方参与 | M |
| 7.1.1.4 | 引发冲突的原因 | M | 7.2.5.6 | 淡化关系政治 | M |
| 7.1.1.5 | 冲突的发展阶段 | M | **第三节　沟通与协调的技巧** | | |
| **二、冲突管理** | | | **一、沟通概述** | | |
| 7.1.2.1 | 冲突管理的概念 | M | 7.3.1.1 | 沟通的含义 | P |
| 7.1.2.2 | 冲突管理的不同理论 | M | 7.3.1.2 | 沟通的作用 | P |
| 7.1.2.3 | 冲突管理的处理方式 | M | 7.3.1.3 | 人际沟通 | P |
| **三、冲突管理技巧** | | | 7.3.1.4 | 沟通的要领 | P |
| 7.1.3.1 | 追根溯源 | P | 7.3.1.5 | 高效沟通的技巧 | P |
| 7.1.3.2 | 重塑信任 | P | **二、有效协调方法** | | |
| 7.1.3.3 | 缓解冲突 | P | 7.3.2.1 | 协调工作的类型 | P |
| 7.1.3.4 | 对话协商 | P | 7.3.2.2 | 协调的范围 | P |
| **第二节　沉默与谏言** | | | 7.3.2.3 | 不同冲突的协调方法 | P |
| **一、沉默与谏言概述** | | | **三、提升沟通协调能力** | | |
| 7.2.1.1 | 关注沉默与谏言 | P | 7.3.3.1 | 以加强修养，提高情商为核心 | P |
| 7.2.1.2 | 退出、谏言和忠诚 | P | 7.3.3.2 | 遵循黄金法则和白金法则 | P |
| 7.2.1.3 | 谏言和沉默引入 EAP 的意义 | P | 7.3.3.3 | 知己、知彼、权变 | P |
| **二、员工沉默与员工谏言** | | | 7.3.3.4 | 掌握四种沟通技能 | P |
| 7.2.2.1 | 员工沉默 | P | **第四节　工作场所的欺负与暴力行为** | | |
| 7.2.2.2 | 员工谏言 | P | **一、工作场所的欺负行为** | | |
| **三、员工沉默的负面影响** | | | 7.4.1.1 | 基本概念 | P |
| 7.2.3.1 | 员工沉默对组织的影响 | M | 7.4.1.2 | 发生过程 | P |
| 7.2.3.2 | 员工沉默对员工的影响 | M | 7.4.1.3 | 产生原因 | P |
| **四、影响沉默与谏言的原因** | | | 7.4.1.4 | 负面影响 | P |
| 7.2.4.1 | 个人因素 | M | **二、工作场所的暴力行为** | | |
| 7.2.4.2 | 组织因素 | M | 7.4.2.1 | 基本概念 | M |
| 7.2.4.3 | 领导因素 | M | 7.4.2.2 | 分类 | M |

续表

| 序号 | 鉴定点 | 等级 | 序号 | 鉴定点 | 等级 |
|------|--------|------|------|--------|------|
| 7.4.2.3 | 伤害模式 | M | 8.1.5.1 | 熟练掌握劳动法律法规 | H |
| 三、欺负行为与暴力行为 | | H | 8.1.5.2 | 强化员工的维权意识 | H |
| 四、工作场所管理面临的挑战 | | H | 8.1.5.3 | 加强外部沟通与培训学习 | H |
| 五、如何制定反欺负行为策略 | | | 8.1.5.4 | 加强对用人单位的指导 | H |
| 7.4.5.1 | 发现欺负行为的迹象 | M | 第二节　集体合同管理 | | |
| 7.4.5.2 | 评估欺负行为发生的可能性 | M | 一、集体合同 | | |
| 7.4.5.3 | 对欺负行为的反馈 | M | 8.2.1.1 | 集体合同的定义 | P |
| 7.4.5.4 | 对欺负行为的干预 | M | 8.2.1.2 | 集体合同的特点 | P |
| 7.4.5.5 | 建立培训支持体系 | M | 8.2.1.3 | 集体合同的主要内容 | P |
| 六、如何预防工作场所的暴力行为 | | | 8.2.1.4 | 集体合同与劳动合同的区别 | M |
| 7.4.6.1 | 鉴别暴力倾向的信号 | M | 二、如何签订集体合同 | | |
| 7.4.6.2 | 对威胁进行评估 | M | 8.2.2.1 | 集体合同的签订原则 | M |
| 7.4.6.3 | 对暴力事件进行干预 | M | 8.2.2.2 | 集体合同的签订程序 | M |
| 7.4.6.4 | 制定反暴力规章制度 | M | 三、集体合同的监督检查 | | H |
| 第八章　协商谈判能力 | | | 四、员工援助师的任务 | | |
| 第一节　劳动合同管理 | | | 8.2.4.1 | 社会要求 | H |
| 一、劳动合同 | | | 8.2.4.2 | 用人单位 | H |
| 8.1.1.1 | 劳动合同的定义 | P | 8.2.4.3 | 协商代表 | H |
| 8.1.1.2 | 劳动合同的类别 | P | 五、集体协商的工作建议 | | |
| 8.1.1.3 | 劳动合同的内容 | P | 8.2.5.1 | 协商代表的合法性 | H |
| 8.1.1.4 | 劳动合同的作用 | P | 8.2.5.2 | 严格按规定程序进行 | H |
| 二、劳动合同管理的主要环节 | | | 8.2.5.3 | 保障员工的根本利益 | H |
| 8.1.2.1 | 订立环节 | P | 8.2.5.4 | 加大执法检查和劳动监察力度 | H |
| 8.1.2.2 | 履行与变更环节 | P | 8.2.5.5 | 确保及时续签合同 | H |
| 8.1.2.3 | 解除与终止环节 | P | 第三节　工资集体协商 | | |
| 三、劳动合同的经济补偿 | | | 一、工资集体协商概述 | | |
| 8.1.3.1 | 经济补偿金、违约金和赔偿金的区别 | P | 8.3.1.1 | 工资集体协商的概念 | P |
| 8.1.3.2 | 经济补偿金的支付 | P | 8.3.1.2 | 工资集体协商与工资协议的关系 | P |
| 8.1.3.3 | 经济补偿金的标准 | P | 8.3.1.3 | 工资集体协商与集体合同的关系 | P |
| 四、员工援助师的任务 | | | 8.3.1.4 | 工资集体协商的作用 | P |
| 8.1.4.1 | 劳动法律法规 | H | 二、工资集体协商的内容 | | |
| 8.1.4.2 | 来自员工的需求 | H | 8.3.2.1 | 工资协商的实质内容 | M |
| 8.1.4.3 | 用人单位 | H | 8.3.2.2 | 工资协议本身的规定 | M |
| 五、员工援助师的自我要求 | | | 三、协商程序与协议审查 | | |

| 序号 | 鉴定点 | 等级 | 序号 | 鉴定点 | 等级 |
|---|---|---|---|---|---|
| 8.3.3.1 | 工资集体协商的程序 | M | 七、劳动监督的协助建议 | | |
| 8.3.3.2 | 工资协议的审查 | M | 8.4.7.1 | 加强法规学习，树立服务意识 | H |
| 四、员工援助师的任务 | | | 8.4.7.2 | 加强协同合作，破解执法难题 | H |
| 8.3.4.1 | 社会要求 | H | 8.4.7.3 | 加强工作指导，转变经营理念 | H |
| 8.3.4.2 | 用人单位 | H | 第五节　权益代表的协商谈判 | | |
| 8.3.4.3 | 员工需求 | H | 一、权益代表的工作职责 | | |
| 五、员工援助工作的建议 | | | 8.5.1.1 | 定义 | M |
| 8.3.5.1 | 选择时机、把握原则 | H | 8.5.1.2 | 工作职责 | M |
| 8.3.5.2 | 做好协商前的准备工作 | H | 二、权益代表的沟通对象 | | |
| 8.3.5.3 | 掌握工资协商的策略 | H | 8.5.2.1 | 员工 | P |
| 8.3.5.4 | 运用工资协商的技巧 | H | 8.5.2.2 | 用人单位 | P |
| 8.3.5.5 | 工资协商中关注的问题 | H | 8.5.2.3 | 工会组织 | P |
| 第四节　执法检查与劳动监督 | | | 8.5.2.4 | 社会保障部门和劳动争议处理机构 | P |
| 一、执法检查与劳动监督简介 | | | 三、权益代表的能力培养 | | |
| 8.4.1.1 | 执法检查 | M | 8.5.3.1 | 协商沟通程序 | M |
| 8.4.1.2 | 执法检查的主体 | M | 8.5.3.2 | 谈判能力的培养 | M |
| 8.4.1.3 | 劳动监督体系 | M | 四、协商谈判与冲突管理 | | |
| 二、劳动监察 | | | 8.5.4.1 | 协商谈判冲突的思考 | H |
| 8.4.2.1 | 劳动监察的概念 | M | 8.5.4.2 | 冲突管理的方式 | H |
| 8.4.2.2 | 劳动监察的执法主体 | M | 8.5.4.3 | 协商谈判的心理学技巧 | H |
| 8.4.2.3 | 劳动监察的主要内容 | M | 第九章　法律援助能力 | | |
| 三、其他行政部门的监督 | | | 第一节　法律援助概述 | | |
| 8.4.3.1 | 监督主体 | M | 一、法律援助制度 | | |
| 8.4.3.2 | 监督方式 | M | 9.1.1.1 | 基本概念 | P |
| 四、工会监督 | | | 9.1.1.2 | 特点 | P |
| 8.4.4.1 | 工会监督的内容 | M | 9.1.1.3 | 性质 | P |
| 8.4.4.2 | 工会监督的方式 | M | 9.1.1.4 | 宗旨 | P |
| 五、群众监督 | | | 9.1.1.5 | 意义 | P |
| 8.4.5.1 | 群众监督的形式 | M | 二、法律援助的实施 | | |
| 8.4.5.2 | 群众监督的特点 | M | 9.1.2.1 | 法律援助人员 | M |
| 六、员工援助师的任务 | | | 9.1.2.2 | 法律援助机构 | M |
| 8.4.6.1 | 把握国内外劳动法规 | H | 9.1.2.3 | 法律援助的对象 | M |
| 8.4.6.2 | 熟悉劳动监督体系 | H | 9.1.2.4 | 法律援助的范围 | M |
| 8.4.6.3 | 掌握用人单位情况 | H | 9.1.2.5 | 法律援助的形式 | M |

| 序号 | 鉴定点 | 等级 | 序号 | 鉴定点 | 等级 |
|---|---|---|---|---|---|
| 9.1.2.6 | 法律援助的申请程序 | M | 9.3.2.1 | 企业经济性裁员的解读 | M |
| 9.1.2.7 | 法律援助的管辖范围 | M | 9.3.2.2 | 企业经济性裁员的条件 | M |
| 三、法律援助的权利义务 | | | 9.3.2.3 | 企业经济性裁员的程序 | M |
| 9.1.3.1 | 受援人的权利和义务 | M | 三、员工离职管理 | | |
| 9.1.3.2 | 法律援助人员的权利和义务 | M | 9.3.3.1 | 员工离职的类型 | M |
| 9.1.3.3 | 相关部门在法律援助中的义务 | M | 9.3.3.2 | 离职管理的主要环节 | M |
| 四、工会和社区在法律援助中的作用 | | | 9.3.3.3 | 员工离职手续的办理 | M |
| 9.1.4.1 | 工会在法律援助中的作用 | P | 四、企业裁员过程中应注意的问题 | | |
| 9.1.4.2 | 社区在法律援助中的作用 | P | 9.3.4.1 | 裁减人员的范围 | M |
| 五、员工援助师与法律援助 | | | 9.3.4.2 | 提前 30 日通知 | M |
| 9.1.5.1 | 员工援助师在法律援助中的作用 | H | 9.3.4.3 | 被裁人员有优先被原单位录用的权利 | M |
| 9.1.5.2 | 员工援助师在法律援助中的权利和义务 | H | 9.3.4.4 | 被裁员工依法获得经济补偿金 | M |
| 9.1.5.3 | 员工援助师在法律援助中的工作范围 | H | 五、员工离职面谈技巧 | | |
| 第二节　劳动争议的法律援助 | | | 9.3.5.1 | 对自愿离职员工的面谈技巧 | M |
| 一、劳动争议概述 | | | 9.3.5.2 | 对非自愿离职员工的面谈技巧 | M |
| 9.2.1.1 | 劳动争议的概念 | P | 第四节　伤残人员的心理康复与辅导 | | |
| 9.2.1.2 | 劳动争议的分类 | P | 一、工伤康复 | | |
| 9.2.1.3 | 劳动争议的基本特征 | P | 9.4.1.1 | 工伤、工伤保险与工伤康复 | P |
| 二、劳动争议处理的基本流程 | | | 9.4.1.2 | 工伤康复的分类 | P |
| 9.2.2.1 | 劳动争议协商 | P | 9.4.1.3 | 工伤康复的影响因素 | P |
| 9.2.2.2 | 劳动争议调解 | P | 二、心理辅导 | | |
| 9.2.2.3 | 劳动争议仲裁 | P | 9.4.2.1 | 基本概念 | P |
| 9.2.2.4 | 劳动争议诉讼 | P | 9.4.2.2 | 辅导原则 | P |
| 三、集体劳动争议的特征和法律援助 | | | 9.4.2.3 | 基本程序 | P |
| 9.2.3.1 | 集体劳动争议的主要特征 | H | 三、如何提升心理辅导能力 | | |
| 9.2.3.2 | 集体劳动争议的法律援助 | H | 9.4.3.1 | 关系建立能力 | M |
| 四、如何预防劳动争议 | | | 9.4.3.2 | 信息收集能力 | M |
| 9.2.4.1 | 员工援助师面临的挑战 | H | 9.4.3.3 | 综合分析能力 | M |
| 9.2.4.2 | 劳动争议的预防工作 | H | 9.4.3.4 | 沟通协调能力 | M |
| 第三节　企业裁员与离职管理 | | | 第五节　常见法律问题的咨询 | | |
| 一、企业裁员概述 | | | 一、理财问题咨询 | | |
| 9.3.1.1 | 企业裁员的内涵 | P | 9.5.1.1 | 理财 | M |
| 9.3.1.2 | 企业裁员的分类 | P | 9.5.1.2 | 理财产品的分类 | M |
| 二、企业经济性裁员 | | | 9.5.1.3 | 理财的原则 | M |

| 序号 | 鉴定点 | 等级 | 序号 | 鉴定点 | 等级 |
|---|---|---|---|---|---|
| 9.5.1.4 | 理财的技巧 | M | 三、伤残人员的家庭化就业帮扶 | | |
| 二、消费纠纷的咨询 | | | 10.2.3.1 | 政策性就业介绍 | M |
| 9.5.2.1 | 教育服务纠纷 | M | 10.2.3.2 | 残疾人就业基地建设 | M |
| 9.5.2.2 | 美容、生育服务纠纷 | M | 四、社区就业帮扶平台 | | |
| 9.5.2.3 | 网络、电视购物纠纷 | M | 10.2.4.1 | 就业政策宣传平台 | M |
| 三、婚姻家庭纠纷的咨询 | | | 10.2.4.2 | 就业心理沟通平台 | M |
| 9.5.3.1 | 离婚纠纷 | M | 10.2.4.3 | 就业信息网络平台 | M |
| 9.5.3.2 | 遗嘱纠纷 | M | 五、公益性就业培训体系 | | |
| **第十章 社区关爱能力** | | | 10.2.5.1 | 选择紧缺技能 | M |
| **第一节 社区管理与社区援助** | | | 10.2.5.2 | 转变就业观念 | M |
| 一、社区管理与社区服务 | | | 10.2.5.3 | 加强就业组织 | M |
| 10.1.1.1 | 社区管理 | P | 六、社区就业综合管理机制 | | |
| 10.1.1.2 | 社区服务 | P | 10.2.6.1 | "红、黄、绿"三色帮扶机制 | M |
| 二、社区心理援助及其服务领域 | | | 10.2.6.2 | 社会机构创造就业环境 | M |
| 10.1.2.1 | 社区心理援助 | P | 10.2.6.3 | 社区就业服务考核机制 | M |
| 10.1.2.2 | 社区志愿者 | P | 10.2.6.4 | 社区就业帮扶指导站 | M |
| 10.1.2.3 | 社区心理援助的服务内容 | P | **第三节 困难人员的医疗救助** | | |
| 三、社区工作者的管理 | | | 一、医疗救助概述 | | |
| 10.1.3.1 | 建立社区工作者准入制度 | P | 10.3.1.1 | 医疗救助定义 | M |
| 10.1.3.2 | 健全社区工作者培训机制 | P | 10.3.1.2 | 医疗救助的性质 | M |
| 10.1.3.3 | 完善社区工作者激励制度 | P | 10.3.1.3 | 医疗救助的对象 | M |
| 10.1.3.4 | 健全社区工作者考核制度 | P | 二、医疗救助方式 | | |
| 四、健康型社区建设 | | | 10.3.2.1 | 资助参保 | P |
| 10.1.4.1 | 社区心理健康工作的必要性 | P | 10.3.2.2 | 门诊救助 | P |
| 10.1.4.2 | 社区工作存在问题的原因分析 | P | 10.3.2.3 | 住院救助 | P |
| 10.1.4.3 | 增进社区心理健康机制的建议 | P | 10.3.2.4 | 临时医疗救助 | P |
| **第二节 社区人员的就业帮扶** | | | 10.3.2.5 | 大病关怀救助 | P |
| 一、社区就业帮扶的基本原则 | | | 10.3.2.6 | 定点医疗优惠减免 | P |
| 10.2.1.1 | 以人为本的原则 | M | 10.3.2.7 | 其他形式的救助 | P |
| 10.2.1.2 | 政府引导的原则 | M | **第四节 困难职工的助学帮扶** | | |
| 10.2.1.3 | 宣传教育的原则 | M | 一、助学帮扶 | | |
| 二、灵活就业与自主创业 | | | 10.4.1.1 | 帮扶对象 | P |
| 10.2.2.1 | 灵活就业 | M | 10.4.1.2 | 帮扶程序 | P |
| 10.2.2.2 | 自主创业 | M | 二、困难职工子女的助学帮扶 | | |

| 序号 | 鉴定点 | 等级 | 序号 | 鉴定点 | 等级 |
|---|---|---|---|---|---|
| 10.4.2.1 | 国家助学金 | P | | **第十一章　危机应对能力** | |
| 10.4.2.2 | 助学贷款 | P | | 第一节　危机管理概述 | |
| 10.4.2.3 | 勤工俭学 | P | | 一、危机与危机管理 | |
| 10.4.2.4 | 学费减免 | P | 11.1.1.1 | 危机 | H |
| 10.4.2.5 | 绿色通道 | P | 11.1.1.2 | 组织危机 | H |
| | 三、困难职工子女的心理帮扶 | | 11.1.1.3 | 危机管理 | H |
| 10.4.3.1 | 培养贫困子女的"阳光性格" | M | | 二、危机管理的内容、机制和模式 | |
| 10.4.3.2 | 外来务工人员子女的关爱 | M | 11.1.2.1 | 危机管理的内容 | H |
| | 第五节　外来务工人员的咨询援助 | | 11.1.2.2 | 危机事件的社会应对机制 | H |
| | 一、外来务工人员概述 | | 11.1.2.3 | 危机管理的PPRR模式 | H |
| 10.5.1.1 | 外来务工人员 | P | | 三、危机管理的组织原则 | |
| 10.5.1.2 | 基本类型 | P | 11.1.3.1 | 迅速通告危机信息的原则 | H |
| | 二、外来务工人员的社会救助 | | 11.1.3.2 | 让第三方出面来通告的原则 | H |
| 10.5.2.1 | 特殊困难救助 | P | 11.1.3.3 | 对受害人表示真挚同情的原则 | H |
| 10.5.2.2 | 工伤救助 | P | 11.1.3.4 | 与直接受影响者沟通的原则 | H |
| 10.5.2.3 | 外来务工人员的就业帮扶 | P | | 第二节　安全事故的预防和应对 | |
| 10.5.2.4 | 其他社会救助方式 | P | | 一、安全与事故 | |
| | 三、外来务工人员的心理咨询 | M | 11.2.1.1 | 安全 | P |
| | 四、外来务工人员的在职培训 | M | 11.2.1.2 | 事故 | P |
| | 第六节　企业—社区的全方位关爱 | | | 二、劳动安全卫生事故 | |
| | 一、全方位关爱的构思 | | 11.2.2.1 | 安全技术事故 | P |
| 10.6.1.1 | 员工关爱问题的提出 | P | 11.2.2.2 | 劳动卫生事故 | P |
| 10.6.1.2 | 员工关爱存在的问题 | P | 11.2.2.3 | 特殊行业安全事故 | P |
| 10.6.1.3 | 全方位关爱平台的功能设计 | P | | 三、事故的原因与预防 | |
| | 二、亲情化关爱的管理机制 | | 11.2.3.1 | 引发事故的原因 | P |
| 10.6.2.1 | 组织领导机制 | M | 11.2.3.2 | 事故的预防措施 | P |
| 10.6.2.2 | 部门协调机制 | M | | 四、事故的应对方法 | |
| 10.6.2.3 | 定期沟通机制 | M | 11.2.4.1 | 稳定情绪 | P |
| 10.6.2.4 | 档案管理机制 | M | 11.2.4.2 | 及时处理 | P |
| 10.6.2.5 | 制度长效机制 | M | 11.2.4.3 | 事故调查 | P |
| | 三、关爱平台的功能及应用 | | 11.2.4.4 | 提交报告 | P |
| 10.6.3.1 | 工作网络平台的整体功能 | M | 11.2.4.5 | 积极善后 | P |
| 10.6.3.2 | 线上线下的关爱活动 | M | | 第三节　群体性事件的应对 | |
| 10.6.3.3 | 电子化手段促进员工健康 | M | | 一、群体性事件 | |

| 序号 | 鉴定点 | 等级 | 序号 | 鉴定点 | 等级 |
|------|--------|------|------|--------|------|
| 11.3.1.1 | 群体性事件的概念 | M | 11.5.2.2 | 停水之后 | P |
| 11.3.1.2 | 群体性事件产生的原因 | M | 11.5.2.3 | 停电之后 | P |
| 11.3.1.3 | 群体性事件的特征 | M | 三、地铁事故与火灾中的避险自救 | | |
| 二、群体性事件的心理分析 | | | 11.5.3.1 | 地铁事故 | P |
| 11.3.2.1 | 情绪感染 | H | 11.5.3.2 | 火灾 | P |
| 11.3.2.2 | 从众心理 | H | 四、面对地震的避险自救 | | |
| 11.3.2.3 | 恐慌扩散 | H | 11.5.4.1 | 心理分析 | P |
| 11.3.2.4 | 恶意煽动 | H | 11.5.4.2 | 震前的预防准备 | P |
| 11.3.2.5 | 思维极化 | H | 11.5.4.3 | 震时的应急措施 | P |
| 三、群体性事件的应对策略 | | | 11.5.4.4 | 震后的自救与互救 | P |
| 11.3.3.1 | 确立企业劳动关系的战略定位 | H | 五、面对恐怖事件的自我保护 | | |
| 11.3.3.2 | 劳动规章制度与调整机制的健全 | H | 11.5.5.1 | 心理分析 | M |
| 11.3.3.3 | 建立有效的沟通渠道，及时化解矛盾 | H | 11.5.5.2 | 常见的恐怖行为及应对建议 | M |
| 11.3.3.4 | 建立企业劳动关系的预警机制 | H | 第六节 创伤后应激障碍及治疗 | | |
| 11.3.3.5 | 应对群体性事件的情绪疏导 | H | 一、心理应激相关障碍 | | |
| 11.3.3.6 | 罢工事件的应对与善后事宜 | H | 11.6.1.1 | 急性应激障碍 | M |
| 第四节 危机事件的应对 | | | 11.6.1.2 | 创伤后应激障碍 | M |
| 一、危机事件的应对过程 | | | 11.6.1.3 | 适应性障碍 | M |
| 11.4.1.1 | 事前预防监控 | H | 二、创伤后应激障碍的早期评估 | | |
| 11.4.1.2 | 事中决策合理 | H | 11.6.2.1 | 早期筛查 | M |
| 11.4.1.3 | 事后处理及时 | H | 11.6.2.2 | 事件评估 | M |
| 二、领导者的危机决策 | | | 11.6.2.3 | 心理干预 | M |
| 11.4.2.1 | 危机决策的特点 | H | 11.6.2.4 | 社会支持 | M |
| 11.4.2.2 | 危机决策的困难 | H | 三、心理重建 | | |
| 11.4.2.3 | 危机决策的关键 | H | 11.6.3.1 | 悲伤辅导，转向正常生活阶段 | P |
| 三、群体情绪疏导 | | | 11.6.3.2 | 抚平创伤，接纳专业辅导阶段 | P |
| 11.4.3.1 | 群体性情绪的特征 | M | 11.6.3.3 | 新的平衡，增强信任的阶段 | P |
| 11.4.3.2 | 群体疏导方法 | M | 11.6.3.4 | 矫正自我，重获控制感的阶段 | P |
| 第五节 避险自救的心理辅导 | | | 四、创伤后应激障碍的治疗方法 | | |
| 一、避险自救概述 | | | 11.6.4.1 | 心理疏泄和关键事件报告 | M |
| 11.5.1.1 | 避险自救的必要性 | P | 11.6.4.2 | 认知—行为疗法 | M |
| 11.5.1.2 | 避险自救与心理辅导 | P | 11.6.4.3 | 其他心理治疗技术 | M |
| 二、日常生活中的避险自救 | | | 11.6.4.4 | 团体治疗 | M |
| 11.5.2.1 | 电梯被困 | P | 五、员工创伤后成长 | | |

| 序号 | 鉴定点 | 等级 | 序号 | 鉴定点 | 等级 |
|---|---|---|---|---|---|
| 12.4.3.3 | 健康型组织评估的注意事项 | H | 12.5.2.2 | 社会责任感 | M |
| | 第五节　员工援助计划的发展趋势 | | 12.5.2.3 | 行为决策和领导行为 | M |
| 一、从"用工荒"看企业管理面对的挑战 | | | 12.5.2.4 | 工作—家庭冲突 | M |
| 12.5.1.1 | 企业"用工荒"的表层原因 | H | 12.5.2.5 | 组织变革管理 | M |
| 12.5.1.2 | 企业"用工荒"的深层原因 | H | 三、我国员工援助计划的发展建议 | | |
| 12.5.1.3 | 怎样维系员工的敬业度 | H | 12.5.3.1 | 高层管理者与全体员工的共同关注 | H |
| 12.5.1.4 | 企业家关注点的误区 | H | 12.5.3.2 | 个体咨询与组织发展的共同促进 | H |
| 二、员工援助计划发展中值得关注的问题 | | | 12.5.3.3 | 健康型组织建设为社会管理服务 | H |
| 12.5.2.1 | 主观幸福感 | M | 12.5.3.4 | 加强职业培训的市场监管 | H |

国家员工援助师课程发展中心　编制

2012 年 5 月

# 附录 2

# 专用名词表

## A

Acute Stress Disorder（ASD）急性应激障碍：在剧烈的、异乎寻常的精神刺激、生活事件或持续困境的作用下引发的精神障碍。

Adjustment Disorder 适应性障碍：人群中常见的一种心理障碍，一般是因环境改变、职务变迁或生活中某些不愉快的事件，加上患者的不良个性，而出现的一些情绪反应及生理功能障碍，并导致学习、工作、生活及交际能力的减退。

Agoraphobia 广场恐怖症：又名广场恐惧症，为焦虑症的一种。特指在公共场合或者开阔的地方停留的极端恐惧，因为要逃离这种地方是不可能的或者是会令人感到尴尬的。

Alcoholism Programs 酗酒预防计划阶段：以科学的方法来鉴别酗酒行为，研究如何以更人性化、更为专业的服务方式来帮助有酗酒行为的员工。

Anxiety 焦虑：一种缺乏明显客观原因的内心不安或无根据的恐惧状态。预期即将面临不良处境的一种紧张情绪，表现为持续性精神紧张（紧张、担忧、不安全感）或发作性惊恐状态（运动性不安、小动作增多、坐卧不宁或激动哭泣）。

Applications of EAP 员工援助计划拓展阶段：在此阶段中，OAP 职业健康心理的服务范围逐步扩展，给员工提供更多的帮助和服务以解决更广泛的个人问题，并且开始把服务的对象扩展到员工的家属。

Arbitration 仲裁：也称公断，是指由一个公正的第三方对劳动争议当事人之间的纠纷做出评断。

Auto-Suggestion 自我暗示：通过主观想象某种特殊的人与事物的存在来进行自我刺激，达到改变行为和主观经验的目的。

## B

Behavior Therapy 行为治疗：以实验心理学及心理学中行为学派的理论和观点为基础，以减轻或改善患者的症状或不良行为为目标的一类心理治疗技术的总称，具有针对性强、易操作、疗程短、见效快的特点。

Biological Feedback Technology 生物反馈技术：利用现代生理科学仪器，通过人体内生理或病理信息的自身反馈，使患者经过特殊训练后，进行有意识的"意念"控制和心理训练，从而消除病理过程、恢复身心健康的新型心理治疗方法。

Bipolar Disorder 双相障碍：又称为躁郁症、双极性情感疾患，其主要特征为患者会不断经历躁（mania）与郁（depression）两种相反的极端情绪状态，而这两种情绪状态经常反复出现，其强度与持续时间均大于一般人平时的情绪起伏，相对于被称为单相障碍（unipolar disorder）的躁症与郁症。

Brain Storming 头脑风暴法：又称智力激励法，是由美国创造学家 A·F·奥斯本提出的一种激发创造性思维的方法，它在专家群体决策阶段尽可能激发创造性，产生尽可能多的设想，然后对提出的设想、方案逐一质疑，分析其现实可行性的方法。

Burnout 职业倦怠：个体在工作重压下产生的身心疲劳与耗竭的状态。

# C

Career 职业生涯：个人职业生活的发展和变化历程，是指一个人一生经历的与工作相关的经验方式，工作经历包括职位、职务经验和工作任务等。

Career Anchor 职业锚：个体在选择和发展自己的职业生涯时所围绕的中心，当一个人不得不做出职业选择的时候，无论如何都不会放弃的职业中的某种至关重要的东西或价值观，是自我意向的一个习得部分。

Career Development Path 职业生涯发展路径：组织为内部员工设计的自我认知、成长和晋升的管理方案，它在帮助员工在了解自我的同时，使组织掌握员工职业需要，以便排除障碍，帮助员工满足需要。

Career Development Theory 职业生涯展理论：不同的职业指导专家对个体的职业生涯发展划分成不同的阶段，并提出个体在各阶段的职业发展特点等，有效指导个体的职业发展规划。比较著名的理论包括舒伯的五阶段理论，戴尔通和汤普生的四阶段理论和施恩的九阶段理论。

Career Planning 职业生涯规划：一个包含了生涯目标的确定、生涯措施的实施及目标实现的长期过程，是组织中的个体在职业生涯中有意识地确立职业生涯目标并追求目标实现的过程。

Career Plateau 职业高原期：一般出现在职业发展的中期阶段，即个体职业生涯发展过程出现暂时的停止不前或者受到很多限制的情况。

Career Value 职业价值观：人们对待职业的一种信念和态度，或是人们在职业生活中表现出来的一种价值取向。

Central Information Processing 中央信息加工：在信息加工过程中，人们会主要考虑态度客体的中心特点，会努力地审查所有相关的信息，还会把收集到的相关信息和原有的知识和经验进行比较。

Clinical and Counseling Psychologist 心理师：指系统学习过临床心理学或咨询心理学的专业知识、接受过系统的心理治疗与咨询专业技能培训和实践督导，正在从事心理咨询和心理治疗工作，且达到关于心理师的有关注册条件要求，并有效注册的专业人员。

Cognitive Behavioral Therapy 认知行为疗法：通过校正错误的思维方式，帮助当事人克服非理性与自我否定，增强自我控制，适用于危机稳定后的干预。

Cognitive Therapy 认知治疗：是以纠正和改变患者适应不良认知为重点的一类心理治疗的总称。它以改变不良认知为主要目标，以促进心理障碍的消除和好转。认知治疗又分为理性情绪治疗、自我指导训练、问题解决疗法及贝克（Beck）认知治疗等种类。

Collective Contract 集体合同：用人单位与本单位职工根据法律、法规、规章的规定，就劳动报酬、工作时间、休息休假、劳动安全卫生、职业培训、保险福利等事项，通过集体协商签订的书面协议。

**Collective Unconscious 集体无意识**：是形成神话主题象征的一种人类思想的遗传倾向，这些象征是变化多端的，但没有失去基本模型。

**Collective Wage Negotiation 工资集体协商**：职工代表与企业代表依法就企业内部工资分配制度、工资分配形式、工资收入水平等事项进行平等协商，在协商一致的基础上签订工资协议的行为。

**Communication 沟通**：指不同信息的有效传递与接受，是人们分享信息、思想和情感的过程。

**Community Based Rehabilitation（CBR）社区康复**：在社区层次上采取的康复措施，这些措施是利用和依靠社区的人力资源进行的，包括依靠有残损、残疾、残障的人员本身，以及他们的家庭、社区的支持。

**Community Mental Health Aid 社区心理援助**：就是动员和组织社会各界专家、员工援助师和社区志愿者，运用心理学、管理学、法律的知识，深入城镇社区，开展多种形式、多方面的专业援助服务。

**Compassion 同理心**：又称换位思考、神入、移情、共情，即要想真正了解别人，就要学会站在别人的角度看问题。

**Competency Model 胜任特征模型**：它可以是动机、特质、自我形象、态度或价值观，或某领域知识、认知和行为技能，即任何可以被可靠测量或计数的，并且能将绩效优秀者和绩效一般者显著区分的个体特征。

**Conflict Management 冲突管理**：以冲突各方的相互依赖关系为基础，以相互对立关系状况的转化或诊治为重点，寻找矛盾冲突的正面效应，制约其负面效应，调整彼此的对立，并达成一致的管理过程。

**Conformity 从众**：指个体受群体规范和压力的影响，当个体进行决策行动时，会经常考虑他人的判断和行为，这便造成了人们在观念和行为上的一致性和统一性。

**Consortium Model 联合模式**：组织配备专职人员，联合各部门，包括外部咨询公司，提供员工援助计划服务的模式。

**Counseling Psychology 咨询心理学**：是心理学的分支学科之一，它运用心理学的知识去理解和促进个体或群体的心理健康、身体健康和社会适应。咨询心理学更关注个体日常生活中的一般性问题，以增进个体良好的适应和应对。

**Crisis Decision-making 危机决策**：决策者在有限的时间、资源等约束条件下，确定应对危机的具体行动方案的过程，危机决策是危机管理的核心内容。

**Crisis Incident 危机事件**：对一个社会系统的基本价值和行为准则架构构成严重威胁，并且在时间压力和不确定性极高的情况下必须对其做出关键决策的事件。

**Crisis Management 危机管理**：管理者在面对威胁或意识到潜在威胁时，努力去应对、阻止危机事件发生、发展的管理行为。

**Critical Incident Reporting 关键事件报告**：是维护自然灾害、事故等应激事件紧急救护工作者身心健康的干预措施。

## D

**Delphi 德尔菲法**：是专家会议法的一种发展，是一种向专家进行调查的集体判断，以匿名方式通过几轮函询征求专家们的意见，组织决策小组对每一轮的意见都进行汇总整理，作为参照资料再发给每一个专家，供他们分析判断，提出新的意见。如此反复，专家的意见渐趋一致，最后做出结论。

**Depression 抑郁症**：一种常见的心境障碍，可由各种原因引起，以显著而持久的心境低落为主要临床特征，且心境低落与其处境不相称，严重者可出现自杀念头和行为。多数病例有反复发作的倾向，每次发作大多数可以缓解，部分可有残留症状或转为慢性。

**Dual Career Path 双重职业路径**：用来解决某一领域中具有专业技能者既不期望只在自己的业务领域内长期从事某项专业工作，也不希望随着其他方面的发展而离开自己的专业领域的问题。

**Dual Relationships 双重关系**：指心理师与寻求专业服务者之间除治疗关系之外，还存在或发展出其他具有利益和亲密情感等特点的人际关系的状况。

## E

**Edward's Personal Preference Schedule（EPPS）爱德华个性偏好量表**：经由个人对题目的选择而鉴别其在 15 种心理需求上的倾向，从而了解个人的人格特质的量表，既可以作为心理诊断和咨询的工具，同时也在职业指导和人事选拔中应用广泛。

**Emergency Relief 急难险救助**：对遭遇突发性急难险情、本人及其共同生活的家庭成员身体受到伤害或家庭财产受到严重损失、造成生活特别困难的人员给予的一次性救助。

**Emotional Contagion 情绪感染**：在群体性事件中，很多带有类似情绪的人聚集到一起，并相互对信息进行强化行为。此时自我监督和评价减弱，对自我行为的监控也减弱，易导致情绪化、冲动性行为的发生。

**Empathy 共情**：共情又译作移情、同感、同理心等。指体验别人内心世界的能力，主要包括借助对方的言行，深入对方内心去体验其情感、思维；或借助于知识和经验，把握对方的体验与其经历和人格之间的联系，把自己的共情传达给对方，以资影响对方并取得反馈。

**Employee Assistance Program（EAP）员工援助计划**：一项由组织为员工提供的一套系统的心理健康关爱、促进劳资和谐、提升企业绩效的服务。

**Employee Silence 员工沉默**：当员工有能力改进当前组织状况时却保留了对组织环境在行为、认知或情感上的评价，没有把这种真实感受报告给自己认为能做出改变或矫正的人，是一种员工对组织中潜在问题保留个人观点的组织文化现象。

**Execution Layer 执行层**：是指最基层的管理者，如位于生产前线的班组长。

**Exit Interview 离职面谈**：指在员工离开公司前与其进行的面谈。

**External Model 外部模式**：组织将员工援助计划项目外包，由外部具有心理咨询辅导、人力资源管理、法律、劳动经济、社会工作等知识经验的专业人员或机构来提供员工援助计划服务。

**Eysenck Personality Questionnaire（EPQ）艾森克个性问卷：**由 4 个分量表组成，主要测量情绪稳定性（N）、精神质（P）、外倾性（E）等三个维度特征，L 量表为测谎量表。

## F

**Family Based Rehabilitation 家庭康复：**在康复医生或教师指导下，由家庭成员协助残疾人所完成的康复工作。

**Family Therapy 家庭疗法：**又称家庭治疗，是以家庭为对象而施行的心理治疗方法。协调家庭各成员间的人际关系，通过交流、扮演角色、建立联盟、达到认同等方式，运用家庭各成员之间的个性、行为模式相互影响互为连锁的效应，改进家庭心理功能，促进家庭成员的心理健康。

**Flexible Employment 灵活就业：**是指下岗失业人员个人或以街道、社区等组织形式，从事社区便民服务、家政服务、企事业单位后勤服务等各种临时性劳务。不包括领取营业执照的个体工商户和建立劳动关系的私营企业就业人员的就业情形。

**Flexible Work Schedules 弹性工作制：**允许员工自己决定什么时候开始工作，什么时候结束工作的制度。

**Formal Group 正式群体：**是指有明确的组织目标、正式的组织结构、成员有着具体角色规定的群体。

## G

**Gestalt Technology 格式塔技术：**是一种心理治疗技术，它深入患者的过去，并将其带到意识之中，通过患者对过去场景和片段的回放，使其在经历痛苦过程之后，尝试忘记过去，回到现实中，更自信地延续自己的生活。

**Group 群体：**也称团体，指在共同目标的基础上，由两个及两个以上的人所组成的相互依存、相互作用的有机组合体。

**Group Cohesion 群体凝聚力：**是指群体对其成员的吸引水平以及成员之间的吸引水平。

**Group Consciousness 团体意识：**团体意识是指整体配合意识，包括团队的目标、团队的角色、团队的关系、团队的运作过程四个方面。

**Group Counseling 团体辅导：**团体辅导是一项专业的助人方法，是针对多个成员所具有的共同发展课题或者相似的困扰需要解决而进行的一种预防性、发展性的工作，通过运用团体的情境，设计出活动、课程，用来预防个体在各发展阶段会碰到的各类问题所引发的一般性困扰。

**Group Psychology 群体心理：**是群体成员在群体活动中共有的、有别于其他群体的价值、态度和行为方式的总和，是群体成员同社会发生各种联系过程中所产生的心境、情绪、认识和反应。

**Group Thinking Polarization 群体思维极化：**群体的观点会从中庸的状态向两极偏移，

变得更加极端。一种状况是个人的观点在经过了群体的讨论之后，往往会比讨论之前更加冒险，这就称为风险漂移。另外一种情况是有些决策在经过了群体讨论之后，变得非常保守，这就是谨慎漂移。

## H

**Healthy Community 健康型社区：**指社区管理中，除了维系社区法制安全，改善居民生存环境，提供便民服务之外，也关注居民的主观幸福感受、文化生活、和谐相处，并关注弱势群体的就业安置、伤残康复、社会责任等，为居民们营造出一个健康的心理环境，这就是健康型社区。

**Healthy Organization 健康型组织：**通过组织和员工促进活动，能够适应外部环境变化，能够达到健康的心理状态、胜任的发展能力，以及创新的组织文化等标准的组织。

**Hawthorne Experiments 霍桑实验：**一系列在美国芝加哥西部电器公司所属的霍桑工厂进行的心理学研究，由哈佛大学的心理学教授梅奥主持。实验表明，人不是经济人，而是社会人，是处于一定社会关系中的群体成员，个人的物质利益在调动工作积极性上只具有次要的意义，群体间良好的人际关系才是调动工作积极性的决定性因素。

## I

**Individual Career Management 自我职业生涯管理：**员工为了满足自己发展的要求，根据个人特征和需要，寻求职业自我完善的过程。

**Industrial Injury 工伤：**是指员工在生产劳动或者其他职业活动中因意外事故和职业病造成的伤残或死亡，是工业化进程中企业和职工难以避免的劳动风险。

**Industrial Rehabilitation 工伤康复：**指利用现代康复的手段和技术，为工伤残疾人员提供医疗康复、职业康复等服务，最大限度地恢复和提高他们的身体功能和生活自理能力，尽可能恢复或提高伤残职工的职业劳动能力，从而促进伤残职工全面回归社会和重返工作岗位。

**Informal Group 非正式群体：**是指人与人在交往的过程中，根据自己的兴趣、爱好和情感自发产生的群体。

**Inspection of Labor Law Enforcement 劳动执法检查：**法律规定的行政主体或法律授权的社会组织为保护员工的合法权益，对用人单位、劳动服务主体遵守劳动法律、法规的情况进行的监督检查，又称劳动监督。

**Integrations of EAP 员工援助计划的整合阶段：**员工援助计划进入全面整合和系统化阶段。

**Internal Model 内部模式：**组织内部设置专门机构或在工会、人力资源部、党群工作部等相关部门新设职能，由内部专职人员负责员工援助计划项目的策划和组织实施。

**Interpersonal Conflict 人际冲突：**是指人与人在相互作用的过程中因看法与观点、感情与态度的不一致而产生的矛盾和冲突。

**Interpersonal Rejection 人际排斥：**是一种彼此认知失调、情感冲突、行为对抗的人际关系。表现为沟通的双方或多方离心离德、钩心斗角、互不配合、明争暗斗等。

**Involuntary Turnover 非自愿离职：**非自愿离职的决策主要由用人单位做出，脱离用人单位的原因是员工无法控制或自然发生的。

# J

**Job Burnout 工作倦怠：**个体在工作重压下的一种身心疲惫的状态，工作厌倦的感受，是一种身心能量被工作耗尽的感觉，包括情绪耗竭、成就感低落、玩世不恭三个指标。

**Job-family Balance 工作—家庭平衡：**又称"工作—家庭平衡计划"，指组织帮助员工认识和正确看待家庭同工作间的关系，调和职业和家庭的矛盾，缓解由于工作—家庭关系失衡而给员工造成压力的计划，是员工援助计划的重要组成部分。

**Job Rotation 工作轮换：**将员工轮换到另一个同等水平、技术要求接近的工作职位上去工作，旨在为员工提供更好的职业发展机会。是一种在短短几年的时间段中将被培训者分配到多种工作和部门的管理培训技术。

# L

**Labor Contract 劳动合同：**员工与用人单位（包括企业、事业、国家机关、社会团体、雇主等机构）确立劳动关系、明确双方的权利和义务的协议。

**Labor Dispute 劳动争议：**也称劳动纠纷，是指劳动法律关系双方当事人（即员工和用人单位）在执行劳动法律、法规或履行劳动合同过程中，就劳动权利和劳动义务关系所产生的争议。

**Labor Inspection 劳动监察：**人力资源和社会保障行政部门依法对用人单位遵守劳动法律、法规的情况进行监督，并对违反劳动法律、法规的行为进行制止、责令改正和给予处罚的具体行政行为。

**Large Group 大群体：**是指成员之间只能以间接方式进行接触和联系的群体。

**Legal Aid 法律援助：**指为经济困难的或者特殊案件的当事人（社会上的弱势群体）提供免费法律帮助的一种制度。

**Legal Aid Centers 法律援助中心：**负责组织、指导、协调、监督及实施本地区法律援助工作的机构的统称。

# M

**Major Diseases Aid 重大疾病救助：**对在务工期间患重大疾病的外来务工人员，当年度（申请救助前 12 个月）在相关地区医保定点医疗机构就诊，符合医保开支范围自负部分的医疗费用在一定金额及以上（扣除有关单位或其他机构已给予的医疗补助），生活特别困难的，所给予的一次性救助。

**Male Overcompensation 雄性过度补偿：**指一个男子被议论为缺乏男子气概时，可能会做出过激行为来证明自己有男子气概。

**Management Layer 管理层：**指企业部门经理、中心经理等管理者，他们主要负责计划、组织和督促员工们保质保量地完成任务。

**Mass Incident 群体性事件**：企业因劳动关系、组织变革和利益分配等原因而引发的群集性纠纷事件。如某些利益要求相同或相近的员工，在利益受到损害或不能得到满足时，经过酝酿，最终采取集会、罢工，集体围攻等方式，以求解决问题的事件。

**Mediation 调解**：在冲突双方都不失面子的情况下，由第三方帮助冲突主体找到各方都能接受的冲突处理方案的过程。

**Medical Assistance 医疗救助**：以政府为主体，从财政、政策和技术上为贫困人群中的疾病患者提供某些或全部的医疗健康免费服务，以改善贫困人群健康状况的一种措施。

**Mental Account 心理账户**：人们会把在现实中客观等价的支出或收益在心理上划分到不同的账户中进行管理。不同的心理账户有不同的记账方式和心理运算规则。这种心理记账的方式和运算规则与经济学和数学运算方式都不相同，因此，经常会以非预期的方式影响着决策，使个体的决策违背最简单的理性经济法则。

**Mental Health 心理健康**：人的基本心理活动的过程内容完整、协调一致，即认识、情感、意志、行为、人格完整和协调，能适应社会，与社会保持同步。

**Migrant Workers 外来务工人员**：在国家规定的劳动年龄内，有劳动能力并与用人单位建立或者形成事实上劳动关系的非本地户籍员工。

**Mixed Model 混合模式**：组织内部员工援助计划实施部门与外部的专业机构的联合，共同为组织和员工提供员工援助计划服务项目的模式。

**Mood Disorder 情绪障碍**：又称情感障碍、情感性疾患、心境障碍，是对于诊断患疾的归类。此类患疾的特点在于人心情上的混乱不安。

**Motivation Interview 动机面询**：是员工援助师在处理来访者的心理问题时，通过对来访者的分析，确定他们所处的状况，通过创造一个最好的环境以帮助来访者实现期待的改变的方法。

**Myers-Briggs Type Indicator（MBTI）迈尔斯—布瑞格斯性格分类指标**：是一种自我报告的迫选式量表，用以衡量和描述人们在获取信息、做出决策、对待生活等方面的心理活动规律和性格类型，是运用最广泛的职业人格测评工具之一。

## N

**Natural Group 自然群体**：是指由于社会心理原因、历史原因或时间和空间上的联系等，自然而然形成的群体。

**Net Career Development 网状职业生涯发展**：一种建立在相互有类似关系的各工作岗位的行为需求分析基础上的路径设计。

**Networking 关系网**：指通过自己过去的交往活动建立的、以自我为中心的人际关系网。

**Nine-in-One Drawing Method 九分割统合绘画法**：是日本心理咨询专家森谷宽之独创的一种艺术治疗方法，以分析心理学中的心理投射理论为基础，正向、积极并且充分尊重来访者自我感受的一种调查方法。

**Norm 常模**：是一组具有代表性的被试样本的测验成绩的分布结构，包括它的集中趋势（通常用平均数表示）和离散趋势（通常用标准差表示）。常模是用以比较不同受测者测验分数的标准，它能够说明某一测验结果分数相对于同类被测者所处的水平。

**Nominal Group Technique 名义群体法**：又称 NGT 法、名义团体技术、名义群体技术、名义小组法，是指在决策过程中对群体成员的讨论或人际沟通加以限制，但群体成员的思考是独立的。像召开传统会议一样，群体成员都出席会议，但群体成员首先进行个体决策。

**Nominal Work Hours 名义工作时**：公司或企业所规定的员工上班时间。

# O

**Obsessive Compulsive Disorder 强迫症**：即强迫性神经症，是一种神经官能症，属于焦虑症的一种。患有此病的患者总是被一种强迫思维所困扰。患者在生活中反复出现强迫观念及强迫行为。患者自知力完好，知道这样是没有必要的，甚至很痛苦，却无法摆脱。

**Occupational Alcoholism Programs (OAPs) 职业戒酒计划**：为因酗酒习惯导致工作绩效低的员工提供支持和帮助。

**Occupational Cognition 职业认知**：员工通过对当前职业信息的查询和了解，获取就业信息，自我就业的方式。

**Occupational Evaluation System 职业评价体系**：个体自我职业生涯管理的一种方式，包括对各种职业及其要求的认识、比较与鉴别，对自己的长处与短处的认识，也包括依据不同个性特点对相应职业是否合适的把握能力。

**Occupational Information Interview 职业信息访谈**：员工通过对被访谈者进行结构性内容交流，获取就业信息的一种技术。

**Occupational Outlook Handbook (OOH) 职业前景手册**：由美国劳动部编制，它提供了一个分类系统，把职业分成几个相关的职业群，并列出了 250 多种职业，覆盖了所有工作的 86%。它对每一种职业提供了工作性质、就业场所、培训和其他资格、晋升、就业前景、收入和工作条件，以及一些附加信息。

**Operating Layer 操作层**：指具体承担生产任务的一线员工。

**Organizational Change 组织变革**：是指运用行为科学和相关管理方法，对组织的权力结构、组织规模、沟通渠道、角色设定、组织与其他组织之间的关系，以及对组织成员的观念、态度和行为，成员之间的合作精神等进行有目的的、系统的调整和革新，以适应组织所处的内外环境、技术特征和组织任务等方面的变化，达到提高组织效能的目的。

**Organizational Crisis 组织危机**：危机事件不仅仅针对个人，而是更大范围的、针对一个或者数个组织生存、发展的危机突发事件，如企业出现的安全事故、涉及劳资关系的罢工、出于集体利益冲突的群发斗殴、组织变革可能带来的裁员转岗，以及环境变化导致的自然灾难事件等。

**Organizational Culture 组织文化**：指在一定的社会政治、经济、文化背景条件下，组织在生产与工作实践过程中所创造或逐步形成的价值观念、行为准则、作风和团体氛围以及仪式、符号等一系列与组织相关的文化现象的总称。

**Organizational Health 组织健康**：组织能正常地运作，注重内部发展能力的提升，有效、充分地应对环境变化，合理地变革与和谐发展的状态。

**Orientation/Induction Training 入职培训**：新员工进入组织后，组织向员工提供有关组织的基本背景情况，让员工了解所从事工作的基本内容与方法、程序，使他们明确自己工作的职责、程序、标准，并初步向他们灌输组织及其部门所期望的态度、规范、价值观和行为模式，让员工充分了解企业、获得信息的培训过程。

# P

**Panic Disorder 惊恐障碍**：简称惊恐症，是以反复出现显著的心悸、出汗、震颤等自主神经症状，伴以强烈的濒死感或失控感，害怕产生不幸后果的惊恐发作（panic attacks）为特征的一种急性焦虑障碍。

**Peer 朋辈**：朋辈包含了朋友和同辈的双重意思。其中朋友是指有过交往的、并且值得信赖的人，同辈指同年龄或者年龄相当者。

**Peer Counseling 朋辈心理辅导**：是指年龄相当者对周围需要心理帮助的同辈和朋友给予心理开导、安慰和支持，即提供一种具有心理辅导功能的帮助。

**Person-Occupation Fit (P-O Fit) 人—职匹配理论**：由美国职业指导专家帕森斯提出的职业选择理论，主要观点是在了解自我、了解职业的基础之上，达到人和职业的良好匹配。

**Personal Counsel 个人辅导**：个人辅导是通过职业生涯手册和相关的职业测评，在了解员工当前职业生涯发展状态的基础上，协助员工形成正确的自我概念和职业角色转换，形成新的职业目标。

**Post-Traumatic Stress Disorder（PTSD）创伤后应激障碍**：是个体经历创伤后的一种心理失衡状态，指突发性、威胁性或灾难性生活事件导致个体延迟出现和长期持续存在的精神障碍，其临床表现以再度体验创伤为特征，并伴有情绪的易激惹和回避行为。

**PPRR 模式**：是被普遍接受和应用的危机管理通用模式。PPRR 模式由四个阶段——危机前预防（Prevention）、危机前准备（Preparation）、危机爆发期反应（Response）和危机结束期回复（Recovery）的英文名称的第一个字母构成。

**Projective Test 投射测验**：是指一种把自己的思想、态度、愿望、情绪或特征不自觉地反应于外界的事物或他人的测验。主要是向被试者提供一些未经组织的刺激情境，让其在不受限制的情境下自由表现出反应，分析反应的结果便可推断其内心想法和人格特点。

**Psychological Adaption 心理适应**：个体在面对不确定性的环境变化时，适当地调整自己以适应组织环境变化的过程。

**Psychological Consultation 心理辅导**：是指心理辅导者与受辅导者之间建立一种具有咨询功能的融洽关系，以帮助其正确认识自己，接纳自己，克服障碍，改变消极意识和倾向，充分发挥个人潜能，重新融入社会，回到工作岗位的过程。

**Psychological Counseling 心理咨询**：指在良好的咨询关系基础上，由经过专业训练的心理师运用咨询心理学的有关理论和技术，对有一般心理问题的求助者进行帮助的过程，以消除或缓解求助者的心理问题，促进其个体的良好适应和协调发展。

**Psychological Diagnosis 心理诊断**：是以心理学的方法和工具为主，对个体或群体的心理状态、行为偏移或障碍进行描述、分类、鉴别与评估的过程。

**Psychological Dormitory 心理宿舍**：是指组织为员工营造的一个接纳、认同、信任的安全的生活环境氛围，员工在这些场所中的感知是安全的、信任的、温暖的。

**Psychological Measurement 心理测量**：是根据心理学理论，使用一定的操作程序，给人的行为确定出一种量化的手段和方法。

**Psychological Rehabilitation 心理康复**：指以心理学为指导，通过对残疾人的心理诊断、心理治疗及训练，使其认知功能、情感障碍及不良行为得到改善，并帮助他们尽快回归社会的康复工作。

**Psychotherapy 心理治疗**：指在良好的治疗关系基础上，由经过专业训练的心理师运用临床心理学的有关理论和技术，对心理障碍患者进行帮助的过程，以消除或缓解患者的心理障碍或问题，促进其人格向健康、协调的方向发展。

## R

**Rational Emotive Therapy 理性情绪治疗**：由美国心理学家 Albert Ellis 于 20 世纪 50 年代创立的一种治疗方法。他认为人的情绪和行为障碍不是由于某一激发事件直接引起，而是由于经受这一事件的个体对它不正确的认知和评价所引起的信念，最后导致在特定情景下的情绪和行为后果。理性情绪治疗可以改变这些不正确的认知和评论。

**Reality Therapy 现实疗法**：依赖人的理智和逻辑能力，以问题为中心，以现实合理的途径求得问题的解决，主张咨询者要"卷入"关系，允许咨询者更积极主动配合治疗的方法。

**Redundancy 企业裁员**：用人单位在法律规定的情况出现时，单方面解除聘用合同，终止雇佣关系的行为。

**Reliability 信度**：信度是衡量测验结果是否稳定、可靠的指标，即测验结果是否反映了受测者的稳定的、可靠的真实特征。

**Resilience 抗逆力**：当个人面对逆境时能够理性地应对、恢复和回弹，并能做出建设性、正向的选择的心理品质。

**Retirement Syndrome 退休综合征**：在职业的后期，个体由于退休后不能适应新的社会角色、生活环境和生活方式而出现的焦虑、抑郁、悲哀、恐惧等消极情绪，或因此产生偏离常态行为的一种适应性心理障碍的总称。

**Rights Representative 权益代表**：能够代表员工与用人单位相关负责人、人力资源和社会保障行政主管机构、仲裁机构，以及其他相关社会机构进行沟通、协商或谈判，最大限度地保障员工合法权益的人员。

**Ripple Effect 涟漪效应**：亦称"模仿效应"，就像扔进水塘一块石头，产生的水圈越来越大的效应。

# S

**Self-concept 自我概念**：一个人如何看待自己，包括提高对自己身份的界定，对自己能力、理想或自我要求的认识。

**Self-conflict 自我冲突**：个体无法同时胜任多种角色期望所形成的心理压力，或者是因他人和个体自己对某一角色的期望不一致而造成的心理压力，如个体角色冲突、时间冲突等。

**Self-cognition 自我认知**：职业选择中的自我认知是员工在了解自我的基础上，确立职业发展方向和目标，并制订相应的计划。

**Self-employment 自主创业**：是指劳动者主要依靠自己的资本、资源、信息、技术、经验，以及其他因素自己创办实业，不仅可以解决创业者自身的就业问题，还可以为社区提供就业岗位。

**Self-rating Anxiety Scale（SAS）焦虑自评量表**：由华裔教授 Zung 编制，是一种分析病人主观症状的相当简便的临床工具，适用于具有焦虑症状的成年人。

**Short-term Psychotherapy 短程心理治疗**：是一组心理治疗方法的总称，主要目标是在较短的时间或者期限内达到有限的治疗目标。采用的方法除了各种短程动力治疗外，还包括行为治疗和认知治疗。

**Sixteen Personality Factor Questionnaire（16PF）卡特尔 16 项人格因素问卷**：主要测量和描述个体 16 种人格因素，适用于 16 岁以上的青年和成人，可以团体实施，是目前应用较为广泛的人格量表之一。

**Small Group 小群体**：指凡是群体成员个人之间能面对面地接触和联系的群体。

**Social Coping Mechanism 社会应对机制**：人在成功地适应、解决问题和接受考验时采用的所有方法。

**Social Work 社会工作**：是一种专业活动，用以协助个人、群体、社区去强化或恢复能力，以发挥其社会功能，并创造有助于达成其目标的社会条件。

**Sociometry Method 社会测量法**：是一种测定团体人际关系的理论和方法，由美国心理学家 J·L·莫雷诺于 1934 年提出。该方法向团体中的每个成员提出针对某项活动的问题，让他们选择自己喜欢或不喜欢的团体成员，然后，根据选择结果用数字和图来表示团体人际关系的方法。

**Specific Phobia 特殊恐怖症**：又称单纯恐怖症，表现为对广场和社交两种类型以外的某些特殊物体、情境或活动的害怕。患者害怕的往往不是与这些物体接触，而是担心接触后会产生可怕的后果。

**Standards of Labor Condition 劳动条件标准**：用人单位按照国家安全、卫生法律、法规的标准为劳动者提供必要的劳动保护和工作条件的标准。

**Stress 应激**：机体在各种内外环境因素及社会、心理因素刺激时所出现的全身性非特异性适应反应，又称为应激反应。

**Structural Redundancy 结构性裁员**：由于企业提供的产品或服务遭遇市场需求的变化，

必须及时调整业务方向，对产品线进行调整、压缩或撤销，从而导致企业内部组织机构的重组、分立或撤销，这种变化引起的集中性裁员称结构性裁员。

**Structured-exercise 团体结构式活动**：是指管理者在团体活动过程中应用特定的顺序或规定，加速团体成员间的互动，使得团体活动有序进行的过程。

**Subjective Well-being 主观幸福感**：是对自我生活经历的总体情感体验和认知评价，它是一个多层级的结构，反映了一个人对自己生活的综合评价，由四个部分组成：积极情绪、消极情绪、总体生活判断，以及各生活领域的满意感。

**Suicide 自杀**：是指个体蓄意或自愿采取各种手段结束自己生命的行为。美国国立精神卫生研究所自杀预防研究中心将自杀分类为：完全性自杀（CS）、自杀企图（SA）、自杀观念（SI）。

**Supervisor 督导师**：指正在从事临床与咨询心理学和员工援助计划的相关教学、培训、督导等培养工作，且达到督导师的有关注册条件要求，并具备有效注册的员工援助师。

**Systematic Desensitization Therapy 系统脱敏治疗**：又称交互抑制法，由美国学者沃尔帕创立和发展。在患者出现焦虑和恐惧刺激的同时，施加与焦虑和恐惧相对立的刺激，从而使患者逐渐消除焦虑与恐惧，不再对有害的刺激发生敏感而产生病理性反应的治疗方法。

# T

**"三 T"原则**：是英国危机公关专家杰斯特提出的危机沟通原则，"三 T"指 Tell you own tale（以我为主提供情况），强调政府牢牢掌握信息发布主动权；Tell it fast（尽快提供情况），强调危机处理时政府应该尽快不断地发布信息；Tell it all（提供全部情况），强调信息发布的全面、真实。

**Team 班组**：又称团队，是企业最基层的组织，是根据完成工作任务的需要而组成的小群体。具体来说，班组是为实现既定的组织运行目标，由同工种或者性质相近、配套协作的不同工种员工组成的独立小群体，是企业最基层的生产管理组织。

**Team Culture 班组文化**：是指班组在有效完成工作任务、努力追求成功的过程中所推崇的基本信念和所奉行的目标，是班组全体员工一致赞同的关于班组意义的终极判断。

**Team Work 团队合作**：是一种为达到既定目标所显现出来的自愿合作和协同努力的精神。它可以调动团队成员的所有资源和才智，从而更高效地达成目标。

**The Lack of a Sense of Space 空间缺乏感**：每个人有专属于自己的空间，如这个空间被他人长时间侵占，有可能会给人造成一定的心理阴影，如害怕在封闭的房间、室内等。

**The Policy of Employment 政策性就业**：对社区伤残人员进行登记，了解他们的伤残程度以及可能从事的工作内容，通过社区就业信息网络系统协助安置适合的工作。

**Thematic Apperception Test（TAT）主题统觉测验**：是一种常用的投射测验，采用个别施测的方式。通过要求员工根据每一张图片编一个故事，或者解释一些情境，说明是什么原因导致了图片上的情境，当前发生了什么事情，事情可能的结果以及个人的感想，从中了解一个人的行为动机及成就需求。

Transformation of EAP 员工援助计划转化阶段：员工援助计划从鉴别是否存在酗酒行为转移到更系统地探求员工绩效低的原因的发展阶段。

Transformational Leadership 变革型领导：由詹姆斯·麦格雷戈·伯恩斯提出的一种领导类型，即通过领导者个人的人格力量与魅力的特质来影响下属，通过提升下属的需要层次和内在动机水平，激励下属不断地挑战与超越自我，为追求更高的目标而努力的过程。

Tutorial Gulder 导师制辅导：导师制是通过选定合适的老员工当新员工的"导师"，并进行现场工作指导和帮助、面对面沟通，帮助新员工快速了解工作职责和工作内容，迅速成长的方法。

Turnover 离职：员工和用人单位之间结束雇佣关系，员工离开公司的行为。

## V

Validity 效度：测验效度是衡量测验有效性的指标。测验效度包括有结构效度、内容效度和效标关联效度。

Vocational Rehabilitation 职业康复：指为残疾人获得和保持适当职业，并为使他们参与或重新参与社会生活而提供帮助的一项社会工作。

Voluntary Turnover 自愿离职：指员工的离职行为是自愿的，没有受到他人的胁迫或压力，属于个人选择的离职。

## W

Wechsler Adult Intelligence Scale（WAIS）韦氏智力成人测验：该量表分为言语和操作两个分量表，11 个分测验。其中，常识、背数、词汇、算术、理解、类同等 6 个分测验构成言语分量表，填图、图画排列、积木图案、拼图、数字符号等 5 个分测验构成操作量表。

Welfare 福祉：指推进员工获得的健康、心理成长和幸福。

Work-family Conflict 工作—家庭冲突：当来自工作和家庭两方面压力出现难以调和的矛盾时，产生的一种角色交互冲突。

# 人名索引表

| 英文姓名 | 所在章节 | 中文姓名 |
|---|---|---|
| **A** | | |
| Alexander，F. | 第2章 | 亚历山大，F. |
| Alois，S. | 第11章 | 阿洛伊斯，S. |
| **B** | | |
| Bandura | 第3章 | 班杜拉 |
| Bass | 第6、第12章 | 巴斯 |
| Beck | 第3章 | 贝克 |
| Beehr，T. A. | 第4章 | 比赫，T. A. |
| Benson | 第2章 | 班森 |
| Briggs，K. C. | 第2章 | 布里格斯，K. C. |
| **C** | | |
| Carlson，D. | 第4章 | 卡尔森，D. |
| Cassel，R. N. | 第2章 | 卡塞尔，R. N. |
| Chen Liyun | 第4章 | 陈丽云 |
| **D** | | |
| Dalton，G. W. | 第5章 | 戴尔通，G. W. |
| Deutsch | 第6章 | 多伊奇 |
| Dickman，F. | 第12章 | 迪克曼，F. |
| Diener，E. | 第12章 | 迪纳，E. |
| Donald，E. S. | 第5章 | 唐纳德，E. S. |
| Donald，G. J. | 第1章 | 唐纳德，G. J. |
| **E** | | |
| Ellis | 第3章 | 艾里斯 |
| Emener | 第12章 | 爱梅纳 |
| Epicurus | 第4章 | 伊壁鸠鲁 |
| Estrada，C. A. | 第4章 | 埃斯特拉达，C. A. |
| **F** | | |
| Fairman | 第12章 | 费尔曼 |
| Fan Fumin | 第4、第6章 | 樊富珉 |
| Fox | 第2章 | 福克斯 |

| 英文姓名 | 所在章节 | 中文姓名 |
|---|---|---|
| **G** | | |
| Gladding | 第6章 | 格拉丁 |
| Glasser，W. | 第3章 | 格拉赛，W. |
| Gong Yaoxian | 第2章 | 龚耀先 |
| **H** | | |
| Hardcastle | 第12章 | 哈德卡斯尔 |
| Hastings | 第12章 | 黑斯廷斯 |
| Hawking，S. | 第4章 | 霍金，S. |
| Herman，A. M. | 第4章 | 赫尔曼，A. M. |
| Hirschman | 第7章 | 赫希曼 |
| Hobfoll，S. E. | 第4章 | 霍本福，S. E. |
| Holland，J. | 第2章 | 霍兰德，J. |
| **J** | | |
| Jiang Guangying | 第6章 | 江广营 |
| **K** | | |
| Kahn，T. C. | 第2章 | 卡恩，T. C. |
| Kahneman，D. | 第4章 | 卡尼曼，D. |
| Karasek，R. A. | 第4章 | 卡拉塞克，R. A. |
| **L** | | |
| Lewin，K. | 第6章 | 勒温，K. |
| Li Chaoping | 第6章 | 李超平 |
| Ling Wenquan | 第6章 | 凌文轮 |
| Luo Zhengxue | 第2章 | 罗正学 |
| Lutz，P. | 第12章 | 鲁茨，P. |
| **M** | | |
| Macdonald，W. J. | 第4章 | 麦克唐纳，W. J. |
| Maiden | 第12章 | 梅登 |
| Matsushita Konosuke | 第12章 | 松下幸之助 |
| Mayo | 第6章 | 梅奥 |
| McFarlane | 第12章 | 麦克法兰 |
| Meichenbaum | 第3章 | 梅肯鲍姆 |
| Miao Danming | 第2章 | 苗丹明 |
| Miles，M. | 第12章 | 迈尔斯，M. |
| Miller，W. R. | 第2章 | 米勒，W. R. |
| Mo Wenbin | 第2章 | 莫文彬 |
| Myers，I. B. | 第2章 | 迈尔斯，I. B. |

续表

| 英文姓名 | 所在章节 | 中文姓名 |
|---|---|---|
| **N** | | |
| Newman, J. | 第4章 | 纽尔曼，J. |
| **P** | | |
| Pan Shu | 第2章 | 潘菽 |
| Parsons | 第5章 | 帕森斯 |
| Phillips, A. | 第12章 | 菲利普斯，A. |
| Piercy, F. | 第12章 | 皮尔西，F. |
| Price, R. | 第5章 | 普瑞斯，R. |
| **Q** | | |
| Qiao Hua | 第6章 | 乔华 |
| Quick, J. C. | 第4章 | 奎克，J. C. |
| **R** | | |
| Rasch | 第12章 | 罗序 |
| Rollnick, S. | 第2章 | 罗尼克，S. |
| Rotter, J. B. | 第2章 | 罗特，J. B. |
| **S** | | |
| Sang Zhiqin | 第2章 | 桑志芹 |
| Schein, E. H. | 第5章 | 施恩，E. H. |
| Seligman, M. | 第4、第12章 | 塞里格曼，M. |
| Shi Kan | 第1、第2、第5、第6、第12章 | 时勘 |
| Simon, T. | 第2、第11章 | 西蒙，T. |
| Smith | 第12章 | 史密斯 |
| Spencer, L. | 第12章 | 斯宾塞，L. |
| Staw, B. A. | 第4章 | 斯托，B. A. |
| Stephen, M. | 第11章 | 史蒂芬，M. |
| Stoeva, A. Z. | 第4章 | 斯通伊娃，A. Z. |
| Super, E. | 第5章 | 舒伯，E. |
| **T** | | |
| Thomas, K. W. | 第7章 | 托马斯，K. W. |
| Thomas, M. F. | 第2章 | 托马斯，M. F. |
| Thompson, P. H. | 第5章 | 汤普生，P. H. |
| **W** | | |
| Wechsler, D. | 第2章 | 韦克斯勒，D. |
| Werry | 第2章 | 沃里 |
| White | 第6章 | 怀特 |

续表

| 英文姓名 | 所在章节 | 中文姓名 |
| --- | --- | --- |
| William | 第6章 | 威廉姆 |
| Wright，T. A. | 第4章 | 赖特，T. A. |
| Wrigley，W. | 第6章 | 莱克黎，W. |
| **Y** | | |
| Yalom | 第6章 | 雅洛姆 |
| **Z** | | |
| Zheng Richang | 第4章 | 郑日昌 |
| Zhang Xichao | 第1、第12章 | 张西超 |

# 参 考 文 献

1. 卞有生. 北京城市环境安全及突发重大环境灾害应急救援行动预案研究 [J]. 中国工程科学, 2003, 5 (7): 1-10.

2. 曹可安. 集体劳动争议明显上升的原因及应对 [J]. 中国城市经济, 2010, (2): 78-81.

3. 陈昌云, 蒋云鹏. 五级援助惠及困难职工 [N]. 工人日报, 2004. 06. 08.

4. 陈德豪, 吴剑平, 区慧莹. 大型居住区突发事件预警与应急机制研究 [J]. 中国公共安全 (学术版), 2007 (02): 23-32.

5. 陈丽云, 樊富珉, 梁佩茹编著. 身心灵全人健康辅导模式: 中国文化与团体辅导 [M]. 北京: 中国轻工业出版社, 2009.

6. 北京市劳动和社会保障法学会. 新型疑难劳动争议处理实务与诉讼指引 [M]. 北京: 法律出版社, 2010.

7. 常凯. 劳权保障与劳资双赢:《劳动合同法》论 [M]. 北京: 中国劳动社会保障出版社, 2009.

8. 《常见纠纷法律手册》编写组. 劳动争议实用法律手册 [M]. 北京: 中国法制出版社, 2010.

9. 《常见纠纷法律手册》编写组. 劳动合同纠纷实用法律手册 [M]. 北京: 中国法制出版社, 2010.

10. 丹尼斯·库恩著. 心理学导论: 思想与行为的认识之路 [M]. 郑钢等译. 北京: 中国轻工出版社, 2004.

11. 电梯突然坠落, 你该怎么办? http://www.cctv.com/program/wnfw/20060417/102029.shtml

12. 邓陕峡. 劳动争议解决机制的实证调研报告 [J]. 探索与争鸣 (理论月刊), 2010, (2): 117-120.

13. 丁秀峰. 心理测量学 [M]. 开封: 河南大学出版社, 2001.

14. 董惠娟. 地震灾害心理伤害的相关问题研究 [J]. 自然灾害学报, 2007, 16 (1): 153-158.

15. 樊富珉. 团体心理咨询 [M]. 北京: 高等教育出版社, 2005.

16. 樊富珉. 团体咨询的理论与实践 [M]. 北京: 清华大学出版社, 1996.

17. 樊富珉, 费俊峰. 青年心理健康十五讲 [M]. 北京: 北京大学出版社, 2007.

18. 樊富珉, 何瑾. 团体心理辅导 [M]. 上海: 华东师范大学出版社, 2010.

19. 范韶华. 工资集体协商指导员速查手册 [M]. 北京: 中国工人出版社, 2010.

20. 傅小龙, 王秋娀. 企业劳动争议产生的原因及对策分析 [J]. 消费导刊, 2010, (6): 28.

21. 龚瑞昆, 王绍玉, 顾建华, 张世奇. 灾时应急心理救助技术与方法 (4): 放松技术 [J]. 城市与减灾, 2003, (6): 23-24.

22. 龚瑞昆，王绍玉，顾建华，张世奇. 灾时应急心理救助技术与方法（5）：疏导技术 [J]. 城市与减灾，2004，（1）：13-14.

23. 龚瑞昆，王绍玉，顾建华，张世奇. 灾时应急心理救助技术与方法（7）：引导崇拜技术与冥想静心技术 [J]. 城市与减灾，2004，（3）：19.

24. 龚耀先. 韦氏成人智力量表的修订 [J]. 心理学报，1983，15（3）：362-370.

25. 郭立群. 论宜人化办公环境设计 [J]. 艺术百家，2008，3：235-236.

26. 郭念锋主编. 心理咨询师：二级 [M]. 北京：民族出版社，2005.

27. 哈克著. 改变心理学的40项研究 [M]. 白学军等译. 北京：中国轻工业出版社，2004.

28. 杭宇. 合资企业如何有效开展集体协商工作：一个成功案例的启示 [J]. 北京市工会干部学院学报，2007，22（3）：17-20.

29. 何跃，张洪涛. 创伤后应激障碍的心理学效应和心理康复 [J]. 中国临床康复，2003，（16）：2346-2347.

30. 黄杰. 班组长如何抓质量 [M]. 北京：经济管理出版社，2009.

31. 黄武锋，陈芳. 温州出现"企业＋社区"帮困助弱新模式 [N]. 浙江日报，2006-3-22（8）.

32. 黄任民. 工资集体协商代表工作指南 [M]. 北京：中国工人出版社，2007.

33. 吉沅洪. 树木人格 [M]. 重庆：重庆出版社，2007.

34. 贾嘉陵，李强，郭爱东，刘宝东. 地铁区间隧道的紧急安全疏散标志系统 [J]. 都市快轨交通，2006，19（5）：40-42.

35. 靳宇倡，秦启文. 工作场所攻击行为的研究述评 [J]. 心理学探新，2010，30（2）：66-70＋75.

36. 江广营，乔华著. 班组管理技能 [M]. 北京：北京大学出版社，2009.

37. 江广营，王荻. 创建卓越班组的七种武器 [M]. 北京：北京大学出版社，2009.

38. 江广营，杨金霞. 班组建设七项实务 [M]. 北京：北京大学出版社，2009.

39. 江勇，李步峰. 建立基于建设性冲突的组织管理机制研究 [J]. 同济大学学报（社会科学版），2003，14（4）：64-69.

40. 金宁宁，左月燃，罗敏，彭正. 突发灾难事件的心理危机干预 [J]. 护理管理杂志，2005，5（1）：35-38.

41. 金树人. 生涯咨询与辅导 [M]. 北京：高等教育出版社，2007.

42. 金瑜. 心理测量 [M]. 上海：华东师范大学出版社，2001.

43. 李超平，时勘. 变革型领导的结构与测量 [J]. 心理学报，2005，37（6）：97-105.

44. 李飞龙. 如何当好班组长 [M]. 北京：北京大学出版社，2009.

45. 李磊琼. 地震后儿童心理十顷与转变过程探索 [J]. 中国健康心理学杂志，2007，15（6）：526-528.

46. 李林. 企业如何为新员工做职业指导 [J]. 魅力中国，2010，（07）：74＋78.

47. 李平. 论地震恐慌的心理设防 [J]. 中国减灾，2007，（3）：22-23.

48. 李莎. 我国医疗救助现状述评 [J]. 中国卫生事业管理，2003，（10）：604-605.

49. 李澍晔. 家庭紧急避险自救常识 [M]. 北京：中国社会出版社，2006.

50. 李文东，时勘. 美国国家标准职业分类系统的发展概况及对我国的启示 [J]. 中国软件科学，2006，2：82-88.

51. 李献云，费立鹏. 第五章：自杀和自杀干预的研究方法. 载：王声湧，林汉生主编. 伤害流行病学现场研究方法 [M]. 北京：人民卫生出版社，2007.

52. 李献云，费立鹏，张艳萍. 负性生活事件与自杀行为研究 [J]. 中国神经精神疾病杂志，2008，34（3）：156-160.

53. 李献云，杨荣山，张迟，卞清涛，及惠郁，王玉萍，郑玉新，何凤生，费立鹏. 自杀未遂危险因素的病例对照研究 [J]. 中华流行病学杂志，2001，22（4）：47-49.

54. 李星. 我国城市社区就业问题研究 [D]. 北京：北京交通大学，2008.

55. 李永鑫，聂光辉. 工作场所欺负的风险因素及消极影响（综述）[J]. 中国心理卫生杂志，2009，23（3）：209-212.

56. 梁宁.《劳动合同法》下的劳动合同管理初探 [J]. 现代商业，2009，（30）：165.

57. 林秉贤. 心理咨询的技术与方法 [M]. 天津：天津科学技术出版社，2008.

58. 林静. 工伤保险的新趋势 [J]. 劳动保护，2006，（8）：100-101.

59. 刘晓非. 从雅典到北京：奥运风云录 [M]. 北京：清华大学出版社，2004.

60. 刘新. 企业组织冲突管理研究 [D]. 北京：中国地质大学，2010.

61. 刘亚林. EAP（员工援助计划）研究综述 [J]. 经济与管理研究，2006，（6）：67-71.

62. 卢汉龙主编. 李维著. 风险社会与主观幸福：主观幸福的社会心理学研究 [M]. 上海：上海社会科学院出版社，2005.

63. 陆佳芳，时勘. 影响团队学习的人际因素研究 [J]. 管理学报，2004，1（3）：316-320+247.

64. 陆敬波. 纷争与和谐：劳动争议预防与处理实务精要 [M]. 北京：中国劳动社会保障出版社，2009.

65. 罗正学，苗丹民等. MBTI-G 人格类型量表中文版的修订 [J]. 心理科学，2001，24（3）：361-362.

66. 马克勤等. 现代企业班组管理：卓越模式创建与推行 [M]. 北京：中国电力出版社，2010.

67. 马克斯·巴泽曼著. 管理决策中的判断 [M]. 杜伟宇，李同吉译. 北京：人民邮电出版社，2007.

68. 马立骥. 心理评估学 [M]. 合肥：安徽大学出版社，2004.

69. 马文高，黄永维. 劳动合同纠纷处理指南 [M]. 北京：中国工商出版社，2007.

70. 何雪莹，朱海萍. 工作场所暴力事件的自我防护 [J]. 国际护理学杂志，2003，22（6）：270-271.

71. 乔斯·伯托勒特. 世界范围内的自杀：1959—2003 年间的流行病学观察. 载 Danuta Wasserman 主编，李鸣等译. 自杀：一种不必要的死亡 [M]. 北京：北京轻工业出版社，2003.

72. 秦虹云、季建林. PTSD 及其危机干预 [J]. 中国心理卫生杂志，2003，17（9）：614-616.

73. 秦弋，时勘. 工作场所中欺负问题的研究现状 [J]. 心理科学进展，2008，16（2）：335-339.

74. 施国春. 职业探索理论及其结构的研究综述 [J]. 中国校外教育，2008，9：132.

75. 沈红卫. 中国法律援助制度研究 [M]. 长沙：湖南人民出版社，2006.

76. 时勘. 微笑北京，志愿奥运：志愿者服务心理指南 [M]，北京：清华大学出版社，2008.

77. 时勘. 合作团队是怎么演化而来的. 载：人类危机时代的 25 个难题 [J]. 瞭望东

方周刊，2005，102（43）：38.

78. 时勘，阳志平. 灾后心理自助手册 ［M］. 合肥：安徽人民出版社，2008.

79. 时勘等. 灾难心理学 ［M］. 北京：科学出版社，2010.

80. 时勘，安鸿章. 国家职业资格考试指南：企业人力资源师 ［M］. 北京：中国劳动社会保障出版社，2004.

81. 时勘，龚增良. 群体骚乱的社会心理学机制 ［J］. 中国科学院院刊，2008，23（3）：245-250.

82. 时勘，杨成君. 组织文化的尽职审查及兼容性分析 ［J］. 中国人力资源开发，2009，229（7）：31-33＋48.

83. 时勘，王继承，李超平. 企业高层管理者胜任特征模型评价的研究 ［J］. 心理学报，2002，34（3）：306-311.

84. 时勘，郑蕊. 健康型组织建设的思考 ［J］. 首都经济贸易大学学报，2007，49（1）：12-19.

85. 时雨，刘聪，刘晓倩，时勘. 工作压力的研究概况 ［J］. 经济与管理研究，2009，4：101-107.

86. 时雨，罗跃嘉，徐敏，时勘. 基于组织危机管理的员工援助计划 ［J］. 宁波大学学报（人文科学版），2008，21（4）：24-27＋43.

87. 时雨，时勘，王雁飞，罗跃嘉. 救援人员心理健康促进系统的建构与实施 ［J］. 管理评论，2009，19（6）：55-61.

88. 斯蒂芬·P·罗宾斯. 组织行为学 ［M］. 孙健敏等译. 北京：中国人民大学出版社，2005.

89. 宋湛. 集体协商与集体合同 ［M］. 北京：中国劳动社会保障出版社，2008.

90. 孙相腾. 工资集体协商的五个关键环节 ［J］. 当代矿工，2003，（6）：38.

91. 汤超颖，龚增良，时勘. 地震灾难中民众的心理行为特征及管理对策 ［J］. 宁波大学学报（人文科学报），2009，2（2）：54-58.

92. 童辉杰，杨雪龙. 关于严重突发事件危机干预的研究综述 ［J］. 心理科学进展，2003，11（4）：382-386.

93. 万希. 论工作压力管理 ［J］. 上海市经济管理干部学院学报，2006，4（1）. 39-42.

94. 王明. 企业裁员、调岗调薪、内部处罚、员工离职风险防范与指导 ［M］. 北京：中国法制出版社，2009.

95. 王培席，王绵珍，兰亚佳. 成都销售人员工作场所暴力与工作满意度关系的初步研究 ［J］. 卫生研究，2005，34（5）：622-623.

96. 王青兰. 环境心理研究：工作环境的设计 ［J］. 心理科学，1998，1：71-73.

97. 王守志. 保护协商代表的合法权益 ［I］. 人力资源，2006，（12）：68-69.

98. 王学松，刘明朝. 论工作压力管理 ［J］. 湖北社会科学，2006，3：83-85.

99. 王雁飞. 国外员工援助计划相关研究述评 ［J］. 心理科学进展，2005，13（2）：219-226.

100. 王勇. 减灾技术与方法 ［J］. 城市与灾难，2003，（6）：21-22.

101. 王拥军. 心理诊断论 ［M］. 北京：学苑音像出版社，2004.

102. 王筱璐，王桢，时勘. 工作场所中抑郁症状的发生机制及干预模式 ［J］. 管理评论，2009，21（1）：39-46.

103. 王小英，张明. 心理测量与心理诊断 ［M］. 长春：东北师范大学出版社，2002.

104. 王桢，曾永康，时勘. 出院精神病患者的职业康复 [J]. 心理科学进展，2007，(06)：916-922.

105. 汪惠民，杨大雷. 蓄光型自发光疏散指示标志的设置 [J]. 消防技术与产品信息，2005，(11)：20-22.

106. 汪向东，王希林，马弘. 心理卫生评定量表手册 [M]. 增订版. 北京：中国心理卫生杂志社，1999.

107. 汪新建. 西方心理治疗范式的转换及其整合 [M]. 天津：天津人民出版社，2003.

108. 温玉卓. 系统脱敏治疗法的理论与应用 [J]. 中小学心理健康教育，2005，(5)：22-23.

109. 吴丽民，陈惠雄. 农村居民与城市居民主要苦乐源的比较 [J]. 经济学家，2005，4：72-77.

110. 吴晓芳. 婚姻家庭法律政策解读与实用范本典型案例全书 [M]. 北京：中国法制出版社，2010.

111. 解亚宁，戴晓阳. 实用心理测验 [M]. 北京：中国医药科技出版社. 2006.

112. 邢娟娟. 突发公共事件应急心理干预机制的构建 [J]. 中国安全生产科学技术，2007，3 (3)：65-68.

113. 邢新民，陆占奇，刘东华等. 性骚扰挑战员工关系 [N]. 中国劳动保障报，2005-07-26 (3).

114. 刑占军. 测量幸福：主观幸福感测量研究 [M]. 北京：人民出版社，2005.

115. 肖兆申，肖照青. 社区援助：扶贫帮困的有效途径 [J]. 江南论坛，2003，(8)：40-41.

116. 熊中元. 法律援助读本 [M]. 济南：黄河出版社，2008.

117. 徐建鸣，秦薇. 对护士实施暴力行为的现状、原因及应对 [J]. 解放军护理杂志，2005，22 (1)：44-45.

118. 许旭颖. 当劳动监察遭遇无理阻挠时 [J]. 中国劳动保障，2007，(3)：48-49.

119. 薛文通. 预防工作场所的暴力事件 [J]. 安防科技，2004，2：34-36.

120. 姚远. 家庭——工作冲突的作用机理模型及平衡策略 [J]. 甘肃社会科学，2006，3：230-233.

121. 杨淑晴. 麦布二氏心理类型量表 (MBTI) 之综览 [J]. 教育研究资讯，1999，(2)：100-110.

122. 伊莱恩·道格拉斯. 职场反欺辱攻略 [M]. 郑东云，张若，成华等译. 北京：中国时代经济出版社，2006.

123. 翟玉娟. 中国劳动监察的困境与挑战 [J]. 行政与法，2008，(08)：75-79.

124. 张坚民. 工资集体协商中的博弈行为 [J]. 工会理论与实践，2002，16 (5)：23-26.

125. 张健明. 劳动标准与劳动监察：政策与实务 [M]. 北京：北京大学出版社，2008.

126. 张伶，张大伟. 工作——家庭冲突研究：国际进展与展望 [J]. 南开管理评论，2006，9 (4)：55-63.

127. 张琦，贾海龙. 工会劳动保护监督检查员速查手册 [M]. 北京：中国工人出版社，2010.

128. 张沐英. 浅议企业劳动争议的预防和处理 [J]. 理论学习与探索，2010，(1)：

59-60.

129. 张文堂. 系统脱敏治疗三步曲 [J]. 心理与健康，2003，（10）：58.

130. 张西超. 员工帮助师：中国员工援助计划的理论与实践 [M]. 北京：中国社会科学出版社，2006.

131. 张西超. 带着快乐去上班 [M]. 北京：中信出版社，2010.

132. 张西超，肖松. 办公环境与心理健康 [J]. 生态经济，2006，2：90-92.

133. 张霞，赵影，周鑫宇. 科学合法用工避免劳动争议 [J]. 经济师，2010，（4）：101-102.

134. 张小华. 论现代办公空间"以人为本"的设计 [J]. 中华建设，2008，3：49-50.

135. 张再生. 职业生涯管理 [M]. 北京：经济管理出版社，2002.

136. 张仲明，李世泽. 心理诊断学 [M]. 重庆：西南师范大学出版社，2005.

137. 章辉. 我国劳动监察制度的缺陷与对策分析 [J]. 大庆师范学院学报，2010，30（2）：39-42.

138. 赵国秋. 心理危机干预技术 [J]. 中国全科医学，2008，11（1）：45-47.

139. 赵娜，李永鑫. 冲突、平衡与促进：工作—家庭关系研究的历史考察 [J]. 心理科学，2003，31（6）：1468-1470.

140. 张庆守. 增进社区公民心理健康的对策研究 [J]. 闽江学院学报，2005，25（04）：85-90.

141. 赵然. 员工帮助计划：EAP 咨询师手册 [M]. 北京：科学出版社，2010.

142. 赵霞. 积极心理学视域下的朋辈心理互助 [J]. 高教论坛，2010，10：25-28.

143. 郑日昌. 心理测验与评估 [M]. 北京：高等教育出版社，2007.

144. 中村敬，施旺红. 轻松告别抑郁症—森田养生法 [M]. 吉林：第四军医大学出版社，2006.

145. 中国就业培训技术指导中心组织编写. 心理危机干预指导手册 [M]. 北京：中国劳动社会保障出版社，2008.

146. 仲稳山. 心理诊断的学科独立性研究 [J]. 医药月刊，2008，5（4）：363-365.

147. 钟向阳. 高校朋辈辅导员体验式培训体系的实验研究 [J]. 教育导刊（上半月），2010，（5）：44-47.

148. Alexander F，French T E. Psychoanalytic Therapy：Principles and Application [M]. Lincoln：University of Nebraska Press，1980.

149. American Psychiatric Association. Diagnostic and Statistical Manual of Mental Disorders [M]，Third Edition，Washington，DC：American Psychiatric Association，1980.

150. Arkhoff A. （Ed.）. Psychology and Personal Growth [M]. Boston，MA：Simon & Schuster，1993.

151. Bandura A. Social Learning Theory [M]. New York：General Learning Press，1977.

152. Bass P M. Transformational Leadership：Industry，Military，and Educational Impact [M]. New Jersey：Lawrence Erlbaum Associates，1998.

153. Beck A T，Rush A J，Shaw B F，Emery G. Cognitive Therapy of Depression [M]. New York：the Guilford Press，1979.

154. Beck J S. Cognitive Therapy：Basics and beyond. New York/London：the

Guilford Press，1995.

155. Beck J S. Cognitive Therapy for Challenging Problems: What to Do When the Basics Don't Work [M]. New York: the Guilford Press, 2005.

156. Beehr T A, Newman J. Job stress, employee health, and organizational effectiveness: A facet analysis, model, and literature review [J]. Personnel Psychology, 1978, 31: 665-699.

157. Binet A, Simon T. Methodes nouvelles pour le diagnostic du niveau intellectual des anormaux [J]. L' Annee Psychologique, 1905, 11: 191-244.

158. Brickman P, Coates D, Janoif-Bulman R. Lottery winners and accident victims: Is happiness relative [J]. Journal of Personality and Social Psychology, 1978, 35: 917-927.

159. Buss A H, Perry M. Personality processes and individual differences: The aggression questionnaire [J]. Journal of Personality of Social Psychology, 1992, 63 (3): 452-459.

160. Carlson D. Personality and role variables as predictors of three forms of work-family conflict [J]. Journal of Vocational Behavior, 1999, 55: 236-253.

161. Cassel R N, Kahn T C. The group personality projective test (GPPT) [J]. Psychological Reports, 1961, 8: 23-41.

162. Cattell R B, Eber H W, Tatsuoka M M. Handbook for the Sixteen Personality Factor Questionnaire (16PF) [M]. Champaign, IL: Institute for Personality and Ability Testing, 1970.

163. Chen Y F, Lu J F, Tjosvold D & Lin C T. Effects of Team Goal Interdependence on Newcomer Socialization: An Experiment in China [J]. Journal of Applied Social Psychology, 2008, 38 (1), 198-214.

164. Clutterbuck D. Managing Work-life Balance: A Guide for HR in Achieving Organizational and Individual Change [M]. London: CIPD Publishing, 2003.

165. Cocchiara F, Quick J C. The negative effects of positive stereotypes: Ethnicity-related stressors and implications on organizational health [J]. Journal of Organizational Behavior, 2004, 25 (6): 781-785.

166. Deci E L. Intrinsic motivation [M]. New York: Plenum Publishing Co. , 1980.

167. De Leo D, Burgis S, Bertolote J M, et al. Definitions of suicidal behavior: Lessons learned from the WHO/EURO multicentre Study [J]. Crisis, 2006, 27 (1): 4-15.

168. De Voe S, Iyengar S. Medium of exchange matters: What's fair for goods is unfair for money [J]. Psychological Science, 2010, 21: 159-162.

169. Dickman F. Employee assistance programs: History and philosophy [A]. In Dickman F, Emerner W G, Hutchison W S. Counseling the troubled person in industry: A guide to the organizaitonan, implementation, and evaluation of employee assistance programs (pp. 7-12) [C]. Springfield, IL: Charles C. Thomas Publishers, 1985.

170. Diener E, Oishi S, Lucas R E. Personality, culture, and subjective well-being: Emotional and cognitive evaluations of life [J]. Annual Review of Psychology, 2003, 54: 403-425.

171. Diener E, Suh E M, Lucas R E, Smith H E. Subjective well-being: Three decades of progress [J]. Psychological Bulletin, 1999, 125: 276-302.

172. Durkheim E. Suicide [M]. New York: The Free Press, 1951.

173. Edwards A L. Edwards Personal Preference Schedule (PPS). New York: Psychological Corporation, 1953.

174. Ellis A, Dryden W. The Practice of Rational Emotive Behavior Therapy [M]. 2nd Edition. New York: Springer Publishing Company, Inc., 1997.

175. Emener W G. Employee Assistance Programs: Wellness/Enhancement Programming [M]. 4th Edition. IL: Charles C. Thomas Publishers, 2009.

176. Emener W G (Ed.). Rehabilitation Counselor Education and Development: Selected Critical Issues [M]. Springfield, IL: Charles C. Thomas Publishers, 1986.

177. Emener W G, McFarlane F R. A Futuristic Model of Rehabilitation Education [J]. Journal of Applied Rehabilitation Counseling, 1986, 16 (4).

178. Emener W G, Rasch J D. Actual and preferred instructional areas in rehabilitation education programs [J]. Rehabilitation Counseling Bulletin, 1984, 27: 269-280.

179. Employee Assistance Professionals Association (EAPA). EAPA standards and professional guidelines for employee assistance programs [M], 2003.

180. Estrada C A, Isen A M, Young M J. Positive affect facilitates integration of information and decreases anchoring in reasoning among physicians [J]. Organizational Behavior and Human Decision Processes, 1997, 72 (1): 117-135.

181. Eysenck H J, Eysenck A B G. Manual of the Eysenck Personality Questionnaire [M]. San Diego: Educational and Industrial Testing Service, 1975.

182. Fewell C H, Bissell L. The alcoholic denial syndrome: An alcohol-focused Approach [J]. Social Casework, 1978, 59 (1): 6-13.

183. Fliessbach K, Weber B, Trautner P, Dohmen T, Sunde U, Elger C E, et al. Social comparison affects rewardrelated brain activity in the human ventral striatum. Science, 2007, 318: 1305-1308.

184. Gilliland B E, James R K. Crisis Intervention Strategies. 3rd ed. Pacific Grove: Books/Cole Publishing Company, 1997.

185. Glasser W. Reality Therapy [M]. New York: Harper & Row, 1965.

186. Glasser W. Councilling with Choice Theory: The New Reality Therapy [M]. New York: Harper Collins, 2001.

187. Goldsmith S K, Pellmar T C, Kleinman A M, et al. Reducing Suicide: A National Imperative [M]. Washington DC: The National Academies Rress, 2002.

188. Gottfredson G D, Holland J L. Dictionary of Holland occupational codes [M], 3rd edn. Odessa, FL: Psychological Assessment Resources, Inc., 1996.

189. Greenhaus J H, Nicholas J B. Sources of Conflict between Work and Family Roles [J]. Academy of Management Review, 1985, 10 (1): 76-88.

190. Gutrie E, Lewis S. Psychiatry: A Clinical Core Text for Integrated Curricula with Self-Assessment [M]. 北京: 北京大学医学出版社, 2003.

191. Hackman J R, Oldham G R. Development of the Job Diagnostic Survey [J]. Journal of Applied Psychology, 1975, 60: 159-170.

192. Hastings M A. Employee Assistance Programs: A place for rehabilitation coun-

selors? [J]. Journal of Applied Rehabilitation Counseling, 1984, 15 (4): 29-30+56.

193. Hater J, Bass B M. Superiors 'Evaluation and Subordinates' Perceptions of Transformational and Transactional Leadership [J]. Journal of Applied Psychology, 1988, 73 (4): 695-702.

194. Hawking S. A Briefer History of Time [M]. Ealing: Bantam Press, 1988.

195. Herman A M. Labor Day Address [M]. 1999.

196. Holland J L. Making Vocational Choices: A Theory of Vocational Personalities and Work Environments [M], 3rd edn. Odessa, FL: Psychological Assessment Resources, 1997.

197. Holland J L, Fritzsche B, Powell A. SDS technical manual [M]. Odessa, FL: Psychological Assessment Resources, Inc. , 1994.

198. Holland J L, Powell A B, Fritzsche B A. The Self-Directed Search Professional User's Guide [M], 4th edn. Odesssa, FL: Psychological Assessment Resources, Inc. , 1994.

199. Holmstrom R W, Silber D E, Karp S A. Development of the apperceptive personality test [J]. Journal of Personality Assessment, 1990, 54 (1 & 2): 252-264.

200. Hoy W K, Feldman J. Organizational health: The concept and its measure [J]. Journal of Research and Development in Education, 1987, 20: 30-38.

201. Huang X, Shi K, Zhang Z, Cheung Y L. The impact of participative leadership behavior 5 on psychological empowerment and organizational 6 commitment in Chinese state-owned enterprises: the moderating role of organizational tenure [J]. Asia Pacific Journal Manage, 2006, 23 (3): 345-367.

202. Jacobs E, Harvill R, Masson R. Group Counseling: Strategies and Skills [M]. Pacific Grove, CA: Brooks/Cole, 1988.

203. Jellinek E M. The Disease Concept of Alcoholism [M]. New Haven: College and University Press, 1960.

204. Jex S M. Stress and job performance: Theory, Research, and Implication for managerial practice [M]. Thousand Oaks. Calif. : Sage Publications, 1998.

205. Karasek R A. Job demands, job decision latitude, and mental strain: Implications for job redesign [J]. Administrative Science Quarterly, 1979, 24: 285-308.

206. Katz D, Kahn R L. The social psychology of organizations [M], 2nd edn. New York: John Wiley, 1978.

207. Kirkbride P S, Tang S F Y, Westwood R I. Chinese conflict preferences and negotiating behavior: Cultural and psychological influences [J]. Organizational Studies, 1991, (12): 365-386.

208. Kirkpatrick D L. Techniques for evaluating training programs [J]. Journal of American Society of Training Directors, 1959, 13 (3): 21-26.

209. Lazarus R, Folkman S. Stress, Appraisal, and Coping [M]. New York: Springer Publishing Company, 1984.

210. Leahy R L. Cognitive Therapy Techniques: A practitioner's Guide [M]. New York/London: the Guilford Press, 2003.

211. Lewin K, Lippit R, White R K. Patterns of aggressive behavior in experimentally created social climates [J]. Journal of Social Psychology, 1939, 10: 271-301.

212. Liu C, Spector P E, Jex S. The relation of job control with job strains: A comparison of multiple data sources [J]. Journal of Occupational and Organizational Psychology, 2005, 78: 325-336.

213. Liu J Y, Siu O L, Shi K. Transformational Leadership and Employee Well-Being: The Mediating Role of Trust in the Leader and Self-Efficacy [J]. Applied Psychology: an International Review, 2009, 59 (3): 454-479.

214. Lu J F, Shi K, Tjosvold D. Toward Healthy Organization: A Cooperative Teamwork Approach [J]. Human Resource Development of China, 2005, (4): 42-44.

215. Lu J F, Shi K. A Profile of Social Support during SARS in China [J]. International Management Review, 2004, 1 (2): 45-51.

216. Lu J F, Shi K. Research Advances in Contextual Factors Affecting Team Learning [J]. Chinese Journal of Management, 2004, 1 (3): 316-320.

217. Lu J F, Tjosvold D, Shi K. Team Training in China: Testing and Applying the Theory of Cooperation and Competition [J]. Journal of Applied Social Psychology, 2010, 40 (1): 101-134.

218. Maiden R P, Hardcastle D. Social work education: Professionalizing EAP's [J]. EAP Digest, 1986, 11/12: 63-66.

219. Martin J C. Chalk Talk on Alcohol [M]. Aberdeen, Maryland: Father Martin Associates, 1972.

220. Meichenbaum D, Goodman J. Training impulsive children to talk to themselves: A means of developing self-control [J]. Journal of Abnormal Psychology, 1971, 77: 115-126.

221. Meichenbaum D. Cognitive-Behavior Modification: An Integrative Approach [M]. New York: Plenum Press Publishing Corporation, 1977.

222. Miller W R, Rollnick S. Motivational Interviewing: Preparing People to Change Addictive Behavior [M]. New York: Guilford Press, 1991.

223. Moen P, Dempster-McClain D, Williams R B. Social Iintegration and longevity: An Event History Analysis of Women's Roles and Resilience [J]. American Sociol Review, 1989, 54: 635-647.

224. Murray H. Explorations in Personality [M]. New York: Oxford University Press, 1938.

225. Murray-Close D, Hoza B, Hinshaw S P, Arnold L E, Swanson J, Jensen P S, Hechtman L, Wells K. the MTA Cooperative Group. Developmental processes in peer problems of children with ADHD in the MTA study: Developmental cascades and vicious cycles [J]. Development & Psychopathology, 2010, 22: 785-802.

226. Myers I B, McCaulley M H. Manual: A Guide to the Development and Use of the Myers-Bridge Type Indicator [M]. Palo Alto, CA: Consulting Psychologists Press, 1989.

227. Myers I B, McCaulley M H, Quenk N L, Hammer A L. MBTI Manual (A guide to the development and use of the Myers Briggs type indicator) [M]. 3rd edition. Palo Alto, CA: Consulting Psychologists Press, 1998.

228. Narron M C. Updating the TAT: A photographic revision of the thematic apperception test [J]. Dissertations Abstract International, 2005, 66 (1): 568.

229. Nadene Peterson, Roberto Cortez Gonzalez 著. 职业咨询心理学：工作在人们生活中的作用（第2版）[M]. 时勘等译. 北京：中国轻工业出版社，2007.

230. Oher J M. Conti D J. Jongsma A E Jr. 雇员心理支持指导计划 [M]. 贾荣亲译. 北京：中国轻工业出版社，2005.

231. Patton J H, Stanford M S, Barratt E S. Factor structure of the Barratt impulssiveness scale [J]. Journal of Clinical Psychology, 1995, 51 (6): 768-774.

232. Paul J Taylor, Michael P O'Driscoll 著. 结构化面试方法 [M]. 时勘，陈雪峰，龙建华译. 北京：中国轻工业出版社，2006.

233. Phillips M R, Li X, Zhang Y. Suicide rates in China, 1995—1999 [J]. The Lancet, 2002, 359: 835-840.

234. Quick J C, Mack D, Gavin J H, Cooper C L, Quick J D. Executives: Engines for positive stress [M]. In Perrewé P L and Ganster D C (Eds.). Research in Occupational Stress and Well-Being (359-405). New York: Elsiver Press, 2004.

235. Quick J C, Gavin J H, Cooper C L, Quick J D. Working together: Balancing head and heart [M]. In Johnson N G, Rozensky R H, Goodheart C D and Hammond R (Eds.). Psychology Builds a Healthy World (219-232). Washington, DC: American Psychological Association, 2004.

236. Quick J D, Henley A, Quick J C. The balancing act-At work and at home [J]. Organizational Dynamics, 2004, 33: 426-438.

237. Rahim M A. A measure of styles of handling interpersonal conflict [J]. Academy of Management Journal, 1983, 26 (2): 368-376.

238. Rahim M A. Toward a theory of managing organizational conflict [J]. The International Journal of Conflict Management, 2002, 13 (3): 206-235.

239. Richchard K James, Burl E Gilliland. 危机干预策略 [M]. 高申春等翻译. 北京：高等教育出版社，2009.

240. Robert D Lock 著. 求职指导 [M]. 时勘，曾垂凯等译. 北京：中国轻工业出版社，2007.

241. Robert D Lock 著. 把握你的职业发展方向 [M]. 钟谷兰，曾垂凯，时勘等译. 时勘审校. 北京：中国轻工业出版社，2005.

242. Rotter J B. Word association and sentence completion methods. In Anderson H H & Anderson G L (Eds.). An Introduction to Projection Techniques (279-310). New York: Prentice Hall, 1951.

243. Schein E H. Career Anchors: Discovering Your Real Values [M]. Rev. edition. San Diego, CA: University Associates, 1990.

244. Seligman M E P. Authentic happiness: using the new positive psychology to realize your potential for lasting fulfillment [M]. New York: Free Press, 2002.

245. Seligman M E P, Csikszentmihalyi M. Positive Psychology: An Introduction [J]. American Psychologist, 2000, 55 (1): 5-14.

246. Sethi V, King R, Quick J C. What causes stress in information system professionals? [J]. Communications of the ACM, 2004, 47 (3): 99-102.

247. Silverman M M. The language of suicidology [J]. Suicide Life Threat Behavior, 2006, 36 (5): 519-532.

248. Sink J M, Porter T L. Convergences and divergences of the rehabilitation coun-

selor and vocational evaluator [J]. Vocational Evaluation and Work Adjustment Association Bulletin, 1978, 1 (11), 5-20.

249. Smith R, Piercy F P, Lutz P. Training counselors for human resource development positions in business and industry [J]. Counselor Education and Supervision, 1982, 22: 107-112.

250. Song Z, Uy M, Zhang S, Shi K. Daily distress and job search: Evidence from China [J]. Human Relations, 2009, 62: 1171-1197.

251. Sosik J J, Avolio B J, Kahai S S. Effects of leadership style and anonymity on group potency and effectiveness in a group decision support system environment [J]. Journal of Applied Psychology, 1997, 82 (1): 89-103.

252. Spector P E. Perceived control by employees: A meta-analysis of studies concerning autonomy and participation at work [J]. Human Relations, 1986, 39: 1005-1016.

253. Spencer L M. Competence at work [M]. John Wiley & Sons, Inc, 1993.

254. Stoeva A Z, Chiu R K, Greenhaus J H. Negative affectivity, role stress, and work-family conflict [J]. Journal of Vocational Behavior, 2002, 60 (1): 1-16.

255. Taylor P J, Li W D, Shi K, Borman W C. The transportability of job information across countries [J]. Personnel Psychology, 2008, 61: 69-111.

256. Teich J L, Buck J A. Mental health services in employee assistance programs [J]. Psychiatric Services, 2003, 5: 611.

257. Tenbrunsel A E, Brett J M, Maoz E, Stroh L K. Dynamic and static work family relationships [J]. Organizational Behavior and Human Decision Processes, 1995, 63: 233-246.

258. Terman L M, Merrill M A. Measuring intelligence: A guide to the administration of the new revised Stanford-Binet tests of intelligence [Z]. Riverside textbooks in education. Boston, MA: Houghton Mifflin, 1937.

259. Terman L M, Merrill M A. Stanford-Binet Intelligence Scale: Manual for the Third Revision Form L-M with Revised IQ Tables by Samuel R. Pinneau [M]. Boston, MA: Houghton Mifflin, 1960.

260. Thomas K W, Pondy L R. Toward an 'intent' model of conflict management among principal parties [J]. Human Relations, 1977, 130: 1089-1102.

261. Tjosvold D, Hui C, Law K S. Constructive conflict in China: cooperative conflict as a bridge between East and West [J]. Journal of World Business, 2001, 36 (2): 166-183.

262. Van der Doef M, Maes S. The job demand-control (-support) model and psychological well-being: A review of 20 years of empirical research [J]. Work & Stress, 1999, 13: 87-114.

263. Vohs K D, Mead N L, Goode M R. Psychological consequences of money. Science, 2006, 314: 1154-1156.

264. Wang P, Lawler J J, Shi K. Work-Family Conflict, Self-Efficacy, Job Satisfaction, and Gender: Evidences from Asia [J]. Journal of Leadership & Organizational Studies, 2010, 17 (3): 298-308.

265. Wang Z, Chen Y F, Tjosvold D, Shi K. Cooperative goals and team agreeable-

ness composition for constructive controversy in China [J]. Asian Pacific Journal of Management, 2010, 27: 139-153.

266. Wechsler D. Manual for the Wechsler Adult Intelligence Scale [M]. New York: The Psychological Corporation, 1955.

267. Wechsler D. Manual for the Wechsler Adult Intelligence Scale-Revised [M]. New York: Psychological Corporation, 1981.

268. White R K, McDuff D R, Schwartz R P, et al. New developments in employee assistance programs [J]. Psychiatric Services, 1996, 447: 387-391.

269. Wolfe R A, Parker D, Napier N. Employee health management and organizational performance [J]. Journal of Applied Behavioral Science, 1994, 30: 22-42.

270. World Health Organization. Preamble to the Constitution of the World Health Organization as adopted by the International Health Conference [C], New York, 19-22 June, 1946.

271. World Health Organization. Investing in mental health [M]. Switzerland, Geneva: World Health Organization, 2003.

272. Wolpe J. Psychotherapy by Reciprocal Inhibition [M]. Stanford, CA: Stanford University Press, 1958.

273. Wright T A, Staw B A. Affect and favorable work outcomes: two longitudinal tests of the happy-productive worker thesis [J]. Journal of Organizational Behavior, 1999, 20: 1-23.

274. Zhong L, Shi K. Assessments on the Competency Model of Senior Managers of Family Firms in China [J]. Frontiers of Business Research in China, 2007, 1 (4): 544-557.

275. Yao Z P, Shi K. Study on the Influence Mechanism of Organizational Culture on the M&A Effectiveness [C]. 2nd IEEE Symposium on Web Society, Beijing, China, 2010.

276. Zhou X Y, Gao D G. Social support and money as pain management mechanisms [J]. Psychological Inquiry, 2008, 19 (3&4): 127-144.

277. Zhou X Y, Vohs K D, Baumeister R. The symbolic power of money: Reminders of money alter social distress and physical pain [J]. Psychological Science, 2009, 20 (6): 700-706.